Biologische Medizin

Siebte Auflage 2024

Lektorat: Léonie Schmid
Gestaltung Cover: Dora Eichenberger-Hirter, Birrwil
Fotos: Bildnachweis beim Verlag
Druck: Firmengruppe Appl, aprinta druck, Wemding

ISBN 978-3-03780-389-9

Haftung und Verantwortung

Autor und Verlag haben die Informationen in diesem Buche gewissenhaft recherchiert und kontrolliert. Trotzdem können sich Fehler eingeschlichen haben, in den Therapieanleitungen wie auch bei den Dosierungsangaben.

Alle Therapieanleitungen stammen aus dem Erfahrungsschatz von Dr. Thomas Rau und seinem Ärzteteam. Jede Therapieanleitung soll individuell eingesetzt werden. Deshalb liegt die Anwendung der in diesem Buch beschriebenen Therapien ganz in der Verantwortung des Therapeuten oder Arztes.

Der Autor und der Verlag lehnen jegliche Haftung für die aus den Therapien möglicherweise entstehenden individuellen Nebenwirkungen ab.

Die in diesem Buch beschriebenen Therapien, aber auch die Beschreibung von Krankheitsursachen und von funktionellen Zusammenhängen entsprechen in vielen Teilen nicht der schulmedizinischen Meinung.

Die in diesem Buch beschriebenen Therapien sollten von erfahrenen Ärzten/Ärztinnen oder praxisberechtigten Medizinalpersonen kontrolliert oder durchgeführt werden.

In diesem Buch sind oft Begriffe wie «Patient» oder «Leser» oder ähnliche Bezeichnungen in der männlichen Form geschrieben. Dies ist im geschlechtsneutralen Sinn zu verstehen, d. h. die weibliche Form wurde im Interesse eines besseren Leseflusses und der Einfachheit halber weggelassen.

Dr. med. Thomas Rau

Widmung

Meiner Großmutter «Omama»,
die mir ihre Fähigkeit des intuitiven «Wissens»
weitergegeben hat und deren weise Führung
mich weiter begleitet;

meiner lieben Mutter,
die uns Stabilität vorgelebt hat und Zuwendung
und mich gelehrt hat, das Gute im Menschen zu sehen;

meinem Vater,
der mich ein unabhängiges Denken gelehrt hat,
und die Kraft, meinen eigenen Gedanken zu folgen;

meiner Frau Elisabeth,
welche mich durch all die Jahre unterstützt hat
mit Zuwendung, Geduld und wacher Kritik

und meinen Patienten,
von welchen ich so viel gelernt habe
über Werte des Lebens, Liebe und Angst.

Dr. med. Thomas Rau

Biologische Medizin

FONA

Inhaltsverzeichnis

Spezielle Kapitel zur Biologischen Medizin

Dank

Vorliegendes Buch ist das Resultat aus 20 Jahren Tätigkeit und andauernder Ausbildung in vielen Disziplinen der Naturheilverfahren. Meine wichtigsten Lehrer waren immer die Patienten, welchen ich den größten Dank schulde. Die Tausenden von Fällen, jeder anders als irgendeiner zuvor, lehren mich täglich von neuem die Ehrfurcht vor dem Menschen und der über ihm liegenden Führung – und erfüllen mich ebenfalls täglich mit Freude an meiner Arbeit.

Biologische Medizin ist keine Lehre, sondern eine Kunst – und eine Lebensphilosophie. Sie lässt sich nicht trennen vom privaten Leben – sie durchdringt einen durch und durch. Mein größter Dank gebührt der göttlichen Führung, die mich zu dieser Medizin gewiesen hat.

Auf dem Weg zu dem, was ich heute bin, durfte ich viele Menschen und Kollegen kennen lernen, die mir auch heute noch sehr wichtig sind und die mich teils sehr geprägt haben oder mir institutionell zu dem verholfen haben, was ich heute tun darf. Ich denke hier an meine alten Lehrer Prof. Rost, Prof. Hopfer, Prof. P. Dosch und Dr. J. Gleditsch, aber auch viele Freunde aus der biologisch-medizinischen Welt, mit denen ich mich zusammen entwickeln durfte und an welche zu denken mir auch nach vielen Jahren noch Freude bereitet. Einige von ihnen möchte ich ganz besonders erwähnen:

Meinen lieben Lehrer, späteren Seminarpartner und Freund Dr. med. Konrad Werthmann, von dem ich in den Anfangsjahren meiner Entwicklung sehr viel lernte und welcher mich als erster aufforderte, mit ihm zusammen zu referieren und ein Seminarwesen aufzubauen. Vieles in diesem Buche entspringt auch dem, was ich vor Jahren bei ihm lernen durfte und er teilweise vor vielen Jahren pionierhaft erforscht hat, z. B. die Kenntnisse über Nahrungsmittelallergien.

Meinen Klinikpartner und Freund Jürg Binz, welcher mich vor rund 16 Jahren anregte, am Aufbau einer biologisch-medizinischen Klinik teilzunehmen. Er hat mir mit seiner fachkundigen und konstanten Unterstützung als Geschäftspartner die institutionelle Basis meines Handelns ermöglicht. So war die gemeinsame Entwicklung nicht nur eine geschäftliche, sondern ein gemeinsames Sichverändern und Wachsen.

Meinen lieben Freund Dr. med. Victor von Toenges, der mit mir zusammen seit 15 Jahren die Klinik leitet und dessen weiser Rat und philosophische

Lehre mir sehr viel bedeuten. Unsere Polarität hat der Klinik, aber auch uns selbst sehr viel Gutes vermittelt – insbesondere die Erkenntnis, dass auch eine andere Meinung als die eigene richtig sein kann.

Ich danke meinen Mitarbeiterinnen, Arztkollegen und Klinikpartnern, ohne die ich nichts wäre und mit denen zusammen wir unsere Vision der ganzheitlichen Klinik realisieren. Insbesondere möchte ich auch meiner Chef-Sekretärin Frau Rosmarie Lutz danken für die viele Detailarbeit, die über die vielen Jahre bei Seminararbeit und Bücherschreiben anfällt und die ich ihr einfach delegieren konnte.

Die Kooperation mit der Firma Sanum, insbesondere Herrn Reiner Kehlbeck und seinem Kaderteam, ist seit 15 Jahren geradezu ideal, sowohl in Europa als auch in den USA. Sie ermöglicht mir, als Referent in vielen Ländern aktiv zu sein.

Ebenso danke ich meinen Freunden Michael und Margie Baldwin, meinen Partnern in den USA, durch deren Hilfe die Klinik und damit auch mein Horizont in die englischsprachige Welt erweitert wurde.

Bei der Verwirklichung dieses Buches hat mir vor allem meine Frau durch ihre geduldige Unterstützung geholfen, aber auch mein Mitarbeiter in der Klinik, Herr Ronald Sutter, mit seiner Begeisterung für dieses und andere Publikationsprojekte sowie mit seinen Fachkenntnissen in allen Belangen der digitalen Informationsverarbeitung.

Einzelne Kapitel in diesem Buch sind unter Mitarbeit von Kollegen und Kolleginnen entstanden, die jeweils vermerkt sind: Dr. med. B. Orzessek, Petra Moser und L. Schneider, Dr. med. V. v. Toenges, Michael Falkner, Wolfgang Haas, Dr. med. K. Tischhauser, Hugo Schurgast.

Im Laufe der Jahre lernt man sehr viel von anderen Kollegen, übernimmt vieles und integriert es wieder irgendwie in seine Schriften. So ist es möglich, dass ich Informationen auch anderer Kollegen übernommen habe, ohne mich der Quellen zu erinnern und sie zu erwähnen.

Ich danke dem Lektorenteam für die konstruktive Mitarbeit, und ich danke dem Fona Verlag, der mich angespornt hat, dieses Buch zu schreiben.

Lustmühle/Teufen, Frühling 2007
Dr. med. Thomas Rau

Vorwort

Es ist das Ziel dieses Buches, das sich wandelnde Panorama der Naturheilkunde mit seinen vielen Facetten und Methoden zu beschreiben. Das hier beschriebene Konzept der breit angelegten Komplementärmedizin ist die wahre zukunftsorientierte Individualmedizin. Dr. Rau nennt diese Medizin seit Jahren «Biologische Medizin», und dieser Begriff hat sich mittlerweile in den Kreisen der Naturmedizin solide etabliert. Das Interessante an dieser Medizin ist, dass sie die Elemente der Natur wie Luft, Lebenskraft der Erde, Wärme- und Lichtkraft der Sonne, aber auch Bewegung und Fasten einbezieht. Es freut mich, dass Dr. Rau in seiner Biologischen Medizin die Diät als einen der wichtigsten Faktoren berücksichtigt. Er nennt dies «Milieutherapie».

Biologische Medizin ist eine integrative Heillehre; sie umfasst alle wichtigen traditionellen Disziplinen, wie Kräuterlehre, Phytotherapie, Homöopathie, Akupunktur und nicht zuletzt die Isotherapie. Das Besondere ist aber, dass die moderne Biologische Medizin auch auf die neuen biochemischen Kenntnisse und die sogenannte Orthomolekulare Medizin (Medizin mit natürlichen Vitaminen, Spurenelementen und Enzymen) zurückgreift.

Neu an diesem Buch ist sicherlich die Konsequenz, mit welcher die Integration der verschiedenen Methoden beschrieben wird. Es freut mich als Pionier der Immunbiologie und der hypoallergenen Lebensweise ganz besonders, dass in diesem Buch der Isopathie nach Prof. Enderlein und der Immunbiologie ein so hoher Stellenwert zukommt. Die Selbstheilungskräfte des menschlichen Körpers in ihrer Gesamtheit sollen dadurch stimuliert werden.

Der Inhalt der modernen Biologischen Medizin ist dahin geändert worden, dass sie weitgehend alle Varianten der Medizin beinhaltet, die nicht zur klassischen oder zur Schulmedizin gehören; die Abgrenzung zur modernen Physik und den Erkenntnissen der Zell-Biologie ist kaum mehr zu erkennen.

Die Zeit der monomanen Homöopathen ist in der heutigen Welt der Vielfachbelastungen vorbei, ebenso die Zeit der monomanen Akupunkteure oder der Esoteriker. Die westliche Welt hat ein anderes kulturelles Erbe als die Traditionelle Chinesische Medizin oder als der Ayurveda, und die Esoterik behandelt viel zu oft nur energetische Aspekte des menschlichen Seins. Trotzdem sind sie es wert, in ein neuartiges medizinisches Denken integriert zu werden. Es freut mich, dass mein Schüler und Freund Thomas Rau es erfolgreich unternommen hat, alle diese Dimensionen integrativ und für den westlich denkenden Menschen verständlich zu beschreiben. Wie kaum ein anderer versteht er es, komplizierte Zusammenhänge einfach und verständlich darzustellen.

Eine der großen Gefahren in der Medizin ist in der heutigen Zeit die Spezialisierung. Sie bewirkt, dass auch die Biologische Medizin einen ähnlichen Verlauf nimmt wie die allopathische «Schulmedizin»: Sie wird von Apparaten durchsetzt. Und auch die Spezialisierung nimmt zu. Das Wort und das Gespräch, das Beachten ganzheitlicher Zusammenhänge, nimmt ab.

Je weiter sich die so genannte «Komplementärmedizin» auffächert, umso schwieriger wird es für den Patienten, die richtige Heilmethode zu finden. Jeder Therapeut darf ohne große spezielle Prüfungen die verschiedenen Therapiearten und Messtechniken durchführen. Wie stark er die Ergebnisse in die Therapie einfließen lassen kann, hängt von seiner Erfahrung und seinem Wissen ab. Das kann ein Nachteil sein und zu Fehlurteilen führen. Und deshalb ist es eben wichtig, dass es gut ausgebildete Praktiker, Ärzte und Heilpraktiker sind, die Biologische Medizin betreiben.

Es gibt noch weitere Gefahren in der «Bioszene», also in den Reihen der sich «ganzheitlich» nennenden Therapeuten: In naturheilkundlich arbeitende Praxen kommen oft sehr schwierige, bis anhin erfolglos behandelte und «unklare» Fälle. Diese bedürfen eines sehr großen Wissens und der Integration vieler verschiedener Heilmethoden. Monomane Therapeuten, welche nur eine oder gar nur eine aparative Methode anwenden, werden dem Patienten praktisch nie gerecht. Auch aus diesem Grunde ist das vorliegende Buch von Thomas Rau wertvoll, da es in allen Kapiteln verschiedene Methoden integriert und ein breit gefächertes Verständnis verschiedenster Methoden vermittelt.

Wir sind gegen den zunehmenden Einsatz von Therapieapparaten, vor allem die feinenergetischen Apparate in den naturheilkundlichen Praxen, wie Bioresonanz, Radionik usw. Damit geht der Arzt-Patienten-Kontakt und auch die Kreativität des Therapeuten verloren.

Thomas Rau ist ein Schulmediziner und zugleich Naturarzt, und das mit profundem naturheilkundlichem Wissen und sehr fundierter Erfahrung. Er bemüht sich seit über 15 Jahren, in seinen Schriften, Büchern und unzähligen Vorträgen, Verständnis für die ganzheitlichen Zusammenhänge zu vermitteln. Er ist durch und durch Kliniker und Praktiker und braucht in seiner Klinik Apparate nur als Behelfsmittel und zur Diagnostik.

Ich lernte Dr. Thomas Rau 1989 kennen, als ich in Olten mit dem Kollegen Dr. med. W. Grüger zusammen eine Vortragsserie über die Isopathie und die Werke von Prof. Dr. Günther Enderlein durchführte. Thomas Rau war ein bekannter Kurarzt mit rheumatologischer Ausbildung und wechselte nach dem Vortrag noch mehr zur Naturheilkunde: ein Glücksfall nicht nur für die Naturheilkunde, sondern auch für Dr. Grüger und für mich. Er lernte schnell. Später hospitierte er noch in meiner Ordination und wurde kurz darauf als Chefarzt an die Paracelsus Klinik in Lustmühle bei St. Gallen berufen. Er baute das medizinische Angebot der Klinik aus, holte verschiedene Ärzte und Therapeuten zu sich und integrierte wertvolle biologische Therapiemöglichkeiten in die Paracelsus Klinik. So baute er den Ruf der Klinik, aber auch der Biologischen Medizin auf.

Wir haben gemeinsam jahrelang eine intensive Seminartätigkeit durchgeführt. Ich freue mich, dass dieses unser gemeinsames Werk durch Thomas Rau weiter besteht. Dr. Rau ist heute eine tragende Säule der Naturheilkunde; möge diese noch lange zum Wohle der Patienten bestehen.

Dr. Konrad Werthmann, Kinderarzt, Salzburg, Österreich
Präsident der Österreichischen Gesellschaft für Elektroakupunktur nach Voll
Forscher und Autor von Büchern zu EAV, Isopathie und Diät
Gründer der internationalen Arbeitsgemeinschaft für Isopathie und Milieutherapie

Frühling 2007

Einführung

Kapitel 1 Vom Wesen der Biologischen Medizin

Erklärungen zum Verständnis der biologisch-ganzheitlichen Medizin

Dieses Buch wird Ihnen eine neue Art der Medizin näher bringen. Eine Medizin der Zukunft, die aber an verschiedenen Kliniken, so etwa im BioMed Center Sonnenberg in Schwellbrunn praktiziert wird. Es handelt sich um eine Medizin, welche die wichtigsten traditionellen Heilweisen kombiniert und auch neue Erkenntnisse der Medizin – so etwa der Orthomolekularmedizin – intensiv integriert. Sie wird auch «ganzheitliche Medizin», «integrale Medizin» oder – obgleich fälschlicherweise – auch «Komplementärmedizin» genannt. Fälschlicherweise, da sie nicht einfach komplementär, also ergänzend ist, sondern eigentlich die Basismedizin für jeden Menschen ist und auch bei allen Krankheiten dienen kann. Daneben – in Ergänzung und bei speziellen Notfällen – kann die Schulmedizin bzw. die Akutmedizin nützlich sein. So verwenden wir also die Schulmedizin als komplementäre Methode. Die «Biologische Medizin» setzt tiefer in den körperlichen Regulationssystemen an als die Schulmedizin. Sie unterdrückt nicht einfach Symptome und ersetzt nicht offensichtliche Mängel (wie z. B. das Insulin bei Diabetes), sondern versucht, Störungen im menschlichen Regulationssystem zu erkennen und diese ursächlich anzugehen.

Die Biologische Medizin basiert auf schulmedizinischen Kenntnissen, Physiologie und Biochemie und immer mehr auf den modernen Erkenntnissen der Physik. Besonders die Photonenphysik und die Erkenntnisse über Magnetismus sowie über elektronische Ladungen der Zellen und Flüssigkeiten prägen die moderne Biologische Medizin. Sie integriert aber auch diverse alte Erfahrungsheilkunden, welche teils seit Jahrtausenden bewährt sind.

Der biologisch-medizinische Arzt kennt die traditionellen Ausleitungstherapien, die physikalische Therapie und auch die Traditionelle Chinesische Medizin. Er wendet aber nie nur einfach eine Methode an, wie etwa die Akupunktur oder die Homöopathie, sondern kombiniert verschiedene Lehren miteinander.

Der Mensch als Ganzes wird betrachtet, nie nur das erkrankte Organ. Es werden nie Symptome behandelt, sondern gestörte Funktionen und Ursachen, deren Folgen sich in den Symptomen zeigen. Nachfolgende Ausführungen beschreiben in Kürze einige der grundlegenden Denkansätze.

Wir betreiben seit 1958 als erste und einzige Institution der Schweiz sehr intensiv und seit 1992 alle im Folgenden beschriebenen Methoden konsequent und in breiter Kombination. Es ist wichtig, dass die ganzheitlichen Methoden individuell kombiniert und auch von Ärzten und Zahnärzten angewendet werden. Wie gesagt: Es werden nie einfach nur die diagnostizierten Probleme behandelt, sondern der einzelne Mensch. Und bei jedem Menschen sind die Ursachen einer Krankheit verschieden. Die Abklärung der Ursachen ist daher von größter Wichtigkeit für die Biologische Medizin. Die Abklärung von Ursachen heißt für uns nicht, dass wir nur statische Methoden wie Computertomogramme oder ähnliche mechanistische Ansätze verwenden, sondern dass wir zu ergründen versuchen, weshalb die natürliche Heilungskraft des Menschen vermindert ist.

Die ganzheitlich-biologische Medizin eignet sich besonders gut für die Behandlung chronischer und unklarer Krankheiten. Sie ist aber eine grundlegende Therapie und kann bei allen Krankheiten angewendet werden. Der Begriff «Komplementärmedizin» ist daher nicht zutreffend, da sie nicht in Ergänzung zur Schulmedizin, sondern primär gebraucht wird.

Die ganzheitlich-biologische Medizin integriert das Wissen verschiedener naturheilkundlicher, aber auch philosophischer Lehren in eine medizinische Handlungsweise. Der Mensch wird als ein Ganzes und alle Krankheiten als dynamische Vorgänge betrachtet und auch angegangen. Der eine ganzheitlich-biologische Medizin praktizierende Arzt oder Therapeut benötigt gründliche Kenntnisse der Physiologie und der Human-Biochemie, da diese Lehren den Menschen und dessen Stoffwechselvorgänge und zellulären Reaktionen am besten erklären. Aus diesem Grunde ist auch ein wissenschaftliches Studium von Vorteil.

Ganzheitlich-biologische Medizin integriert chinesisches Meridiandenken, ayurvedisches und europäisch-paracelsisches Konstitutionendenken, Phytotherapie, Homöopathie, aber auch die traditionellen Humoraltherapien. Wichtig sind Entgiftungsverfahren, Reiztherapien physikalischer Art und Hydrotherapien. Auch die Homotoxikologie ist ein wichtiger Bestandteil der Biologischen Medizin. Die Homotoxikologie ist eine medizinische Lehre, die vom großen Homöopathen Dr. med. H. H. Reckeweg erarbeitet wurde. Sie betrachtet die toxische Belastung des Menschen als ganz wichtige Krankheitsursache. Toxine kommen nicht nur von außen, sondern auch von innen, durch die so genannten «inneren Toxine» oder «Homotoxine» – menschliche zelluläre Schlackenstoffe –, welche die normalen Stoffwechselvorgänge blockieren.

Zum Begriff des «inneren Milieus» und zur «Milieutherapie»

Ein sehr wichtiges Element in Ergänzung zu den genannten konventionellen Naturheilverfahren ist das strikte Milieu-Denken. Das «Fließen» im Menschen, jeder Stoffumsatz und jedes dynamische Anpassen eines Steady-State-Zustandes ist abhängig vom mesenchymalen Milieu, d.h von der Säure-Basen-Situation, der Eiweißsituation und vom orthomolekularen Zustand innerer Kompartimente. Alle Stoffwechselvorgänge und jegliche Zellvitalität erfolgen nur unter bestimmten chemischen Voraussetzungen.

Ein Beispiel: Der Austausch des Sauerstoffes aus den roten Blutkörperchen funktioniert nur in einem ganz bestimmten Säuregrad in den roten Blutkörperchen (Erythrozyten). Ist der Säuregrad um die Erythrozyten herum zu hoch (Übersäuerung), so kann der Sauerstoff nicht mehr zur Atmung der Zellen gebraucht werden, denn das Hämoglobin, das den Sauerstoff transportieren sollte, wird zur pH-Pufferung benötigt. Die Folge ist eine verminderte Sauerstoffversorgung der Gewebe. Dies kann eine Hypertonie, eine Angina pectoris oder eine periphere Sauerstoffverminderung zur Folge haben. Die heutige Schulmedizin schenkt diesen Vorgängen aber praktisch keine Beachtung, sondern versucht nur, die Durchblutung zu verbessern. Die Biologische Medizin hingegen begegnet der «Durchblutungsstörung» mit einer Verbesserung der Sauerstoffaufnahme in die Erythrozyten sowie durch eine Verbesserung des Säure-Basen-Haushalts.

Die Biologische Medizin beeinflusst das innere Milieu, entgiftet die Zellen und die Zwischenzellsubstanz und leitet die Schlacken aus.

Der Begriff «Ausleitungstherapie» kommt in Büchern über Naturheilverfahren immer wieder vor. Die meisten weiteren Ausführungen in diesem Buch handeln davon, wie das innere Milieu beeinflusst werden kann.

Das «innere Milieu» wird bestimmt und beeinflusst durch

- den Säure-Basen-Haushalt
- die toxischen Belastungen, vor allem durch Schwermetalle
- die Menge des überschüssigen Eiweißes (Übereiweißung) in der Zwischenzellsubstanz
- den Gehalt an Spurenelementen und Mineralstoffen
- elektromagnetische Belastungen

Jede biologische Therapie wird immer diese Faktoren mitberücksichtigen, insbesondere bei chronischen Krankheiten.

Zum Begriff des «Mesenchyms» oder der «Grundsubstanz»

Das mesenchymale System, oft auch «Interstitium» oder «Grundsubstanz» genannt, durchwirkt alle Gewebe, verbindet alle Organe miteinander und ist von der Lymphe durchflossen. Zum Verständnis für den Laien: Die Organe, und innerhalb der Organe die Zellen, liegen nicht einfach nebeneinander wie aufeinander gelegte Backsteine. Sie sind umgeben von einer Flüssigkeit, welche in sich gebunden ist durch feinste Eiweißfäserchen und Kollagenbestandteilchen. Dieser Raum, «Mesenchym» genannt, ist aber auch durchsetzt mit feinsten Endfasern der Nervenzellen und durchwirkt vom Endstromgebiet der Lymphgefäße und Blutgefäßchen. Jeglicher Austausch von Zellen in die Blut- und Lymphgefäße erfolgt durch Abgabe von Stoffen, Elektrolyten und Energie aus den Zellen in das Mesenchym hinein und von da wieder in andere Zellen – oder eben in die Gefäße.

Das Mesenchym ist der eigentliche Träger aller Informationen und aller unbewussten Funktionssysteme. Sehr viele Krankheiten, vor allem chronische Krankheiten und Störungen, beruhen auf einer Störung des Informationsflusses und des Stoffwechsels des Mesenchyms.

Der Grundträger aller Stoffe im menschlichen Körper ist das Wasser. Über 60% des Körpergewichtes des Menschen ist Wasser.

Das Wassermolekül und seine Cluster (Konglomerate von Molekülen) sind wichtige Träger von Informationen im Körper. Als weiterer Informationsträger wirken aber auch gerichtete Polysaccharidmoleküle in der Grundsubstanz. Auf dieser Tatsache beruht zum Teil auch die Erklärung der Phänomene der Homöopathie, da wahrscheinlich die «Information» homöopathischer Heilmittel die Eigenschaften der Wassermolekül-Cluster verändert (siehe auch Kapitel 5, «Homöopathie»..

Ein weiterer mit dem konventionellen medizinischen Denken schwer zu verstehender Ansatz ist der Pleomorphismus nach Prof. Enderlein, dessen isopathischer und milieutherapeutischer Ansatz für die Biologische Medizin wichtig ist: Bakterien und deren Eiweiß-Vorstufen durchwirken den Menschen in all seinen Systemen und sind für ihn lebenswichtig, nicht nur im Darmsystem, sondern auch mit Bezug auf den Zellstoffwechsel (Sauerstoffaufnahme/Gerinnung) und das Immunsystem (der Darm stützt das Immunsystem). Infektiöse Krankheiten sind in pleomorphistischer Denkweise nicht nur durch Bakterien, Viren oder Pilze bedingt, sondern diese Erreger entwickeln sich bei Veränderung des Milieus in pathologischer Weise zu pathogenen Erregern. Wichtig für unser Verständnis hier ist, dass das Milieu auch die Bakterienwelt des Menschen mitbeeinflusst und damit das ganze Immunsystem.

«Erfahrungsmedizin» und wissenschaftliche «Studien»

Wir werden immer wieder gefragt, ob denn die Wirkung der Naturheilkunde und speziell der Biologischen Medizin «wissenschaftlich» belegt sei: von reproduzierbaren Studien und Erklärungsmodellen, welche wissenschaftlich bewiesen seien. Dies scheint eine sehr wichtige Frage, und das vermeintliche Fehlen wissenschaftlicher «Studien» wird auch immer wieder als Argument verwendet, dass Naturheilmethoden nicht reproduzierbar wirken sollen. Aus unserer Sicht aber verhalten sich die Zusammenhänge anders, und das Argument der «Wissenschaftlichkeit» ist ein vordergründiges, vielleicht sogar ein verlogenes oder wenigstens ein falsches.

Die moderne biologisch-ganzheitliche Medizin ist geprägt von einem riesigen Erfahrungsschatz der traditionellen Medizin Chinas und Indiens, aber auch der mitteleuropäischen Lehre gemäß Paracelsus von Hohenheim und Hahnemann. Andererseits integriert sie neueste physikalische und biochemische Erkenntnisse über Spurenelemente, freie Radikale, Vitamine und Aminosäuren, d.h. orthomolekulare und physikalische Erkenntnisse über die Bedeutung der Membranpotentiale, Redox-Potentiale, Sauerstoffnutzung usw.

Es scheint uns wichtig, dass eben diese riesige Erfahrung unsere Medizin prägt: traditionelle Erfahrung an Milliarden von Menschen über Jahrhunderte, welche aus unserer Sicht weit mehr zählt als vermeintlich «doppelblind» angefertigte «wissenschaftliche» Studien, welche oft nichts anderes sind als reduktionistische Betrachtungsweisen. Bei modernen wissenschaftlichen Studien (Doppelblindstudien) werden nur Einzelvariablen ausgetauscht und am menschlichen System erfasst. Dieses System ist aber ein dynamisches, sich ständig veränderndes System, in dem ständig Tausende von Variablen und dynamischen Veränderungen vorliegen. Der Mensch lässt sich nicht in die heute üblichen Studienkonditionen einfügen, weil nicht erfassbare Variablen eine weit größere Rolle spielen als die zu analysierenden Studien-Variablen. Heutige wissenschaftliche Studien beruhen im Allgemeinen auf Versuchsreihen mit Dutzenden bis einigen Tausenden von Probanden. Dabei wird normalerweise nicht berücksichtigt, unter welchen Umständen diese Probanden leben und welche sonstigen Umstände ihre Krankheitsneigung beeinflussen. So gibt es kaum eine Studie, welche die Ernährung des Patienten berücksichtigt. Die Ernährung aber macht im Allgemeinen viel mehr aus als jede geprüfte Therapiemethode.

So sind die wissenschaftlichen Studien einfache Beobachtungen an einigen Dutzenden bis Tausenden von Menschen. Die traditionellen Heillehren aber beruhen auf Beobachtungen an Millionen von Menschen über Jahrhunderte hinweg. Ich gebe auch – etwas zynisch – zu bedenken, dass alle Medikamente, die in den letzten 20 Jahren wegen teils schwerster Nebenwirkungen vom Markt genommen werden mussten, alle geforderten «wissenschaftlichen» Studien erfolgreich bestanden hatten (Contergan, Vioxx, perorale Poliomyelitis-Impfung und viele mehr).

Es scheint uns daher geradezu ein Zeichen von Arroganz, traditionelle Heilweisen wegen «Unwissenschaftlichkeit» nicht anzuerkennen, obwohl sie auf Evidenz beruhen und sich seit Generationen bewährt haben. Die Anerkennung wird ihnen deshalb verweigert, weil sie sich in ihrer Vielfältigkeit nicht in die undynamischen und simplifizierenden Kriterien der geforderten Studienbedingungen einfügen. Dass wissenschaftlich«korrekte» Studien geradezu gefährlich sein und zu reduktionistischen Fehlschlüssen führen können, hat kürzlich der Skandal um den «bestbelegten» Cox-2-Hemmer Vioxx gezeigt!

Der Begriff der Regulation

Der menschliche Körper befindet sich in einem Zustand von dauernder Anpassung und in einem Fließgleichgewicht.

Ein einfaches Beispiel für «Regulation»: Der Körper braucht eine bestimmte innere Temperatur zum optimalen Funktionieren all seiner Stoffwechselvorgänge. Halten wir uns nun im Sommer in der Hitze bei 40 Grad Außentemperatur auf, muss gekühlt werden, damit eine Körpertemperatur von 36,8 Grad erhalten bleibt. Sind wir aber in winterlicher Kälte, muss innerlich geheizt werden. Dies sind zwei völlig unterschiedliche Vorgänge; zum Kühlen ist die Haut zuständig, zum Heizen werden Leber und Muskeln, also ganz andere Organe gebraucht. Ein Thermostat (Hypophyse und Schilddrüse) regelt die Wärme, und ein feines Spürsystem nimmt die Außentemperatur wahr (u. a. die Temperaturrezeptoren an den Nasenmuscheln). Schon diese Vorgänge sind extrem kompliziert. Sie werden aber noch übergeordnet kontrolliert von inneren Rezeptoren in Milz und Darm, welche etwa kontrollieren, ob nicht ein erhöhtes inneres Bedürfnis für eine höhere Temperatur besteht. So wird ständig kontrolliert, ob die innere Bakterienwelt intakt ist. Wenn unwillkommene Erreger vorhanden sind, wird die Temperatur sofort erhöht. Dies nennen wir Fieber. Fieber ist dazu da, die weißen Blutkörperchen anzuregen, damit sie Bakterien besser eliminieren können. Fieber ist also immer ein Vorgang der gezielten inneren Anpassung.
Man sieht also, dass Regulationsvorgänge immer komplexe, zielgerichtete Anpassungsvorgänge sind, darauf ausgerichtet, das innere Gleichgewicht zu erhalten.

Die Biologische Medizin verwendet den Begriff der «Regulation» als Begriff für die Feinabstimmung des inneren Milieus und misst dieser Regulation größte Bedeutung zu. Die Regulationsfähigkeit ist Voraussetzung zur Erhaltung eines inneren Gleichgewichts, auch in einer sich verändernden Umgebung. Gewährleistet wird die Regulation großenteils von Rezeptoren des autonomen Nervensystems, des limbischen Systems und vom Mesenchym, aber auch von unserem größten Organ, dem Darm. Insbesondere sind es eine intakte Darmflora (zellenmäßig unser größtes «Organ») und die gleich unter der Darmschleimhaut (in der Submucosa) liegenden Peyer'schen Lymph-Plaques (sie stellen 80% unseres Lymphsystems dar), welche die Regulation und die Abgrenzung zur Umwelt ermöglichen und einen wichtigen Einfluss auf die Entgiftung haben.

Der Darm, das Lymphsystem und die Darmflora werden daher in praktisch jede ganzheitlich-biologische Therapie einbezogen. Der Darm und die Darmbakterien gewährleisten die Verbindung zur Mutter Erde und prägen entscheidend unser parasympathisches Nervensystem und unsere Aufbaukräfte (siehe auch Kapitel 12 «Darm, Ernährung und Gesundheit»).

Der Darm als unser weitaus größtes Organ hat eine Oberfläche von 2000 bis 3000 Quadratmeter. Weit mehr als die Haut gewährleistet diese riesige Oberfläche den Kontakt zur Umwelt. Die Darmschleimhaut dient der Aufnahme von Nährstoffen und der Abgabe von Toxinen, aber sie ist auch für das Funktionieren des Immunsystems zuständig.

Das Verständnis, dass der Mensch Teil eines Ganzen ist, d.h. der Erde und der Schöpfung, und dass er zeit seines Lebens wie auch davor und danach innigst mit der Erde vernetzt ist, prägt das Denken der ganzheitlichen Medizin in anthroposophischer und paracelsischer Weise zutiefst. Dieses philosophische Denken ist ein weiterer Unterschied zur heutigen Betrachtungsweise der Schulmedizin, welche den Menschen eher als statische Einheit und als eine Ansammlung von in sich geschlossenen Organen sieht.

Der biologisch-medizinische Arzt und Therapeut «spezialisiert» sich daher auch nicht, weil jede Spezialisierung auf ein Organ eine Einengung seiner Sicht- und Handlungsweise beinhalten würde.

Ein weiterer Punkt hat in der biologisch-ganzheitlichen Medizin einen anderen Stellenwert als in der eher statisch ausgerichteten und organorientierten Denkweise der Schulmedizin:

Die Dynamik aller Lebensvorgänge: Das Prinzip von Auf- und Abbau

Alle Vorgänge im lebenden Organismus sind dynamisch, und alle Organe stehen in einem steten Auf- und Abbau. Jedes Organ, auch das erkrankte, baut sich um, je nach Organ in verschiedenen Rhythmen. Das Lymphsystem etwa hat eine Umbaudynamik von ca. 3 Wochen, Darmbakterien von einigen Tagen. Langsam regenerierende Gewebe wie Knorpel und Knochen bauen sich in ein bis drei Jahren neu. In sieben Jahren ist der ganze Mensch erneuert!

> Auch hier wieder ein einfaches Beispiel bzw. ein Vergleich: Der menschliche Organismus kann mit einem Staat verglichen werden. In einem Staat werden neue Menschen geboren und die alten sterben – und trotzdem bleibt der Staat fast derselbe. In einem Staat beträgt die Generationenzeit etwa 30 Jahre; für die Gesamterneuerung der Bevölkerung braucht es 80 bis 100 Jahre, also rund drei Generationen. Beim menschlichen Körper dauert die Regeneration je nach Organ mehr oder weniger lang – die Gesamterneuerung aber beträgt etwa sieben Jahre.

Was für ein faszinierender Gedanke, dass sich alles erneuert und auch die erkrankten Organe einer Neubildung unterliegen. Damit die erneuerten Organe aber besser sind als die alten, müssen sie während der Aufbauzeit bessere Umstände haben: bessere Ernährung, besseres Milieu usw.

Ich erinnere mich noch lebhaft an meine Jugendzeit, als ich mit meinem Vater seine Freunde besuchen durfte und den Erwachsenen aufmerksam zuhörte. Es war die Nachkriegszeit, geprägt von Entbehrungen und Armut, aber auch von einer Aufbruchstimmung: «Es kann nur besser werden.» Oft hörte ich, wie einer zu meinem Vater sprach: «Unsere Söhne sollen es einmal besser haben als wir!» Die Antwort meines weisen Vaters war dann: «Und was tust DU dafür?» Für mich war das ein prägender Satz, denn nur Eigenleistung eines jeden führt zu Verbesserung. Erneuerung ist kein passiver Vorgang, sondern ein aktiver und lange dauernder Prozess. So lange, wie eben die ganze Generation zur Erneuerung braucht.

So wurde für mich später klar, dass auch jedes Organ sich erneuern kann und wir eine Erneuerungstherapie so lange machen müssen, bis sich jede neue Zelle besser ausgebildet hat. Beim Immunsystem mag dies schneller gehen, beim Knorpel oder Knochen eben langsamer.

Regenerationszeiten der Gewebe	
• Darmflora Dünndarm	3–14 Tage
• Darmflora Dickdarm	14–28 Tage
• Erythrocyten	28–40 Tage
• Leucocyten	
– Lymphocyten	21 Tage
– Granulocyten	20–40 Tage
• Leber	6 Monate
• Milz	12 Monate (nicht sicher)
• Muskeln	6–18 Monate
• Herzmuskel	2 Jahre (nicht sicher)
• Gefäße	Neubildung kleiner Gefäße einige Monate
• Herzkranzgefäße	1–3 Jahre
• Knorpel	2–6 Jahre
• Knochen	2–7 Jahre
• Nervenzellen	Hirnzellen: ungenutzte Zellen (Reserven) können aktiviert werden, 2–3 Jahre Periphere Nervenzellen: nur teilweise Regeneration innerhalb von 2–6 Jahren

So hat auch jede organische Krankheit einen Rhythmus, der in der Behandlung berücksichtigt werden muss. Die Aufbaubehandlung eines erkrankten Organs muss immer so lange dauern wie ein oder mehrere Regenerationszyklen des entsprechenden Gewebes.

Wichtig ist aber: Jedes Organ erneuert sich, auch ein krankes. Wenn die Milieusituation und die Voraussetzungen zum Neuaufbau des Gewebes unterstützt werden, so kann sich das neue Gewebe besser bilden und widerstandsfähiger werden. Dieses Prinzip ist von größter Wichtigkeit: Auch bei degenerativen Organerkrankungen (wie etwa Hepatitis, Knorpeldefekt, Osteoporose, Arteriosklerose) muss vor allem an den Aufbaubedingungen des entsprechenden Organs und an den anabolen Aufbaukräften gearbeitet werden. Dies wird gewährleistet durch allgemeine Milieutherapie, Isopathie, orthomolekulare «Zelltherapien» – und vor allem die richtige Ernährung!

Die Traditionelle Chinesische Medizin trägt rhythmischen Erneuerungsvorgängen ganz besonders Rechnung. Ihre «Fünf-Elementen-Lehre» erklärt die Zusammenhänge und die rhythmische Unterstützung der verschiedenen Organe untereinander. Sie erklärt auch die «energetischen» und meridianen Zusammenhänge der verschiedenen Organe. Die biologisch-ganzheitliche Medizin integriert das Denken der Chinesischen Medizin in ihr Handeln.

So ist ganzheitlich-biologische Medizin eben nicht bloß ein Behandeln mit Naturmitteln statt mit chemischen Medikamenten, sondern sie ist ein Zurückführen des Patienten in eine dynamische Vernetzung mit den Regulationsvorgängen und damit den Gesetzen und Rhythmen von Natur und Erde.

So theoretisch dies tönen mag, so logisch und einfach ist die konsequente Umsetzung. Biologische Medizin ist einfach, handelt vom Lebendigen und ist eben logisch: **also bio-logisch!**

Kapitel 2 Paradigmen der Biologischen Medizin

Das Denken in der Biologischen Medizin beruht auf einigen grundlegenden Konzepten und Paradigmen, welche im Folgenden kurz beschrieben werden.

1. Die Regulationsblockaden
2. Die Bedeutung der toxischen Überbelastung
3. Die Multikausalität aller Krankheiten
4. Der Einfluss der Konstitution des Menschen
5. Die Bedeutung der Störherde im Körper
6. Die Bedeutung der Reaktionsfähigkeit der Zellen
7. Die Ernährung als hauptsächlicher Faktor der Therapie
8. Die Bedeutung des Darmes und der Darmflora

Zu 1 und 2: **Regulationsblockaden und toxische Überbelastung**

Der Begriff der **toxischen Regulationsblockade** ist in der Biologischen Medizin sehr wichtig. Einflüsse, welche die feinen Anpassungsvorgänge des Stoffwechsels stören, sind die wichtigsten Krankheitsursachen. Es zeigt sich aus naturheilkundlicher Erfahrung, dass in der heutigen Zeit **die wichtigsten Regulationsblockaden toxischer Art** sind. Im Vordergrund stehen dabei Schwermetalle **(Quecksilber, Blei, Palladium)** und andere toxische Metalle (Aluminium und Nickel), aber auch organische Toxine, z. B. Konservierungsstoffe in der Nahrung, die in langzeitiger Kumulation eben auch im Körper «konserviert» werden.

Von großer Bedeutung sind aber auch **mikrobielle Toxine,** z. B. aus Zahnbeherdungen oder aus chronischen Dysbiosen bzw. Pilzbelastungen.

Toxine blockieren die normalen Regulations- und Anpassungsvorgänge im Körper, indem sie Stoffwechselvorgänge fehlleiten, die Bakterien in ihrem Verhalten stören und andere natürliche Entgiftungsvorgänge konkurrieren.

Viele toxische Störfaktoren sind chemisch oder feinenergetisch einfach nachzuweisen. Sie finden aber in den medizinischen Abklärungen kaum Beachtung. So wird kaum einmal auf Schwermetalle, die wichtigsten Regulationsblockaden, getestet, auch nicht bei chronisch unklaren und neurologischen Krankheiten.

Typische Krankheiten mit meistens toxischen Begleitursachen sind:

- Colitis ulcerosa
- Tumorkrankheiten (Kombinationen mit anderen Faktoren)
- Chronisches Müdigkeitssyndrom, neuralgische Leiden (meist kombiniert mit Zahnbeherdungen oder chronischen viralen Belastungen)
- Fibromyalgien
- Multiple Sklerose
- fast alle Allergien (meist in Kombination mit deutlichen Spurenelementmängeln), Infektanfälligkeiten usw.
- chronisch neurologische Störungen

In der biologischen Regulationsmedizin wird daher immer nach Regulationsblockaden gesucht. Dabei werden auch spezifische Diagnostiken angewendet.

Das «Krankheitsfass»
Symptome (im Bild das Überlaufen des Fasses) treten erst auf, wenn die Kompensationsfähigkeit des Körpers erschöpft ist. Das erklärt, weshalb einzelne Belastungen oft noch nicht zu Symptomen oder Krankheiten führen und häufig jahrelang kompensiert werden können. Das Vorgehen in der Biologischen Medizin ist so, dass bei Krankheiten und Symptomen immer nach dem Füllungszustand des «Fasses» gesucht wird: Toxische Belastungen, Übersäuerung, Störherde, konstitutionelle Schwächen, elektromagnetische Belastungen, endobiontische Belastungen.

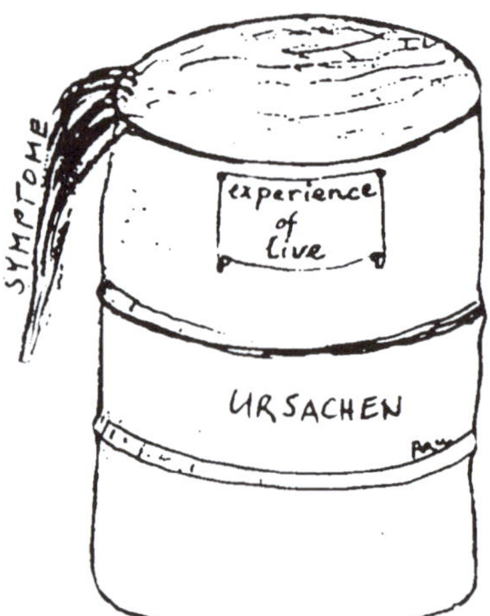

Hauptsächliche Regulationsblockaden

- Herde, Störfelder (wie Zähne, alte Narben, alte Infektionsherde)
- chronische organische und anorganische toxische Belastungen
- Schwermetalle aus Zähnen, Konservierungsmittel, Desinfizientien
- Bakterien- und Pilz-Toxine
- Übersäuerung und Übereiweißung des Mesenchyms, «Verschlackung»
- Anhäufung freier Radikale (z. B. Gift- oder Schlackenstoffe aus dem normalen Zellstoffwechsel, die nicht ausgeschieden werden)
- kumulierte Langzeit-Chemotherapeutica, Antiphlogistica usw.
- Lebensmittelintoleranzen mit entsprechenden Schäden an der Darmschleimhaut
- psychischer Dauerstress mit Überwiegen des Sympathicus

Die **zwei häufigsten Regulationsblockaden** sind

- Zähne und dentale Schwermetallbelastungen
- Fehlbesiedlung der Gedärme und Darmstörungen durch Nahrungsmittelallergien

Zu 3: **Die Multikausalität vieler Krankheiten**

Alle Krankheiten sind multikausal und abhängig von der Konstitution des Patienten. Nicht die Diagnose, sondern die Konstitution ist wichtig: Querverbindungen zu Homöopathie, Konstitutionenlehre und Fünf-Elementen-Lehre.

Sehr viele Krankheiten sind «idiopathisch», d. h. man kennt ihre Ursache nicht. Dies deshalb, weil sie eben verschiedene Ursachen haben, welche individuell verschieden kombiniert sind, je nach Konstitution des Patienten. Es ist interessant, dass ein großer Teil der Patienten, welche den Arzt für Biologische Medizin aufsuchen, schon viele Abklärungen hatte und trotzdem keine klare Diagnose gemacht werden konnte. Die konventionelle Medizin sucht für jede Krankheit eine bestimmte Ursache. Wenn die Ursache nicht gefunden werden kann, so wird die Krankheit als unklar erklärt und die Therapie wird symptomatisch versucht. Das heißt, die Symptome der Krankheit werden behandelt. Dies ist der Fall

- bei allen Autoimmunkrankheiten
- bei chronisch degenerativen Krankheiten wie Arthrose
- bei chronischen Gefäßkrankheiten
- bei chronischen Leberkrankheiten, sofern sie nicht durch ein Virus «ausgelöst» wurden

- bei Tumorkrankheiten
- bei den meisten allergischen Krankheiten
- ganz besonders aber bei den «neuen Krankheiten», wie beim Chronischen Müdigkeitssyndrom oder der MCS (Multiple Chemical Sensitivity)
- bei sehr vielen «endogenen psychischen Krankheiten», wie Depression, manisch-depressives Syndrom, Neurosen
- bei kindlichen Verhaltensstörungen

Aus Sicht des biologisch-medizinischen Arztes ist bei all diesen Krankheiten wenigstens eine teilweise Besserung möglich, wenn Teilursachen gefunden werden, welche zumindest einen Teil des Bildes erklären. Sehr häufig kann der Körper durch seine Eigenregulation den Rest zur Heilung beitragen, wenn eine Hauptursache oder mehrere Teilursachen gefunden werden.

Zur Verständlichkeit möchte ich erneut ein «Bild» oder eben einen Vergleich anbringen. Krankheit ist wie ein **Mosaik:** Das Bild besteht aus ganz vielen Steinchen. Werden aus dem Mosaik mehrere Steinchen entfernt, verschwindet das Bild zunehmend. Ein Stein macht nie ein Bild, so wie eine Teilursache auch nie eine Krankheit ausmacht. Wir suchen so viele auffindbare Steinchen wie möglich. Obwohl wir wissen, dass es nur Teilursachen sind: Faktoren zur Regulationsstörung. Für eine Krankheit, d.h. ein «Bild», hat jeder Mensch völlig unterschiedliche Steinchen zur Verfügung. Dazu ein anderer schöner Vergleich: Im Werk- und Bastelunterricht meiner Kinder wurde die Klasse vor die Aufgabe gestellt, ein Puzzle aus Sperrholz zu basteln. Ein Bild unserer Wohngemeinde wurde auf Sperrholz geklebt. Und dann machte jedes Kind aus dem Bild mit der Laubsäge sein eigenes Puzzle, mit dem Resultat, dass kein einziges Teilchen identisch war und keines der Teilchen eines Puzzles zum Puzzle eines anderen Kindes passte. Und doch hatten alle Kinder das gleiche Bild. Dies erinnert mich an die Vielfältigkeit der Krankheits-«Bilder» der Patienten. Alle mögen die gleiche schulmedizinische Diagnose haben – und doch braucht jeder eine andere Behandlung.

In der Biologischen Medizin werden nie Krankheiten als Gesamtbilder, sondern immer die vielfältigen individuellen Ursachen behandelt. Und um die individuellen Ursachen zu erkennen, brauchen wir in der Biologischen Medizin Untersuchungsmethoden, die den Teilursachen Rechnung tragen.

Die breite Suche nach verschiedenen Ursachen und das Erkennen der Konstitution des Patienten sind daher bei chronischen Krankheiten sehr wichtig: Jeder Konstitutionstyp ist auf andere Belastungen empfindlich, was uns auch die Homöopathie mit ihrer ausgefeilten Konstitutionenlehre zeigt. Die Grafik zeigt, wie etwa bei Allergien vielfältige Ursachen zum Krankheitsbild der Allergie führen können.

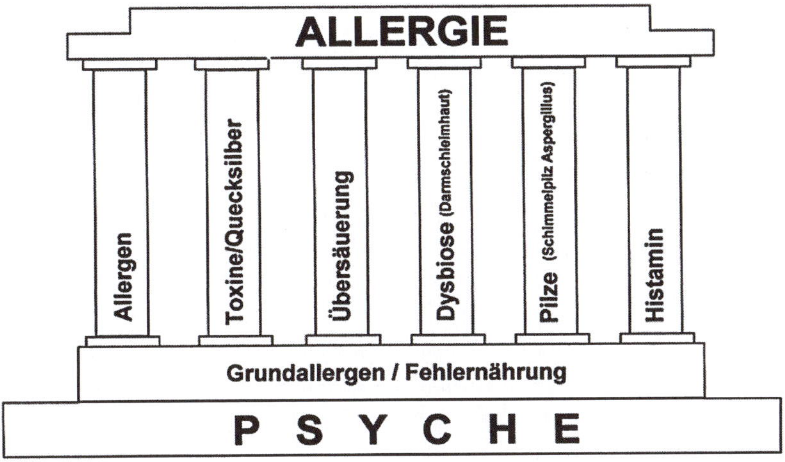

Der «Allergietempel»

Ein gutes Beispiel sind Allergien oder Asthma. Das Allergen ist meist nur auslösender Faktor. Grundlegend sind Milieufaktoren und immunsystemverändernde Belastungen: Nahrungsmittelallergien, Belastungen durch Schwermetalle, Dysbiosen oder Pilze und Spurenelementmängel. So können Allergiker auch geheilt werden, ohne dass man das Allergen eliminieren kann, einzig durch die Beseitigung der begleitenden Ursachen.

Dazu ein Beispiel: Als Kind war ich Allergiker. Bis ins Erwachsenenalter litt ich unter einer schweren Pollenallergie, welche während des Studiums zu einem Asthma ausartete und bis in meine ärztliche Zeit hinein anhielt. Im Frühsommer war es mir an schönen Tagen kaum möglich, ins Freie zu gehen. So nahm ich eben Antihistaminica, welche mich aber alle müde und matt machten. Ebenso reduzierten sie meine Aufmerksamkeit beträchtlich. Mit der Zeit wurde ich auch allergisch auf Katzenhaare. Das nahm so groteske Formen an, dass ich als junger Arzt keine Hausbesuche in Häusern machen konnte, wo Katzen waren. Ich war damals Landarzt, und es gab im Dorf zwei Arten Häuser für mich: Katzenhäuser und Nichtkatzenhäuser. Wenn ich in einem «Katzenhaus» einen Besuch machen musste, galt es, schnell zu arbeiten, damit ich keinen Asthmaanfall bekam.

Dies dauerte einige Jahre, bis ich mehr über die Biologische Medizin lernte, meine Darmflora behandelte und aufbaute und mich entsäuerte. Die Lehre von F.X. Mayr hat mir sehr geholfen. Zum Entsäuern stellte ich meine Ernährung auf vegetarische Kost um. Alles wurde besser, und ich benötigte keine Antihistaminica mehr. Dennoch blieb ein Rest meines Asthmas. Desensibilisierung war bei mir – wie leider meistens – völlig nutzlos.

So lebte ich eben mit meiner Rest-Allergie und dem nunmehr leichten Asthma weiter. Bis ich schon Chefarzt unserer Biologisch-Medizinischen Klinik war und unser Zahnarzt mich routinemäßig untersuchte. «Was!», sagte er, «du als unser Chef hast noch Amalgame im Mund?» Ich wusste dies wirklich nicht, hatte ich doch schon vor Jahren meine Amalgame vom früheren Zahnarzt im Dorf entfernen lassen. Übrig blieben zwei kleine Stücke. Unser Zahnarzt entfernte diese Rest-Amalgame, und wir leiteten anschließend das Quecksilber aus meinem Körper aus. Und weg war das Asthma und ist es geblieben. Heute kann ich im Sommer mit dem Motorrad durch Heuwiesen fahren und Katzen auf dem Schoß haben – es macht mir überhaupt nichts mehr aus.
Sie sehen: die Schulmedizin spricht von exogenem Asthma, ausgelöst durch Pollen- und Katzenhaarallergie. In Wirklichkeit sind ganz andere Ursachen ausschlaggebend.

Ein klassisches Beispiel der Multikausalität von Krankheiten sehen wir beim Krebs. Hinter dieser Krankheit steht eine Entwicklung, welche viele Teilursachen hat, die oft jahrelang wirken müssen, bis die Zellen zu Krebszellen entarten.

Zu 4: **Die Lehre der Konstitutionen**

Sie ist für die Biologische Medizin von größter Wichtigkeit, und man trifft sie in allen bewährten traditionellen Naturheilverfahren an, allerdings mit unterschiedlichen Bezeichnungen. Einzig die «moderne» westliche Schulmedizin stellt die Bedeutung der unterschiedlichen Reaktionsweisen verschiedener Patienten in den Hintergrund und behandelt Diagnosen in einer reproduzierbaren, nicht individualisierten Weise. Dies hat natürlich den großen Vorteil, dass die Schulmedizin kochbuchartig lernbar ist und auch von jedem reproduziert werden kann. Es hat aber den Nachteil, dass Medizin nicht mehr für den Menschen, sondern «gegen eine Diagnose» gemacht wird und ihren künstlerischen Charakter verliert.

Im Folgenden liste ich einige verschiedene Benennungen von Konstitutionen auf, die den verschiedenen traditionellen Heillehren entstammen.

Traditionelle Chinesische Medizin

- Meridian-Konstitutionstypen («Funktionskreistypen» nach Rau): Leber-Gallenblase – Herz-Dünndarm – Magen-Milz-Pankreas – Lunge-Dickdarm – Niere-Blase
- Wandlungsphasen und ihre Charaktere: Holz (Wind, Frühling) – Feuer (Sommer) – Erde (Spätsommer) – Metall (Herbst) – Wasser (Winter)

Ayurvedische Medizin

- Vatta-Typ, Pitta-Typ, Kapha-Typ: Diese drei Typen entsprechen in verblüffender Weise den Konstitutionstypen der Kretschmer'schen Lehre und Enderleins drei Haupttypen: Stauungs-, Entzündungs- und Degenerationstyp beziehungsweise Mucor-, Penicillium- und Aspergillus-Konstitution!

Isopathische Konstitutionstypen: drei grundlegende Typen

- Mucor-Typ – der «Stauling»
- Penicillium-Typ – neigt zu Entzündungen
- Aspergillus-niger-Typ – neigt zu Bindegewebskrankheiten

Prof. Dr. Günter Enderlein, der Begründer der Isopathie und Entwickler der Lehre des Pleomorphismus, hat beobachtet, dass beim Überwiegen einer endobiontischen Hochvalenz auch meist eine zugehörige Krankheitsneigung sowie eine typische Konstitutions- und Wesensart des Patienten bestehen.

Der **Mucor-Typ** neigt zu Stauungen, er entspricht in vielen Teilen dem luetischen Typ und neigt zu Krankheiten des «Fließenden», zu Gefäß- und Kreislaufkrankheiten, zu Stoffwechselstörungen und Drüsenstörungen. Er entspricht in vielem auch dem entodermal-pykuischen Typ Kretschmers.

Der **Penicillium-Typ** neigt zu infektiösen Krankheiten, überschießenden Leiden, Eiterungen sowie Entzündungen bakterieller Art, eventuell mit Einschmelzungen. Er entspricht in großen Teilen dem Sykotiker oder eben dem medorrhinischen Typ.

Der **Aspergillus-Typ** ist der psorinische, der in der Jugend zu Allergien und lymphatischen Leiden neigt. Mit zunehmendem Alter kommt aber das Degenerative und Chronische zum Vorschein. Krankheiten des Bindegewebes, des Stützapparates, des Gehirns und der Niere gehören zu seinen Prädilektionen. Die Grundkrankheit ist die Tuberkulose oder im homöopathischen Sinne die «tuberkuline» Reaktion.

Das Besondere an Enderleins Erkenntnissen ist seine Entdeckung, dass jedem Typen ganz spezielle bakterielle Krankheiten und Pilzerkrankungen zugeordnet werden können. Ferner, dass bakterielle Krankheiten keine in sich geschlossene Erscheinung sind, sondern dass sie von einer Form in eine andere übergehen können. Und auch, dass gerade bakterielle und fungale (Pilze) Besiedlungen erst dann zum Ausdruck kommen, wenn das Milieu zu den entsprechenden Erregern «passt». Und schließlich – das ist das Wichtigste –, dass mit Milieuveränderungen auch die bakteriellen Krankheiten behandelt werden können.

Mit den Enderlein'schen Milieutherapeutica und aus Pilzen hergestellten Heilmitteln können daher die meisten bakteriellen und fungalen Krankheiten ohne Antibiotika oder chemische Pilzmittel behandelt werden.

<u>Kretschmers Konstitutionstypen</u>
- leptosom-ektodermal-asthenisch (schizothym-introvertiert)
- normosom-athletisch-mesodermal
- pyknisch-entodermal (zyklothym-depressiv-extrovertiert)

<u>Hahnemanns Miasmenlehre</u>
Hahnemann, der Begründer der Homöopathie, hat nebst den konstitutionellen Wesensarten der einzelnen «großen» Homöopathika (d. h. der wichtigen Einzelmittel) auch eine Reaktionstypologie geschaffen, welche drei prinzipielle Reaktionstypen unterscheidet, die recht genau den Haupttypen nach Enderlein entsprechen und aufgrund ihrer Wesensart auch homöopathisch immer wieder die gleichen Konstitutionsmittel haben, aber auch spezifische Reaktionstypen und dadurch Krankheitstypen aufweisen. Hahnemann ging von typischen Krankheiten seiner Zeit aus, als er die zugehörigen Wesenstypen beschrieb:
- Luetische Konstitution
  Der Luetiker neigt zu destruktiven Reaktionen, Stoffwechselkrankheiten, Stauungs- und Reizkrankheiten, Krankheiten des Stützapparates sowie im Verhalten zu feurig-impulsiven, unberechenbaren, aber auch destruktiven Reaktionen.
- Skosis oder sykotische Konstitution
  Entstammt der Sykosis (Feigenwarzenkrankheit des Trippers = Gonorrhö): ein Mitteltyp, aber mit Neigung zu überschießenden Reaktionen und infektiösen Krankheiten, eigentlich der Penicillium-Typ.

- Psorische Konstitution
  Von der Psora, der damals häufigen Krätze, einer Hautkrankheit degenerativer Art. Der Psoriker hat ein Zuwenig an Reaktionen und neigt zu Atopien, degenerativen Krankheiten und neurologisch-degenerativen Krankheiten. Er ist von seinem Wesen her aber berechenbar, geradlinig (wenn auch oft starr, systematisch und «trocken») und ordentlich.

Von besonderer Faszinationskraft ist die **Lehre der Homöopathie,** welche auf Samuel Hahnemann, aber auch auf weitere große Homöopathen wie Kent und andere zurückgeht. Es wäre vermessen, diese umfassende Lehre hier erklären zu wollen. Es gibt dazu ausführliche und umfassende Werke und Ausbildungsgänge. Ein Anliegen ist mir aber, zu erwähnen, dass sich auch diese Lehre bestens einfügen lässt in die Anwendung der Biologischen Medizin. Jeder Arzt/Therapeut der Biologischen Medizin sollte die Homöopathie kennen und integrieren (siehe Kapitel 5).

Besonders wichtig scheint mir, dass die Homöopathie, wie unsere Lehre, die intensive Verknüpfung der Elemente der Erde, der Pflanzen und der Metalle mit dem Menschen behandelt. Hahnemann und seine Nachfolger haben erkannt, dass Metalle, Elemente und andere Substanzen in harmonischer Art im Menschen vorhanden sein müssen. Bei einer Überlast erkrankt der Mensch und zeigt ganz spezifische Wesensbilder, welche dann eben nach dem entsprechenden Element benannt werden. Jedes Element, Metall oder Salz der Erde verkörpert im Menschen und im Tier ganz spezifische Eigenschaften. Ist dieses Element aber übervertreten, werden Eigenschaften ins Krankhafte überspitzt, und es entstehen Wesens- und körperliche Veränderungen.

Das große Verdienst der alten Homöopathen war die Erkenntnis, dass diese Überlast mit ihrer spezifischen Krankheit mit kleinsten «potenzierten» Dosen des gleichen Stoffes behandelt werden kann. «Gleiches wird mit Gleichem behandelt», aber je nach Ausprägung des Leidens mit verschiedenen Dosen oder eben «Potenzen». So gibt es die kardinalen großen homöopathischen Bilder, auch «homöopathische Konstitutionstypen» genannt. Zum Beispiel den «Sulfur-Typ», den «Kochsalz-Typ» (Natrium muriatricum), den «Arsenicum-Typ», den «Phosphortyp» und unzählige mehr.

Eine absolut faszinierende und umfassende Konstitutionslehre! Für mich die «Krone der Biologischen Medizin». Aber eine Krone hat nur Bestand, wenn auch ihr Unterbau stimmt. Und dieser Unterbau ist die Milieutherapie.
Die Verarbeitung der potenzierten homöopathischen Heilmittel setzt eine

große Regulationskraft voraus. Ist diese – meist als Folge von Regulationsstarren – nicht vorhanden, kann auch das richtig gewählte homöopathische Mittel nicht umgesetzt werden. Dies erklärt, weshalb heutzutage so viele gute Homöopathen nicht mehr erfolgreich therapieren können: Dem Menschen fehlt die Regulationskraft, die zuerst durch die Biologische Medizin wiederhergestellt werden muss.

Es ist doch von höchstem Interesse, dass auch die Homöopathie natürliche Substanzen verwendet und damit erkennt, wie eng die Beziehung der Lebewesen zur Natur ist. Und dass sie erkennt, wie stark auch das psychische Erleben des Menschen mit Stoffen der Natur zusammenhängt.

Ganz ähnlich beschreiben auch die **Signaturenlehre der Pflanzen** (Phytotherapie) sowie die **anthroposophische Medizin** des berühmten Arztes, Forschers und Sehers Rudolf Steiner den Bezug des Menschen zur Erde und zum Universum. Nur der mechanistischen Sicht unserer materialistischen «modernen» Medizin kommen solche Erkenntnisse immer mehr abhanden.

<u>Die Typenlehre Carl Hutters (Naturelle)</u>
Carl Hutter hat die Patho-Physiognomie begründet, die Lehre vom Habitus und der Erscheinung des Menschen. Carl Hutter hat sehr viele Verbindungen zwischen Haltung, Körperbau, Gesichtsphysiognomie und Wesen des Menschen beschrieben. Auch er kennt drei Haupttypen, die er «Naturelle» nannte.

- Ruhe- und Ernährungsnaturell: Ein Rumpf-Bauch-Mensch, ruhig, aufs Praktische ausgerichtet, einfach, der Lymphatiker.
- Bewegungs- und Tatnaturell: Auf Energie und Herrschaft ausgerichtet, schnell im Erkennen und Reagieren, groß, dynamisch, Muskelmensch, Bewegungsmensch.
- Denk- und Empfindungsnaturell: Feiner Mensch, stirnbetont, starke geistig-seelische Ausstrahlung. Introvertierter Denker, Typ Musiker.

Das Wichtige am Erkennen der Konstitution eines Patienten ist, dass man ihn viel individueller behandeln und auch abschätzen kann, welche körperlichen Reaktionen er auf Therapien zeigen wird. Es erlaubt aber auch, den Patienten vorbeugend zu beraten und Krankheitstendenzen zu erkennen.

Der Patient wird – entsprechend seiner Grundkonstitution – in seinem Leben auch immer wieder ähnlichen Problemen und Themen begegnen. Die Konstitutionen haben daher auch einen tief greifenden Einfluss auf das Erleben und die Psychologie des Patienten.

Zu 5: **Störfelder und Störherde**

Störfelder lösen chronische Krankheiten aus oder verschlimmern sie. Ein Störfeld ist ein unterschwelliger Entzündungsherd, welcher sich am Ort des Herdes nicht bemerkbar macht, aber über das Mesenchym oder via meridiane Signale wirken kann. Diese Fernstörung führt dann zu Fehlreaktionen und Fehlfunktionen am Fernorgan. Dass Störfelder am Ort des Feldes nicht bemerkt werden, gehört zu ihrer Definition. Die von ihnen verursachten Fernstörungen können aber überall im Körper auftreten. Erfahrungsgemäß gibt es häufigere und weniger häufige Typen der Störfelder – und auch des Ausdrucks der Störungen.

Störherde sind eigentlich das Gleiche; sie drücken sich aber durch anatomische Veränderungen oder durch Symptome schon am Ort des Feldes aus. Störherde sind sehr häufig Mitursache chronischer Krankheiten.

Die häufigsten Störherde (ca. 80%) sind
- tote (wurzelbehandelte) Zähne
- alte Narben
- chronische Entzündungen in Tonsillen oder Nasennebenhöhlen
- chronische Darmfehlbesiedelungen mit unterschwelliger Reizung der Darmkrypten
- bei Frauen alte Unterleibsprobleme oder Vernarbungen nach Geburten

Bei chronischen Leiden, die sich mit sonstigen Naturheilmethoden nicht heilen lassen, muss immer an Störherde gedacht werden.

Häufig sehen wir Störherde als Ursache von
- MS (Multipler Sklerose)
- Polyarthritis, Gelenkbeschwerden
- Rückenbeschwerden
- chronischem Kopfweh
- Neuralgien
- Darmstörungen

Nur subtile Regulationstests, wie Elektroakupunktur, Milieutests und Thermoregulationsdiagnostik nach Prof. Rost, können Störherde aufzeigen.

Mit normalen Blutuntersuchungen sind Störfelder nie zu erkennen; Störfelder können nur bei ganz gezielter Untersuchung entdeckt werden. Gemäß unserer Erfahrung waren bei chronisch kranken Patienten, welche durch eine Herdsanierung geheilt werden konnten, leider praktisch nie Herdabklärungen vorgenommen worden.

<u>Störherd</u>

- unterschwellige Entzündung, die nur anhand der Fernwirkung verspürt wird
- benötigt einen «Auslöser», d. h. eine Zweitursache
- kann für Jahre stumm sein

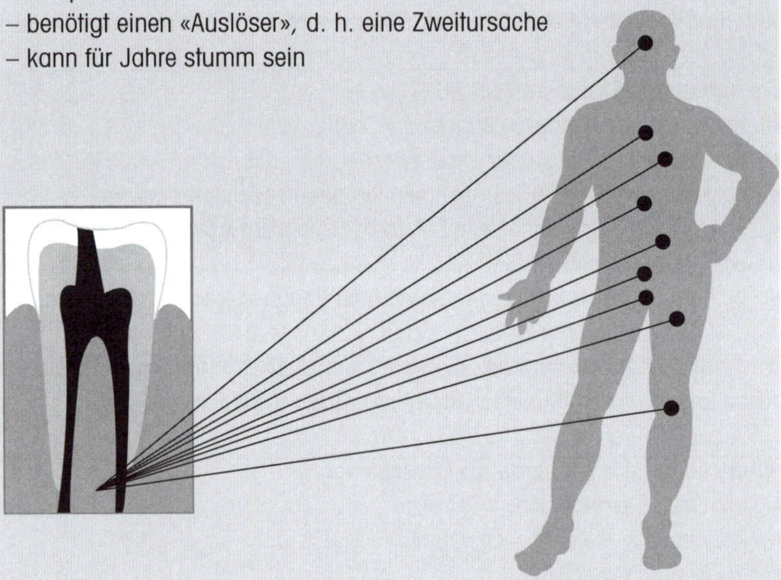

Immer wieder hören wir das Argument, dass Störherde ja schon bestanden hätten, bevor die Krankheit aufgetreten sei. Zum Beispiel habe der Patient seinen störenden wurzelbehandelten Zahn schon Jahre zuvor gehabt. Dieses Argument ist unerheblich, weil Störfelder während Jahren stumm bleiben können. Sie sind dann noch «kompensiert». Sehr häufig werden sie erst dann virulent, wenn eine Zweit- oder Drittbelastung dazukommt.

Weil Zahnherde die häufigsten Störfelder sind, ist es für den Arzt für Biologische Medizin ein Muss, mit einem ganzheitlichen Zahnarzt zusammenzuarbeiten.

zu 6: **Die Reaktionsfähigkeit der Zellen**

Krankheit ist Ausdruck verminderter Reaktionsfähigkeit und das Resultat einer degenerativen Entwicklung.

Eine zentrale Aussage der Lehre von Dr. Hans-Heinrich Reckeweg, Pionier der Homotoxikologie, lautet: **Die Entstehung von Degeneration ist Ausdruck verminderter Ausscheidungs- und Reaktionsfähigkeit des Körpers.** Reckeweg, auch ein Homöopath, hat die homöopathische Lehre entscheidend erweitert; seine **6-Phasen-Lehre** erklärt in manchen Belangen die biologisch-medizinische Denkweise.

Phase 1: Ausscheidung. Ein gesunder Organismus entgiftet sich durch normale Ausscheidung über Stuhl, Urin, Perspiration usw. Bei erhöhter innerer Toxizität sollte der Organismus regulativ Ausscheidungssymptome wie Durchfall, Erbrechen, vermehrte Transpiration, hohe Körpertemperatur usw. entwickeln (Ausscheidungsphase).

Phase 2: Entzündung. Ist der Körper in seiner Ausscheidungsfähigkeit unterdrückt oder zu träge, entwickelt er als Ersatzreaktion eine «innere Ausscheidung» leucocytärer Art, also eine entzündlich-hyperergische Reaktion, häufig mit Fieber, Leucocytose, Rubor, Calor, evtl. Dolor (Reaktionsphase). Der Körper versucht so, durch die protelytischen Fermente in den Leucocyten die Toxine zu verdauen und in eine ausscheidungsfähige Form zu bringen.

Phase 3: Deposition. Wird auch diese Reaktionsphase unterdrückt (durch Medikamente oder Regulationsblockaden), speichert der Körper die Toxine, die dann zu Depositionsleiden (Leberstörungen, Gefäßstörungen, Zirkulationsleiden, Hypertonie, hohes Cholesterin, Myome, Myogelosen usw.) führen (Depositionsphase). Diese Phase ist mit einer länger dauernden Therapie meistens zu beheben.

Phase 4: Imprägnation. Je nach Art der toxischen Belastung können die Toxine in die Zellen gelangen: Der Körper imprägniert sich sogar intrazellulär mit Toxinen (freien Radikalen), was zu Funktionsveränderungen der Zellen führen kann. Beispiele: Schilddrüsenstörungen, Diabetes, Herzinsuffizienz, Hormonstörungen usw. (Imprägnationsphase).

Phasen 5 und 6: Degeneration und Tumor. Lang dauernde Zellintoxikationen können zu irreversiblen Zellschädigungen und geweblichen Degenerationen oder Tumor führen. Der Biologische Arzt sieht auch Krebs als «degenerative Entwicklung» (Degenerations- oder Tumorphasen).

Typische Degenerationsphasen sind Alterskrankheiten, Hirnschwäche, Arthrose, Osteoporose, Zirrhose sowie alle Insuffizienzleiden. Häufig aber sind Menschen schon in einem viel zu jungen Alter von Degenerationsleiden betroffen, was fast immer Ausdruck von regulationshemmenden Einflüssen ist. Auch hier ist therapeutisch eine einfache und logische Konsequenz zu ziehen: Chronisch degenerative Leiden oder sogar Tumorleiden können gebessert werden, indem der Körper zu vermehrter zellulärer Aktivität (Katalysatoren, Spurenelemente, Vitamine usw.) geführt und nachher die Entzündungsfähigkeit und die Endotoxin-Ausscheidung des Körpers gefördert wird.

Hier steht die biologische Regulationsmedizin in einem Gegensatz zur konventionellen «modernen» Medizin, welche Symptome eher unterdrückend und entzündungshemmend und Krebs einzig durch Zerstörung der Krebszellen behandelt, ohne die Ursachen der «degenerativen Tendenz» anzugehen.

Daher nochmals: in der Biologischen Medizin wird versucht, die Zellen, das Mesenchym und damit den ganzen Körper zu entgiften. Andererseits wird immer die Regenerationskraft des Menschen aufgebaut, um den natürlichen Umbau und die Dynamik der Gewebe zu begünstigen.

Interessant ist, dass sich diese Phasen Reckewegs auch in der Lehre Enderleins zeigen und dass auch der Endobiont in seiner Tiefvalenz normal ausgeschieden wird, in seiner Höhervalenz aber im Körper Depositionen verursachen oder sogar durch zelluläre Imprägnation zur Degeneration bis zum Krebs führen kann. So ist denn auch die Dunkelfeldmikroskopie des Vitalblutes eigentlich die einzige Untersuchungsmethode, welche die Zuteilung eines Patienten zu einer Reckeweg'schen Phase erlaubt.

Die Biologische Medizin benötigt subtile Untersuchungsmethoden, welche dem Arzt den Reaktionszustand und den Blockierungsgrad des Patienten aufzeigen.

Die Dunkelfeldmikroskopie des Vitalblutes zeigt sehr gut die Milieusituation des Blutes. Anreicherung von Schlacken bei falschem, eiweißreichem Fasten: Eiweiß-Symplast, nicht verstoffwechselte Eiweiße

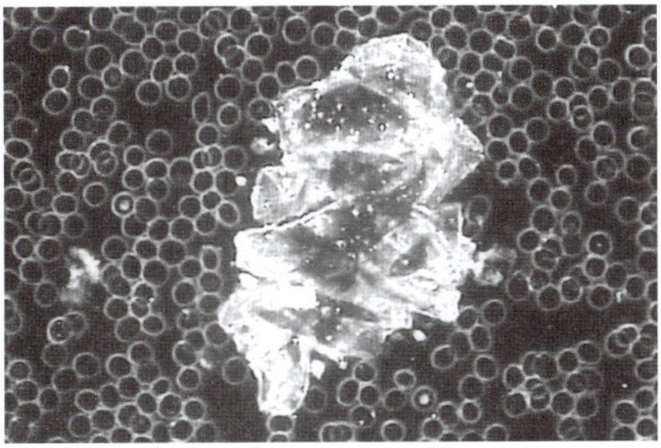

Untersuchungsmethoden der biologischen Regulationsmedizin

- klinische Untersuchung des Patienten
- Orthopan-Tomographie der Zähne und Messung galvanischer Mundströme
- Thermoregulationsdiagnostik
- Dunkelfeldmikroskopie des Vitalblutes
- holographische Betrachtung des Blut-Kristallisationstests «Dryed Layer Test», fälschlicherweise oft auch «Bradford-Test» genannt – nach Dr. Bradford, welcher diesen Test übernommen hat und verdienstvollerweise in den angelsächsischen Ländern intensiv lehrt
- toxisch-chemische Untersuchungen, Schwermetalltests und Haarmineralanalysen
- Überprüfung des autonomen Nervensystems anhand rhythmischer Vorgänge – «Heart Rate Variability Test» oder die durch Dr. Orzessek und M. Falkner entwickelte Methode der «Herzklang-Untersuchung»
- Messung von Redoxpotentialen und des Säure-Basen-Milieus in Lymphe, Urin und Blut
- Elektroakupunktur zur Messung des energetischen Flusses im Mesenchym
- erfahrungsmedizinische feinregulatorische Tests wie Kinesiologie, Biotensor usw.
- Radiästhesie und Abklärungen geopathologischer Störungen

Die Regulationstests zeigen nicht nur die gestörte Regulation auf, sondern auch Störherde, toxische Belastungen und sogar feinenergetische Informationsstörungen.

Ein erfahrener Biologischer Arzt wendet meist mehrere dieser Methoden gleichzeitig an. Einzeln angewendet sind die Methoden schwer reproduzierbar und zeigen manchmal auch falsche positive Befunde an. Die einzelnen Methoden beruhen aber auf völlig unterschiedlichen Prinzipien, so dass sie, in Kombination angewendet, eine sehr feine und sehr sensitive Regulations-Diagnostik erlauben.

Zu 7 und 8: **Die Ernährung als wichtiger Faktor in der Heilung**

Die Kraft zum Erneuern des Organismus stammt aus den Aufbaukräften der Natur und wird mit der Nahrung zugeführt (anthroposophische Lehre).

Der Darm ist unser weitaus größtes Organ. Er beherbergt viel mehr Bakterien, als im ganzen Menschen Zellen vorhanden sind! Die Darmschleimhaut ist das Organ, das sich am schnellsten erneuert. Diese Erneuerungskräfte und die Darmbakterien durchwirken unser ganzes Wesen und hängen weitgehend ab von dem, was wir essen. Die Aufbaukräfte des Menschen – gerade bei degenerativen Krankheiten – müssen also immer über den Darm gestärkt werden. Daher sind individuelle Ernährungsumstellungen bei chronischen Krankheiten wichtig.

Um die Erneuerungskraft zu erklären, die von unseren gesunden Darmbakterien ausgeht, sei in Erinnerung gerufen, dass sie sich bei Jung und Alt gleich unbändig vermehren. In wenigen Tagen erneuern sie sich total. Das heißt: in wenigen Tagen ist ein großer Teil unserer Zellen erneuert; sogar beim alten Menschen, dessen Körperzellen sich nicht mehr so schnell erneuern. Die Bakterien tragen also unsere primäre anabole Kraft in sich und durchströmen uns durch und durch. Diese anthroposophische Sichtweise kannten aber schon die Indianer, welche unsere Aufbau- und Lebenskräfte als «Kraft der Mutter Erde» beschrieben, repräsentiert durch unsere Bakterien. Wir erhalten diese Bakterien erst nach der Geburt durch richtige Ernährung. Die Bakterien ermöglichen erst die Ausbildung unseres Immunsystems! Untersuchungen an Tieren haben gezeigt, dass diese, wenn sie nur sterilisierte Nahrung erhalten, kein Immunsystem aufbauen, dass ihr Körperwachstum schon bald erlischt und dass sie sterben.

Wenn wir bedenken, dass unsere Nahrung je länger je steriler wird und dass Bakterien systematisch durch Antibiotika und Konservierungsmittel abgetötet werden, so ist verständlich, dass Degenerationskrankheiten und verminderte Vitalität sich schon bei unseren Kindern breit machen.

Unsere **Ernährung** soll vollwertig, möglichst naturbelassen und arm an tierischem Eiweiß sein, am besten vegetarisch und ohne Kuhmilch. Nahrungsmittel-Unverträglichkeiten kommen sehr häufig vor und sind oft Ursachen chronischer Krankheiten, bei denen man nie an Nahrungsmittel denkt: Praktisch alle Allergien, Darmleiden, Rheuma, insbesondere Polyarthritis, kindliche Verhaltensstörungen, nahezu alle Infektanfälligkeiten usw. sind durch falsche Ernährung mitbedingt. Langfristig ist die gesunde Ernährung der wichtigste Faktor in der Behandlung chronischer Gesundheitsstörungen.

Der Darm vernetzt uns mit der Erde durch die Darmbakterien und dadurch, dass alles, was wir erneuern und als Stoff benötigen, durch die Nahrung aufgenommen wird. Die Bakterien, die all dies gewährleisten und uns entgiften, und die darüber hinaus auch noch viele Stoffe «vorverdauen», leben in wunderbarer Symbiose mit dem Menschen. Die Bakterien sind nicht fremd in uns, sie sind Teil unseres Körpers! Sie halten unser Immunsystem durch dauernde Stimulation aufrecht. Sie kommen von der Erde und führen uns nach dem Tode wieder zur Erde zurück. Sie bringen uns anabole und ätherische Form- und Aufbaukräfte. Die Pflege der Darmflora durch isopathische Therapie und faserreiche vegetarische Ernährung ist von größter Wichtigkeit.

Häufig benötigt aber der Patient für längere Zeit eine gezielte Therapie mit Spurenelementen (etwa Molybdän), Vitaminen und Aminosäuren, sowie eine Einstellung des Säure-Basen-Gleichgewichtes, damit sich seine Darmflora wieder richtig entwickelt. Einläufe, Colon-Hydrotherapien und gezielte Bakterienpräparate können diesen Vorgang deutlich beschleunigen.
Die praktische Bedeutung dieser Zusammenhänge ist frappant: Migräne, Allergien, Lungenleiden verschiedener Art, lumbale Rückenprobleme, Oberbauchblähungen, Übelkeit, chronische Verstopfung, Übergewicht (!) usw. sind häufig darmbedingte Erkrankungen.

Auch hier hat die Biologische Medizin einige subtile **Testmethoden**, welche die Intaktheit der Darmflora überprüfen: Thermoregulationsdiagnostik, komprehensive Stuhltests auf Verdauungs- und Absorptionsleistung, sowie die Dunkelfeldmikroskopie, welche die dynamischen Vorgänge der bakteriellen Entwicklungen im Blut oder in anderen Testmedien aufzeigen.

Die 6-Phasen-Tabelle nach Dr. Reckeweg

als Erklärung zu den Prinzipien der Homotoxikologie

Heilung ←

	Humorale Phasen Krankheiten der Disposition		
Gewebe	**Exkretions-phasen**	**Reaktions-phasen**	**Depositions-phasen**
1. Ektodermale **a) epidermale**	Schweiß, Zerumen, Talg u. a.	Furunkel, Erythem, Dermatitis, Ekzem, Pyodermien u. a.	Atherome, Warzen, Keratosen, Clavi u. a.
b) orodermale	Speichel, Schnupfen u. a.	Stomatitis, Rhinitis, Soor u. a.	Nasenpolypen, Cysten u. a.
c) neurodermale	Neurohormonale Zellabsonderung u. a.	Poliomyelitis im Fieber-Stadium, Herpes zoster u. a.	benigne Neurome, Neuralgien u. a.
d) sympathiko-dermale	Neurohormonale Zellabsonderung u. a.	Neuralgien, Herpes zoster u. a.	benigne Neurome, Neuralgien u. a.
2. Entodermale **a) mukodermale**	Magen-Darm-Sekrete, CO_2, Sterkobilin u. a., Toxine mit Faeces	Pharyngitis, Laryngitis, Enteritis, Colitis u. a.	Schleimhautpolypen, Obstipation, Megacolon u. a.
b) organodermale	Galle, Pankreassaft, Hormone d. Thyreoidea u. a.	Parotitis, Pneumonie, Hepatitis, Cholangitis u. a.	Silicosis, Struma, Cholelithiasis u. a.
3. Mesenchymale **a) interstitiodermale**	Mesenchymale Interstitialsubstanz, Hyaluronsäuren u. a.	Abszeß, Phlegmone, Karbunkel u. a.	Adipositas, Gichttophi, Ödeme u. a.
b) osteodermale	Hämopoese u. a.	Osteomyelitis u. a.	Hackensporn u. a.
c) hämodermale	Menses, Blut- u. Antikörperbildung	Endocarditis, Typhus, Sepsis, Embolie u. a.	Varizen, Thromben, Sklerose u. a.
d) lymphodermale	Lymphe u. a., Antikörperbildung	Angina tonsillaris, Appendizitis u. a.	Lymphdrüsenschwellungen u. a.
e) cavodermale	Liquor, Synovia	Polyarthritis u. a.	Hydrops u. a.
4. Mesodermale **a) nephrodermale**	Urin mit Stoffwechsel-Endprodukten	Cystitis, Pyelitis, Nephritis u. a.	Prostatahypertrophie, Nephrolithiasis u. a.
b) serodermale	Absonderungen der serösen Häute	Pleuritis, Pericarditis, Peritonitis u. a.	Pleuraexsudat, Ascites u. a.
c) germinodermale	Menses, Semen, Prostatasaft, Ovulation u. a.	Adnexitis, Metritis, Ovariitis, Salpingitis, Prostatitis u. a.	Myome, Prost. hyp., Hydrocele, Zysten, Ovarialzyste u. a.
d) muskulodermale	Milchsäure, Laktazidogen u. a.	Muskelrheuma, Myositis u. a.	Myogelosen, Rheuma u. a.
	Exkretionsprinzip. Fermente intakt. Selbstheilungstendenz. Prognose günstig.		

Siechtum

Biologischer Schnitt

Zelluläre Phasen Krankheiten der Konstitution		
Imprägnations-phasen	**Degenerations-phasen**	**Neoplasma-phasen**
Tätowierung, Pigmentierung u. a.	Dermatosen, Lupus vulgaris, Lepra u. a.	Ulcus rodens, Basaliom u. a.
Leukoplakie u. a.	Ozaena, Rhinitis atrophicans u. a.	Ca. d. Nasen- u. Mundschleimhaut
Migräne, Tics u. a., Virus-Infektion (Poliomyelitis)	Paresen, M. Skler., Opticusatrophie, Syringomyelie u. a.	Neurom. Gliosarkom u. a.
Asthma, Ulcus ventr. et duodeni u. a.	Neurofibromatose u. a.	Gliosarkom u. a.
Asthma, Heiserkeit, Ulc. ventr. et duod., Karzinoid-Syndr.u.a.	Tuberkulose der Lunge u. d. Darms u. a.	Ca. d. Larynx, Magens, Darms, Rektums u. a.
Toxische Leberschäden, Lungeninfiltrat, Virus-Infekte u. a.	Leberzirrhose, Hyperthyreose, Myxödem u. a.	Ca. d. Leber, Gallenblase, Pankreas, Thyreoidea, Lungen
Vorstadien von Elephantiasis u. a., Grippe-Virus-Infekt	Sklerodermie, Kachexie, Hottentottenschürze u. a.	Sarkom verschiedener Lokalisation u. a.
Osteomalazie u. a.	Spondylitis u. a.	Osteosarkome u. a.
Angina pectoris, Myokardose u. a.	Myocardinfarkt, Panmyelophthise, Anämia pernic. u. a.	Myeloische Leukämie, Angiosarkome u. a.
Lymphatismus u. a.	Lymphogranulomatose u. a.	Lymphat. Leukämie, Lymphosarkome u.a.
Hydrocephalus u. a.	Coxarthrose u. a.	Chondrosarkome u.a
Albuminurie, Hydronephrose u. a.	Nephrose, Schrumpfniere u. a.	Nieren-Karzinom, Hypernephrom u. a.
Vorstadien von Tumoren u. a.	Tbk. der serösen Häute u. a.	Ca. der serösen Häute u. a.
Vorstadien von Tumoren (Adnexe, Uterus, Hoden u. a.)	Impotentia virilis, Sterilität u. a.	Ca. d. Uterus, der Ovarien, Testes u. a.
Myositis ossificans u. a.	Dystrophia musculorum progressiva u. a.	Myosarkome u. a.

Kondensationsprinzip. Fermente geschädigt. Verschlimmerungstendenz. Prognose dubios.

Kapitel 3 Brauchen wir Vitamine und Mineralstoffe?

Was ist sinnvoll als Prävention? Was tun wir selbst?

Meine Frau und ich werden häufig gefragt, ob und warum es denn notwendig sei, Vitamine oder Mineralstoffe zu sich zu nehmen. Eine ausgewogene Ernährung enthalte doch alles, was man brauche. Und überhaupt, alles sei so verwirrend, und man würde gerne wissen, was man vernünftigerweise einnehmen solle.

Ich verstehe diese Fragen und Bedenken sehr gut. Und es ist mir auch ein Anliegen, diese Fragen zu beantworten. Dazu möchte ich aber etwas ausholen und über die Situation in der Naturheilkunde schreiben.

In den USA wird von Privaten heute bereits mehr für Naturheilmethoden ausgegeben als für die Schulmedizin – mehr als doppelt so viel! Wenn man bedenkt, dass diese Aufwendungen fast alle aus der eigenen Tasche bezahlt werden und die Krankenkassen sich immer noch weigern, diese Art der kostengünstigen Medizin zu übernehmen, ist dies noch viel verwunderlicher.

Die Naturheilmethoden entsprechen einem riesigen Bedürfnis der Menschen. Dies hat ganz verschiedene Gründe:

- Der heutige aufgeklärte, gebildete Mensch will sich in seine Behandlung einbringen.
- Er will eine Behandlung, die er auch versteht und die seine eigenen Körperkräfte nicht unterdrückt.
- Er will eine Medizin, die keine Nebenwirkungen hat und nicht gefährlich ist.
- Der aufgeklärte Mensch ist verängstigt durch Meldungen massivster Nebenwirkungen von Medikamenten, die alle «Studien» und Prüfungen auf Sicherheit bestanden hatten (Contergan, Vioxx, Chemotherapien, gewisse Impfungen).
- Er lernt in seinem Leben, dass Abläufe der Natur immer vielschichtig und komplex sind – und er will daher seinen Körper nicht mit mechanistischen Therapien einschränken.

Schauen wir noch etwas weiter in die USA, wo es sehr große Untersuchungen über das Konsumverhalten der Menschen in der Medizin gibt. Kein anderer Wirtschaftszweig nimmt so schnell zu wie die Naturmedizin. Während über

10 Jahren hatte die Computerindustrie die größten Zuwachsraten. Diese haben sich auf einem zwar sehr hohen Niveau eingependelt. Der «Markt der Zukunft» scheint aber derzeit die Naturmedizin zu sein. Dies ist vielleicht auch der Grund, dass seitens des medizinischen Establishments gegen alle naturmedizinischen Methoden so intensiv Stimmung gemacht wird. Und dass so viele Gesetze «zum Schutze der Patienten» erlassen werden, welche Naturmethoden unterbinden. Langfristig ist das keine intelligente Strategie. Kartelldenken und Reglementierwut haben sich noch nie bewährt, sondern sie blockieren jegliche Entwicklung. Aber die chemische Industrie ist eben der Wirtschaftszweig mit der stärksten Lobby in der Regierung.

In den USA hat vor etwa 12 Jahren der Gesetzgeber den öffentlichen Verkauf von Vitaminen verboten, «zum Schutze der Konsumenten». Es gab dann einen großen Aufruhr im Volk, und eine Volksabstimmung ergab eine große Mehrheit dafür, dass Natursubstanzen, Mineralstoffe und Vitamine, ja sogar natürliche Hormone frei verkauft werden dürfen. Ein großes Lob an das amerikanische Volk, dies so bestimmt zu haben!

Hat es seither Probleme und Komplikationen, ja sogar Todesfälle gegeben durch Einnahme solcher freier Substanzen? Mit Sicherheit nicht in bedeutsamem Ausmaß. Das Volk wäre mündiger als man denkt – würde man die Menschen nur lassen.

Es hat sich aber ein Nebeneffekt eingestellt, der sehr interessant ist: In keinem anderen Land sind Informationsgrad und Zugänglichkeit zu Informationen über Vitamine, Mineralstoffe und Naturverfahren so groß wie in den USA. Gleichzeitig mit der Zunahme der Ausgaben für Naturmedizin stieg auf der anderen Seite die Zahl der Hospitalisationen wegen Nebenwirkungen von chemischen Medikamenten und Komplikationen bei schulmedizinischen Methoden.

Die «Schere» scheint weit auseinander zu gehen: auf der einen Seite der große Bedarf des Menschen für Naturheilverfahren, auf der anderen Seite eine orthodoxe Medizin, welche eher noch mechanistischer und technischer wird.

Hoffen wir, dass es in Europa nicht so kommt wie in den USA. Ich wünsche mir, dass hier Ärzte und Therapeuten die Entwicklung anders steuern und die Naturmethoden in ihre Praxen integrieren. Die beiden Richtungen ließen sich sehr gut vereinen, da die orthodoxe Schulmedizin in der Akutmedizin und in der Behandlung chirurgischer Leiden (soweit sie solche sind) hervorragende Erfolge erzielt, und teilweise auch in der Behandlung von Bagatellleiden.

Bei der Behandlung chronischer Krankheiten und besonders in der Präventivmedizin hat die Biologische Medizin eindeutig ihre großen Stärken und damit auch ihre Berechtigung. Dass das Argument, der Konsument der Naturheilverfahren erzeuge einfach zusätzliche Kosten, nicht stichhaltig ist, wird durch größere Erhebungen in den USA und auch in der Schweiz gestützt.

Und noch etwas anderes ist interessant: In den USA hängt das Maß der Aufwendungen für Naturmethoden, Vitamine usw. direkt mit dem Ausbildungsstand der Konsumenten zusammen. Zudem, das sehen wir auch in unserer Klinik, gibt es auch einen starken Unterschied zwischen den Geschlechtern: Frauen konsumieren viel mehr Mineralstoffe und Vitamine, wünschen viel häufiger Alternativmethoden und sind auch viel eher bereit, sich selbst in die Behandlung einzubringen, mit Ernährungsumstellung oder anderen Mitteln.

Konsumenten, die sich großteils mit Naturmedizin und alternativen Methoden behandeln lassen,

- verursachen weniger Kosten für das Gesundheitssystem
- benötigen weniger Spitalaufenthalte
- haben weniger Arbeitsausfälle

Nun aber zur anfänglichen Frage: **Brauchen wir Vitamine und Mineralstoffe?** Als Antwort zitiere ich aus einem Interview, das ich einmal einer größeren Zeitschrift in der Schweiz gegeben habe:

Frage
Dr. Rau, Sie empfehlen auch Menschen, die sich gesund ernähren, Supplemente zu sich zu nehmen, warum? (Supplemente = Ersatzstoffe: Mineralien, Vitamine, Spurenelemente, Fettsäuren)

Antwort
Wir müssen bedenken: Nur sehr wenige Menschen ernähren sich wirklich gesund. Dazu kommt: viele Menschen leiden unter Mangelerscheinungen. Diese werden aber oft nicht als solche erkannt; sie machen sich in Form von Krankheiten bemerkbar, zum Beispiel **Bluthochdruck.** Diese Mängel lassen sich durch eine Umstellung auf gesunde Ernährung nicht gänzlich oder nur sehr langsam ausgleichen. Es gilt also, mit Supplementen «das Fass wieder aufzufüllen». Der Mensch hat eine große Kompensationstendenz und reagiert oft erst spät mit Symptomen auf Mangelzustände oder chronische Belastungen mit toxischen Substanzen. Deshalb braucht er, wenn er einmal soweit ist, sehr große Mengen der richtigen Spurenelemente, Vitamine und Mineralien. Der Mangel besteht eben oft schon seit Jahren.

Diese neue Art der natürlichen Medizin mit Mineralstoffen und Vitaminen heißt **«orthomolekulare Medizin»** und kommt aus Amerika, wo auch die Nachweismethoden für Mängel viel weiter entwickelt sind. Das BioMed Center Sonnenberg in Schwellbrunn, Schweiz, arbeitet eng mit orthoanalytischen Labors zusammen und kann genaue Analysen über Mangel- und Giftstoffbelastungen machen.

Als weiteren Faktor müssen wir berücksichtigen, dass heute viele Nahrungsmittel sehr schnell und mit Düngemittel gezogen werden, so dass die Pflanzen gar nicht die Zeit haben, die sehr schwer löslichen Mineralstoffe aus der Erde aufzunehmen. Es werden auch nur wenige Mineralstoffe in den Düngern zugesetzt, so dass gerade die Spurenelemente häufig fehlen.

Weiter werden die Nahrungsmittel oft auch mit Konservierungsstoffen oder Phosphaten behandelt, damit sie länger haltbar sind. Diese Stoffe unterdrücken geradezu vitale Lebensvorgänge im Organismus und vermindern damit auch die Verwertung lebensnotwendiger Stoffe in die Zellen hinein. Besonders schlimm ist dies heute beim Fleisch, da die Tiere meist mit Billignährstoffen, oft sogar selbst tierischer Herkunft, gefüttert werden und damit alle oben genannten Probleme noch konzentrieren. Deshalb raten wir unter anderem auch zu einer vegetarischen Vollwertkost.

Aus den USA ist die so genannte «Konzentrierungskaskade» bekannt. Ein Beispiel: Kühe erhalten Getreide-Kraftfutter, das gedüngt und gespritzt wurde. Die Kühe produzieren Milch. Diese Milch wird den Kälbern verfüttert, welche dann von den Menschen als Kalbfleisch verzehrt werden, in der irrigen Ansicht, Kalbfleisch sei gesund. Im Kalbfleisch ist aber die 80- bis 150-fache Konzentration der Spritzmittel, welches im Getreide war!

Ähnliches gilt – noch fataler – auch für so genannte Xeno-Hormone. Das sind chemische Substanzen, welche als Wachstumsförderer hormonartig wirken und das Wachstum von Pflanzen (z. B. Getreide oder Soja) aktivieren. Sie haben im Menschen nicht eine eigentliche Hormonwirkung, aber eine hormonähnliche, und sie blockieren oder verändern den körpereigenen Hormonhaushalt.

Wir können bei uns einen Test im Blut machen, welcher unspezifisch das Vorhandensein solcher hormonähnlicher Substanzen nachweist (sexualhormonbindendes Globulin, SHBG).

Frage
Krankheiten wie **Bluthochdruck** oder **Allergien** lassen sich auf einen Mangel an Mineralien, Spurenelementen und Vitaminen zurückführen?

Antwort
Ja, Blutdruck ist ein gutes Beispiel, ähnlich wie auch Polyarthritis und andere Rheumaformen. Beim Blutdruck z. B. sind die Fließeigenschaften des Blutes verändert, teils durch einen Mangel an den Spurenelementen Kalzium, Mangan, Zink und Magnesium, andererseits auch durch einen Mangel an Coenzym Q10, Omega-3-Fettsäuren (hochwertige Öle) oder der Aminosäure Taurin.

Blutdruckprobleme werden oft während Jahren unterdrückend behandelt mit Blutdruckmedikamenten, welche sogar massive Nebenwirkungen wie Asthma, Depressionen usw. haben. Oft wird den Patienten eine lebenslängliche Therapie in Aussicht gestellt.

Der orthomolekular tätige Arzt wird sie auf Spurenelementmängel und auf die Verteilung der ungesättigten Fettsäuren abklären und einige Monate lang das «Fehlmilieu» ausgleichen. Sehr oft verschwindet die Hypertonie dann, und die Patienten fühlen sich auch viel besser, da die Ursache der Hypertonie weg ist.

Oft steht hinter einer Hypertonie auch ein verstecktes Nierenleiden und/oder länger dauernde Therapien mit Cortison. Es kann auch eine Veränderung der Nebennierentätigkeit vorliegen, die ist aber schwierig nachzuweisen. Wir testen das Hormon DHEA, welches in der Nebenniere gebildet wird.

Hypertoniepatienten und koronare Patienten (Angina pectoris) sind geradezu meine «Lieblingspatienten», da ihnen orthomolekular meist gut geholfen werden kann.

Bei der koronaren Herzkrankheit (Verengung der Herzkranzgefäße) mit – oder noch ohne – Angina pectoris ist nachgewiesen, dass ein Parameter besteht, der viel signifikanter ist als das Cholesterin: das **Homocystein**. Dieses wiederum kann aber sehr gut orthomolekular gesenkt werden mit Vitamin B_3, Zink und Omega-3-Fettsäuren. Eine zentrale Bedeutung hat auch das **Vitamin C**, welches in der Therapie der Herzkrankheiten in sehr hohen Dosen eingesetzt wird.

Vitamin C ist besonders interessant und wissenschaftlich sehr gut belegt. Der übersäuerte Mensch, welcher zu viel tierisches Eiweiß isst, bekommt über die Jahre einen Mangel an Vitamin C. Vitamin C ist ein antioxidativ wirksamer Stoff, das heißt ein Elektronenspender. Er verbessert daher die Zellvitalität und befähigt die weißen Blutzellen (Makrophagen, Granulocyten), die Gefäßwände zu reinigen. (Mehr zu Vitamin C auch im Kapitel 38, «Biologisch-ganzheitliche Tumortherapie».
Eine gut belegte Therapieform, welche in den USA von Tausenden von Ärzten praktiziert wird, ist die Chelattherapie. Sie wird dort bei Patienten mit Verengungen der Herzkranzgefäße angewendet. Chelate, in diesem Falle Natrium-EDTA, wirken als Ionenaustauscher und «entkalken» die Arterienwände. Zusammen mit dem gleichzeitig infundierten hoch dosierten Vitamin C kann durch 25–30 Infusionen, ein- bis zweimal wöchentlich verabreicht, die koronare Herzkrankheit in vielen Fällen deutlich gebessert werden.

Besonders empfehlenswert ist sie bei Menschen, die sich einer Koronardilatation, einer Stentoperation oder einer Implantation eines koronaren Bypasses unterziehen müssten oder eine solche Intervention schon durchgeführt haben.

Die Chelattherapie ist meiner Ansicht nach ein typisches Beispiel, wie die moderne Schulmedizin mit Alternativmethoden verbunden werden sollte: Beim koronaren Patienten bringt die Stentoperation oder der Bypass kurzfristig einen sehr guten Erfolg für die Durchblutung des Herzmuskels. Die Ursache der Arterienverkalkung oder der Koronarverengung ist damit aber in keiner Weise angegangen worden. Deshalb sind auch die Rezidive (Rückfälle) so häufig. Mit der orthomolekularen Therapie und der Chelattherapie kann die Rückfallquote vermindert werden.

Auch **Allergie-** und **Asthmapatienten** haben praktisch immer einen Mangel an Spurenelementen. Wir haben mehrmals erlebt, dass Asthmatiker oder Ekzematiker massive Mängel an Zink, Vitamin E oder ungesättigten Fettsäuren hatten. All diese Substanzen stabilisieren Zellmembranen, binden Schwermetalle und vermindern dadurch eine Freisetzung von Histamin, welches die Schleimhautschwellungen der Allergien bewirkt.

Hat ein Mensch nun eine Schwermetallvergiftung, z. B. eine amalgambedingte Quecksilberbelastung, so verdrängt das Quecksilber das Zink von seiner Wirkungsstelle, und der Patient kann dann eine Allergie entwickeln.

Ich selbst habe mein Asthma verloren, das früher cortison- und «spraybedürftig» war, nachdem ich mein letztes Amalgam entfernt und den Körper mit Vitamin C und Selen entgiftet hatte. Substanzen, die gar nicht als «Antiallergica» gelten, haben das allergische Asthma beseitigt, aber eben auf Umwegen. Der orthomolekular tätige Arzt muss solche Stoffwechselwege kennen. Das ist breit ansetzende, dynamisch denkende **bio-logische Therapie!**

Frage
Wie kann man herausfinden, was einem fehlt und wie viel man zu sich nehmen soll? Ein «Zuviel» kann ja auch schaden, nicht wahr?

Antwort
Es gibt sehr gute Testmöglichkeiten: Mineralstoffanalysen, Haarmineralanalysen, Dunkelfeldmikroskopie des Vitalblutes, Aminosäurenprofile und Hormonprofile in Blut, Urin und Speichel usw. Bei den meisten Patienten machen wir eine Fettsäurenanalyse und sind erstaunt, wie häufig wir einen Mangel an ungesättigten Fettsäuren finden.

Recht aufschlussreich ist die Bioterrainanalyse (BTA) nach Prof. Claude Vincent. Mit ihr messen wir die Vitalität der Zellen (Redoxpotential), den Mineralstoffgehalt (elektrischen Widerstandswert) und den pH-Wert von Körperflüssigkeiten, aber auch von Trinkwasser.

Wir testen auch auf Schwermetalle, welche die «guten» Spurenelemente verdrängen, wie z. B. Quecksilber (meist aus Amalgamfüllungen) oder Zinn, Kupfer, Palladium, Arsen. Diese lösen chronische Krankheiten aus.

Überdosierungen sind praktisch nur langfristig bei fettlöslichen Stoffen möglich, die sich im Gewebe anreichern können, etwa Vitamin A und E, Fettsäuren, aber auch nur bei starker Überdosierung.

Was oft nicht erwähnt wird, ist die Bedeutung des «inneren Milieus» des Organismus, d. h. des Säure-Base-Haushalts, des Eiweißgehalts, der Resorptionsfähigkeit des Darmes und die Stoffwechselfähigkeit der Leber als Umsetzungsstation.

Ein Vitamin oder ein Spurenelement wirkt erst im richtigen pH-Grad oder mit der richtigen Eiweißbindung usw.

(Es nützt nichts, Milch wegen ihres angeblichen Kalziumgehalts zu sich zu nehmen, da ihr Phosphat- und Eiweißüberschuss das vermeintlich gute Kalzium abbindet und für den Körper nutzlos macht. Noch witziger ist es, wenn man der Milch aus Marketing-Gründen noch Kalzium zusetzt und damit das Milcheiweiß noch weniger verwertbar macht («functional food»).

Wir haben im BioMed Center Sonnenberg die diagnostischen und therapeutischen Möglichkeiten, dieses «innere Milieu» des Organismus zu testen und gezielt zu unterstützen oder zu verändern: Säure-Base-Therapien, individuelle Diätanweisungen, die Anregung von Pankreas- und Lebertätigkeit, die Veränderung der Blut-Fließeigenschaften und der Aufnahmefähigkeit des Darms sind Dinge, die wir mit isopathischen Medikamenten und Enzymen bewerkstelligen. So wird die Orthomolekulare Therapie in ein breites therapeutisches Konzept integriert.

Frage
Haben Substanzen als isolierter Nahrungszusatz dieselbe Wirkung wie in natürlicher Form?

Antwort
Nein, natürliche Formen haben eine bessere Wirkung. Es ist aber bei vielen Substanzen sehr schwierig, die richtige Menge zu erhalten. Andererseits ist es wichtig, dass die Substanzen naturidentisch sind.

Besonders eindrücklich zeigt sich dies z. B. bei den Hormonen, welche man Frauen so häufig verschreibt. Um sie patentieren zu können, muss deren Molekularstruktur leicht verändert werden. Sie haben wohl noch die hormonelle Wirkung, führen daneben aber oft zu Krebs erzeugenden Nebenwirkungen und unterdrücken die körpereigene Hormonsynthese. Natürliche Hormonvorstufen (z. B. Diosgenin), die aus Pflanzen extrahiert werden, führen zu einer vermehrten körpereigenen Hormonsynthese. Deshalb versuchen wir, möglichst Stoffe zu geben, welche Extrakte aus Pflanzen sind, oder Stoffe, die mit der natürlichen Substanz identisch sind.

Frage
Wäre es zum Beispiel nicht besser, die Vitamine in ihrer natürlichen Form einzunehmen?

Antwort
Ja. Aber es ist fast nicht möglich, durch vitaminhaltige Pflanzen, z. B. Orangen für Vitamin C, genügend der Vitamine zu erhalten. Ist der Mangel aber einmal behoben (meistens dauert das Monate), dann sollen die nötigen Stoffe durch die richtige Ernährung zugeführt werden. Daher ist die vollwertige pflanzliche, basenüberschüssige Ernährung so wichtig (siehe Kapitel 17 «Die Hypoallergene Stoffwechsel-Diät).

Frage

Auf Schritt und Tritt werden einem Tabletten, Pülverchen und Functional Food angeboten. Der Handel mit Nahrungsergänzung entwickelt sich zu einem lukrativen Geschäft.

Antwort

Ja, da liegt genau das Problem, das ich vor allem aus Amerika kenne: Menschen lesen irgendwo etwas über die heilsame Wirkung eines Stoffes und kaufen dann aufs Geratewohl diese Substanz. Es ist aber sehr wichtig, wie diese Substanzen gewonnen wurden, wie sie in den Trägerstoff gebunden sind und ob sie im Körper auch abgegeben werden. Man nennt das die «galenische Form» der Substanz. Es gibt ungeheuerliche Güteunterschiede, und wir haben uns daher auch mit hochqualitativen Firmen zusammengeschlossen. Extraktstoffe, welche die «Vitalität» der Nahrungsmittel noch enthalten, aus denen sie hergestellt wurden, sind den chemisch-synthetisch hergestellten Stoffen überlegen. Das gilt für Vitamine, Proteine usw. Wir sind gegen die neuen «modernen» Functional-Food-Tendenzen, wo minderwertigen Nahrungsmitteln einfach mechanisch irgendwelche bekannte Mineralstoffe beigegeben werden (z. B. mit Kalzium angereicherte Milch, welche dafür eine «lymphverschlackende» Wirkung hat).

Orthomolekulare Medizin ist eine ungeheuer wirksame Art der modernen Naturmedizin; sie muss aber individuell und gezielt angewendet werden, nach eingehender Analyse. Wir haben einerseits die Möglichkeit, spezifische Tests für Mangel oder Vergiftungen durchzuführen, andererseits auch die Ärzte und Zahnärzte, welche sich in der orthomolekularen Therapie auskennen. Zusätzlich bestehen einzigartige Verbindungen zu Spezialisten in den USA und zu einem der wichtigsten Hersteller hochwertiger, teilweise aus den USA stammender Rezepturen: der Firma AntiStress in Rapperswil, ferner zu amerikanischen Herstellern natürlicher Hormone usw., aber auch zur Firma Sanum, die ein hervorragendes Programm zur individuellen Entsäuerung und zum Wiederaufbau des inneren Milieus des Körpers anbietet.

Frage

Darf ich ganz persönlich fragen: Nehmen Sie und Ihre Familie denn auch Nahrungsmittelsupplemente?

Antwort

Ja, selbstverständlich! Aber jeder in unserer Familie hat eine andere Zusammensetzung seiner Ergänzungsstoffe. Früher habe ich ein natürliches Nahrungsergänzungsprodukt eingenommen, das aus Pflanzen hergestellt wird und auf vulkanischer Erde am Äquator gewachsen ist, und das extrem reich an Mineralstoffen und freien Elektronen ist (ein gutes Redoxpotential hat): Eveliza. Ich nehme es auch jetzt noch regelmäßig jeden zweiten Monat. Wir importieren für unsere Patienten dieses vorzügliche, energiereiche Naturprodukt selbst.

Einmal im Jahr mache ich unser Stoffwechselprogramm zur Gewichtsoptimierung, womit ich in den letzten Jahren das Idealgewicht erreicht habe; danach fühle ich mich jeweils sehr fit.

Seitdem ich fast vegetarisch lebe, bin ich nicht mehr übersäuert und brauche die Basemittel nicht mehr, die ich früher immer eingenommen habe (Alkala N von Sanum). Die Übersäuerung ist der schlimmste Faktor zur Entwicklung chronischer Krankheiten.

Heute nehme ich wegen meiner hohen beruflichen Belastung:

- Vitamin C: 1–2 g täglich (Burgerstein), normalerweise jeweils einen Monat lang, dann einen Monat lang jeden Morgen einen Beutel Eveliza in 300 ml Wasser.
- eine starke Antioxidantienmischung mit Mangan, Zink, Selen, allen B-Vitaminen und Cholin sowie anderen Stoffen: Multimineral-Vitamin-Mischung B 75 von Burgerstein. Da dies leider nicht überall in der Schweiz erhältlich ist, kann man auch 3 Tabletten Multivitamin CELA von Burgerstein einnehmen, jeweils morgens.
- Coenzym Q_{10} (Burgerstein), 90 mg pro Tag. Das tut mir ganz besonders gut; ich spüre meine Leistungssteigerung förmlich. Aber auch mit diesem wechsle ich monatlich ab; in den andern Monaten nehme ich je 1 Kapsel Carniten und Taurin (Burgerstein) am Morgen.
- in regelmäßigen Abständen, 2- oder 3-mal pro Jahr, nehme ich für jeweils 3 Wochen eine Substanz, welche als Hormonvorstufe wirkt und die Produktion meiner eigenen Hormone unterstützt: DHEA 25 mg, eine Tablette täglich.Das ist nur ein Mittel, das nach analytischem Nachweis eines Bedarfes genommen werden soll.

Den **Kindern** geben wir ein eisenhaltiges Multivitaminpräparat und Multimineralstofftabletten von Burgerstein, die man gut im Mörser zerkleinern kann. Als Pulver nehmen sie es eben lieber. Auch Dolomit Burgerstein (Magnesium und Kalzium enthaltend) ist ein gutes Kindermittel.
In den Zeiten starken Pollenflugs erhält unsere 16-jährige Tochter, die zu Heuschnupfen neigt, noch Zinkvital, 1–2 Tabletten jeden Abend. Das tut ihr sehr gut. Daneben natürlich die isopathischen biologischen Produkte Utilin- und Recarcin-Tropfen, Sankombi und an Heuschnupfentagen Ruberkehl, welche alle das innere Milieu und das Immunsystem aufbauen. Der Effekt auf ihren Heuschnupfen ist phantastisch, und wenn ich denke, dass ihre Klassenkameraden chemische Antihistamine oder nebenwirkungsreiche Desensibilisierungen erhalten, bin ich glücklich über diese einfache orthomolekulare Therapie, die zusätzlich ihre Aufnahmefähigkeit fördert und ohnehin viel besser wirkt.

Beide Kinder bekommen ungesättigte Fettsäuren. Wie die meisten Kinder, sind sie leider wenig begeistert über die Einnahme von Früchten, pflanzlichen Ölen und Kernen. Und sie sind auch nicht Vegetarier. Daher erhalten sie die Substanz Phosphatidylcholin in der Form von Soja-Lecithin, als Pulver, von Burgerstein. Und Nachtkerzenölkapseln (EPO, 2–4 Kapseln täglich, ebenfalls von Burgerstein).

Natürlich gibt es für unsere Kinder strikt keine Kuhmilchprodukte, im Wissen, dass diese allergiefördernd sind und die Lymphe verdicken. Vor allem ist dies wichtig, wenn sie kränkeln oder wenn sich eine Krankheit anbahnt. Produkte aus Schaf- oder Ziegenmilch sind in geringen Dosen erlaubt.

Recht gut bewährt sich als Regulator der Darmflora, wenn man 2- bis 3-mal wöchentlich ein wenig Roquefort-Käse einnimmt. Der echte Roquefort ist ein reiner Schafskäse und enthält den Penicillium-roquefortii-Pilz, der eine aufbauende Wirkung auf die Flora des oberen Dünndarms hat.

Im Ganzen halten wir uns recht konsequent an die **hypoallergene Stoffwechsel-Diät.**

Wenn der Winter vor der Tür steht, machen wir jeweils 5 Wochen lang eine **Immun-Aufbau-Kur** mit Utilin S D6 und Recarcin D6, je eine Kapsel pro Woche (spätabends). Das sind aus Bakterien hergestellte Präparate der Firma Sanum. Sie haben einen sehr starken immunaufbauenden Effekt.

Kapitel 4 Das vegetative Nervensystem: Bedeutung, Testung und Therapie

Das vegetative Nervensystem wird auch «unbewusstes Nervensystem» genannt, weil es unbewusst und «automatisch» Funktionen im Körper steuert, die man mit dem Willen und dem Bewusstsein nicht beeinflussen kann, wie zum Beispiel die Herztätigkeit, die automatische Atmung, die Darmregulierung, die Temperaturregulation und ganz viele andere Funktionen.

Etwas besser bekannt ist dieses Nervensystem wohl durch die Benennung seiner zwei Teile: **Parasympathicus** und **Sympathicus,** oder **sympathisches** und **parasympathisches Nervensystem.**

Für die Biologische Medizin ist dieses Nervensystem sehr wichtig. Es steuert alle unbewussten Funktionen und vor allem die so genannte «Regulation». Mit anderen Worten: Die Fähigkeit des Körpers, sich an Belastungen und an sich verändernde Umstände anzupassen, ist abhängig von diesem Nervensystem.

Das vegetative Nervensystem steht zwar in Kontakt mit dem willentlichen Nervensystem des Gehirns und des Rückenmarks und dem motorischen und sensorischen Nervensystem des Menschen. Aber es steht eigentlich «über» diesen, indem es sie beeinflusst. Dazu zwei Beispiele.

Tag-und-Nacht-Rhythmus: In der Zeit des Wachseins ist die Muskelspannung eine ganz andere als nachts im Schlaf. Obwohl wir ja nicht willentlich unsere Muskulatur anspannen, hat sie doch eine Grundspannung, die uns erlaubt, uns zu bewegen und zu stehen. Der Sympathicus garantiert diese Spannung. Nachts aber, im Schlaf, werden die Muskeln schlaffer. Der Parasympathicus überwiegt und lässt die Muskeln erholen. Ein Mensch aber, welcher in einem erhöhten Grundtonus steht, das heißt dessen Sympathicus dauernd zu stark stimuliert wird, wird auch nachts einen erhöhten Spannungszustand haben, und er wird Probleme mit seiner Muskulatur bekommen. Das Resultat können chronische Rückenschmerzen oder übermäßige Ermüdung seiner Muskulatur sein. Oder er bekommt chronische Kopfschmerzen, wenn seine Muskulatur der Halswirbelsäule dauernd zu stark verspannt ist.

Sehr häufig spürt man diesen Über-Tonus nicht direkt in der Muskulatur, sondern an Reizsymptomen der sensorischen Nerven. Die Schmerzen sind also sekundär, das heißt erst Folge des veränderten Tonus des Parasympathicus.

Herzfrequenz und Blutdruckregulation: Wenn wir uns körperlich anstrengen, steigt die Pulsfrequenz, um den erhöhten Anforderungen zu genügen. Dies ist eine automatische Regulation. Damit mehr Blut durch die Muskeln und das Hirn strömt, wird auch der Blutdruck gesteigert. Wenn die Belastung nachlässt, sinkt der Druck wieder und die Pulsfrequenz geht zurück. Nachts sollen sowohl Blutdruck als auch Puls deutlich tiefer sein als tagsüber.

Untersuchungen an Athleten haben gezeigt, dass Radrennfahrer bei Bergsprints systolische Blutdruckwerte von über 300 mm Hg haben können sowie einen Puls von über 200 pro Minute. Eine bis zwei Minuten später geht die Fahrt wieder bergab. Und sogleich sinkt der Puls wieder auf 100–120, der Blutdruck auf 120–150. Das sind wahre Athleten, und sie haben auch ein entsprechendes vegetatives Nervensystem! Anders verhält es sich beim untrainierten Normalmenschen: Er hat eine verminderte Anpassungsfähigkeit, und sehr oft steht er auch unter Dauerdruck, unter Stress. Man meint damit ein übermäßiges Funktionieren des sympathischen Nervensystems. Dieses erzeugt einen erhöhten Tonus und führt dazu, dass Blutdruck und eventuell gar auch der Puls nicht mehr sinken. Anstatt aber nun einfach blutdrucksenkende Mittel zu verabreichen, stellt sich der Biologische Arzt in diesem Fall die Frage, warum wohl der Sympathicus zu stark «feuert». Dies kann verschiedenste Ursachen haben.

Wichtig ist, dass **das vegetative Nervensystem Rhythmik und Anpassungsfähigkeit gewährleistet.** Die Rhythmik ist das Wichtige! Wir haben nämlich mit unseren subtilen Messmethoden herausgefunden, dass ein Verlust der Rhythmik im Körper die Voraussetzung für degenerative Krankheiten ist.

Krebspatienten zum Beispiel haben praktisch immer eine Schwäche sowohl des Parasympathicus wie des Sympathicus. Wir können mit unseren Testmethoden sogar die Entwicklung der Krebsneigung beobachten, indem wir feststellen, wie der Patient aus einem anfänglichen Sympathicus-Übertonus in eine Sympathicus-Schwäche absinkt.

Patienten mit chronischem Müdigkeitssyndrom haben immer eine Schwäche des Parasympathicus. Die Beschwerden lassen erst wieder nach, wenn die Leistungsfähigkeit ihres Parasympathicus wieder aufgebaut wird.

Seit wir an unseren Kliniken die Testmethoden zur Messung des vegetativen Nervensystems haben, ist uns Ärzten klar geworden, dass Schwächen des vegetativen Nervensystems sehr oft die Grundursache von chronischen und «unklaren» Krankheiten sind. So war es für uns die logische Konsequenz, Therapieformen zur Stärkung des vegetativen Nervensystems zu entwickeln.

Nun aber wieder zurück zur Theorie: Was tut der Sympathicus, was tut der Parasympathicus?

Vereinfachend gesagt: Der Sympathicus ist für Kampf, Leistung und Anspannung verantwortlich, der Parasympathicus für Regeneration und Entspannung. Es kommt vor allem auf das Wechselspiel der beiden Funktionen an, denn wie gesagt, die Rhythmik ist das Wichtige. Heute ist es meistens der Parasympathicus, welcher zu schwach ist; fast alle unsere Patienten haben einen geschwächten Parasympathicus. Sie können nicht richtig regenerieren, und ihr Körper «läuft» ständig auf Leistung. Auch wenn sie es gar nicht bemerken, zehren sie an ihren Reserven. Die Folge ist, dass sie frühzeitig unter degenerativen Krankheiten leiden.

Der Parasympathicus «liegt» im Bauch und verkörpert den so genannten **Vagus-Nerv.** Der Vagus ist ein weit verzweigtes Nervengeflecht, das alle Bauchorgane, alle Verdauungsorgane und alle Stoffwechselorgane versorgt, sie vernetzt und die Darmtätigkeit gewährleistet. Wenn man seine Bedeutung betrachtet, wird klar: Verdauung gewährleistet Regeneration, Aufbau und Erneuerung. Wenn wir also die Aufbaukräfte des Menschen fördern wollen, so müssen wir den Parasympathicus, d.h. den Vagus stärken. Wir sind also wieder da, wo wir im letzten Kapitel auch schon waren: Aufbaukraft kommt vom Darm, nicht nur von den Darmbakterien, sondern eben auch vom Parasympathicus.

Nehmen wir zum Beispiel einen Patienten mit chronischen Rückenschmerzen und vielleicht Arthrosen in den großen Gelenken. Er hat Schmerzen und vermehrte Spannungen in der Rückenmuskulatur. Wir messen bei ihm, wie bei jedem unserer neuen Patienten, das vegetative Nervensystem (Heart Rate Variability Test). Er zeigt ziemlich sicher einen zu hohen Tonus des Sympathicus und einen sehr tiefen, kaum mehr anpassungsfähigen Parasympathicus.

Wir werden ihm zwar wohl auch knorpelaufbauende Substanzen wie Glucosaminsulfate oder Chondroitinsulfate geben. Wichtiger aber ist, dass wir seine Aufbaukräfte im Ganzen steigern und den Parasympathicus unterstützen. Wir tun dies mit warmen Getränken, Entsäuerung, Verbesserung der Darmtätigkeit, aber auch durch Abgabe von Magnesium und Kalium. Sobald sich das Gleichgewicht zwischen Parasympathicus und Sympathicus wieder gebessert hat, werden seine Rücken- und Gelenkschmerzen abklingen. Und dies, obwohl in der kurzen Zeit mit Sicherheit sein Knorpel nicht aufgebaut wurde.

Die Schmerzen kamen eben nicht von der Arthrose, sondern von der Reizung der feinsten sensorischen Nervenendungen im Muskel und in den Bändern um die Gelenke.
Die Sensibilität der sensorischen Nervenendungen wird mitgeprägt vom Tonus des Sympathicus. Ferner wird die Muskelspannung ebenfalls vom Sympathicus verstärkt – und der Druck auf die Gelenke steigt durch die erhöhte Spannung. Sobald das Gleichgewicht im vegetativen Nervensystem wiederhergestellt ist, werden sich die Beschwerden des Patienten vermindern.
Es ist beeindruckend zu sehen, dass gerade bei Arthrosepatienten die Beschwerden kaum einhergehen mit dem Schweregrad der Arthrose im Röntgenbild. Und erst recht in keiner Weise mit dem Befund bei der Arthroskopie!

Viele der sehr wirksamen Therapien bei Gelenk- und Rückenbeschwerden, wie etwa die Osteopathie, die Myoreflextherapie oder die Wärmetherapien, haben ihre eigentliche Wirkung in der Verbesserung des Parasympathicus, lokal oder systemisch.

Für den Biologischen Arzt ist es absolut wichtig, das vegetative Nervensystem wieder ins Gleichgewicht zu bringen. Die Ärzte im BioMed Center Sonnenberg sind in der glücklichen Lage, den Tonus messen und anschließend eine Therapieform wählen zu können, mit der auf den Sympathicus (meistens ist eine Senkung nötig, außer bei Tumorpatienten) oder den Parasympathicus direkt Einfluss genommen werden kann (fast immer ist eine Stärkung nötig). Nur in sehr seltenen Fällen ist der Parasympathicus erhöht – meistens bei Kindern mit einer Neigung zu bakteriellen Krankheiten und erhöhter Entzündungsneigung, aber auch bei Sportlern, die über längere Zeit zu einseitig trainieren oder Anabolika einnehmen.

(Weitere Ausführungen siehe Text von Dr. med. Bernd Orzessek, Seiten 61 bis 71, der mit unserem Psychologen, Michael Falkner, die Methode der «Herzklang-Messung»® und der Herzklangtherapie® entwickelt hat. Damit ist es erstmals möglich, während der Messung des vegetativen Nervensystems eine Therapie durchzuführen und deren Auswirkung zu beobachten.)

Die Auswirkungen von Sympathicus und Parasympathicus

Sympathicus	Parasympathicus
Kampf – Abwehr	Erholung
Wachsein	Schlaf
Spannung	Entspannung
Säure	Base
Polarisation	Depolarisation
Gel-Zustand	Sol-Zustand, fließend
Starre	Anpassung
-ose (verarbeitet durch Narben/Härtebildung)	-itis (verarbeitet durch Entzündung)
Degeneration	*Heilung*
Katabolismus, Abbau	Anabolismus, Aufbau
Östrogen	Progesteron
durchwandernd (bei Tumoren Infiltration)	verdrängend (bei Tumoren eher gutartig)
mykotisch	bakteriell
Yin (?)*	Yang (?)*
Kontraktion	Verflüssigung
Deposition	Exkretion
Intellekt	Intuition
astrale Kräfte	ätherische Kräfte
Strukturierung	Phantasie

* Fragezeichen deshalb, weil Zuordnung von anderen Fachpersonen nicht bestätigt wird

Therapieformen zur Beeinflussung des vegetativen Nervensystems

Eine äußerst einfache Therapie ist die mit Elektrolyten:

Natrium (z. B. Kochsalz = Natriumchlorid) hemmt den Parasympathicus. Es ist daher richtig, die Einnahme von Natrium zu reduzieren, was einen Einfluss auf den Blutdruck und den Puls hat. Wenn der Parasympathicus gehemmt wird, verschiebt sich das Gleichgewicht zum Sympathicus.

Kalzium hebt den Sympathicus. Es herrscht die verbreitete Meinung, es müsse vermehrt Kalzium, z. B. für die Knochen, eingenommen werden. Das Gegenteil ist der Fall! Kalzium ist ein Gegenspieler zu Magnesium und trägt zu Härte, Starre, Hypertonie und verminderter Regulationsfähigkeit bei. Selbst in der Schulmedizin sind die so genannten «Kalzium-Antagonisten» als Blutdrucksenker und gegen Angina pectoris weit verbreitet.

Magnesium senkt den Sympathicus. Es ist in der Biologischen Medizin deshalb ein «Allerweltsmittel». Magnesium ist der natürliche Kalzium-Gegenspieler, senkt den Sympathicus und kann bei allen Stresskrankheiten verwendet werden. Die durchschnittliche Versorgung mit Magnesium ist bei der heutigen Ernährung klar ungenügend. Die ohnehin wenig konsumierten Gemüse, die eigentlich magnesiumreich wären, sind leider oft arm an Magnesium geworden, dies weil der Magnesiumgehalt in den Böden zurückgeht und das Magnesium ohnehin schwer löslich ist. Die gedüngten Pflanzen haben gar nicht die Zeit, es aus dem Boden aufzunehmen.

Wir empfehlen bei allen Zuständen von Sympathicus-Überlastung, Magnesium einzunehmen. Die Form spielt dabei eine große Rolle; wir empfehlen 3 x 400 mg Magnesiumorotat der Firma Burgerstein. Dies entspricht 3 x 25 mg elementarem Magnesium. Die Orotsäure, an welche das Magnesium gebunden wird, bringt es zu den Zellen und ermöglicht, dass es an der zellulären Energiegewinnung teilnimmt (ATP-Produktion).

Kalium hebt den Parasympathicus. Es kann in verschiedenen Formen gegeben werden: als Kaliumchlorid (Kalium-Brausetablette von Sandoz) oder als Kaliumhydrogencarbonat (in Basesalzen wie Burgerstein Pro Base oder Burgerstein Basemischung). Kalium ist in vielen Früchten in größerer Menge vorhanden, aber auch in Gemüsen. Zu viel Fleisch oder Zucker und jede Art der Übersäuerung führen zu Kaliummangel.

Man sieht aus diesen Ausführungen, dass zur Stabilisierung des vegetativen Nervensystems eine **Kombination von Kalium und Magnesium** gegeben werden soll. Es ist erstaunlich, was allein schon diese «Basismedikation» bewirken kann, etwa bei Schlafstörungen, bei Problemen des Kreislaufes, hohem Blutdruck usw.

Die gleiche Kombination führt man sich aber auch auf natürliche Art zu durch **vegetarische Vollwertkost,** welche reich an Früchten (morgens) ist und Milchprodukte meidet.

Weitere Therapieformen zur Unterstützung des Parasympathicus

Ernährungsumstellung

Grundsätzlich geht es darum, sich möglichst basisch zu ernähren, wenig tierische Eiweiße zu sich zu nehmen und viel Gemüse und Früchte zu essen. Die Kost darf und soll faserreich sein. Zellulose (Fasern) sind die Nahrung für die Darmbakterien. Die Darmbakterien «nähren» die Darmschleimhaut, und in der Darmwand «liegt» der Vagus, also der Parasympathicus.

Basen fördern den Parasympathicus und damit die Erneuerung der Gewebe und den Aufbau. Kinder sind von Natur aus basisch. Säure hingegen fördert den Sympathicus. Wer sauer gestimmt ist, neigt zu Sympathicus-Krankheiten wie hohem Blutdruck, Herzproblemen, Schmerzleiden aller Art usw.

Sehr wichtig ist die Einnahme warmer Getränke. Auf eisgekühlte Getränke gänzlich verzichten und möglichst auch auf Süßgetränke! Sehr gut sind Lindenblüten-, Pfefferminz- und Lavendeltee.

Colon-Hydrotherapien

Darmspülungen, kombiniert mit tiefen Bauchmassagen, stellen wohl die intensivste Aufbautherapie für den Parasympathicus dar. Wir können dies mit unseren Testungen immer wieder belegen: Nach wenigen Colon-Hydrotherapien wird der Parasympathicus stärker und auch reaktionsfähiger. Die Darmflora regeneriert sich. Normalerweise empfehlen wir 6–8 Colon-Hydrotherapien, in etwa einwöchigem Rhythmus, begleitet von einem Aufbau der Darmflora mit Sanum-Isopathica (siehe Kapitel 18 «Aufbau der Darmflora»).

Neuraltherapie nach Huneke oder Neurovegetative Injektionstherapie

Es handelt sich hier um weitgehend schmerzlose und ungefährliche feine Injektionen in die Haut oder an die Nervenganglien des Sympathicus. Der übermäßige Tonus des sympathischen Nervensystems wird dadurch vermindert. Die Ärzte im BioMed Center Sonnenberg haben die Methode weiterentwickelt und durch eine spezielle Injektionstechnik an Akupunkturpunkte ergänzt. Zudem injizieren sie zusätzlich homöopathische Medikamente an eben diese Punkte und stärken damit den Parasympathicus (Neurovegetative Injektionstherapie).

Zwerchfell und Atemtherapie

Den schnellsten und direktesten Effekt auf den Parasympathicus haben Atem- und Zwerchfellübungen. Der Patient erlernt die Zwerchfellatmung, das heißt er atmet nur mit dem Zwerchfell, also «mit dem Bauch». Das braucht ein wenig Übung, wird aber von eigentlich jedem Patienten binnen Minuten erlernt. Im Liegen, oder besser im Sitzen vor einem Fenster, aber auch an der frischen Luft atmet man während einiger Minuten mit einer Frequenz von 6 bis 10 Atemzügen pro Minute. Tief einatmen, anhalten und wieder ausatmen. Das Einatmen und Anhalten soll etwa zwei Drittel des Atemzuges dauern.

Eine andere, noch intensivere Form der Atemübung ist das **Vokal-Singen der Tibeter und der griechischen Mönche.** Man atmet mit dem Zwerchfell tief ein und singt darauf eine Abfolge der Töne aaaaa – oooooo – uuuuuu. Der Effekt ist erstaunlich: Man spürt, wie die Kraft vom Thorax in den Bauchraum fließt. Nach 2 bis 5 Minuten wird der Blutdruck sinken, häufig auch der Puls. Man zentriert sich in sich selbst.

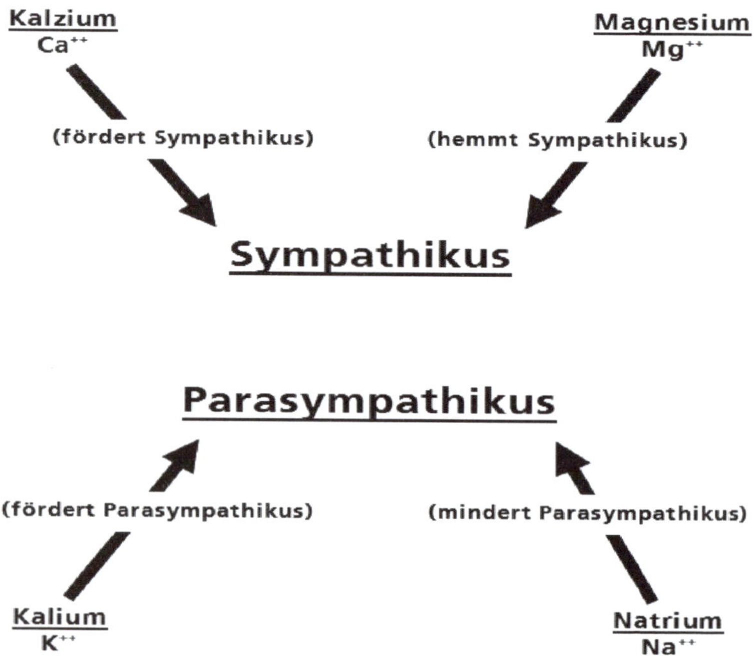

Herzfrequenzvariabilität

Ein Beitrag von Dr. med. Bernd Orzessek und Michael Falkner

Pulsation – eine Grundfunktion des Lebendigen

In allen Kulturen und zu jeder Zeit gab es die Vorstellung von einer Lebensenergie. Man gab dieser so verschiedene Namen wie Od, Qi, Mana oder Orgon. Nach Wilhelm Reich ist die Grundfunktion dieser Lebenskraft die Pulsation, also ein rhythmisches Expandieren und Kontrahieren. Dies ist eine Grundfunktion des Lebendigen, die wir sowohl im Kleinsten, also in unseren Zellen, als auch im Größten, wie zum Beispiel in der atmosphärischen Bewegung, beobachten können. Auf der zellulären Ebene dieser Grundfunktion sind Gefühle und der Leib noch eine Einheit; das heißt, dass eine Pulsation des Zellplasmas als energetische Funktion zugleich Bewegung wie auch Gefühl ist. Die Expansion entspricht der Lust und der Kontaktaufnahme, die Kontraktion dagegen der Angst und dem Rückzug.

Im Laufe der Evolution hat sich mit zunehmender Komplexität der Lebewesen das so genannte autonome Nervensystem herausgebildet. Alle lebenswichtigen Funktionen wie zum Beispiel Atmung, Herzschlag und Verdauung werden von diesem Lebensnervensystem gelenkt, indem es bis in die kleinsten Regulationen von Hormonen, Rezeptoren und Enzymen hineinwirkt. Im autonomen Nervensystem lebt nun also die lebendige Grundfunktion der rhythmischen Pulsation weiter, denn diese, und das haben die mikroskopischen Beobachtungen Wilhelm Reichs und seiner Mitarbeiter gezeigt, gehen immer dem Nervenimpuls voraus.

Der Sympathicus repräsentiert Aktion, Mobilisation der Kräfte, Verbrauch der gespeicherten Energien, Angst und Flucht. Der Parasympathicus oder auch Vagus sorgt dagegen für Aufbau und Erholung der Lebenskräfte, Ruhe, Verdauung, Heilung. Das eine kann nie ohne das andere sein:

Gesundheit ist folglich definiert als die freie, selbstregulierende Pulsation der Lebenskraft, die sich dann als harmonisches Schwingen zwischen den beiden Polen des autonomen Nervensystems fortsetzt.

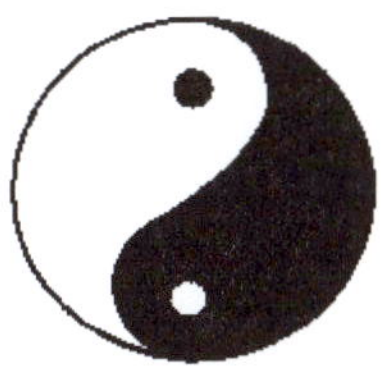

Die Herzfrequenzvariabilität

So wird also in rhythmischer Weise der Pulsschlag durch den Einfluss des parasympathischen Nervensystems verlangsamt und dann durch den Einfluss des sympathischen Nervensystems wieder beschleunigt. Der Rhythmus wird zunächst vor allem durch die Atmung vorgegeben. Die Veränderlichkeit der Herzfrequenz wird Herzfrequenzvariabilität (Heart Rate Variability, HRV) genannt.

Ihre Bedeutung ist nicht neu: Schon im 3. Jh. n. Chr. stellte der chinesische Arzt Huang Shui fest: «Wenn der Herzschlag so regelmäßig ist wie das Klopfen des Spechtes oder der Regentropfen auf dem Dach, wird der Patient innerhalb von vier Tagen sterben.» So liegt also die Herzfrequenzvariabilität der chinesischen Pulsdiagnostik zu Grunde.

Seit Mitte der Sechzigerjahre wird der Gesundheitszustand des Ungeborenen mittels Kardiotokographie überwacht. Auch hier erkennt man eine mögliche Gesundheitsgefahr aufgrund einer zunehmenden Starre in der Veränderlichkeit der Pulsfrequenz des Ungeborenen. Seit Ende der Achtzigerjahre wird die Herzfrequenzvariabilität immer intensiver beforscht. Die Diagnostik der HRV etabliert sich als wichtige Methode zum Verständnis der Bindeglieder zwischen Soma und Psyche, zwischen Biologie und Verhalten. Nach Michael Mück-Weymann ist die HRV möglicherweise ein «Globalindikator für die Schwingungsfähigkeit (Resonanzfähigkeit) und Adaptivität bio-psycho-sozialer Funktionskreise im Austausch zwischen Organismus und Umwelt». Die Veränderlichkeit der HRV erlaubt uns ein ständiges Anpassen an wechselnde Belastungen. Die HRV lässt sich somit definieren als die Fähigkeit, den Abstand zwischen dem einen und dem anderen Herzschlag, also die Herzschlagfolge, ständig neuen Belastungen anzupassen.

Diese Fähigkeit lässt mit dem Alter nach; wir beobachten eine altersabhängige Einschränkung dieser Variabilität. Moderates körperliches Training, Taktatmung, Colon-Hydrotherapie mit Reflorisierung, Besinnung auf liebevolle Gefühle, verbesserte Selbstregulation und energetische Heilweisen können die Regulationsfähigkeit messbar verbessern. Auch für die Omega-3-Fettsäuren und Ubichinon sind positive Wirkungen auf die HRV bekannt.

Technisch wird die HRV so analysiert: Dem Patienten werden EKG-Elektroden angebracht und die Herzschläge registriert; dabei werden die Abstände zwischen den einzelnen Herzschlägen in Millisekunden aufgezeichnet. Die Dauer der Aufnahme beträgt meistens fünf Minuten, aber auch längere Zeiträume sind üblich. Eine Reihe von statistischen Auswertungsverfahren hat sich mittlerweile etabliert.

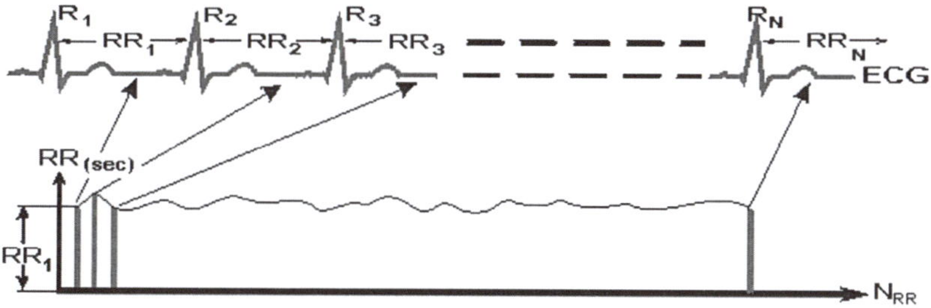

Erstellung eines Rhythmogramms durch Messung der R-R-Intervalle

Eine klinisch sehr wertvolle Weiterentwicklung ist durch den Arzt und Forscher Dr. Alexander Riftine geschehen; seine HRV-Analyse «Nerve Express» lässt weitergehende Interpretationen zu. Aus der atemmodulierten Pulskurve kann mittels einer Fourier-Analyse ein Spektrum verschiedenster Frequenzen abgeleitet werden. Zumindest in groben Zügen ist bekannt, welche Frequenzen mehr dem sympathischen (0,05–0,15 Hertz) und welche mehr dem parasympathischen System (0,15–0,5 Hertz) zugeordnet werden können. Wenn der Patient nun zunächst im Liegen und dann nach raschem Aufstehen in aufrechter Position gemessen wird, lässt sich diese orthostatische Belastungsreaktion nutzen, um ein Bild seiner Regulationsfähigkeit zu erhalten.

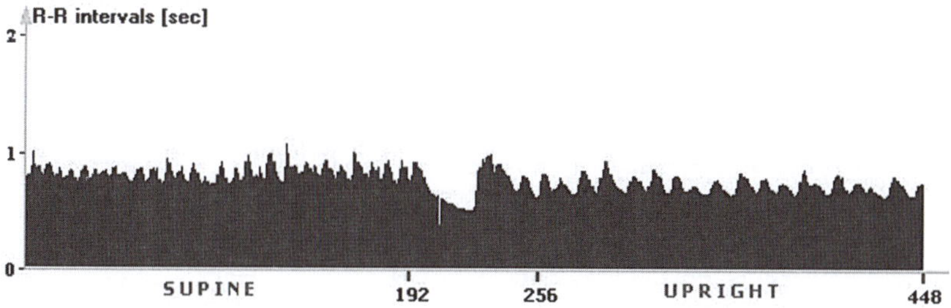

Atemmodulierte Herzfrequenz

In den folgenden Grafiken ist die parasympathische Aktivität in der horizontalen Achse dargestellt, rechts im Positiven und links im Negativen, sowie die sympathische Aktivität in der vertikalen Achse, oben im Positiven und unten im Negativen. Dr. A. Riftine hat nun nach vielen Versuchen einen gesunden Bereich (siehe folgende Grafik im rechten oberen Quadranten) identifiziert. Mit zunehmender vegetativer Erschöpfung (parasympathische Depression) wandert dieser Messwert immer mehr nach links in den negativen Messbereich des parasympathischen Systems, in der Praxis oft auch mit einem überschießenden Anstieg des Sympathicotonus als Stressreaktion mit einem Messwert im linken oberen Quadranten.

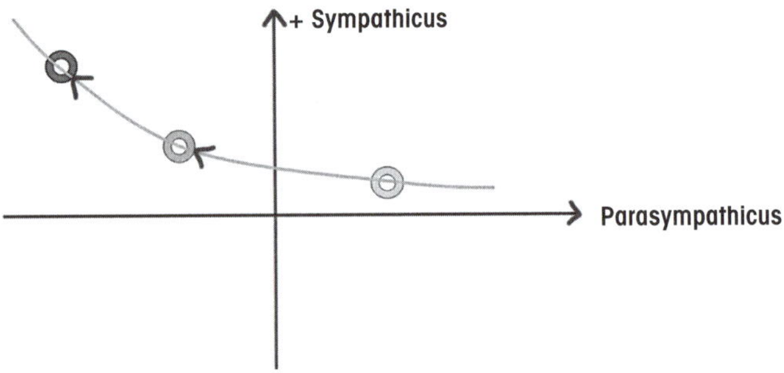

Entwicklung der vagalen Depression (= Degenerative Entwicklung)

Die Regulationsstarren stellen sich dann als mehr oder weniger starre Linie im Rhythmogramm dar.

Diese Interpretation der Spektralanalyse der Herzfrequenzvariabilität hat sich im Lauf der vergangenen Jahre als sehr wertvolle Methode zur Bestimmung des dem Konstitutionstyp des Patienten angepassten Therapieverfahrens bewährt; es ist auch als klinische Verlaufskontrolle geeignet. Wir konnten verschiedenen biologischen Therapiemethoden definierte vegetative Reaktionen in diesem Kontext zuordnen. Der Begriff der Regulationsstarre, der in so vielen Konzepten der Biologischen Medizin postuliert wurde, bekommt hier also eine wissenschaftliche Ausdrucksform.

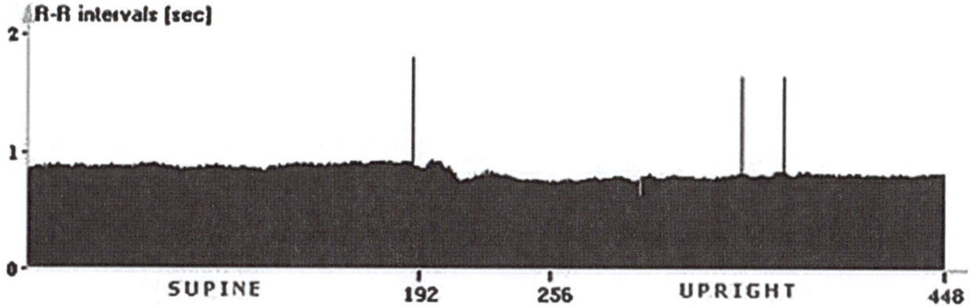

Deutlich eingeschränkte Herzfrequenzvariabilität

Hochinteressante psychosoziale Aspekte der HRV sind durch das Heart Math Institute (USA) bekannt geworden. Es konnte gezeigt werden, wie stark das Herz auf das zentrale Nervensystem und somit auf unser Denken und unser bewusstes Handeln Einfluss nimmt. Auch ist das Herz das stärkste elektromagnetische Kraftfeld im Organismus. Dieses elektromagnetische Feld kann von Mitmenschen in einem üblichen Gesprächsabstand wahrgenommen werden, so dass wir mit unserem harmonischen bzw. disharmonischen Zustand unsere Umwelt wesentlich beeinflussen können. Viele bislang als subjektive Gefühle gedeutete vegetative Regungen wie zum Beispiel das Wohlgefühl respektive Unbehagen in der Anwesenheit eines Menschen oder die grundsätzlich heilende Wirkung des empathischen therapeutischen Gesprächs beziehungsweise der menschlichen Nähe werden so wissenschaftlich zumindest in Ansätzen erklärbar.

Herzfrequenzvariabilität und chronische Erkrankungen

Die wachsende Zunahme der Bedeutung der HRV auch in der universitären Medizin setzte ein, nachdem Mitte der Achtzigerjahre in einer Studie gezeigt werden konnte, dass Herzinfarktpatienten, die bei Entlassung eine bessere Herzfrequenzvariabilität aufwiesen, eine bessere Prognose hatten, während eine geringe HRV mit der Häufigkeit schwerer Herzrhythmusstörungen oder Re-Infarkten korreliert war. Solcherlei Zusammenhänge konnten in der Folge für viele chronische Erkrankungen dargelegt werden.

Neben der Regulationsstarre einer rigiden Herzfrequenz beziehungsweise fehlender pulsatiler energetischer Funktion stellt sich die Erschöpfung der parasympathischen Leistung (vagale Depression) immer mehr als ein Hauptfaktor in der Äthiologie verschiedenster Pathologien heraus.

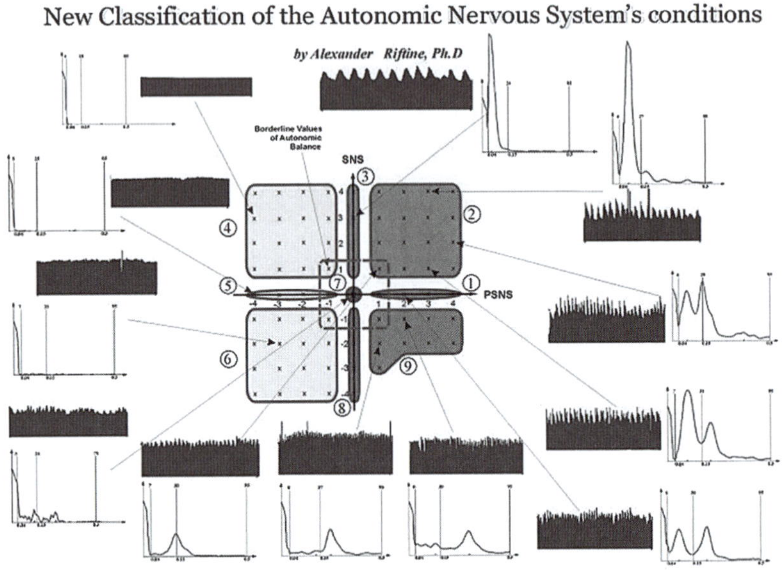

Systematik der Balance zwischen Sympathicus und Parasympathicus nach Dr. A. Riftine

Eine solche Starre wird für ein breites Spektrum von Erkrankungen diagnostiziert, von der koronaren Herzerkrankung bis hin zu Verhaltensauffälligkeiten bei Kindern. Wir finden, in Übereinstimmung mit den vorausgegangenen Erläuterungen des energetischen Konzeptes der rhythmischen Pulsation, eine starre Herzfrequenzvariabilität, also mangelnde Schwingungsfähigkeit, auch bei der Depression. Hier wird also sowohl eine mangelnde Schwingungsfähigkeit auf der emotionalen Ebene als zugleich auch im energetisch-funktionellen Sinn beobachtet. So vermag auch das Unterdrücken von Gefühlen zu einer vagalen Depression zu führen, die sich in der Spektralanalyse der Herzfrequenzvariabilität zeigt.

Untersuchungen bestätigen dann auch, dass sich bei einer erfolgreichen Psychotherapie mit dem Schwinden der depressiven Symptomatik auch die Herzfrequenzvariabilität verbessert. Hier bestätigt sich nochmals die Einheit von Soma und Psyche, wie sie von Wilhelm Reich auf der energetischen Ebene postuliert wurde.

Große Bedeutung haben in der Biologischen Medizin die Messungen der Regulationsfähigkeit im Hinblick auf Krebserkrankungen. In den Fünfzigerjahren konnten vegetative Deregulationen mit einer dominanten sympathischen Aktivität bei Krebspatienten aufgezeigt werden. Und in den Siebzigerjahren wurde mit Untersuchungen der Thermoregulation an Hautpunkten eine Desynchronisation im Tag-Nacht-Verlauf festgestellt. Die Krebserkrankungsrate steigt mit einer starren Herzfrequenzvariabilität. Brustkrebspatientinnen hatten eine gestörte Koordination zwischen Atmung und Pulskurvenverlauf. Dies verstärkte sich mit dem Grad der Metastasierung. Bei Krebspatienten schwanden die musikalischen Rhythmen der Herzfrequenzvariabilität.

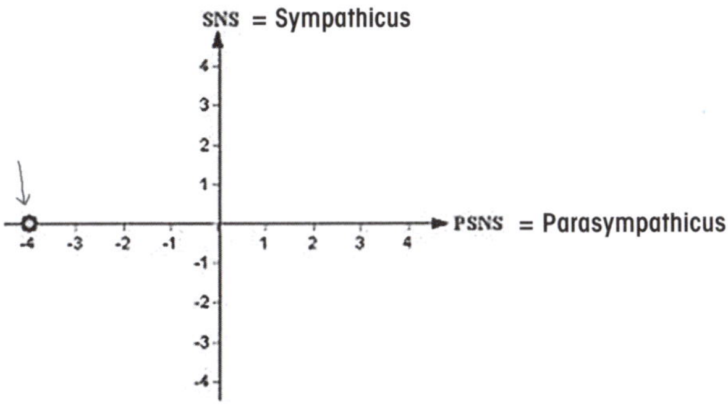

Regulationsstarre (Der Tonus verändert sich nicht)

HRV und Biofeedback

Ist der Patient über EKG-Elektroden an ein Analysegerät angeschlossen, lässt sich die Veränderung der Abstände zwischen den Herzschlägen grafisch darstellen. Auf dem Bildschirm sind Bilder zwischen den Extremen einer weit schwingenden, sinusförmig atemmodulierten Pulskurve und einer starren Linie zu sehen. Mit Hilfe eines Therapeuten lässt sich nun über eine Vertiefung der Atmung und eine Anpassung der Atemfrequenz eine therapeutische Wirkung mit Besserung der Pulskurve erzielen. Wählt der Therapeut eine Atemfrequenz um 0,1 Hertz (entspricht 6 Atemzügen pro Minute), werden so genannte Kohärenzphänomene gefördert. Über eine bewusste Steuerung der Atemtiefe und Frequenz lässt sich die Pulskurve modulieren. Atmung und Pulskurve, beide in der Frequenz von 0,1 Hertz, können dann in Kohärenz (Mitschwingen) zum Beispiel zur Blutdruckregulation gelangen, die auch in dieser Frequenz oszilliert. Kohärenz ist hier zu verstehen als ein Mitschwingen resonanter Systeme. Die klinische Wirksamkeit für diese so genannte HRV-Biofeedbacktherapie konnte bislang für den Bluthochdruck, die Fibromyalgie und das Asthma bronchiale wissenschaftlich dargelegt werden.

Solche Kohärenzphänomene finden sich aber wohl auch in Zuständen, die mit dem Begriff «Flow» bezeichnet werden, der eine Kohärenz zwischen vegetativer Regulation und äußerer Tätigkeit beschreibt. In diesen Zuständen fühlen wir uns leicht, kraftvoll, Dinge gehen «wie von selbst».

Kohärenz tritt jedoch auch zwischen zwei empathisch verbundenen Menschen auf: So konnten vom Autor in Spektralanalysen der HRV während spiritueller/energetischer Heilung Kohärenzphänomene zwischen Heiler und Patient dokumentiert werden.

Herzklangtherapie

Um sich dem Konzept der Herzklangtherapie öffnen zu können, muss man sich zuerst von der Vorstellung des Herzens als einer mechanischen Pumpe lösen. Denn schon bevor das Herz seine Tätigkeit aufnehmen kann, finden wir Pulsationen und wirbelförmige Strömungen im Blute, aus dem sich dann das Herz erst herausbildet. Somit ist das Herz vielmehr ein Empfindungsorgan mit einem eigenen Nervensystem, eigenem Gedächtnis und eigener Hormonproduktion. Das Herz ist ein Heiler, betont Rudolf Steiner. Unermüdlich sammelt es aus dem Blutstrom die feinen Rhythmen aus allen Teilen des Körpers. Ständig versucht es den Rhythmus, also die Wiederholung des Ähnlichen, in immer neuen Formen, wiederherzustellen.

Dies geschieht zwischen den beiden Extremen Takt und Chaos. Takt ist die maschinengleiche Wiederholung, die so leicht aus dem Rhythmus geworfen werden kann und keinerlei Entwicklung zulässt. Chaos hingegen enthält keine geordnete Information und vermag Leben nicht zu erhalten.

So garantiert erst der Rhythmus unserer Lebensenergie sowohl Stabilität als auch Erneuerung. Verschiedene oszillative Systeme im Leib des Menschen werden also im Herzen immer wieder so zusammengeführt, dass sie sich nicht gegenseitig stören oder auslöschen, sondern im Gegenteil ein hochresonantes stabiles System bilden.

Dies geschieht in der Tat nach musikalischen Prinzipien. Nada Brama – die Welt ist Klang. Bis weit in unser Sonnensystem hinaus ist alles nach musikalischen, harmonikalen Strukturen organisiert. Wie im Großen, so im Kleinen: Wenn wir in dieser Welt leben, so sollten wir doch auch nach den gleichen Prinzipien funktionieren wie die Welt um uns herum. In der Tat finden wir im

Spektrum der Herzfrequenzvariabilität Melodiefolgen, vielfältige Rhythmen und selbst Obertonreihen.

Verschiedene Schwingungssysteme unseres Körpers – zum Beispiel der Blutdruck, der Herzrhythmus, die Hirnwellen und chronotope Rhythmen – bilden ein Orchester, dessen Musiker (die verschiedenen biologischen Oszillatoren) in höchstem Grade aufeinander eingehen müssen, wenn sie erfolgreich sein wollen, wenn die Musik mehr darstellen soll als die Summe der einzelnen Stimmen und damit das Orchester zu einem hochorganisierten Organismus verschmilzt.

Stellen wir uns nun einen Intendanten (die Lebensumstände) vor, der dieses Orchester zu immer erschöpfenderen häufigen Auftritten antreibt und ihm musikalische Werke aufdrängt, die seiner Natur nicht entsprechen. Nun ist es Aufgabe des Dirigenten (unseres Herzens), aus diesem Lärm ganz fein herauszuhören, welche Instrumente nicht mehr gestimmt sind und welche Musiker vielleicht aus Erschöpfung nicht mehr im Rhythmus mit den anderen spielen. Eine neue Harmonie wird hergestellt.

Nach Rudolf Steiner bestehen die wesentlichen Elemente einer Musik nicht in den einzelnen Tönen, sondern im Raum dazwischen. In diesem Spannungsbogen zwischen zwei Herzschlägen entsteht die Musik des Herzens. Über EKG-Elektroden werden diese Zeiträume zwischen den einzelnen Herztönen im Rahmen der Herzklangtherapie vom Computer auf Millisekunden genau gemessen und wiederum in Klänge übersetzt.

Die Herzklangtherapie beginnt immer mit dem absichtslosen Lauschen auf die eigene Musik des Herzens; wir lassen geschehen und nehmen Kontakt auf. Was uns zuvor in unserem Innersten verborgen war, wird nun nach außen getragen, unsere vegetativen Regungen werden erlebbar.

Erst später folgt die Konzentration auf den Atem. Die vorsichtige Vertiefung der Atmung ist notwendig, um das Niveau der Lebensenergie des Patienten anzuheben, damit die vegetativen Impulse fühlbar werden. Auch wirkt die Atmung als wichtiger Modulator der Herzfrequenz; diese atemabhängige Schwingung der Herzfrequenz stellt somit die Trägerschwingung dar, auf der sich die eigentliche Melodie aufschwingt. In Echtzeit reagiert die Lebensmelodie auf alle diese therapeutischen Schritte; mit der Öffnung des Herzens weitet sich auch die Musik des Herzens.

In jeder Therapiesitzung werden die EKG-Daten aufgezeichnet, die zur Herzklangtherapie verwendet werden und die Herzfrequenzvariabilität dann zur weiteren Verwendung nach internationalen Kriterien statistisch ausgewertet. Diese Resultate wiederum werden bei der weiteren Therapieplanung berücksichtigt und stehen auf Wunsch auch den zuweisenden Ärzten und Heilpraktikern zur Verfügung. Wenn unter Anleitung des Therapeuten ein ausreichender Fortschritt erkannt worden ist, wird die Musik des Herzens während der Übung aufgezeichnet und dem Patienten als Audio-CD ausgehändigt. Diese ihm eigene Herzmusik hört er sich täglich im Rahmen von Entspannungsübungen, Atemübungen, Yoga usw. an. Der therapeutische Prozess wird somit bis zur folgenden Herzklangtherapie ambulant weitergeführt.

Die klar definierten psycho-physiologischen therapeutischen Effekte des Hörens von Herzmusik sind von Kioko Yokoyama 2002 publiziert worden.

Es bleibt die Frage, warum das Hören der Musik des Herzens vom Hörer als tief berührend empfunden wird, ja ob es sich denn tatsächlich um Musik handelt, wenn doch nur die Intervalle der einzelnen Herzschläge von einem Computer in Töne umgesetzt werden. Aber nichts wird vertont, was nicht immer schon Musik gewesen ist: Wie das Tönen der Himmelsphären, ist auch das feine Vibrieren, das der Blutstrom aus den Tiefen des Leibes dem Herzen mitteilt, nach musikalischen Regeln geordnet und nichts anderes als ein Teil einer großen Symphonie. Wir finden denn auch mathematische Gesetzmäßigkeiten (Fraktale) in der Herzmusik, die wir als der Welt immanent und bestimmend und somit als schön empfinden. Man vergleiche etwa mit der Zahl Pi, dem Goldenen Schnitt oder der Fibonacci-Reihe in Kunst und Natur.

Das Öffnen des Herzens bedeutet in diesem Sinne, die Melodie des Lebens, das vegetative Strömen bewusst anzunehmen, ohne ständiges Abwehren oder Kommentieren. Im selben Maß, wie wir Freiheit empfinden, wenn unser Tätigsein diese immanenten Gesetze spiegelt (und unserer Musik erlauben, die zu sein, die sie sein könnte) und wir uns damit einer Weiterentwicklung nicht mehr widersetzen.

Wir haben früh gelernt, unser Herz zu verschließen und unsere Atmung zu verflachen, um unsere Lebensenergie zu verringern und dadurch die Angst nicht mehr so intensiv spüren zu müssen. Die Emotionen bleiben im Gefängnis unserer Muskelverspannungen eingefroren. Dies alles führt letztlich zu einer rigiden Charakterstruktur mit dem Ausdruck einer starren Herzfrequenzvariabilität: Wir verlieren an Lebendigkeit und werden starr und unserem Selbst fremd. Wir verlernen zu lieben und haben den Kontakt mit dem Lebendigen, wie etwa unseren Kindern, dem Spiel, den Pflanzen und Tieren und der Sexualität, im Hier und Jetzt verloren.

Wenn nun die eine oder andere Belastung aus Beruf oder Familie hinzukommt, kann unser Organismus dies nicht mehr auffangen; die Regulationsstarre lässt eine Anpassung an neue Erfordernisse nicht mehr zu. Wir werden krank. Die Herzklangtherapie aber macht unsere Lebensmelodie wieder hörbar. Durch das Erleben der Herzmusik wird dem Patienten sein innerstes Wesen erfahrbar, dessen vegetativer Kern zunächst verkrampft erscheinen mag, dann jedoch an Weite und Rhythmik gewinnen darf.

Kapitel 5 Gedanken zur Kombination verschiedener Naturheilmethoden

Zum Stellenwert der Homöopathie

Dieses Kapitel wird Sie möglicherweise etwas erstaunen. Es ist mir aber ein Anliegen, es in dieses Buch zu integrieren. Vielleicht ist es für den Laien nicht so sehr von Bedeutung – Sie können es einfach überspringen und zum nächsten weitergehen. Ich empfehle aber auch dem Laien die Lektüre, da dieses Kapitel einerseits philosophische Betrachtungsweisen beschreibt und andererseits erneut die Begriffe des «Milieus» und der «Regulation» erklärt. Für den Therapeuten der Biologischen Medizin ist es wichtig, weil es die Argumente für eine Kombination verschiedener Therapien darlegt.

Wenn ich heute als Insider auf den Markt der Naturheilverfahren blicke, sehe ich immer wieder ein Problem: die Spezialisierung. Es gibt hervorragende Akupunkteure, phantastische Homöopathen, Neuraltherapeuten und vieles mehr. Praktisch keiner aber kombiniert die verschiedenen Methoden miteinander. Und leider nähern sich auch viele der traditionellen Heillehren immer mehr dem mechanistisch-schulmedizinischen Denken an, vor allem die Phytotherapie (Pflanzenheillehre). Ich sage mir immer wieder: Alle diese Methoden werden am «System Mensch» angewendet. Die meisten Methoden beeinflussen die Regulationsfähigkeit. Ist es nicht so, dass es Querverbindungen geben muss, dass Ähnliches einfach verschiedene Namen hat?

So ist es auch, wie ich schon im Kapitel über die Konstitutionstypen ausgeführt habe. Die wahre starke Wirkung der Naturheilmethoden kommt eindeutig durch die Kombination der verschiedenen Methoden. Leider gibt es aber in Kreisen der «puristischen» Anwender etwa der Homöopathie (wie auch bei anderen) viele, welche nicht akzeptieren, dass Homöopathie mit einer anderen Methode kombiniert wird. Sie glauben irrtümlicherweise, dass allein ihre Methode alles therapieren könne. Als Homöopath werde ich mit dieser Meinung so oft konfrontiert, dass ich dieses Kapitel geschrieben habe.

Wer Biologische Medizin betreibt, muss zeitlebens offen bleiben, ständig weiterlernen und Neues zu integrieren versuchen. Er muss den Mut haben, Dinge neu und anders zu machen, um sie zu verbessern. Ein sektiererisches Anwenden von Rezepten ist dem wahren Künstler der Biologischen Medizin ein Graus!

Immer wieder werde ich gefragt, auf welchen Studien und Schulen unsere Therapien gründen. Auf vielen! Wir Ärzte haben unsere Kenntnisse von vielen großen Lehrmeistern erhalten. Es ist eine Kunst, biologisch zu therapieren, keine Wissenschaft. Und eine – vielleicht etwas zynische – Antwort: Pioniere können sich nicht auf Studien anderer abstützen,weil sie Pionierarbeit leisten.

Biologische Medizin und Einzelmittel-Homöopathie

Es herrscht in gewissen homöopathischen Kreisen immer noch die Ansicht, die Einzelmittelhomöopathie könne oder brauche nicht mit anderen Naturheilmethoden kombiniert zu werden. Insbesondere sei es unnütz und sogar falsch, eine begleitende oder vorbereitende Therapie mit Spurenelementen, Säure-Basen-Veränderungen oder anderen energetischen Maßnahmen vorzunehmen.
Dieser engen Einstellung steht unsere langjährige Erfahrung gegenüber, dass heutzutage homöopathische Einzeltherapien immer seltener ihre durchschlagende therapeutische Kraft entwickeln, andererseits aber Patienten gerade nach vorgängiger Milieu- oder Sanum-Therapie ungleich besser auf Homöopathica ansprechen. Im Folgenden versuche ich dieses moderne Phänomen der Homöopathie und der Isopathie zu erklären, wobei z.T. physikalische Erklärungsversuche einbezogen werden.

Inneres Milieu, Empfinden und homöopathisches Repertorisieren

Bei der Ermittlung des richtigen homöopathischen Heilmittels wird der Patient «repertorisiert», d.h. viele Wesensfragen und Symptomfragen werden ihm gestellt, aufgrund deren man ihm einen «Konstitutionstyp» zuordnet. Die Antworten auf die Fragen sind geprägt vom derzeitigen Empfindungs- und Symptomzustand des Patienten. Aus unserer Erfahrung zeigt sich aber gerade, dass das Empfinden eines Menschen bei verändertem Milieu und/oder bei toxischer Belastung grundlegend anders ist als bei Gesundheit. Symptome werden anders erlebt. Wird der Patient z.B. einer Entsäuerung unterzogen, so empfindet er später anders, er ist friedfertiger, eben «weniger sauer». Man wird den Patienten nach einer Milieutherapie einem anderen Konstitutionsmittel (= das durch genaue Befragung ermittelte homöopathische Einzelmittel, mit dessen Gabe die Konstitution des Meschen tiefgreifend beeinflusst werden kann, sofern der Patient regulationsfähig ist). zuordnen als vor der Milieutherapie. Oder, anders gesagt: **erst nach der Milieutherapie**

kann das richtige Heilmittel erkannt werden, welches dann auch durchgreifend wirkt. Und es kann besser wirken, da die Milieutherapie auch die Regulations- und Reaktionsfähigkeit verbessert hat.

Der Homöopath erwidert natürlich darauf, dass der Mensch eben zu Beginn der Behandlung ein erstes Mittel benötige, welches seinem initialen «Symptomzustand» entspreche, und dann später halt ein anderes. Zum Beispiel bei Schwermetallbelastung eben Nux vomica oder Silicea oder Mercurius, wodurch seine toxische Belastung dann schon verbessert werde. Und dann benötige er eben sein wahres Konstitutionsmittel. Gerade dies aber hat sich in der Praxis nicht bestätigt, da der heutige, multitoxisch belastete Mensch nicht mehr auf feinregulatorische Reize anspricht und metallische Toxine und Konservierungsstoffe materiell ausgeleitet werden müssen.

Physikalischer Erklärungsversuch von Homöopathie und Milieutherapie

Die folgenden physikalischen Erklärungsversuche sind bereits teilweise durch Erkenntnisse der Quantenphysik in Frage gestellt worden, und sie entsprechen auch nicht dem ganzheitlich-energetischen Verständnis der anthroposophischen Medizin. Diese andere Sicht wird daher z.T. in Kleinschrift in den Text eingefügt.
Trotzdem veranschaulicht das Folgende die Bedeutung des mesenchymalen Milieus und des Wassers als Energieträger im Menschen.

Die Wirkung homöopathischer Einzelmittel in Potenzen von über D30 ist nicht materiell, da in ihnen meist gar keine Moleküle der Wirksubstanz mehr vorhanden sind, sondern sie haben eine feinenergetisch-informative Wirkung auf Überträgersubstanzen des Mesenchyms. Insbesondere nimmt man an, dass die im Mesenchym gebundenen und entlang von Polysaccharidmolekülen angeordneten Wasser-Moleküle in ihrer Form verändert werden. Es konnte gezeigt werden (Prof. Dr. med. Hartmut Heine), dass die Gerichtetheit der Polysaccharidmoleküle im Mesenchym maßgeblich die Informationsübertragung mitbedingt, sie aber vom Säure-Base-Zustand und dem Vorhandensein von Spurenelementen und Mineralien im Mesenchym abhängig ist. Zurück aber zu den Wassermolekülen: Diese Wassermoleküle sind nicht in Einzelmolekülen vorhanden, sondern in Form von räumlich ganz speziell angeordneten Molekülgruppen, sogenannten Molekül-Cluster. Diese Cluster-Molekül-Bildung ist eine Eigenheit des Elementes Wasser, die wahrscheinlich einen Großteil seiner speziellen Eigenschaften erklärt.

Mit Laser-Spektralanalysen und Photonen-Emissions-Analysen (Prof. Popp) können Moleküle und deren Veränderungen, aber auch die «Energieabgabe» von Substanzen gemessen werden. Aus solchen Untersuchungen ist bekannt, oder es wird auf jeden Fall daraus geschlossen, dass Homöopathica die Clusterstrukturen der Wassermolekül-Verbindungen beeinflussen, insbesondere deren sphärische Winkel-Anordnung. Es konnte nachgewiesen werden, dass Wassermoleküle sich in Gruppen in einer räumlichen Anordnung von 15 bis 25 Molekülen anordnen. Diese Molekülgruppen (Cluster) können durch ihre räumliche Anordnung andere Moleküle, aber auch Elektronen aufnehmen, vorübergehend binden und wieder abgeben und haben damit eine Transportfähigkeit, aber auch die Möglichkeit, sich in ihrer Elektronen- und auch Photonen-Emission zu verändern. Diese Eigenschaft ist nur dem Wassermolekül eigen. Und – je kleiner die Wassermolekül-Cluster sind, desto besser ist die Eigenschaft des Wassers, «Informationen» zu übertragen.

Wenn Wasser in den gasförmigen Zustand übergeht, oder wenn es durch spezielle Methoden (Levitierung nach Hacheney oder spezielle Versprühungen auf Stein) «zerschlagen» wird, verkleinern sich die Molekül-Cluster bis zu einer Größe von Einzelmolekülen oder Klein-Cluster von 4 oder 5 Wassermolekülen. Das Gleiche erfolgt bei der homöopathischen manuellen Verschüttelung, welche das Wasser großen Rotations- und Verzögerungskräften aussetzt. Je kleiner die Cluster sind, desto mehr feinenergetische Informationen (Elektronen und Photonen) können an die Molekülstruktur «gebunden» werden (höhere Potenzen). Levitiertes Wasser oder Wasser aus sprudelnden, steinhaltigen Bachläufen ist daher besser in der Lage, Informationen auszutauschen oder aufzunehmen.

Die Veränderbarkeit der Wassermoleküle erklärt wahrscheinlich die gesamte Informationsaustausch-Qualität des Mesenchyms, also des interstitiellen Raumes (Pischinger-Raum).

Die philosophischeren, insbesondere anthroposophischen Betrachtungsweisen sehen diese Zusammenhänge aber viel ganzheitlicher und eben nicht materiell. Physikalische Erklärungsversuche der Homöopathie seien Unsinn und schon Hahnemann habe gewusst, dass die Verschüttelung der Homöopathica eine «geistähnliche» Kraft ins Mittel einbringe. Gerade dies wird wiederum von pseudoreligiösen «christlichen» Kreisen als «spirituell» verkannt, weshalb die Homöopathie als «unchristlich» bezeichnet wird.

Vermittelnd sei gesagt, dass alle physikalischen Erklärungsversuche nur Erkenntnisse auf einen höheren Stand bringen, nie aber endgültig erklären. Die Bildekräfte (Ätherkräfte) einer Substanz werden durch die homöopathische Verschüttelung herausgeholt und verbinden sich mit dem Element des Ätherleibes, nämlich Wasser. Was diese Kräfte wirklich sind, ist nicht bekannt und kann vermutlich auch intellektuell nie erfasst werden.

Folgt man dieser Sichtweise, so wird im Organismus nichts durch die Cluster, Moleküle oder deren Elektronen bedingt, sondern deren Zustand verändert sich einzig durch bisher nicht bekannte energetische Einflüsse. Die höheren «Wesensglieder» beeinflussen die physikalischen Substanzen in ihren materiellen Kräften und steuern sie. Nur so ist es z. B. erklärbar, wenn physikalische Substanzen im Menschen zu lebender Struktur werden. Die höheren Kräfte wirken demzufolge also nicht materiell-chemisch, sondern beeinflussen höchstens eben gerade übergeordnet die Chemie.

Mesenchym, Säuregrad und Eiweißzustand

Zusätzlich bestehen im Mesenchym, dem eigentlichen Wirkort der Homöopathica, auch hochmolekulare Polysaccharidmoleküle, welche bei normalem pH (Säuregrad) geometrisch parallel ausgerichtet sind. Ihnen entlang und ihrer Ladung folgend werden Stoffe transportiert, insbesondere wenn sie selbst eine Ladung haben, also nicht inerte Stoffe sind. So werden auch Wassermolekül-Cluster entsprechend ihren mitgezogenen Elektronen oder Koppel-Molekülen besser oder weniger gut bewegt. Der Informationsaustausch im Mesenchym hängt also ab von der Polysaccharidstruktur und der elektromagnetischen Ladung bzw. dem elektrischen Spannungspotential des Mesenchyms. Diese Faktoren hängen aber erneut ab vom Redoxpotential einer Flüssigkeit, dem elektrischen Widerstand und auch dem pH-Wert.

Materie kenne keinen Informations-Austausch, sagt aber der Philosoph. Information sei nur möglich zwischen Wesen, welche ein Bewusstsein hätten. Materie könne einzig zum Träger von Informationen werden, wie z.B. Luft, Elektrizität oder Papier. Besonders bedeutsam für die Trägereigenschaften organischer Substanzen ist das Silizium, das im Mesenchym für die Ordnung der organischen Moleküle sehr wichtig ist.

Befinden sich im Mesenchym zu viele freie H^+-Ionen, dann ist der pH-Wert zu sauer und die Polysaccharidmoleküle ordnen sich in vernetzter, chaotischer Form ineinander. Sind zu viele freie, nicht metabolisierte Eiweißmoleküle vorhanden (Übersäuerung), dann nimmt die Leitfähigkeit im Mesenchym auch ab. Ebenso ist das Silizium von großer Wichtigkeit durch Richtung der Polysaccharidmoleküle.

Diese Betrachtungsweise erklärt wiederum die Bedeutung des homöopathischen Mittels Silicea, welches in Tiefpotenz, oder noch besser in Form von Schüsslersalzen, zu Beginn einer Behandlung zur «Entgiftung» oder zur Ausleitung von störenden Fremdkörpern gegeben wird. Mit dieser Therapie macht der Homöopath aber nichts anderes als eine Behandlung des Mesenchyms, die durch andere, entsäuernde und eiweißentschlackende Maßnahmen unterstützt werden soll.

Jegliche Anpassungsfähigkeit des Organismus und jegliche innere Transportfähigkeit beruht also auf der Intaktheit der mesenchymalen Flüssigkeit.

Der Einfluss des Milieus auf die homöopathische Konstitution

Es ist nun bekannt, dass gerade Milieufaktoren einen großen Einfluss auf die Informationsaustauschfähigkeit des Wassers und des interstitiellen Raumes haben. Sowohl Eiweiße als auch Schwermetalle mit ihrer positiven Oberflächenladung binden sich fast irreversibel an die mesenchymalen Strukturen und verändern die elektromagnetische Oberflächenspannung und elektrische Ladung dieser Mesenchym-Moleküle. Wie schon zu Hahnemanns Zeiten beschrieben, wirkt gerade Quecksilber stark lymphatisch blockierend, wie auch Eiweiße durch ihre H^+-Ionen-Abgabe ionenbindend und damit Mesenchym-blockierend sein können. Eine Folge der Milieubelastungen ist, dass die Informationsaufnahmefähigkeit und die Stofftransportfähigkeit des Mesenchyms vermindert sind oder verloren gehen. Der Patient ist daher weniger zugänglich für informative, einzelmittelhomöopathische und andere feinstoffliche Therapien. Klinische Erfahrungen bestätigen, dass die Ansprechbarkeit für Informationstherapien durch mesenchymale Vorbehandlungen (Milieutherapie, orthomolekulare Therapie, Säure-Basen-Ausgleich, Isopathie) beträchtlich verbessert wird. Das erklärt, dass der heutige Mensch wegen seiner Schwermetall- und Eiweißüberbelastung auf einzelmittelhomöopathische Informationstherapie nicht oder nur gering anspricht, die Ansprechbarkeit aber durch die mehrmonatige Milieutherapie massiv verbessert werden kann.

Es ist wichtig, Patienten vor einer einzelmittelhomöopathischen Behandlung mit **orthomolekularer Therapie, Isopathie und Säure-Basen-Ausgleich** vorzubereiten. Einige Elemente, die besonders geeignet sind, die Patienten auf Homöopathica vorzubereiten, sind **Mineralstoffe, Salze und Metalle** in materiellen Konzentrationen: Silizium, Magnesium, Orotsäure, Kalium, Mangan

und Molybdän, in selteneren Fällen Kalzium. Wobei gerade mit Kalzium Vorsicht geboten ist, da dieser Mineralstoff Starre eher begünstigt. Die allgemein übliche Verabreichung viel zu hoher anorganischer Kalziumgaben bei alten Menschen (Osteoporose) ist aus ganzheitlicher Sicht kontraproduktiv!
Besonders erwähnenswert ist die orthomolekulare Beeinflussung des **parasympathischen Nervensystems** mit Magnesium (Sympathicusverminderung) und Kalium (Parasympathicusverstärkung); sie begünstigen die Feinregulation und verbessern die Ansprechbarkeit auf Homöopathica.

Ebenfalls erwähnenswert sind die **katalytischen Stoffe** wie Zink, aber auch organische Substanzen wie Acidum phosphoricum, Chinone usw., die schon im normalen Zellstoffwechsel in homöopathischen Konzentrationen vorkommen und mit Sicherheit eine Interferenz mit Einzelhomöopathica haben. Damit wird erneut klar, wie stark der Zellstoffwechsel jede homöopathische Therapie beeinflusst.

Zähne, Schwermetalle und inneres Milieu: Die Bedeutung der Regulationsblockaden

Damit eine homöopathische Therapie wirken kann, braucht der Körper Reaktionsfähigkeit und die Fähigkeit, feinenergetische Reize umzusetzen. Diese Fähigkeit wird in der biologisch-medizinischen Welt auch «Regulation» genannt. Es handelt sich dabei um eine Informationsübertragung in der Grundsubstanz des Menschen: um ein Erkennen des Reizes und ein zielgerichtetes Umsetzen des Reizes in eine gewebliche Reaktion.

Es gibt so genannte «Regulationsblockaden», welche in der Biologischen Medizin eine enorme Rolle spielen und eben gerade diese Reaktionsfähigkeit unterdrücken. Menschen mit Regulationsblockaden können daher auf feine homöopathische Reize nicht reagieren. Bei ihnen wird eine Hochpotenz-Homöopathie erst wirken, wenn die Blockaden gelöst sind.

Der Homöopath und der Anthroposoph sagen: «Blockierte» und toxische Patienten zeigen kein klares homöopathisches Bild, da die Seele des Menschen blockiert ist. Daher muss zuerst mit Symptommitteln behandelt werden, erst dann kann das wahre Konstitutionsmittel erkannt werden. Die Konsequenz daraus ist aber dieselbe: Regulationsblockaden müssen vorerst beseitigt werden.

Die häufigsten **Regulationsblockaden** sind bedingt durch:

- **Schwermetalle** (häufigste Quelle: Zahnfüllungen sowie Zahnersatzmaterialien, die Quecksilber oder Palladium enthalten). Die hoch toxischen Schwermetalle werden vom Körper aufgenommen und haben eine Langzeitwirkung. Sie behindern wichtige chemische Stoffwechselreaktionen und wirken als Antagonisten zu den wichtigen Spurenelementen wie z.B. Zink, Selen oder Mangan.
- **Tote Zähne** und bakterielle ostitische Herde im Kiefer; jeder wurzelbehandelte Zahn ist ein toter Zahn und befördert hoch toxische Leichengifte ins Mesenchym, in die Lymphe. Zusätzlich ist jeder wurzelbehandelte Zahn bakteriell beherdet. Diese Bakterien blockierenden das Immunsystem, aber auch die zugehörigen Meridiane und deren Organe.
- **Dysbiose der Därme** (fehlerhafte Darmbakterien-Besiedelung): Die Darmbakterien sind unsere Hauptentgifter und schützen auch vor anderen pathologischen Bakterien. Bei Fehlen der normalen Bakterien kommen pathologische Bakterien und Pilze auf, welche Toxine freigeben.
- **Spurenelementmängel**
- **Übersäuerung und Übereiweißung**
- **psychische Dauerbelastungen**
- **chemische Einwirkungen wie Antiphlogistica, Steroide usw.**

Die Stellung der Komplex-Homöopathica

Die Erkenntnis, dass Homöopathica besser wirken, wenn zuvor Blockaden gelöst werden, hat den Begründer der **Homotoxikologie,** den großen Homöopathen Dr. med. Hans Heinrich Reckeweg, dazu bewogen, Homöopathica zusammenzustellen, welche einerseits die klassischen homöopathischen Substanzen enthalten, anderseits aber auch die Zellstoffwechselvorgänge anregen. Diese Substanzen sind die so genannten Chinone und Katalysatoren des Zitronensäurezyklus.

Dr. Reckeweg hat aber auch begonnen, homöopathische Substanzen mit homöopathisierten Heilmitteln zu kombinieren, welche gezielt gewisse Ausscheidungsorgane anregen und dadurch die Wirksamkeit der tiefpotenten Homöopathica verbessern.

Die dritte Gruppe der Mittel, welche ebenfalls mit den herkömmlichen Homöopathica verbunden wurden, sind die so genannten Zellpräparate, die eine anregende Wirkung auf die Organtätigkeiten haben. (Zellpräparate sind Homöopathica, welche aus Zellmaterial gesunder Organe von Jungtieren gewonnen werden).

Die Kombination dieser verschiedenen homöopathischen Gruppen ergibt komplexe Präparate, welche eben **«Komplex-Homöopathica»** genannt werden. Diese Stoffkombinationen haben organotrope Wirkungen und ergänzen die Milieutherapie hervorragend. Sie wirken, anders als die Einzelmittelhomöopathica, weniger auf die Wesensart und die archetypischen Lebensthemen des Menschen als auf Ausscheidung und Stoffwechsel. Sie konkurrieren die hoch potenzierten Einzelmittelhomöopathica in keiner Weise, sondern bereiten den Körper auf die Einzelmittel vor. Für mehr Informationen eignen sich die Lehrbücher der Homotoxikologie oder das große Vademecum der Firma Heel.

Inneres Milieu, Erleben und Psyche

Ein völlig neuer Aspekt, welcher bei der eng verstandenen homöopathischen Therapie vernachlässigt wird, ist die Beeinflussung der **Wesensart** und der Denkart sowie der Stoffwechselreaktionen eines Menschen durch Ernährungsumstellung, Entgiftung und orthomolekulare Therapie. Ein toxisch belasteter Mensch mit chronischen viralen Infektionen und chronischer mesenchymaler Verschlackung («Übersäuerung») denkt, empfindet und handelt anders, als er es nach mehrmonatiger Stoffwechselumstimmung tut. So ist die durch Repertorisierung gefundene Konstitution häufig nicht die wahre Konstitution und Wesensart des Patienten, sondern diese zeigt sich erst nach länger dauernder Milieutherapie. Dies erklärt, weshalb Homöopathica ohne vorausgehende Milieutherapie oft nicht wirken, da eben eine falsche Konstitution vorgespiegelt wird. Immer wieder sehe ich in meiner Praxis, dass die Menschen allein durch die Ernährungsumstellung oder Entsäuerung ihren Zugang zu Lebensthemen und ihrer Situation grundlegend verändern, also ihren homöopathischen Konstitutionstyp wechseln. Dies erklärt von anderer Seite, dass die tief greifende homöopathische Wirkung von Einzelmitteln erst nach der milieutherapeutischen Körperreinigung und Stoffwechseleinstellung erfolgt. Erst nach einer solchen «milieu-konstitutionellen» Umstimmung kann man dann das richtige Mittel durch Kategorisierung finden.

Wir wissen wohl, dass die großen Homöopathen ihren Patienten immer auch Lebensrichtlinien mitgegeben haben (siehe Werke von Kent). Und wir wissen ebenfalls, dass die orthomolekularen Therapien nur mit den physikalischen Wirkungen der Substanzen arbeiten. Die wahre Wirkung kommt aber wahrscheinlich von der Mitarbeit des Menschen, der durch sein aktives «Sich-Einbringen» und durch seine Ernährungsumstellung seine wahre Umstimmung durch Veränderung seiner Einstellung zu seinem Körper, zur Erde und zur Natur beeinflusst.
So ist der geistige Einbezug des Patienten durch das Charisma und die positive, liebende Kraft des Therapeuten sehr wichtig.

Ein weiteres Paradigma vieler Homöopathen ist die Ausschließlichkeit, mit welcher reine Homöopathie postuliert wird. Keine anderen Begleittherapien sind erlaubt, als könnten sie einen beeinflussenden Effekt auf das wahrhaftig gewählte Mittel haben. Auf der anderen Seite sollen aber manifeste Toxizitäten und Blockaden, wie z.B. Arsen in Zahnwurzelfüllungen, Sulfur im Schweinefleisch, Phosphor aus organischen Säuren, Siliziummangel durch tierische Ernährung usw. nach Meinung der Homöopathen nicht stören! Im Stoffwechsel des Patienten entstehen fortwährend Substanzen, die auch als Homöopathica wirken oder eben homöopathische Bilder verändern. Paradoxerweise wird aber auf der anderen Seite von strikten Homöopathen immer wieder gewarnt, Pfefferminze blockiere alle Homöopathica, was ja zum Teil auch stimmen mag, in dieser Ausschließlichkeit aber Unsinn ist. Die Minze enthält langkettige gesättigte ätherische Öle, wie sie auch in vielen tierischen Produkten, aber auch in sehr vielen aromatischen Substanzen enthalten sind.

Ist es denn nach oben Geschriebenem nicht evident, dass sowohl die Stoffwechsellage als auch die Ernährung allein schon intensivsten Einfluss in das Konstitutionelle, aber auch das Wesensbild und die Denkart des Patienten haben und von den homöopathischen Prinzipien nicht getrennt werden können? Und wie verhält es sich denn, wenn der Mensch tierische Produkte isst, sich also die Wesensart des gequälten und artentfremdeten Masttiers zuführt mit seiner homöopathischen Konstitution und mit seinen das Erbgut beeinflussenden endobiontischen und viralen Belastungen? So müsste der wahre Homöopath doch eigentlich von seinem Patienten geradezu fordern, naturnah, vegan und toxinfrei zu leben!

So muss auch in einzelmittelhomöopathischen Kreisen dringend endlich erkannt werden, dass die Milieutherapie und orthomolekulare Medizin die Basis der Biologischen Medizin sind und erst in deren Ergänzung das Homöopathicum im Sinne einer Therapiekrönung wirken wird.

Nach wie vor erlebe ich in meiner Praxis phantastische Resultate bei homöopathischen Hochpotenz-Therapien. Dies sind aber Einzelfälle, meist mit ausgeprägten konstitutionellen Situationen. Völlig anders verhält es sich mit der breit kombinierten Milieutherapie, mit welcher Beschwerdebilder bei ca. 80% aller chronischen Krankheiten innerhalb von 2 bis 6 Monaten stark gebessert werden.

Die Kombination verschiedener biologisch-medizinischer Methoden mit der Einzelmittel-Homöopathie bildet die Therapie der heutigen Zeit, insbesondere wenn gleichzeitig eine Ernährungsumstellung im Sinne der vegetarischen Ernährung mit der entsprechenden Umstellung der inneren Einstellung des Patienten erfolgt.

Praktischer Vorschlag zur Milieuvorbereitung und Verbesserung der Regulationsfähigkeit

Die Milieutherapie muss immer individuell erfolgen und vor allem die toxischen Bedingungen mitberücksichtigen. Die folgenden Rezepte sind daher nur ein allgemeiner Vorschlag. Die Behandlung soll einige Wochen bis Monate durchgeführt werden.

<u>Verbesserung des Säure-Basen-Milieus</u>
- vegetarische Kost, keine Kuhmilchprodukte, kein Zucker
- große Trinkmenge, am besten warmes Wasser, 2 Liter pro Tag
- **Alkala N,** 1- bis 2-mal täglich ½ Messlöffelchen
- **Sanuvis-Tropfen (Lactovis®),** 2- bis 3-mal täglich 30 Tropfen
- **Mapurit** (Sanum), 2-mal täglich 1 Kapsel oder ein sonstiges Multimineralpräparat (Vorsicht mit Kalzium, siehe Seite 59).

<u>Schwermetallausleitung</u>
- **Selen,** 100–200 µg täglich, z. B. als Selenmethionin (2 x 1, Sanum), Selenase oder Selenvital
- **Vitamin C,** 1–2 g täglich während mehrerer Monate
- evtl. **Bio-Chlorella,** 2- bis 3-mal täglich 4–6 Tabletten während 4 Wochen, danach 4 Wochen Pause

<u>Darmflora-Aufbau und endobiontisches Milieu</u>
- **Sankombi,** 3 x 8–10 Tropfen (Sanum), gut einspeicheln
- **Utilin D6 und Recarcin D6,** je 1 Kapsel wöchentlich

<u>Verbesserung der «Zellatmung»:</u> (fakultativ, vor allem bei chronischen und neurologischen Leiden)
- **Ubichinon comp.** (Heel), 1 Ampulle subcutan gespritzt, 2-mal wöchentlich oder als Nasentherapie (in die Nase sprayen)
- **Katalysatoren des Zitronensäurezyklus** (Heel), jeden 2. Tag eine Ampulle oder subcutan gespritzt, wie auf Anleitung beschrieben
- **Coenzyme Q 10,** 90–120 mg täglich

Kapitel 6 Die Übersäuerung und Übereiweißung des Körpers

Die Bedeutung des «inneren Milieus»

Dieses etwas ausführliche Kapitel ist grundlegend für das Verständnis der Biologischen Medizin. Fast jeder unserer Patienten erhält eine Therapie, welche seinen Säure-Basen-Haushalt beeinflusst. Die meisten Menschen, insbesondere fast alle chronisch kranken, leiden an einer «Übersäuerung» bzw. einer «Übereiweißung». Dies bedeutet, dass zu viele Säureäquivalente (organische oder anorganische Säuren) im Körper sind. So viel, dass die Zellen, dann die Gewebe und das Mesenchym säurelastiger werden und viele Stoffwechselfunktionen anders ablaufen.

Die Entsäuerung des Körpers ist ein sehr lange dauernder Prozess. Der Patient wird vorerst gar nicht viel bemerken, aber nach Wochen bis Monaten wird seine Stoffwechselsituation deutlich verbessert sein.

Die Bedeutung der Eiweiße und das Problem der Übereiweißung

Einleitung

Obwohl die Bedeutung des interstitiellen Eiweißgehalts und des Säure-Basen-Haushaltes von der Schulmedizin kaum beachtet wird, sind diese zwei Parameter für die Biologische Medizin von großer Bedeutung. Der Säure-Basen-Haushalt bestimmt die Regulationsmechanismen des Körpers grundlegend; er sollte parallel zu jeder biologisch-medizinischen Therapie miteingestellt werden.

Jede biologische Therapie und auch jede isopathische Therapie (Sanum-Therapie) ist eine Therapie, welche sich ausschließlich an den Regulationssystemen des Organismus orientiert. Sie beeinflusst die Anpassungsfähigkeit des Organismus, das innere Milieu und somit die Reaktions- oder Regulationsvorgänge im Organismus. Aus der Sicht des biologischen Therapeuten sind Symptome deshalb ein Ausdruck zielgerichteter Regulationsversuche des Organismus. Der biologisch-medizinische Therapeut benutzt Symptome daher als Indikatoren dafür, welche Stoffwechselvorgänge beim Patienten aktiv sind, gestört sind oder unterstützt werden müssen. Er behandelt deshalb nie gegen das Symptom, sondern unterstützt seine Zielrichtung.

So ist etwa eine Entzündung mit begleitendem Schmerz nicht eine eigentliche Krankheit, sondern Ausdruck des Versuchs des Organismus, Toxine oder fehlerhafte Eiweiße durch Entzündung in die weißen Blutkörperchen aufzunehmen (Phagozytose) oder zu verdauen. Eine Entzündung wird daher als granulozytärer oder enzymatischer Vorgang betrachtet. Diesen zielgerichteten Vorgang der Entzündung unterstützt der Therapeut, indem er leucocytäre Systeme anregt, Durchblutungsverhältnisse begünstigt oder das Lymphsystem in seiner Ausleitungskapazität verstärkt. So kann der schmerzauslösende Turgor vermindert und die Zielrichtung der Entzündung unterstützt werden. Werden – wie bei der schulmedizinischen Therapie – Entzündungsvorgänge durch Antiphlogistika unterdrückt, so kann der Körper sein Ziel der Toxinverarbeitung nicht erreichen und das Gewebe wird toxin-, eiweiß- oder immunkomplexbeladen und anfälliger für erneute gewebliche Störungen.

Der biologische Therapeut versucht also, die Anpassungsfähigkeit und die Reaktionsfähigkeit des Organismus zu verbessern, d. h. er muss an der Basis des Regulationssystems eingreifen. Wie schon Pischinger, Sander und Wendt in ihren Werken beschrieben haben, ist die Intaktheit des interstitiellen Systems die wichtigste Voraussetzung für eine gute Regulation und Reaktionsfähigkeit der Gewebe, da alle feinstofflichen Informationen, aber auch der zelluläre Stoffaustausch, über die feinsten interstitiellen Räume erfolgen.

Leit- und Transportfähigkeit der interstitiellen Flüssigkeit ist abhängig

- vom Eiweißgehalt des Interstitiums
- vom Säure-Basen-Ausgleich (pH-Wert)
- vom Mineralstoff- und Spurenelementgehalt
- vom Befall mit endobiontischen Hochvalenzen, der von den ersten drei Kriterien abhängt

Jeder biologischen Therapie muss daher eine Normalisierung/Einstellung des interstitiellen Milieus vorausgehen. Anders ausgedrückt: Es zeigt sich, dass bei jedem chronisch kranken Menschen eine Verschiebung des inneren Milieus (des Zustandes des Interstitiums) vorliegt. Dies erklärt, weshalb die biologische Therapie nie allein symptomorientiert sein darf, sondern sich immer am Interstitium orientieren muss.

So kann auch eine Sanum-Therapie nicht mechanisch nach Indikationslisten angewendet, sondern muss absolut individuell verabreicht werden. Dies beschreibt schon Enderlein in seinen Werken und zeigt auf, dass jede isopathische Therapie vorwiegend am Milieu angreift, und dass jede spontane

Auf- oder Abwärtsentwicklung endobiontischer Valenzen ausschließlich durch eine Milieuveränderung bewirkt werden kann.
Begleitend zu jeder isopathischen oder immunbiologischen Therapie muss daher eine Behandlung des interstitiellen Eiweißgehalts mit Medikamenten und Diätetika erfolgen, ferner die Regulation des Säure-Basen-Haushaltes, und, was heutzutage immer wichtiger wird, der Spurenelementspiegel muss reguliert werden. Die Tatsache, dass Homöopathica und Isopathica bei gleichzeitiger Verabreichung von Spurenelementen besser wirken, wurde vor Enderlein schon von Hahnemann in seinen späten Werken wie auch von Rudolf Steiner beschrieben. Wir machen diese Erfahrung bei uns ganz intensiv, indem wir sehen, dass Isopathica, kombiniert mit orthomolekularer Medizin oder homöopathisierten Spurenelementen, wesentlich besser wirken.

Die Thematik der Eiweißbeladung und des interstitiellen pH-Wertes wird im Folgenden ausführlich beschrieben. Die Beurteilung des Gewebe-pH-Wertes, teilweise repräsentiert durch den Urin-pH-Wert, und die Beurteilung des Übereiweißungsgrades erfolgen relativ schnell durch die Messung des Urin-pH-Wertes kombiniert mit der *Dunkelfeldmikroskopie.* Die Dunkelfeldmikroskopie ist eine schnell durchzuführende und praxisnahe Untersuchungsmethode, welche Hinweise über die Pufferkapazität des Blutes, den Eiweißgehalt und den endobiontischen Befall der interstitiellen Flüssigkeit und der Blutzellen gibt. Zusätzlich können Ausleitungsstörungen anhand der vorliegenden Symplasten und Kristalle gesehen werden, zudem Blockierungen der Leucocyten bei Spurenelementmängeln, toxischen Belastungen oder degenerativen Tendenzen. Der erfahrene Dunkelfelddiagnostiker erkennt zudem die endobiontische Belastung des Blutes und die daraus resultierende notwendige Therapie (siehe Tafel 1).

«Übersäuerung» im Dunkelfeld: Schnelle Faserbildung (Fobrin), stark leuchtende, dicke endobiontbelastete Zellwände, hohe degenerative Tendenz. Neigung zur Stechapfelformbildung beim Stehenlassen des Blutes. Hochvalente Makrosymprotite.

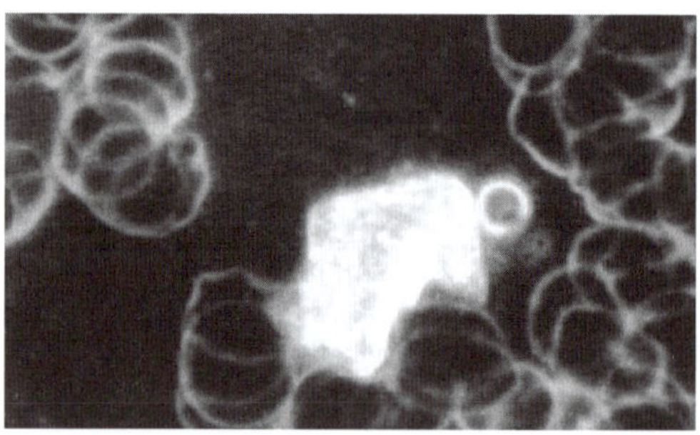

Die klinische Bedeutung der Eiweiße und die Übereiweißungskrankheit

Der erwachsene Mensch benötigt zur Erhaltung seines Stoffwechselgleichgewichts (ausgewogener Abbau/Aufbau der Körpereiweiße) ca. 40 g reines Eiweiß täglich, dies entspricht 0,5–0,7 g pro Kilogramm Körpergewicht. Die Umsatzquote beträgt ca. 60 g täglich, wobei ein Teil des aus den Zellen abgebauten Eiweißes in Form von Aminosäuren wieder neu eingebaut werden kann und ein geringer Teil zu Glucose (siehe Seiten 90/91, Gluconeogenese) oder im Hormonumbau verarbeitet wird. Die tierischen Eiweiße werden zwar besser im Dünndarm resorbiert, da sie zu höherer Fermentausschüttung und Salzsäureproduktion anregen, dabei wird jedoch nicht berücksichtigt, dass nur ihre Resorption in den Körper gut, ihr Um- und Einbau in die Körperzellen aber schlecht ist.

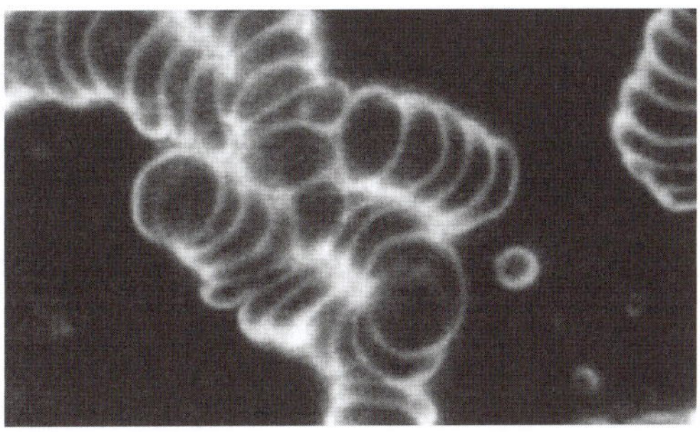

Übereiweißung im Dunkelfeld: Geldrollenbildung mit dicken Eiweißsäumen, zähflüssige Bewegungen, in dünnen Ausstrichen «Zitronenbildungen» und «Birnenbildungen» der Erythrozyten. Neigung zur Bildung von langen kondriten Schlangen und Asziten beim Stehenlassen des Präparates. Symplastenbildung und Eiweißkristalle. Die Symplasten deuten darauf hin, dass es Ausleitungstherapien und diätetische Maßnahmen braucht (siehe auch Tafel 1).

Tafel 1

Bedeutung der <u>Dunkelfeldmikroskopie</u> für die Praxis

- Milieu?
- Übereiweißung?
- Aktivität des Immunsystems
  - Protiten?
  - Leucocytenbeweglichkeit?
- Endobiontenbefall?
- Zellresistenz? / Zellatmung?

→ Hauptansatz der Therapie
  - Ausleitung?
  - Enteiweißung?
  - Endobiontenbehandlung?
  - Anregung Immunsystem?

Tierische Eiweiße, vor allem aus Schweinefleisch, werden höhermolekular in Peptiden oder als kleinmolekulare Eiweiße in den Körper aufgenommen und im Interstitium eingelagert.

Pflanzliche Eiweiße werden schon im Intestinaltrakt zu kleineren Bestandteilen (Aminosäuren) abgebaut und resorbiert. Diese Aminosäuren, insbesondere die essentiellen, sind für die Körperzelle leichter einzubauen. Es konnte daher nachgewiesen werden, dass pflanzliche Eiweiße in viel höherem Mass zum Aufbau von Körperzellen, besonders von Muskelzellen, verwendet werden können. So wurde in großen sportärztlichen Untersuchungen gezeigt, dass durch rein vegetarische Ernährung bei gleichem sportlichem Training eine deutlich bessere Dauerkondition erreicht werden kann als mit Nahrung aus tierischem Eiweiß. Insbesondere konnte nachgewiesen werden, dass bei vegetarischer Ernährung die Zellatmung, eine mitochondriale Funktion, verbessert werden konnte. Die durchschnittliche Eiweißzufuhr pro Kopf und Tag beträgt in Deutschland und in der Schweiz 140 g/Tag (Tafel 2). Bei einer Idealzufuhr von 40–60 g Eiweiß täglich, welches auch verarbeitet werden kann, beträgt der Überschuss 50–100 g pro Tag und Person! Dieses überschüssige Eiweiß kann nicht für die Zellen verarbeitet werden und muss entweder abgebaut, verbrannt oder im Körper eingelagert werden. Aminosäuren und kleinmolekulare Proteine haben eine negative Ladung und neigen dazu, Mineralstoffe mit positiver Ladung zu binden. So entstehen chemisch inerte, kaum reagierende Eiweiß-Mineralstoff-Komplexe mit äußerst hoher Tendenz zur Einlagerung ins Interstitium und in die Gewebe. So eingelagerte Eiweiße führen zu Verminderung der Gewebereaktion, interstitieller «Verschlackung» und Veränderung des Soll-Zustandes der interstitiellen Flüssigkeit. Der Pischinger-Raum (Interstitium), Träger von Informationen und Medium jedes Stoffaustausches, wird weniger transportfähig, was zur Überschwemmung der Gewebe und Zellen mit Toxinen sowie zur Einlagerung von Abbausubstanzen ins Interstitium führt.

Die Übereiweißungskrankheiten sind chronische Krankheiten, sie entwickeln sich im Allgemeinen langsam und behindern den zellulären und den Ausscheidungsstoffwechsel massiv. Die Übereiweißung des Organismus, insbesondere des Interstitiums, führt zur Verminderung der mitochondrialen Tätigkeit, d. h. der Zellatmung und damit zu erhöhter degenerativer Tendenz der Zellen und Gewebe (siehe auch Tafel 4). Sie muss daher immer auch auf zellulärer Ebene, also mit Anregung der Atmungsfermente und mit Behandlung des interstitiellen Raumes angegangen werden.

Physiologische Eiweißabbaumechanismen: Zelleinbau und Umstrukturierung von Eiweißen in Fermente usw. machen 40 g/Tag aus. Was zu viel zugeführt wird, muss ausgeschieden, abgebaut oder eingelagert werden. Der physiologische Abbau der Eiweiße geschieht über die Purinsynthese. Proteine werden zu Aminosäuren abgebaut, Zellsubstanzen zu Purinen umgebaut und als Harnsäure ausgeschieden. Dieser Abbaumechanismus ist sehr säurelastig (Gicht).

Tafel 2

Übereiweißung pro Tag	
Physiologie	
Umsatz, maximal	70 g
Zufuhr, aktuell	120–150 g
Zufuhr, ideal	40–70 g
Eiweißüberschuss	50–120 g
→ Abbau/Ausscheidung nötig	
Abbau/Umbau	
Einbau in Zellen, Muskeln	
– Enzymaufbau	40 g
Physiologischer Abbau:	
Proteine → Aminosäuren	
– Purine → Harnsäure	

Tafel 3

Eiweißausscheidungs-Pathologie

- Verstärkte Harnsäureproduktion → – Kristalle – Gicht
- Aminosäuren-ablagerungen → – Verkalkungen – Weichteilrheumatism.
- Gluconeogenese (bis 40 g/Tag)
  → Lactatbildung → Säure
  → Insulinüberlastung → Mucor rac.
- Prostaglandin-Synthese → Entzündung
- Ausscheidung
  Niere +/– 0!
  Leber 10–40 g/Tag
  → Toxinstau
  Haut: Ekzeme
  → freie Radikale
  → Tumoren
  PERIODEN!!

Eine überschüssige Eiweißausscheidung belastet auch den Ausscheidungsstoffwechsel. Normalerweise werden im Fließgleichgewicht täglich auch etwa 40 g Eiweiße im Sinn von Abfallprodukten, freien Radikalen und Toxinen ausgeschieden. Die Ausscheidungsmechanismen sind dadurch größtenteils ausgelastet. Müssen zusätzliche Eiweiße – wie es bei unserer Durchschnittszufuhr der Fall ist – von täglich 50 bis 100 g ausgeschieden werden, führt das zu einer Überlastung der Ausscheidungsmechanismen und der Ausscheidungsorgane; es kommt zu einer Eiweißausscheidungspathologie (siehe Tafel 3). Der Körper ist für die zusätzliche Eiweißausscheidung nur schlecht gerüstet und setzt deshalb Stoffwechselumwege in Gang.

– **Verstärkte Harnsäureproduktion**

Die Löslichkeit für Harnsäure ist sehr gering. Eine große Trinkmenge muss eingehalten werden, sonst bilden sich Harnsäurekristalle im Gewebe. Diese können bei der Dunkelfeldmikroskopie auch im Blut in Form von kleinsten, scharfkantigen, sehr geometrischen Kristallen nachgewiesen werden. Diese Harnsäurekristalle haben eine Fremdkörper- und eine mechanische Scheuerwirkung und können das Krankheitsbild der akuten Gicht auslösen. Die Therapie bei erhöhter Harnsäureproduktion besteht in erhöhter Trinkmenge, Stimulierung der Nierentätigkeit mit Solidago, Berberis und harntreibenden Tees sowie einer strikt eiweißarmen Kost. Die Abgabe von Xanthinoxidase-Hemmern (z. B. Allopurinol/Zyloric) wird nicht empfohlen, da dadurch andere pathologische Wege der Eiweißausscheidung überbelastet werden und das Grundproblem nicht beseitigt wird.

– **Aminosäurenablagerungen**

Diese werden bei den Spätfolgen der Übersäuerung behandelt. Die negativ geladenen Aminosäuren verbinden sich mit den Mineralstoffen, was zu einem Mangel an verfügbaren Mineralstoffen und zu Kalziumkomplexeinlagerungen in die Gewebe führt. Typischerweise zeigt der über Jahre übereiweißte Patient einerseits Mineralmängel an Knochen und Knorpel und andererseits Kalkeinlagerungen in den Weichteilen. Die Haut des übereiweißten Patienten wird verdickt, grobporig, vermehrt sonnenempfindlich und zeigt eine Rötung, vor allem an den seborrhoischen Partien von Gesicht, Wange und Brust. Die Patienten neigen zu «Sonnenallergien».

– **Gluconeogenese**

Der Stoffwechsel des Menschen ist für Notzeiten mit dem Energiegewinnungsmechanismus der Gluconeogenese ausgerüstet. In Hungersituationen kann aus Eiweißen Glucose gewonnen werden; Eiweiße werden abgebaut und zu

Glucose umgebaut. Dieser Vorgang der anaeroben Energieverwertung geht mit Laktatbildung einher, was wiederum säurelastig ist und hochvalente Formen des Mucor-racemosus-Zyklus begünstigt. Der Mucor racemosus entwickelt sich in laktatreicher Umgebung aufwärts. Dieser Vorgang führt beim übereiweißten Patienten zu einer Überbelastung mit Glucose und damit zu einem Hyperinsulinismus und paradoxerweise auch zu einem vermehrten Hungergefühl. Aus diesem Grunde raten wir dem übereiweißten Patienten zu einer tiereiweißfreien Ernährung und gleichzeitig zum Verzicht von Zucker. Durch den Vorgang der Gluconeogenese können täglich bis zu 40 g Eiweiß abgebaut werden, allerdings unter starker Pankreas- und Leberbelastung durch die Glycogenneubildung.

– **Prostaglandinsynthese**

Prostaglandine sind Fett-Eiweiß-Körper, welche im Körper als Nebenprodukt des Zellabbaus einerseits und als Abbauprodukt der Arachidonsäure andererseits synthetisiert werden. Diese Arachidonsäure wird dem Körper alimentär einzig durch tierische Produkte zugeführt; sie existiert in der pflanzlichen Nahrung nicht. Die körpereigene Prostaglandinsynthese kann zugunsten der entzündungshemmenden Prostaglandine Typ I umgelenkt werden, und zwar durch Einnahme von Antioxidativa, Vitaminen, Nachtkerzenöl und Selen. Die alimentär durch tierische Eiweiße zugeführte Arachidonsäure wird aber immer zu Prostaglandinen des Typs II metabolisiert, welche entzündungsfördernd sind. Gleichzeitig wird dadurch auch die Bildung von Histaminen, Entzündungsparametern und Thromboxan gefördert, was die erhöhte Allergie- und Thromboseneigung bei tierischer Ernährung erklärt.

Die meisten Antiphlogistika und Cortisone wirken hemmend auf die Synthese der Prostaglandine I und II und führen zu einem Arachidonsäurestau, welcher einerseits wiederum zu vermehrter Interleukin- und Thromboxansynthese führt und außerdem zu einer Verschlechterung der Entzündungsneigung nach Absetzen der Medikamente Cortison oder Antiphlogistika. Durch diesen Stoffwechselmechanismus erklärt sich auch die erhöhte Leucocytenzahl bei länger dauernder Steroidtherapie sowie die erhöhte Thromboseneigung. In der Problematik der Übereiweißung ist daher die tiereiweißfreie Ernährung sehr wichtig, aber auch die Therapie mit Antioxidantien, insbesondere mit den Vitaminen E und C sowie Nachtkerzenöl (Literatur: Lancet 1991, Vegetarische Diät bei rheumatischer Arthritis).

Studien an Patienten mit rheumatoider Polyarthritis haben gezeigt, dass bei rein pflanzlicher Kost nach 6–10 Wochen die Schmerzintensität zurückging, aber auch die klassischen Entzündungsparameter sich signifikant verbessert haben, ohne dass ihre bisherigen Therapien geändert wurden. Bei über 50% der Patienten konnten die Antiphlogistika (chemische Entzündungshemmer) nach 6–12 Wochen deutlich vermindert oder weggelassen werden. Bei einer zweiten Kontrollgruppe wurde zu dieser Diät zusätzlich Vitamin E verabreicht, in einer Dosierung von 800 bis 1200 mg pro Tag. Das Vitamin unterstützt die Produktion der entzündungsvermindernden Prostaglandine I. Der Erfolg war ganz erstaunlich: bei ca. 80% trat eine deutliche Besserung ein und bei über der Hälfte der Patienten heilte das Leiden aus.

Weitere Stoffwechselwege der Eiweißausscheidung

Die Verstoffwechselung der Eiweiße erfolgt hauptsächlich über die Leber. Die Verstoffwechselungskapazität liegt bei einem gesunden Erwachsenen bei ca. 40 g täglich. Daraus ist ersichtlich, dass die Leber allein zur Erhaltung des normalen Stoffwechselgleichgewichts bei einem physiologischen Umbau von 40 g Eiweißen täglich weitgehend ausgelastet ist. Müssen zusätzlich aus dem Interstitium ausgeschwemmte Überschusseiweiße verarbeitet werden, so wird die Leber langfristig überlastet und es kommt zum Toxinrückstau. Toxine sind größtenteils Eiweißkörper, häufig hochmolekulare Strukturen. Der Körper versucht dann, diese wiederum einzulagern oder über die Haut auszuscheiden. Toxine können sowohl als freie Radikale, mit Verstärkung der

Tafel 4

Übereiweißungskrankheiten	
Blut	Sauerstoffaufnahme reduziert
	Geldrollenbildung
	Thrombosen
	Hypertonie
Gefäße	Wandstarre
	Arteriosklerose
Gewebe	Übersäuerung
	Rigidität der Bindegewebe
	Myome/Myogelosen
Interstitium	Entgiftung reduziert
(Pischinger)	Stofftransport reduziert
	degenerative Tendenz erhöht

Oxidationstendenz des Organismus, wie auch als Karzinogene wirken. Der Versuch, Eiweiße über die Haut auszuscheiden, führt zu den auf Seite 92 (Aminosäurenablagerungen) erwähnten Hautveränderungen mit Tendenz zu Hautentzündungen und zur Einlagerung freier Radikale in die Haut. Pigmentstörungen, Neigung zu Hauttumor und Hautekzemen sind die Folge.

Ein weiterer sehr wichtiger Weg der Eiweißausscheidung sind die Monatsblutungen der Frau. Die monatliche Ausscheidung von 100–300 ml meist koaguliertem Blut bedeutet eine ausgeprägte Toxin- und Eiweißausleitung. Sie ist für die Frauen als Entgiftungsfunktion sehr wichtig. Dies erklärt auch, weshalb Frauen im periodenaktiven Lebensabschnitt weniger unter degenerativen Krankheiten und Zivilisationskrankheiten leiden als Männer, ebenso, weshalb sie sich in der Krankheitshäufigkeit erst nach der Menopause den Männern nähern. Aus unserer biologisch-ganzheitlichen Sicht sind daher die Periodenblutungen ein sehr wirksamer Entgiftungsvorgang, und wir sind strikt gegen die freizügige Indikationsstellung für Hysterektomien vor der Menopause. Aus ganzheitlicher Sicht sind die bei Frauen mittleren Alters sehr häufigen Myome nur Ausdruck von Übereiweißung und Eiweißeinlagerungen zwischen den Muskelzellen und können durch Ausleitungstherapie und Mucortherapie lokal und systemisch erfolgreich behandelt werden.

Weitere Übereiweißungskrankheiten

Beim Krankheitsbild der Übereiweißung können nicht verstoffwechselte Eiweiße auf zwei pathophysiologische Mechanismen einwirken:

Vermehrte Auflösung in den interstitiellen Räumen und Fließsystemen; die Passagefähigkeit für lösliche Stoffe im Interstitium nimmt umgekehrt proportional zum Eiweißgehalt ab. Die Fähigkeit des Wassers, als Informationsträger zu wirken, hängt von seiner Reinheit ab. So reduziert sich der Stofftransport im Blut und vor allem im Interstitium bei hohem Eiweißgehalt, was die Zellatmung kompromittiert. Eine erhöhte degenerative Tendenz (vorzeitige Alterung und Entartungsneigung der Zelle) ist die Folge. Eiweißfreies Fasten vermindert daher die degenerative Tendenz und fördert die Entgiftung des Organismus, weshalb das Fasten bereits in der Bibel und in alten Heilslehren empfohlen wurde.

Im Blut führt die Übereiweißung zu einer verminderten Sauerstoffaufnahme. Die Erythrozyten, normalerweise mit einer positiven Oberflächenladung versehen, stoßen sich durch diese elektrostatische Ladung gegenseitig ab und können ihre ganze Funktionsoberfläche nutzen. Liegen Aminosäuren und niedermolekulare Eiweiße, welche immer eine negative Valenz haben, im Blut gelöst vor, so verbinden sich diese mit den Erythrozyten und binden sie in eiweißumlagerten Ketten («Geldrollen»), welche kaum noch Sauerstoff aufzunehmen vermögen. Die Geldrollenbildung wiederum begünstigt die degenerative Tendenz und kann durch Dunkelfeldmikroskopie sehr gut und schnell erkannt werden.

Übereiweißung: Ausdruck der Stauung im Dunkelfeld

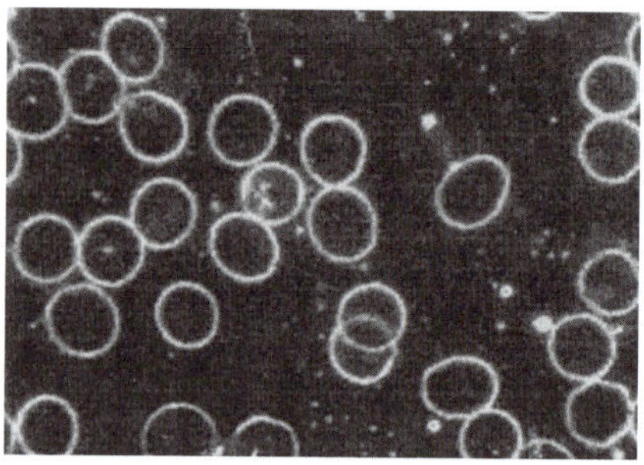

Normales Blut

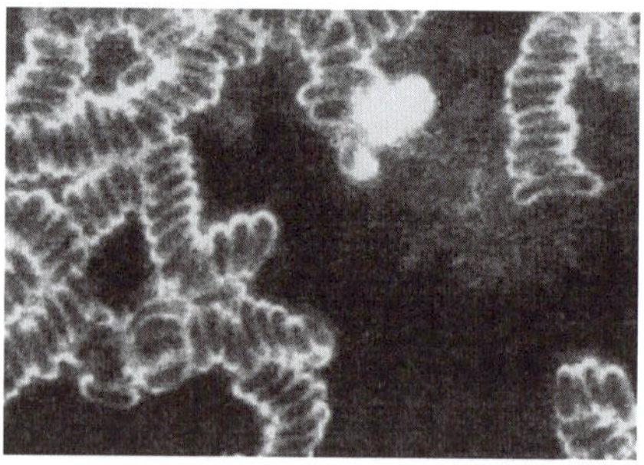

Gestautes Blut (Mucor racemosus), bedingt durch Übereiweißung und Mangel an Oberflächenladung

Proteine

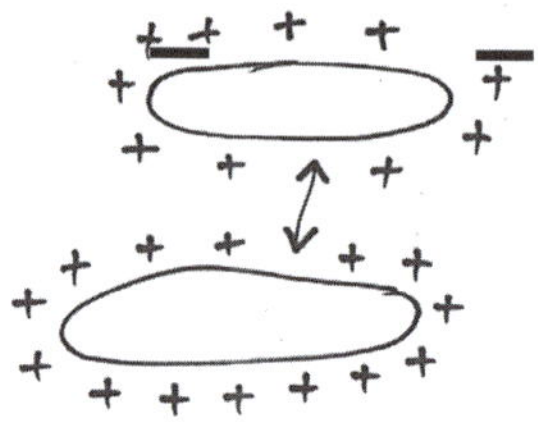

Normale Erythrocyten fließen einzeln, wegen der Oberflächenspannung

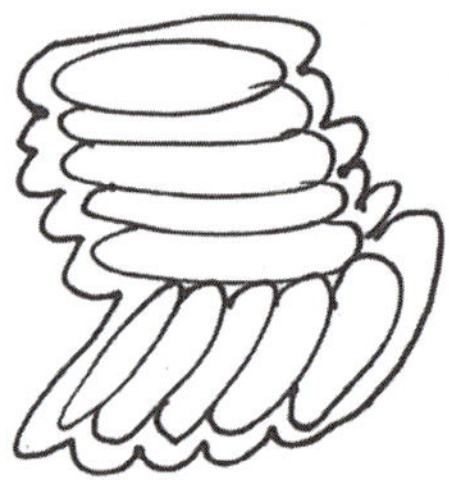

Übereiweißung: Aminosäuren (H^+-Ion dissoziiert) neutralisieren die Oberflächenspannung der EC.

→ Geldrollenbildung

→ Zirkulationsprobleme und Hypertonie

In dunkelfeldmikroskopischen Bildern ist eine Übereiweißung deutlich sichtbar. Ebenso, wie es dazu kommt und inwiefern die frei fließenden, nicht verwertbaren Aminosäuren zur Verklumpung der roten Blutkörperchen führen können. Die Folgen sind eine verminderte Fließfähigkeit des Blutes und eine verminderte Sauerstoffabgabe der Erythrozyten im Gewebe.

Die Dunkelfeldmikroskopie erlaubt daher eine schnelle Milieudiagnostik, lässt erkennen, welche Therapieansätze vordringlich sind, und zeigt vor allem, ob Enteiweißung angezeigt ist. Folgen der Geldrollen- und Konglomeratbildung von Erythrozyten sind Thrombosen, erniedrigte Sauerstoffaufnahme, Mikroembolien und Durchblutungsstörungen. Die Gewebezelle ist dadurch sauerstoffunterversorgt und gerät in eine Anoxie, was die anaerobe Energiegewinnung nötig macht. Diese ist laktatbildend (Glykolyse) und begünstigt das Wachsen der Mucor-racemosus-Valenzen. Das erklärt die in der Literatur häufig gemachte Feststellung, dass die Übereiweißung mit tierischem Eiweiß eine Endobiose bedinge. Es erklärt aber auch, dass Patienten mit Folgeerscheinungen verminderter Zellatmung, wie koronare Herzkrankheiten, Durchblutungsstörungen, Hypertonie usw., meist eine Mucor-Endobiose haben, und dass dieser Circulus vitiosus mit MUCOKEHL und Fermenten der Atmungskette (SANUVIS) behandelt werden kann.

Auf gleiche Art kann die Hypertonie erklärt werden, die meist mit einer länger dauernden Enteiweißung, Basentherapie und Behandlung mit SANUVIS und MUCOKEHL normalisiert werden kann. Die Hypertoniker zeigen häufig eine Geldrollenbildung im Dunkelfeldbild. Beim Therapie-Test kann meist ein sehr gutes Lösen der Geldrollen auf MUCOKEHL-Beigabe festgestellt werden. Die verminderte Sauerstofftransportfähigkeit des Blutes wird mit dem Versuch kompensiert, die Zirkulation durch Drucksteigerung zu verbessern. Die Hypertonie ist daher aus unserer Sicht ein reiner Kompensationsversuch bei verminderter Sauerstoffaufnahmefähigkeit des Blutes in vivo.

Bei längerer Übereiweißung versucht der Körper, die pathologischen Negativvalenzen mit positiv geladenen Mineralstoffen zu binden, weshalb er schwerlösliche Komplexe mit Mineralstoffen und Eiweißen bildet («Verkalkungen»). Diese sklerotischen Ein- und Anlagerungen in Gefäße und Gewebe führen zur Verminderung der Organfunktionen, zu einer zusätzlichen Verminderung der Gewebeversorgung und zu den bekannten Spätkomplikationen der Gefäßrigidität (Arteriosklerose).

Typische Übereiweißungskrankheiten

Herz-Kreislauf-System
- koronare Herzkrankheit/ Angina pectoris
- Hypertonie
- Cardiomyopathie
- Chronische Bronchitis
- periphere arterielle Verschlusskrankheit/ Claudicatio intermittens
- Tinnitus (meist auch toxisch mitbedingt)
- Koagulationsstörungen

Haut
- Lymphödeme
- Ekzemneigung
- Neurodermitis
- Ulcera cruris
- venöse Insuffizienz
- Keloide/ schlechte Wundheilung

Gelenke und Bewegungsapparat
- Arthritis und Gicht
- Fibromyalgien
- Muskelschmerzen, Gelenkschmerzen
- Osteoporose
- vorzeitige Arthrosen
- lumbovertebrales und cervicobrachiales Syndrom

Bauchorgane
- Colitis/Diverticulitis
- Magenübersäuerung
- Reflux von Säure in Speiseröhre
- Gallestörungen/Gallesteine
- Pankreasinsuffizienz
- Diabetes mellitus Typ II

Urogenitaltrakt
- Nierenschwäche
- Myome (langfristig)/ Hypermenorrhö
- rez. Nieren-Blasen-Infektionen
- Prostatitis/Prostata-vergrößerungen

Sonstige und allgemeine Symptome
- chronische Müdigkeit
- Adipositas
- Infektanfälligkeit
- verminderte Heilungstendenz
- erhöhte Degenerationstendenz
- Alterung
- Empfindlichkeit auf toxische Belastungen
- Cataracta

Alle diese Krankheiten sind mit der Umstellung der Ernährung und der Zufuhr von essentiellen Aminosäuren sehr gut zu behandeln. Sie sprechen aber auch sehr gut an auf Enzymtherapien.

Das Krankheitsbild der Übersäuerung

Der Gesamtstoffwechsel des Menschen ist durch die endogene Entstehung von Säuren leicht säurelastig (Tafel 5).

Der intrazelluläre pH-Wert bewegt sich leicht im Basischen, zwischen 7,28 und 7,45. Um diesen pH-Wert aufrechtzuerhalten, muss ständig Säure im Urin ausgeschieden werden, weshalb der Durchschnittsurin-pH-Wert deutlich geringer ist. Der Urin-pH ist schwankend und hat tageszeitlich zwei Basenspitzen. Diese kommen dadurch zustande, dass einige Zeit nach der Nahrungsaufnahme überschüssiges Bicarbonat, produziert vom Pankreas, aus dem Dünndarm resorbiert wird. Diesen physiologischen Mechanismus unterstützen wir durch die Stimulierung des Pankreas (Chromgabe, FORTAKEHL, Pankreaspräparate, Leptandra usw.) und durch Verabreichung von Alkala N oder anderen Basenmitteln zu den verdauungsfreien Zeiten, 10 Uhr morgens und 4 Uhr nachmittags.

Tafel 5

DIE ÜBERSÄUERUNG

PHYSIOLOGIE

pH	intracellulär	7,28 - 7,45
pH	Urin	5 - 6,8 - 7,2

Tagesverlauf
Urin-pH

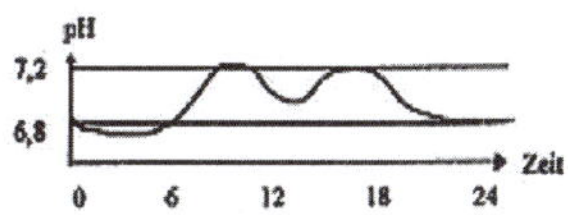

Entstehung der Säuren

<u>endogen:</u>
- Fettabbau → Ketone
- Proteinabbau → Aminosäuren → Harnsäure
- <u>Darmgärung</u> → Lactat
- <u>Glycolyse</u> → Lactat, Co2
- Stress

<u>exogen:</u>
- Übereiweissung → Aminosäuren erhöht
- Alkaliabzug zur Phosphatbindung
- Basenmangel/Mineralmangel

Die Entstehung der Säuren ist im Schema auf Tafel 5 beschrieben. Wichtig sind die Zusammenhänge mit der Darmgärung. Darmgärung entsteht durch zu viel Zucker, aber auch durch Früchtekonsum am Abend, und führt zu Laktatbildung. Das Laktat begünstigt wiederum das Mucorwachstum und die Glykolyse und damit wiederum die degenerative Tendenz im Organismus. Früchte am Abend sind deshalb säurelastig, weil die Bauchspeicheldrüse nachts weniger Saccharasen produziert und der aus den Früchten freigesetzte Zucker nicht resorbiert, sondern von den Darmbakterien glykolysiert und vergärt wird.

Symptome der Übersäuerung

Das Krankheitsbild der «Übersäuerung» ist kein einheitliches und zeigt sehr viele Symptomkomplexe. Praktisch jedes Organsystem kann dabei erkranken und vor allem eine schnellere Degeneration und Alterung erfahren. Allgemein aber sind die Regenerationskräfte vermindert.

Gewebliche Übersäuerung ist nur sehr beschränkt messbar. Das Krankheitsbild ist eigentlich vor allem mesenchymal. Wichtig ist, dass bei Vorliegen vermehrter Säure-Äquivalente im Mesenchym die Schmerzrezeptoren mehr signalisieren, d.h. die Schmerzempfindlichkeit des Menschen zunimmt. Endorphine sind deutlich weniger wirksam, da sie nämlich nur im basischen Milieu aktiv werden. Die konsequente Therapie der Übersäuerung ist daher auch bei allen chronischen Schmerzsyndromen von größter Wichtigkeit.

Von großer Bedeutung ist das Krankheitsbild auch bei älteren Menschen, da deren Degenerationstendenz sehr stark zunimmt, so dass sie kaum mehr aus Krankheitszuständen «hochkommen». Basetherapie und Therapie mit anabolisierenden Maßnahmen sind daher beim älteren Patienten sehr wichtig.

Beim exogenen Säureanfall spielt einerseits die übermäßige Aminosäurezufuhr (Eiweiße), aber auch die verminderte Mineralstoffzufuhr eine wichtige Rolle. Mechanismen der Säureausscheidung: Um ein Fließgleichgewicht des Säure-Basen-Haushaltes zu gewährleisten, muss der Körper die im Stoffwechsel entstehenden Säuren ausscheiden. Dies geschieht normalerweise über die Niere, indem nachts ein saurer und am Tag ein neutraler bis leicht basischer Urin ausgeschieden wird. Bei erhöhter Säureproduktion oder Säurezufuhr muss der Urin dementsprechend saurer gestimmt werden und die physiologischen basischen Urin-Perioden entfallen. Bei chronischer

Krankheit zeigt sich daher oft ein dauernd sehr saurer Urin, mit pH-Werten um 5,0 bis 5,5. Der Urin enthält 100-mal mehr Säure-Äquivalente als normal ist! Der so stark und ständig sauer reagierende Urin begünstigt Schleimhautreizungen, chronische Zystitiden und Genitalinfektionen, ferner Genitalpilze und bei Männern eine unterschwellige chronische Reizung der Prostata. Alle diese Leiden sprechen sehr gut auf eine konsequente Basentherapie an. Insbesondere die häufigen rezidivierenden Zystitiden älterer Patientinnen können auf diese Art immer ohne Antibiotika innerhalb etwa eines Jahres ausgeheilt werden.

Ist die Niere in ihrer Ausscheidungsfunktion überlastet, was sich in einem andauernd stark sauer reagierenden Urin-pH zeigt, müssen andere Organe zur Säureausscheidung beigezogen werden, was sich in pH-Veränderungen des Schweißes, des Stuhls, des Bronchialsekretes usw. ausdrückt. Der Magen reagiert mit Hyperazidität, d. h. er scheidet als starker Säureproduzent auch in verdauungsfreien Phasen Salzsäure aus. Diese vermehrte Säureausscheidung führt zu Gastritiden, später zu Ulcera ventriculi oder Ulcera duodeni. Vermehrte gastrische Säureausscheidung ist aber immer Ausdruck eines Versuchs des Körpers, Säureäquivalente zu eliminieren und darf nicht mit H_2-Blockern unterdrückt werden, da damit die ausscheidungspflichtigen Äquivalente im Körper bleiben und zur Gewebsazidose und zur Überlastung des Blutpufferungsmechanismus führt.

Die Hyperazidität des Magens kann in praktisch jedem Falle durch eine länger dauernde Alkala-N-Behandlung und durch Zufuhr von Mineralstoffen beseitigt werden. Die Bicarbonatproduktion des Pankreas muss unterstützt werden, weshalb wir den Patienten auch die Einnahme von geringen Mengen Kochsalz empfehlen. NaCl wird zur Bicarbonatsynthese gebraucht. Zusätzlich muss eine strikt tiereiweißfreie Ernährung eingehalten werden, da die gastrische Säure- und die Pepsinausscheidung durch tierische Eiweiße übermäßig stimuliert wird.

Die Haut reagiert auf Übersäuerung des Organismus mit der Produktion von saurem Schweiß. Dies führt, zusammen mit der ebenfalls vermehrten Aminosäurenausscheidung im Schweiß, zu Hautreizungen, Haut-pH-Veränderungen und toxischen Reaktionen in der Haut. Die Patienten schwitzen vermehrt und ohne Ursache. Insbesondere der nächtliche Schweiß ist ein klassisches Zeichen der chronischen Säureproblematik. Wir sehen bei klimakterischen Patientinnen auch häufig eine ganz beträchtliche Besserung des «Wallungsschwitzens» nach Ernährungsumstellung, Verabreichung der Mineralstoffe

Zink und Magnesium und nach Alkala-Therapie. Ekzeme, allergische Hautreaktionen und Hautempfindlichkeiten sind oft Folgen von Übersäuerung. Aus unserer Sicht benötigt daher jeder Ekzematiker eine innere, systemische Basentherapie; gleichzeitig muss aber immer auch eine Darmsanierung durchgeführt werden.

Der Darm als größtes Schleimhautorgan ist auch der größte Ausscheider. Die Sekretion der Dünndarmschleimhaut beträgt täglich ca. 20 Liter, wovon der größte Teil im Ileum und im Colon rückresorbiert wird. Der Dünndarmmucus variiert in seinem Säuregehalt beträchtlich und bewegt sich physiologischerweise in einem pH-Bereich von 6 bis 6,8. Daraus wird ersichtlich, dass eine starke Säureausscheidung in den Dünndarm erfolgt. Diese muss durch den Nahrungsbrei neutralisiert werden, weshalb es wichtig ist, sich viel basische Mineralstoffe, aber auch nicht-resorbierbare, basisch reagierende Pflanzenfasern zuzuführen. Diese neutralisieren die Darmsäure unter Bildung von Phytaten und anderen Faserkomplexen, die über den Stuhl ausgeschieden werden.

Bekommt der Darm keine nicht-resorbierbaren Fasern (Ballaststoffe), wird Säure rückresorbiert und auch der Dickdarminhalt säurelastig, was sich dann in Colitis und in falscher Darmmotilität (Colon irritabile) ausdrücken kann. Der Colitispatient muss daher – meist langsam – auf eine an Pflanzenfasern reiche, basische, tiereiweißfreie Kost umstellen. Es muss unbedingt auch den sehr häufigen Nahrungsmittelallergien – meist Kuhmilcheiweißallergie – Rechnung getragen werden, da jede Nahrungsmittelallergie zur Atrophisierung der Dünndarmschleimhäute führt und damit zu vermehrter Rückresorption der Säuren. Die Schleimhäute des rhino-bronchialen Systems können auch zur Säureausscheidung beigezogen werden. Dies führte dann zu vermehrter bronchialer Sekretion und zähflüssigerem Sinusschleim mit Neigung zu rezidivierenden Bronchitiden/Sinusitiden. Wie vorgängig beschrieben, ist die Viskosität des Mucus abhängig vom Säuregehalt. Folgen der bronchialen Schleimveränderungen sind ein hyperreaktiver Bronchialbaum und Asthmaneigung. Die Patienten verspüren zudem oft auch einen thorakalen Druck, und häufig sehen wir auch psychische Symptome als Ausdruck der «Übersäuerung». Diese zeigen sich in Bedrücktheit, Depressivität, «Kreisdenken» und auch Schlafstörungen. Wir behandeln daher auch alle Patienten mit psychischen Symptomen mit der Therapie des inneren Milieus, Regulation des Säure-Basen-Haushalts und orthomolekularer Substitution.

Gelenke haben eine seröse Haut und sezernieren nach innen. Wenn das endothelial-seröse System auf Säureausscheidung eingestellt ist, werden Eiweiße, Harnsäurekristalle und andere Säureäquivalente ins Gelenk freigesetzt, was zu entzündlichen Reaktionen führt. Die Dunkelfelduntersuchung der Gelenkpunktate zeigt daher meist hochvalente endobiontische Strukturen und eine schnelle Entwicklung grober Fili sowie diverse kristalline Strukturen als Ausdruck der Säurelastigkeit des Milieus. Dementsprechend reagieren die entzündlichen Arthritiden auch gut auf Instillation mit Natrium-Bicarbonat-Lösung, NOTAKEHL und CITROKEHL zur Entsäuerung. Gelenke und Stützgewebe sind aber auch beteiligt durch den Vorgang der säurebedingten Entkalkung/Demineralisierung, mit der Mineralstoffe mobilisiert und Überschusseiweiße gebunden werden. Man sieht als Spätfolgen einer Übersäuerung einerseits eine Entkalkung der Knochen, andererseits kalkhaltige Einlagerungen in die Muskeln, Bindegewebe, Gelenkkapseln und auch Gefäße.

Die neurologischen Phänomene der Übersäuerung sind verminderte Vernetzung der Synapsen durch Blockierung der Acetylcholinfreisetzung und der Endorphine sowie verminderte Vigilanz und Koordination. Vor allem beim alten Menschen sind diese Phänomene sehr wichtig.

Weitere Spätfolgen der Übersäuerung werden im Schema der Tafel 6 beschrieben. Der Abzug kationischer Spurenelemente (Selen, Zink, Mangan, Kalzium, Magnesium) führt zu Osteoporose, Knorpeldegeneration und

Tafel 6

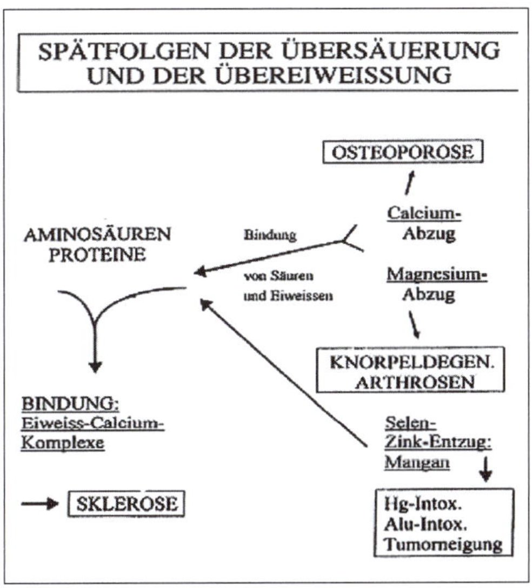

Spurenelementmangel. Die freiwerdenden Bindungsstellen können besetzt werden von toxischen Spurenelementen/Schwermetallen, weshalb Quecksilberintoxikation, Aluminiumintoxikation und Bleibelastung sich bedeutend stärker auswirken können. Diese Intoxikationen müssen deshalb immer auch mit Entsäuerung behandelt werden. Die Osteoporose ist also keine Kalziumstörung, sondern ein Problem der Übereiweißung/Übersäuerung und ein Knochenstoffwechselproblem, welches auch entsprechend behandelt werden kann und auf Sanum-Therapie und Verbesserung des Knochenmetabolismus gut anspricht: LATENSIN/MUCOKEHL und NIGERSAN/CITROKEHL, Alkala N und Calcium fluoratum Injeel haben sich bisher gut bewährt.

Die Symptome der Übersäuerungskrankheit

Haut
- vermehrtes Schwitzen
- Neigung zu Ekzemen
- Neurodermitis
- Ulcera cruris

Respirationstrakt
- Infektanfälligkeit
- chronische Bronchitis
- Asthma
- Engegefühl
- wiederholte Sinusitis

Gelenke und Bewegungsapparat
- Arthritis und Gicht
- Fibromyalgien
- Muskelschmerzen, Gelenkschmerzen
- vorzeitige Arthrosen
- Lumbovertebrales und cervicobrachiales Syndrom

Magen-Darm-Trakt
- ständige Blähungen
- Colitis/Diverticulitis
- Magenübersäuerung
- Reflux von Säure in Speiseröhre
- Paradontose

Urogenitaltrakt
- chronische Blasenentzündungen
- Unterleibspilze
- Myome (langfristig)
- Nieren-Blasen-Infektionen
- Prostatitis

allgemeine Symptome
- chronische Müdigkeit
- schlechte Heilung
- erhöhte Degenerationstendenz
- vorzeitige oder beschleunigte Alterung

Die Therapie von Übereiweißung und Übersäuerung

Die Therapie der Übereiweißung muss immer parallel mit der Übersäuerungstherapie einhergehen und die Folgen der verminderten Zellatmung und den endobiontischen Befall mitbehandeln, da sonst der Circulus vitiosus nicht unterbrochen wird. Bei der Behandlung der Übereiweißung handelt es sich um eine Langzeittherapie (meist mehrere Jahre). Sie benötigt oft auch eine Umstellung der Lebensgewohnheiten, insbesondere der Ernährung. Eine konsequente Therapie der Übereiweißung ist gleichzeitig auch die beste Vorbeugung gegen degenerative Krankheiten und maligne Erkrankungen.

Fasten

Das Fasten ist häufig ein guter Einstieg in die Therapie der Übereiweißung. Man muss aber berücksichtigen, dass einerseits oft die Ausscheidungsmechanismen schon vorher überlastet sind und es zu einem Schlackenanfall kommen kann. Dies lässt sich anhand der Dunkelfeldmikroskopie sofort und einfach beurteilen:

- Anwesenheit von Geldrollen?
- Anwesenheit von Symplasten als Ausdruck überlasteter Eiweißvorgänge?
- Anwesenheit von Kristallen als Ausdruck lang bestehender Übereiweißung?

Andererseits ist zu berücksichtigen, dass Fasten niemals Hungern sein darf, da sich beim Hungern auch die Stoffwechselvorgänge reduzieren, was man ja eben beim übereiweißten Patienten möglichst vermeiden möchte. Man muss also dem Körper noch gewisse Stoffe zuführen, die zwar nicht belasten, aber seine Enzymtätigkeit und seine Stoffwechselfunktionen weiter gewährleisten. Wir kombinieren daher die Fastentherapie meist mit einer Enzym- und Neuraltherapie der Ausscheidungsorgane sowie der Schilddrüse.

Bei Wiedereinstieg muss die Kost übergeführt werden in eine tiereiweißlose oder sehr tiereiweißarme Ernährung, die auch möglichst frei ist von Kuhmilchprodukten. Auf die sehr häufigen Kombinationen Übereiweißung/ Nahrungsmittelallergie kann hier nicht eingegangen werden; wir empfehlen aber wegen der hohen Häufigkeit von Kuhmilchallergien anfänglich eine **hypoallergene Kost nach Werthmann und Rau,** welche gleichzeitig sehr basenlastig und spurenelementreich ist. Die hypoallergene Kost ermöglicht bei den äußerst häufigen Nahrungsmittelallergien den Aufbau der Dünndarmmucosa und damit auch eine verbesserte Aufschlüsselung der mit der Nahrung zugeführten Eiweiße.

Als **basenlastige Nahrungsmittel** werden empfohlen:

- fast alle Gemüse
- Füchte, wenn am Vormittag gegessen
- Kartoffeln
- Marroni/Kastanien
- Mais
- Avocados

Literatur: «Wie ernähre ich mich richtig im Säure-Basen-Gleichgewicht», R. Bircher-Rey, Humata Verlag

(Siehe auch im Anhang: «Basesuppe nach Dr. Rau», «Birchermüesli nach Dr. Rau», «Entgiftungsdiät nach Dr. Rau», Seite 506 ff.)

Die **Basentherapie** kann in den meisten Fällen peroral durchgeführt werden. Die langfristige Zufuhr – ein Jahr und mehr – von Basenäquivalenten soll überschüssige Säureeinlagerungen im Gewebe neutralisieren. Das Basische unterstützt die Aufbaukräfte des Organismus, was man auch an der physiologischen Basenlastigkeit der Kleinkinder sehen kann.

Jede Verschiebung des Gewebe-pH in Richtung sauer fördert die sklerotischen und degenerativen Tendenzen im Organismus. Die Basenzufuhr wird mit Alkala N oder mit Pro Base® von Burgerstein durchgeführt. Diese muss zu Tageszeiten eingenommen werden, an denen keine Verdauungsarbeit ansteht. Man soll die Basemittel entweder frühmorgens einnehmen oder aber um etwa 10 Uhr oder 16 Uhr, wenn der Körper seine normalen Basenschübe hat (Resorption des aus dem Pankreas ausgeschütteten Bicarbonats). Dosierung von Alkala: 2-mal ½ Messlöffel in je 2–3 dl/200–300 ml Wasser gelöst.

Die Baseinfusionen

Bei Fällen mit starker degenerativer Tendenz, im Dunkelfeld starker Filibildung und starker Übersäuerungssymptomatik führen wir die Basenbehandlung parenteral durch: Die Dosierung beträgt normalerweise 1- bis 2-mal wöchentlich ½ Liter Basenlösung, der wir noch Ausleitungsmittel und Katalysatoren beimischen.

Als Alternative zum Alkala haben wir, recht ähnlich den Basenmischungen der F.-X.-Mayr-Ärzte, eine Basenlösung geschaffen, welche gleichzeitig auch eine Mineralstofftherapie bietet und durch die Orotsäure (Magnesiumorotat) die Zellatmung begünstigt. Es ist aber äußerst wichtig, dass **jede Basenbehandlung mit einer Diätumstellung und langfristig durchgeführt wird.** Anfängliche Blähungen bei Alkala-Einnahme zeigen an, dass es im Magen überschüssige Salzsäure gibt, welche von Alkala unter Bildung von CO_2 neutralisiert wird. Dieses Problem dauert meist nur wenige Tage. Alkala N soll deshalb in den Nüchternphasen eingenommen werden. Anfänglich gibt es ab und zu Durchfall. Dies zeigt ein zu saures Milieu des Dünndarms an, was sich ebenfalls innerhalb einiger Tage normalisiert und die Notwendigkeit der Alkala-Therapie erhärtet.

Ausleitungstherapie

Alle ausleitenden Organe sollen durch die Förderung der Durchblutung (Sport, Wärmeanwendungen, reflektorische Anwendungen wie Schröpfmassage, Neuraltherapie usw.) aktiviert werden. Die Lebertätigkeit wird angeregt durch galle- und leberzellaktivierende Therapeutika: Liv52 (Ayurmedica), Hepar comp. (Heel), Taraxacum-, Chelidonium- und Wermut-Tee usw. Die Niere wird angeregt durch Solidago, Betula und große Trinkmengen.

Die Galle als wichtiger Entsäurer

Die Bedeutung der Leber und der Gallenausscheidung in der Säure-Ausscheidung wird selten kommuniziert. Die Gallenproduktion ist jedoch ein ganz wichtiger Faktor in der Eliminierung der Säureäquivalente, aber auch zur Bindung der Fettsäuren. Eine verminderte Gallenausscheidung führt zum Rückstau der Säureäquivalente, d.h. die Säuren werden im Körper zurückgehalten. Eine gute Gallenproduktion hilft also bei der «Entsäuerung» des Körpers.

Die Gallensäureproduktion wird angeregt durch Salofalk oder Ursofalk, Chelidonium, Taraxacum, andere Bitterstoffe usw. Ganz besonders empfehlen wir das Phytotherapeuticum der Firma Ceres: Taraxacum compositum und Absinthium, je 3-mal täglich 5 Tropfen, lange einspeicheln und erst dann schlucken.

Ebenso wichtig ist aber auch, dass die Gallensäuren aus dem Darm nicht wieder in großem Masse zurückresorbiert werden. Dazu dient die richtige Ernährung, insbesondere eine ballaststoffreiche Kost. Zellulose bindet die

Gallenstoffe, wird aber beim Menschen nicht verdaut. So wird die Gallensäure im Stuhl gebunden und ausgeschieden. Zusätzlich ist ballaststoffreiche pflanzliche Kost, am besten fein geraffelte Rohkost, auch wegen der Baselastigkeit und des Mineralstoffgehalts sehr gut.

Anregung der Zellatmung

Die aerobe Energiegewinnung in den Mitochondrien wird durch rechtsdrehende Milchsäure in hoher Verdünnung (Sanuvis) oder Acidum citricum (Citrokehl) angeregt. Beim Mucortyp und beim Stauling ist meist Sanuvis wirksamer, beim bindegewebigen Aspergillustyp, welcher eine Neigung zu tuberkulinischen Leiden hat, eignet sich meist Citrokehl besser. Auch hier ist eine länger dauernde Behandlung wichtig und verstärkt die isopathische Therapie ganz beträchtlich. Gute Erfolge erzielen wir auch mit den Katalysatoren des Zitronensäurezyklus, mit Chinonen und mit Coenzymen, insbesondere dem Coenzym Q10, enthalten in Ubichinon, sowie mit dem Coenzym comp. (Heel).

Orthomolekulare Therapie/Spurenelementersatz

Die Zufuhr positiv geladener Valenzen in Form von Spurenelementen ist äußerst wichtig. Die chronische Übersäuerung führt zu einer Spurenelementverarmung und zur Bindung der Spurenelemente. Die Bindungsstellen der Spurenelemente sind alsdann nicht mehr besetzt und pathologische, toxische Elemente wie Quecksilber, Kadmium, Blei treten anstelle von Selen, Zink und Magnesium. Dieser Mangel an Spurenelementen erklärt die sehr hohe Häufigkeit an Intoxikationen mit Schwermetallen. Die Spurenelemente Selen, Zink, Magnesium müssen daher langfristig ersetzt werden. Zur Ausgangsbeurteilung verwenden wir die Haarmineralanalysen, welche sich besser bewährt haben als Serumanalysen. Die Zufuhr der Spurenelemente erfolgt materiell und informativ, d.h. in orthomolekularer Dosierung und in homöopathischer Zubereitung. Einerseits werden dadurch dem Körper die Baustoffe zugeführt, andererseits durch die Homöopathica wahrscheinlich die Aufnahme in die Zellen informativ verbessert.

Als Dosierung empfehlen wir 150 μg Selen täglich sowie Zink (15 mg täglich) und Mangan (5 mg täglich). Mangan ist als Spurenelement besonders wichtig und katalysiert diverse fermentative Vorgänge, welche bei der Eiweißverwertung und Energiegewinnung wichtig sind. Aus ähnlichen Gründen ersetzen wir auch Chrom in einer Dosierung von 100–200 μg täglich. Chrom ist besonders essentiell für die Bauchspeicheldrüse und damit für die Synthese der Proteasen, welche bei der Verwertung der überschüssigen Eiweiße so wichtig sind.

Isopathische Therapie mit Sanum-Präparaten

Zivilisationskrankheiten und tuberkulinische Leiden sind die Hauptanwendungsgebiete der Isopathica. Je nach Ort und Lokalisation sowie nach Konstitution des Patienten begünstigt die Übereiweißung die Aufwärtsentwicklung höherer endobiontischer Valenzen. Der endobiontische Befall wiederum verstärkt die Zellwandrigidität und damit die degenerative Tendenz. Im Dunkelfeldtest werden daher meist Erythrozyten mit starkem intrazellulärem endobiontischem Befall im Sinne von sporoiden Symprotiten und stark leuchtender Wandverdickung gesehen. Diese Veränderungen deuten auf eine sehr hohe degenerative Tendenz hin und werden auch bei Karzinompatienten praktisch immer gefunden.

Eine lang andauernde Therapie mit MUCOKEHL, eventuell im Wechsel mit MUCOKEHL und NIGERSAN, ist daher notwendig. Bei Zivilisationskrankheiten des Kreislaufs empfehlen wir eine mindestens einjährige Behandlung mit 2–3 Tabletten MUCOKEHL täglich, morgens und mittags eingenommen, sowie 1–2 Tabletten NIGERSAN abends. Bei einer starken Stauung empfehlen wir, ebenso lange SANUVIS (Lactovis) zu verabreichen, 3-mal 30–50 Tropfen täglich.

Diät und Begleittherapie mit Alkala N während der ganzen Therapiezeit sind selbstverständlich. Man muss dem Patienten sagen, dass diese Behandlung das subjektive Befinden meist erst nach einigen Wochen verbessert, dass aber Beschwerden wie Angina pectoris, Hypertonie, Schwindel und ähnliche Sensationen meist innerhalb einiger Monate ganz wesentlich abnehmen.

Bei stark übereiweißten Patienten, chronisch entzündlichen Patienten und bei Patienten mit sehr starker Geldrollenbildung empfehle ich in einer Anfangsphase zusätzlich eine Enzymtherapie (Wobenzym oder Phlogenzym oder die sehr wirksamen Enzyme aus den USA: Protease von der Firma Transformation Enzymes, erhältlich über Ebi-Pharm) in anfänglich hoher, dann abnehmender Dosierung. Diese Behandlung wird vom Patienten häufig als sehr wohltuend empfunden.

(Siehe auch im Anhang: «Basesuppe nach Dr. Rau», «Birchermüesli nach Dr. Rau», «Entgiftungsdiät nach Dr. Rau», Seite 506 ff.)

Kapitel 7 Die Lehre vom Pleomorphismus – Gedanken zur Wandelbarkeit der Bakterien

Dieses Kapitel eröffnet dem Leser erneut eine ganz spezielle Betrachtungsweise der Medizin, nämlich die der Wandelbarkeit der Bakterien. Für den Biologischen Arzt ist die daraus entstehende Handlungsweise und Medikamentenreihe sehr bedeutsam. Sie ermöglicht uns, Infektionskrankheiten ohne Antibiotika, aber auch eine Neigung zu Infektionen erfolgreich zu behandeln. Es gibt uns aber auch das Verständnis für Zusammenhänge zwischen Krankheiten und Neigungen des Menschen zu gewissen Krankheiten.

Dieses Kapitel ist etwas komplizierter und für Fachpersonen geschrieben. Sie können es beim Lesen auch überspringen und zu den viel praxisnäheren Kapiteln gehen. Vielleicht werden Sie sich aber auch erst weiter hinten im Buch wundern, worauf denn die zum Teil so andersartigen Therapieformen beruhen, die Sanum-Medikamente, die Isopathie. Dann kehren Sie einfach wieder zurück zu diesem Kapitel!

Die Lehre des **Pleomorphismus** wurde begründet vom großen Forscher, Zoologen und Mikrobiologen Professor Dr. Günther Enderlein (1872–1968), welcher die Forschungsarbeiten von Bechamp und Pasteur zu Beginn des 20. Jahrhunderts wieder aufgenommen hatte.

Der Pleomorphismus der Bakterienzyklogenie nach Prof. Enderlein ermöglicht uns einen völlig neuen Zugang zum therapeutischen Handeln bei Infekten und insbesondere bei ihren Folgekrankheiten. Es wird ein Weg aufgezeigt, chronische Krankheiten erfolgreich zu behandeln.

Um den Pleomorphismus und das «innere Milieu» zu verstehen und damit auch die grundlegende Bedeutung für die Biologische Regulationsmedizin, ist es nötig, die Lehre Professor Enderleins und anderer pleomorphistischer Forscher zu begreifen. Erst dadurch werden dann auch die Logik und die konsequente Zusammenstellung der Sanum-Medikamente als abgerundetes Sortiment klar.

Die Lehre des Prof. Dr. Günther Enderlein

Isopathische Heilmittel nach Prof. Dr. G. Enderlein greifen tief in den Stoffwechsel und das innere Milieu des Mesenchyms, der Körperflüssigkeiten und der Zellen ein. Ihnen liegt das Denken des Pleomorphismus zugrunde, das aussagt, dass der Mensch und jedes Tier auf intensivste Weise in Rhythmik und Reaktionen mit der Natur verbunden sind und einem ständigen Wechsel unterliegen (pleo = vielfältig; morph = -förmig). Anderseits steht der Mensch in inniger Symbiose mit einem «Urparasiten» oder «Ursymbionten», den zyklisch sich auf- und abwärts bewegenden Entwicklungsstadien des Pilzes Mucor racemosus, welcher Enderlein «Endobionten» nennt, sowie des Aspergillus niger.

Der «Endobiont», ein «lebendes Protein», habe vor Jahrmillionen den ganzen Säugetierkreis «infiziert» und dadurch sogar erst dessen Entwicklung ermöglicht. Die tiefen Entwicklungsstadien dieses Endobionten (Tiefvalenzen) erfüllen als hochmolekulare Eiweiße vitale Funktionen im lebenden Organismus. So gewährleisten sie verschiedene Stufen der Gerinnung, indem sie die Eiweiße Fibrin und auch die Thrombozyten bilden. Sie gewährleisten aber als Eiweiße auch Viscosität und Fließeigenschaften der Körpersäfte. Ferner gewähren sie als Eiweiß-Säure-Puffer die Säure-Basen-Regulation (z. B. Hämoglobin-Puffer).

Diese endobiontischen Entwicklungsphasen sind abhängig vom **Milieu**, in dem sie sich befinden, aber auch vom Säure-Basen-Haushalt, dem Spurenelementgehalt, dem Eiweißgehalt und von den **«Blockaden»**, welche die Aufwärts- und Abwärtsentwicklung verunmöglichen, also die Dynamik und Anpassungsfähigkeit des Organismus vermindern.

In ihren «Höhervalenzen» bilden die Endobionten Bakterien und in ihre «Kulminante» Pilze, z. B. den Mucor racemosus, oder auch den Aspergillus niger, wobei der Aspergillus in seiner Entwicklungsreihe andere Bakterien, wie z. B. die Tuberkelbazillen aufweist. Der Aspergillus-Zyklus, d. h. dessen verschiedene Entwicklungsstadien, ist auch verantwortlich für die Krankheiten, welche der Biologische Arzt den «paratuberkulinen Krankheiten» oder dem Tuberculinum-Typ zuordnet, also vorwiegend Erkrankungen der Bindegewebe- und Strukturorgane, aber auch der lymphozytären Systeme. Es bestehen aber noch mehrere andere symbiontische Partikel, welche andere Zyklen der Entwicklung bilden und Kulminanten in anderen Pilzformen haben (z. B. Penicillien oder Candida).

Die Bedeutung des «inneren Milieus»

Enderlein erklärt, es seien alle Krankheiten des Menschen Ausdruck der Aufwärtsentwicklung der Tiefvalenzen zu Hochvalenzen und alle Krankheiten seien demzufolge Endobiosen und daher durch Milieu-Veränderungen zu behandeln. Einzig das Stoffwechselmilieu bestimme nämlich die Valenz des Endobionten, welcher ja in seinen Tiefvalenzen nicht pathologisch und sogar notwendig sei.

Das Milieu wird geprägt
- von der Säure-Basen-Situation
- vom Mineralstoffgehalt (elektrischer Widerstand)
- vom Eiweißgehalt (u.a. Gehalt an freien Radikalen)
- vom Redoxpotential (d.h. freien verfügbaren Elektronen)

Bedeutung und pleomorphistische Dynamik der Bakterien

Bakterien sind Hochvalenzen des Endobionten oder anderer zyklogener Entwicklungsreihen. Enderlein hat nebst den beiden «Ursymbionten» des Mucor- und des Aspergilluszyklus noch andere Zyklen beschrieben (er nannte sie Cyclogenien): den Zyklus des Penicillium notatum und den des Penicillium roquefortii, aber auch jene des Aspergillus ruber, des Mucor mucedo und der Candida parapsilosis sowie der Candida albicans.

Jedem dieser Zyklen, welche in einer Pilzphase kulminieren, sind spezielle Bakterien zugehörig. Diese Bakterien können mit den speziellen, diesem Zyklus zugeordneten isopathischen Medikamenten (hergestellt aus Chondrit-Phasen des entsprechenden Zyklus) behandelt werden. Das zugehörige Isopathicum hat die Fähigkeit, das Bakterium in seiner Pathogenität zu verändern und in ein anderes zyklogenes Stadium zu bringen, welches einerseits nicht pathogen ist und andererseits durch das zugehörige Immunbiologicum zusätzlich immunologisch angegangen werden kann.

Diese antibiotische Behandlung ist aber entgegen dem normalen orthodoxmedizinischen Denken nicht eine Antibiose, sondern ein Abwärtsentwickel der entsprechenden Bakterien in eine weniger pathogene (tiefervalente) Form, sodass die Bakterien z.B. ihre Oberflächenstruktur verändern, aber weiterhin lebendig bleiben. Durch diese isopathische Behandlung entstehen nicht antigene oder toxische Bakterientrümmer wie bei der bakteriziden Antibiose, sondern symbionte, apathogene Bakterien oder sogar noch tiefere Valenzen. Bakterien sind nicht «fixe Einheiten», welche immer die gleiche Krankheit entwickeln, sondern ändern sich ständig, d. h. sie können sich von einer Form in eine andere verwandeln und sogar zu anderen Bakterien werden, ja sogar in eine Pilzphase, die so genannte «Kulminante» des Entwicklungszyklus, übergehen. Es gibt aber auch «virale» Phasen der «Symbionten», die sich intrazellulär und extrazellulär aufwärts entwickeln und die einen direkten Einfluss auf den Stoffwechsel der Zelle haben, wobei molekularbiologisch der Sprung zwischen der S-haltigen DNS-Doppelhelix-Struktur und der von Enderlein beschriebenen Doppelproteinketten-Struktur noch nicht gänzlich erforscht ist (Prushiner).

Der Mensch ist also in intensivster Symbiose mit einer Bakterien- und Mikroorganismenwelt, die sich entsprechend dem Milieu, der Ernährung und dem Säure-Basen-Zustand des Menschen auch ständig ändert und sich sogar aus den körpereigenen Proteinen entwickelt! So gehen Bakterien in der Natur und im Menschen von einer in andere Form und Entwicklungsphase über und wechseln auch ihre Pathogenität in Abhängigkeit vom Stoffwechselmilieu ständig. Und als Konsequenz daraus müssen also Bakterien, Viren und Pilze nicht als fremdartig beurteilt werden, sondern als Teil unserer selbst, und sie können durch Korrektur des inneren Milieus in ihrer Pathogenität verändert werden.

Die intensive Verflechtung zwischen Bakterienwelt und menschlichem Organismus haben wir bei der Flora von Dünn- und Dickdarm. Gemessen an der Zellzahl hat der Mensch mehr Bakterien als «eigene» Zellen – nur sind sie eben viel kleiner. Das Interessante daran ist, dass eben gerade diese Bakterienzellen im menschlichen Organismus die schnellste Regeneration haben. Sie erneuern sich innerhalb einiger Tage! Die Hälfte der Zellen im Menschen erneuert sich also in wenigen Tagen!
So ist verständlich, dass die Darmbakterien Träger der Aufbaukräfte, der Erneuerungskräfte und des parasympathischen Systems des menschlichen Körpers sind. Es kann also in keiner Weise von einer Trennung der Bakterienwelt und der menschlichen Gewebewelt gesprochen werden. Aus diesem Grund behandelt jeder Sanum-Praktiker die Darmflora mit.

(siehe auch Kapitel 18, «Darmflora-Aufbau», und Tabelle «Darmflora-Aufbau», Seite 518)

Mikroorganismen sind also nicht feste Einheiten, sondern wandeln sich ständig. Sie entstehen – und dies ist das Besondere im pleomorphistischen Denken – durch Aufwärtsentwicklung aus zelleigenen Proteinbestandteilen, welche Enderlein «Protiten», Wilhelm Reich «Bionen» nannte, heute aber auch «Somatiten» oder «Prionen» genannt werden und die normalerweise in jeder menschlichen Zelle und in jeder Körperflüssigkeit vorhanden sind.

Noch viel faszinierender ist die Erkenntnis, dass diese Partikel uns bei der Zeugung mitgegeben werden und uns später bei weitem «überleben», d.h. als Teil unserer selbst in die Natur zurückgehen. Sie ertragen Temperaturen bis 380 °C und können also durch Sterilisation nicht «abgetötet» werden. Ähnlich können sie sich aber auch aus Pflanzenzellen aufwärts entwickeln, wie Wilhelm Reich schon bewies, als er aus sterilen Gräserzellflüssigkeiten Bakterien und Amöben hochentwickeln konnte.

Die wichtigste Erkenntnis Enderleins (vgl. seine « Entwicklungsgeschichte der Bakterien», Schriftenreihe «Bakterienzytologie», Semelweiss-Verlag) war aber gleich auch der Ansatz zu seiner effektvollen isopathischen Therapie: Die «Hochvalenzen», also die Bakterien- und Pilzformen, können durch die «Niedervalenzen», d.h. die körpereigenen Protiten (Proteine und Nukleinsäuren), reduziert und zu apathogenen Formen abwärts entwickelt werden, wenn diese in genügendem Maße vorhanden sind und das Milieu korrekt ist.

Interessant sind auch die Resultate von Wiener Forschern, welche das von Enderlein beschriebene «Protit» als wahrscheinlich dem Globin des Hämoglobins identisch analysiert haben. Damit wäre erneut die engste Verbindung der menschlichen Zelle Erythrozyt mit Grundeinheiten der Bakterien beschrieben, aber auch die enge Verbindung des Endobionten mit den vitalen Zellvorgängen wie Sauerstoffaufnahme, Atmungskette und ATP-Gewinnung.

So sind endobiontische und symbiontische Valenzen für einen Großteil der Funktionen im menschlichen Körper verantwortlich, und Enderlein hat aufgezeigt, wie eng die pathogene und die symbiontisch-physiologische Bakterienwelt mit dem intakten menschlichen Organismus verknüpft ist.

Damit wird klar, dass das Vorhandensein so genannter «Niedrigvalenzen» sowie das richtige Zell- und Plasma-Milieu für eine gute Immunität wichtig sind, also der Mensch eben gerade durch das Vorhandensein der Vorstufen von Bakterien und Viren eine gute Widerstandskraft erhält.

Die Lehre des Pleomorphismus bietet also eine völlig neue und dynamische Sichtweise menschlicher Integrität. Sie zeigt auf, dass gerade das Vorhandensein eines intensiven Austauschs mit der Umwelt Grundlage von Gesundheit und Reifung ist. Nicht also Bakterien und Viren sind «schädlich, gefährlich und auszurotten», sondern nur deren monomorphistische Ausdehnung bei starrem, blockadeninduzierendem Fehlmilieu.

«In der Mikrobiologie gibt es keinen Tod, sondern nur Wandel» (Zitat aus dem sehr informativen Werk meines leider verstorbenen Lehrers und Enderlein-Schülers Dr. med. W. Grüger, «Zyklogenie und Symbioselenkung», Verlag ebi-electronic ag, ISBN 0-952-0057-4-6)

Antibiotika und Antimycotica werden damit weitgehend unnötig, und sogar die Pilz- und Bakterien-Monodiagnostik verliert viel an Bedeutung. Im Gegenteil: Die Kenntnis, dass die Ausbreitung einer einzelnen, in ihrem Verhalten starren Bakterienform vorliegt, zeigt uns an, dass es sich um eine Blockade handelt, welche die dynamische Abwärtsentwicklung nicht mehr zulässt.

Es ist also nicht so, dass das Bakterium die Ursache der Krankheit ist. Die Symptome werden allenfalls verstärkt durch die toxischen Ausscheidungsprodukte der Bakterien, und die meisten Symptome kommen durch die einwandernden Makrophagen und Granulozyten und deren protolytische Enzyme zustande. Die Krankheit rührt damit nicht von den Bakterien her, sondern von den Blockaden, welche das monomorphe Wachsen eines Bakterienstammes erlauben. Wohl gibt es seltene Krankheiten, bei welchen hochvirulente Erreger sich stark ausbreiten, wie z. B. die Typhus-Salmonellen oder früher das Pasteurella pestis (Pest-Erreger). Und doch ist es interessant, dass gerade diese Erreger auch immer ihre «säkulare Präsenz» haben, die wahrscheinlich wieder abhängt vom durchschnittlichen Milieu in der Bevölkerung. Die Tatsache, dass hygienische Maßnahmen (Pest) oder eine verbesserte Ernährung der Gesamtbevölkerung (Tuberkulose oder Cholera) die Häufigkeit der entsprechenden Krankheiten verändert, spricht ebenfalls für den Milieu-Anteil der Ursache.

Zur Behandlung einer bakteriellen Krankheit muss daher die Blockade behandelt und nicht das Bakterium abgetötet werden. Töten wir nämlich das Bakterium durch bakterizide Antibiotika ab, so entstehen nur Bakterientrümmer, die dann als Bestandteile blockierter Zyklen nach wie vor mikrobiologische Elemente sind, die sich lange danach im Falle späterer Milieuveränderung oder Milieubelastung dann zu neuen, vielleicht noch pathogeneren Organismen aufwärts entwickeln.

So ist verständlich,

- dass Bakterientrümmer, entstanden durch eine Antibiotikatherapie, lange Zeit ohne besondere Antigenität im Gewebe als «Slow Bacteria» vorliegen und sich viel später wieder pathogen entwickeln können (z. B. chronisch virale Krankheiten oder chronisch dentale Siphanosporen-Infektion in allen wurzelbehandelten Zähnen, welche nach Jahren erst pathologische Fernwirkungen machen), und
- dass durch Antibiotikatherapien langfristig neue Erreger und wahrscheinlich auch neue Formen von Viren gebildet werden.

Es wird damit klar, dass die orthomolekularen Substanzen und die Säure-Basen-Regulatoren eine Voraussetzung zu einer erfolgreichen isopathischen Therapie darstellen. Sie beseitigen Blockaden, welche durch Mineralstoffdefizite, Übersäuerung oder Schwermetalle entstanden sind und ermöglichen damit die isopathische Abwärtsentwicklung der Hochvalenzen.

Die durch isopathische Therapie entstandenen Tiefvalenzen (Protite, Chondrite, Symprotite) können aber wiederum in ihrer Form nur bestehen bleiben, wenn ihnen das Umgebungsmilieu angepasst ist, weshalb erneut die dazu nötigen Vitamine, Mineralstoffe und Alkala N gebraucht werden.

Es konnte bezüglich des Milieus aufgezeigt werden, dass

- die Primitiv-Phasen (Niedrigvalenzen) ein basisches Milieu verlangen,
- die Bakterien-Phasen einen leicht alkalischen pH verlangen,
- die Pilz-Phasen einen sauren pH-Wert verlangen.

Bei gleichem pH-Wert kann sich die Mikrobe nicht aufwärts oder abwärts entwickeln; sie verharrt in einer monomorphen Form. Dies erklärt, warum sich in den pH-stabilen mikrobiologischen Nährmedien Bakterienkulturen immer in einer monomorphen Kultur ausbilden und sie somit für das Verhalten ebendieser Mikroben im vitalen Blut nicht repräsentativ sind. Enderlein nannte diese pH- oder Milieu-Starre «Mochlose» (Verriegelung).

Er beschrieb auch, dass durch Licht, Temperatur, Mineralstoffe sowie chemische oder elektrische Einflüsse eine Entriegelung («Mochlolyse») bewirkt werden könne, so dass die Mikrobe die Gelegenheit erhalte, in andere Entwicklungsphasen überzugehen.

Diese Erkenntnisse erklären, weshalb mit den üblichen mikrobiologischen Techniken und in den dazu verwendeten pH-stabilen Nährmedien keine zyklogenischen Entwicklungen beobachtet werden können. Es wird aber auch klar, dass allein Milieuveränderungen eine wirkliche «Antibiose» oder in Enderleins Sinne die dynamische Abwärtsentwicklung von Pilzen und Bakterien zu apathogenen oder sogar symbiontisch wichtigen Substanzen ermöglichen und keinesfalls Antibiotika, welche nur starre Bakterientrümmer hinterlassen, die sogar im Dunkelfeld als sich nicht mehr verändernde Makrosymprotiten oder Schlacken (Symplasten) sichtbar sind.

(So genannte «unabhängige», in Wirklichkeit aber Instituten der monomorphistischen Diagnostik und der antimykotischen Therapie nahe stehende Artikelschreiber aus den USA und Deutschland, unternehmen alle nur möglichen Anstrengungen, unter dem Deckmantel der «Wissenschaftlichkeit» eben diese Erkenntnisse zu diffamieren, sogar unter Zuhilfenahme von Titeln und «neutralen» akademischen Instituten; Institute, deren Patronatskomitees trotz wohlklingenden akademischen Titeln kaum Kenntnisse in der Praxis der isopathischen Therapie und schon gar nicht in der Dunkelfeldmikroskopie haben.)

Für die Aufwärtsentwicklung produziert jede Mikrobe eine **organische Säure,** und zwar von der ersten Entwicklungsstufe weg, die deren Aufwärtsentwicklung begünstigt:

- Der Mucor racemosus Fresen produziert **Lactat** (Milchsäure)
- Der Aspergillus niger produziert **Citrat** (Zitronensäure)
- Der Penicillium notatum produziert **Penicillinsäure**

Um die Aufwärtsentwicklung der Endobionten in ihrem angestammten Milieu beobachten und die wahren dynamischen mikrobiologischen Verhältnisse im Blut beurteilen zu können, muss sie im vitalen Blut beobachtet werden, in welchem auch die zelluläre Pufferfähigkeit eine große Rolle spielt. Als aufschlussreichste und schnelle Untersuchungsmethode kennen wir dazu die Dunkelfeldmikroskopie.

Die **Pathogenität eines Erregers** liegt meist in nur einer Entwicklungsphase, sehr selten in zwei oder mehr (etwa beim Diphterie-Bazillus oder beim Streptococcus des Penicillium-notatum-Zyklus).

Jede der allgemein bekannten pathogenen Bakterien hat seine «eigene» Zyklogenie, von welchen Enderlein viele mit deren Vor- und Nachstadien beschrieben hat. Er hat ihnen eigene Namen geben müssen, da diese Strukturen eben noch nicht bekannt oder im zyklogenen Zusammenhang gesehen worden waren.

In jedem Zyklus liegen apathogene Phasen und pathogene Formen, wie auch – als Kulminate – die entsprechenden Pilze. Es wird später aufgezeigt werden, dass auch die apathogenen Stadien für Sanum eine Bedeutung haben, da daraus die Immunbiologica hergestellt werden (Ausnahme: Mycobacterium bovis, welches auch menschenpathogen sein kann).

Wichtig aber ist, dass auch die niedervalenten Stadien der drei Hauptzyklen Mucor racemosus, Aspergillus niger und teils auch Penicillium notatum lebenswichtige Funktionen im menschlichen Körper ausüben, also eine wahre Symbiose besteht.

Die Ursymbionten und der Endobiont

Die wichtigsten Ausnahmen bilden unsere symbiontischen Dauerbesiedler, deren verschiedene Entwicklungsstufen wichtige Zell- oder Plasmabestandteile schaffen und deren Hochvalenzen alle mehr oder weniger pathogen sind und auch in Form verschiedener Bakterien im Menschen vorkommen.

Der Mucor-racemosus-Zyklus

Die Symbiose des Vertebraten mit dem Mucor racemosus ermöglichte laut Enderlein wahrscheinlich erst seine Lebensfähigkeit. Das «Protit», die Tiefstvalenz des Mucor-racemosus-Zyklus, sei die kleinste lebende biologische Einheit. Enderlein nannte das Mucor-racemosus-Protit den «Endobionten».

In seinen Werken hat Enderlein diese ganzen Zyklen ausführlich beschrieben: In «Das Ende der Herrschaft der Zelle als letzte biologische Einheit», publiziert im «Botanischen Zentralblatt» (1921). In der «Bakterien-Cyclogenie» (1925) und in der Schriftenreihe «Archiv der Entwicklungsgeschichte der Bakterien» (1931) beschrieb er die Aufwärtsentwicklung der endobiontischen Strukturen zu den Zellorganellen und sogar zum «Staatensystem Zelle».

«Die Zelle ist das Resultat einer Staatenbildung niedriger oder primitiverer Lebensformen des Urbesiedlers Endobiont» (Dr. med. Maria Bleker, Cytologin und Enderlein-Forscherin, Autorin des Buches «Blutdiagnostik im Dunkelfeld» und profundeste Enderlein-Kennerin).

Sehr viele Zellorganellen, die zytologisch bekannt sind, wie Ribosomen, Golgi-Apparat usw., sind im Dunkelfeld auch plasmatisch sichtbar und deutlich als endobiontische Aufwärtsentwicklungen zu erkennen. So schreibt Enderlein, dass mehr als 60% des Zellinneren endobiontischer Natur sei.

Der Endobiont bildet auch Substanzen und Strukturen, welche die Atmung, Viskosität und Gerinnung des Blutes und anderer Körpersäfte gewährleisten:

- Globin – Hämoglobin und damit die Säurepufferkapazität des Blutes
- Bluteiweiße
- Fibrin
- Thrombozyten

Die Tiefvalenzen des Endobionten haben vitale Funktionen und werden auch «Regulatoren» genannt.

Diese Tiefvalenzen kann man im menschlichen und im tierischen Blut mit der **Dunkelfelduntersuchung** nachweisen, wo im kreisförmigen Seitenlicht auch die zartesten Strukturen plastisch sichtbar werden; im üblichen Durchlichtmikroskop werden sie einfach überstrahlt und bleiben daher unsichtbar.

Die Phasen der Aufwärtsentwicklung sind sehr mannigfaltig. Enderlein hat sie akribisch beschrieben und eine etwas verwirrende Nomenklatur geschaffen, auf die ich hier nicht eingehe.

Auf- und Abwärtsentwicklung werden durch toxische Blockaden, Antibiose, Spurenelementmängel usw. blockiert oder verändert, so dass monovalente Bakterien, zellwandfreie Bakterien oder eben auch (in tieferen Stadien) Thrombozytosen und Gerinnungsstörungen entstehen. Für jede Ebene dieser zyklogenen Blockaden hat Sanum Heilmittel entwickelt, die in Kombination besonders intensiv wirken.

Zu den Regulationsblockaden siehe auch Seite 80 ff.

Die Krankheiten des Mucor-racemosus-Zyklus

Der Mucor-racemosus-Zyklus ist mit allen **Krankheiten des Fließens, der Viskosität, des Stofftransports und der Sauerstoffaufnahme** verbunden:

- koronare Krankheiten, Hypertonie, Angina pectoris
- zerebrale oder periphere Durchblutungsstörungen
- Venenkrankheiten, Thrombosen, Embolien
- endokrine Störungen
- Erkrankungen der Yang-Organe: Darm/Gallenblase, vor allem Dickdarm
- Karzinome

Der Endobiont ist ein ausgesprochener «Eiweißfresser» und entwickelt sich bei Eiweißmast ganz besonders gut. Seine Hochvalenzen können daher nur reduziert werden, wenn nebst der Regulatorentherapie auch eine eiweißarme Diät eingehalten wird, wobei vor allem das Meiden von tierischen Eiweißen wichtig ist.

Der Aspergillus-niger-Zyklus

Der Aspergillus-Zyklus ist dem Mucor-racemosus-Zyklus im Grunde genommen sehr ähnlich. Er hat ebenfalls eine primäre Bedeutung, ist aber immer erworben und nicht primärer Symbiont des Menschen. Er kann jedoch auch schon diaplazentar erworben sein.

Er hat eine gewisse Affinität zu den strukturierten Geweben des Menschen, also Bindegeweben, Knochen und Stützorganen, aber auch zu Niere, Lunge sowie Lymphozyten, und somit beeinflusst er auch das Immunsystem des Menschen.

Sein bakterielles Stadium ist das **Mycobakterium tuberculosis,** was verständlich macht, dass die Valenzen dieses Zyklus zuständig sind für die **tuberculine Konstitution** eines Menschen.

Es bestehen auch Parallelen zum luetischen Miasma der Homöopathie, insbesondere im Bereich der degenerativ-neurologischen Krankheiten. Daraus wird ersichtlich, welche Krankheiten mit dem Aspergillus-Zyklus vergesellschaftet sind.

(1930 gelang es Prof. Nicolle, dem Leiter des Institut Pasteur in Algier, aus zellfreien und bakterienfreien Tiefvalenz-Lysaten des Aspergillus typische Tbc-Bakterien zu entwickeln.)

Die Krankheiten des Aspergillus-Zyklus

Dazu zählen viele Krankheiten der Struktur-Organe, aber auch der Lymphe, der bindegewebigen Hohl- und Drüsenorgane (Ovarien, Brust-Stützgewebe, Lunge, Niere, Auge usw.):

- Sehnen- und Muskelkrankheiten
- Knochenkrankheiten, Osteoporose (das Knochenmark allerdings gehört zu Mucor)
- Arthrosen (insbesondere Spondylosen und Osteophyten, in und unter welchen Aspergillus gefunden wird)
- Nieren- und Nebennierenleiden
- Hypophysenstörungen
- zystische Drüsenstörungen: Schilddrüsen, Brust, Ovarien
- Lungenleiden (Tbc, Sarkoidose, Hodgkin usw.)
- Lymphleiden: Infektanfälligkeit, Erschöpfung der Peyer'schen Plaques, Lymphome
- allgemeine «tuberkulinische Tendenz»
- alle Fistel-Krankheiten
- viele Hautleiden
- alle Formen der Sklerosen
- Sarkome / Bindegewebstumoren

Beim Krebsgeschehen hat auch der Aspergillus eine wichtige Bedeutung, vor allem für die zelluläre Komponente. Prof. Nissle aus Freiburg konnte durch Impfung von zellfreien Lysaten aus Aspergillus-Kulturen bei 30 % der damit geimpften Mäuse Krebsgeschwülste aufzeigen.

Möglicherweise bestehen hier Beziehungen zu den als kanzerogen bekannten «Aflatoxinen» aus Schimmelpilzkulturen.

Der **Aspergillus** ist der Pilz des höheren Alters. Er führt durch seine proteolytische Wirkung zum Zerfall menschlicher Strukturen. Er überlebt damit seinen Träger und bringt ihn zurück zur Erde. Ein dem bei Mucor beschriebenen ähnlicher Kreislauf.

Damit wird verständlich, dass die beiden Formen in ihrer Konsequenz immer zusammengehören: Die Tiefvalenzen des Mucor ermöglichen die Atmung, den Zellaufbau und sogar die Spiritualität und Beweglichkeit; der Aspergillus ermöglicht als Kontrahent die begleitende Strukturierung und das Nervensystem als intellektuelle Stütze. Beide aber führen am Ende des Lebens den

Organismus über in seinen Kreislauf, den Kreislauf der irdischen Rhythmen, aus welchem sie einen neuen Organismus hervorbringen.

So ergeben sich Parallelen zur anthroposophischen, aber auch zur Chinesischen Medizin mit ihren Rhythmen und Funktionskreisen; ja, die Zyklen lassen sich gar gewissen Funktionskreisen und ihren archetypischen Themen zuordnen.

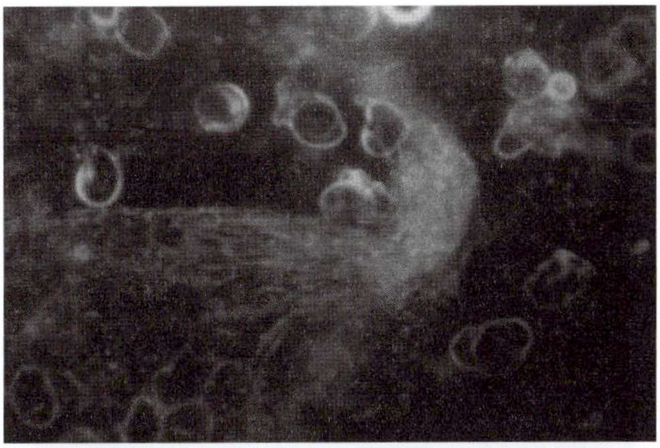

Typisches Aspergillusbild: groteske Hochvalenzen bei einer Patientin mit malignem Neurofibrom der Schädelbasis/Nebenhöhlen, 6 Jahre vor dem Tod und kurz nach der Diagnose

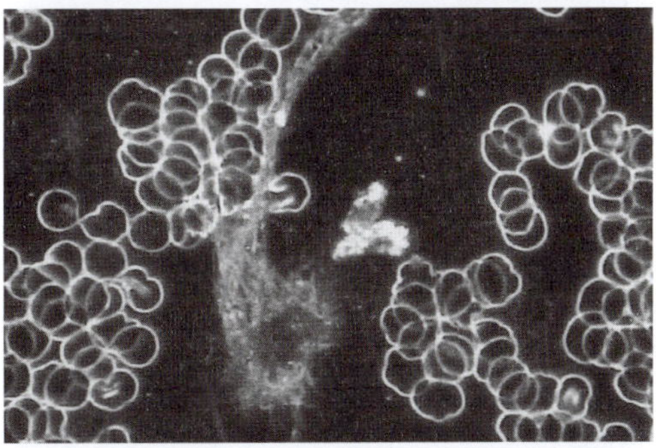

Patientin mit M. Hodgkin in Remission. Dieses typische Aspergillus-Hochvalenzen-Bild wurde 3 Monate vor einem schweren Rezidiv gefunden. M. Hodgkin wird den «tuberkulinischen Leiden» zugeordnet.

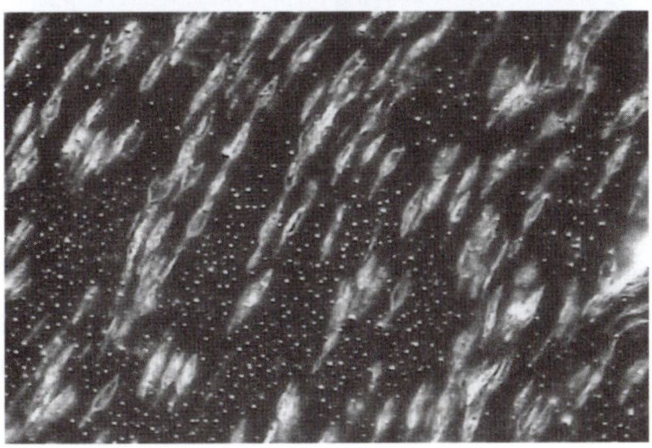

Aspergillus-Bild Nach mehrstündiger Trocknung des Präparates entwickeln sich in den Randzonen die typischen Aspergillus-Formen, Mycel-Vorstufen. (gleiche Patientin, extrem hohe aspergillische Belastung)

Der Penicillium-notatum-Zyklus

Auch er ist ein im Menschen normalerweise vorhandener Zyklus, indem auf ihm alle saprophytischen und symbiontischen Bakterien der Haut, ein Großteil der Mundflora und ein Großteil der Darmflora liegen. Seine Tiefstvalenz muss – gemäß Enderlein – aus dem noch physiologischen Bereich des Mucor-Zyklus entstammen. Alle gram-positiven Bakterien sind durch ihn vertreten, aber auch die Diplococcen, Stäbchen-Bakterien, Döderlein usw. Da die Hochvalenz Penicillium notatum als Stoffwechselprodukt Penicillinsäure bildet, ist sein tiefgreifender Einfluss auf alles Bakterielle evident.

Es ist der aktivste Zyklus des Erwachsenenalters und begünstigt Reaktivität und Stoffwechsel, kurzfristigen Ab- und Aufbau in frühlings- und sommerhafter Art.

Die Krankheiten des Penicillium notatum

- akute bakterielle Krankheiten
- viele pädiatrische bakterielle Krankheiten
- Anginen, Mittelohrentzündungen
- Leucocytosen (teils auch P. roquefortii zugeordnet)
- Abszesse
- Leucocytosen, myeloische Prozesse
- Osteomyelitiden (kombiniert mit Mucor)
- Cystitiden
- Colitiden
- Cholecystitiden
- Hautprobleme: Akne, Furunkulosen, Follicuitiden
- Blasenentzündungen
- virale Krankheiten, vor allem pädiatrische

Obwohl der Zusammenhang noch nicht klar ist, zeigt sich eine sehr gute Wirkung der Behandlung viraler Krankheiten mit Penicillium glabrum (Quentakehl). Viele Patienten berichten aber auch, dass Notakehl (P. notatum), früh eingenommen, hervorragend wirke bei sich anbahnenden Infektkrankheiten, insbesondere wenn gleichzeitig das zugehörige Zellpräparat Rebas D4 (Peyer'sche Plaques) eingenommen werde.

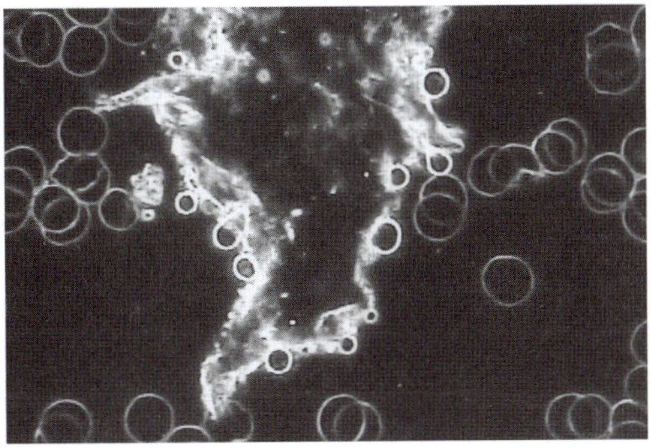

Bild einer Penicillium-Aufwärtsentwicklung: Um den Symplasten herum (= Eiweiß-Schlacke) bilden sich coccoide Bakterien der Penicillium-Reihe. Patient mit Abszessneigung, starke Zahnherde. Syndrom des durchlässigen Darmes (Leaky Gut).

Die Candida-Zyklen

Die beiden bekanntesten Candida-Zyklen sind Candida parapsilosis und Candida albicans. Sie sind deutlich weniger erforscht und werden nur kurz beschrieben. Es handelt sich um keine primären Symbionten des Säugers und des Menschen, weshalb unseres Wissens Prof. Enderlein auch keine symbiontischen Funktionen der Tiefvalenzen beschrieben hat.

Die Candidiosen werden heute häufig beschrieben, von der Schulmedizin vor allem im Zusammenhang mit Vaginal- und Enddarmcandidiosen, sowie bei Kindern (Soor).

In ganzheitsmedizinischen Kreisen wird Candida für sehr viele Zustände verantwortlich gemacht. Es wird auch oft – für uns unverständlicherweise – eine Behandlung mit systemischen, chemischen antifungalen Medikamenten wie Nizoral oder ähnlichen empfohlen. Wir sagen «unverständlicherweise», da durch die antifungale Therapie zellwandfreie Formen gezüchtet werden, welche in die Gewebe eindringen und dort ihre Symptome entwickeln.

Candida und Schwermetalle

Unsere Erfahrung zeigt, dass die Candida-Valenzen wie auch die eigentliche Candidiasis des Menschen praktisch nur bei schwer blockiertem Milieu auftreten, sehr häufig bei Vorliegen von Schwermetallbelastungen. Entsprechend unseren Forschungen in den Jahren 1993–95 finden sich Candida albicans fast nur in Menschen mit Quecksilberbelastungen. Die vielfältigen Symptome der «Candida» sind weitgehend die gleichen wie jene bei Schwermetallbelastung mit Quecksilber. Der typische Candida-Patient hat auch viele Symptome des homöopathischen Bildes «Mercurius».

Bei chronischen Zahnbeherdungen und Amalgamproblemen kann fast immer Candida parapsilosis getestet und oft auch nachgewiesen werden. Oft finden wir bei der Extraktion von wurzelbehandelten Zähnen in den Pulpa-räumen und an den Wurzelstiften dieser Zähne richtige Candidakulturen. Dass dies durch die Thiomersal- oder durch andere schwermetallhaltige Konservierungsmittel in den Wurzelfüllungsmaterialien zustande kommt, können wir nur vermuten. Auf jeden Fall hat die Candida parapsilosis wie wahrscheinlich auch die Candida albicans eine starke Fähigkeit, Schwermetalle zu binden.

Candida im Darm bindet Schwermetalle. Positive Candida im Stuhl kann fast nur bei Erwachsenen mit Amalgam oder anderen Schwermetallen gefunden werden.

Es konnte gezeigt werden, dass Candidanester in Stuhl oder Divertikeln sehr stark schwermetallbelastet waren. Aus dieser Sicht betrachten wir **Candida als Freund und Helfer,** der versucht, uns zu entgiften. Keinesfalls aber sollte er durch Antimycotica behandelt werden, da gezeigt werden konnte (Arbeiten von Dr. Hauss), dass damit Candida durch die Darmwand gedrängt wird.

Ebenso falsch erscheint aus dieser Sicht die völlig kohlenhydratfreie «Candida-Diät», welche den Pilz als reinen «Zuckerfresser» aushungern soll. Wir erreichen damit nur, dass damit die pathogeneren Formen die Glucose aus der Blutbahn geholt werden. Dies erklärt dann einen Teil der typischen Candida-Symptome, den Zuckerhunger und die Blutzuckerschwankungen dieser Menschen. Der Candida-Patient braucht Kohlenhydrate, am besten in Form von Zellulose, welche im Darm bleibt und die Darmpassage beschleunigt. Dies nährt die Candida, ohne sie in die Blutbahn zu bringen, und leitet sie aus. So kann sie ihre osmotische oder adhäsive Wirkung der Schwermetallbelastung am besten gewährleisten.

Eine andere Pathogenese zur Entwicklung von Candida im Darm ist das Vorhandensein von Dysbiosen: Wenn die normale Darmflora, vor allem die anaerobe Leitflora mit Bifidus, Bacteroides und Lactophilus, vorhanden ist, tritt Candida kaum je auf. Candida kommt aber bei Überwiegen der putriden Dickdarmflora auf. Möglicherweise liegt darin eine der Hauptursachen der weiten Verbreitung von Candida in der Bevölkerung.

Das deckt sich mit unserer Erfahrung, dass Candida-Patienten auf fein geraspelte Rohkost und Essig gut ansprechen. Zellulosereiche Kost führt zur Veränderung der Darmflora und zum Übergang von Candida in apathogene Formen.

Die Behandlung der Candida erfolgt daher mit Ernährungsumstellung und Sanum-Medikamenten, aber vor allem auch mit strikter Ausleitung und Entfernung der Schwermetalle.

In den ausführlichen Untersuchungen zur Beziehung zwischen Candida und Schwermetall wurde auch der Stuhl zahlreicher gesunder, d. h. symptomloser Patienten getestet. Candida konnte in Werten bis über 10^4 gefunden werden. Das Resultat hat also keinen Krankheitswert. Bei einer Gruppe von über 50 Patienten mit «klassischen» Candidasymptomen konnte bei einem Drittel keine Candida nachgewiesen werden. Dies wahrscheinlich deshalb, weil die Kultur beim Transport inaktiv wurde, also falsch negative Resultate gab. Interessant an der Untersuchung war aber, dass alle Gesunden mit positiven Candidakulturen auch erhöhte Schwermetallwerte im DMPS-Test hatten oder sogar noch Amalgamträger waren.

Candida und Fibromyalgie – die mögliche Bedeutung der Weinsäure

Die Fibromyalgie ist eine klassische Krankheit, welche sich praktisch nur mit Biologischer Medizin, unter striktem Einbezug von Sanum-Heilmitteln, behandeln lässt. Die Ursache ist nicht geklärt, es gibt aber einen Erklärungsansatz: die Weinsäure. So wie Mucor Lactat produziert und Aspergillus Zitronensäure, produziert Candida Weinsäure. Diese hat eine sehr stark irritative Wirkung für Nervenendungen und lagert sich in den Bindegeweben und Muskelfasern ab. Es ist bekannt und lässt sich auch im Urin-Labor nachweisen, dass Menschen mit Fibromyalgien sehr häufig eine stark erhöhte Weinsäure-Ausscheidung im Urin haben. Schulmedizinisch orientierte Kreise in den USA behandeln daher Fibromyalgien mit antifungalen Medikamenten und haben kurzfristig gute Erfolge; die Weinsäurekonzentration im Urin sinkt. Leider kommt das Beschwerdebild bald wieder zurück. Dies ist aus pleomorphistischer Sicht erklärbar, da die Ursache des Candida-Wachstums (meist Schwermetalle und Übersäuerung) nicht beseitigt ist.

Leider gibt es von Sanum noch kein homöopathisiertes Weinsäure-Produkt, welches in die Therapiegruppe der Candida-Präparate passen würde. Als Behelf werden Formasan (Acidum formicicum) und Urtica dioica (Brennnessel) von Ceres verwendet. Zusätzlich muss die Ausscheidung der Weinsäure über die Niere und ihre Ausschwemmung aus den Geweben gefördert werden.

Von Patienten mit Fibromyalgien und den typischen Candida-Symptomen ist immer wieder beschrieben worden, dass ihre Symptome als Folge von Weingenuss, insbesondere von weinsäurereichen Weinen, stark zunehmen.

Die Therapie der Fibromyalgie wird im Therapieteil besprochen, ebenso der interessante Ansatz über die Endorphinproduktion.

Die Zyklogenie der Candida ist leider nicht gut beschrieben. Die Erfahrung zeigt aber, dass Candida-Therapien deutlich besser wirken, wenn zum Pefrakehl oder Albicansan das Propionibacterium avidum (aber nur eine Kapsel pro Woche!) gegeben wird. In chronischen Fällen sind Sanukehl Cand. und Sanukehl Trich. sehr nützlich, aber nur, wenn sie über viele Wochen gegeben werden. Das Wichtigste an der Behandlung der Candida ist aber die Behandlung der Schwermetalle.

Bei Gelenkbeschwerden, die bei Candida-Patienten sehr oft festzustellen sind, wird zusätzlich Arthrokehlan U verabreicht: Corynebakterium Sp. (Siphanospora Polymorpha, Dr. v. Brehmer).

Siehe auch Kapitel 9, «Die Bedeutung der Zähne»

Zahnextraktionen

Die Kombination der Zahnbehandlungen, insbesondere der Zahn-Neuraltherapien, mit Pefrakehl und Arthrokehlan A (Propioni bacterium acnes A) hat sich sehr bewährt. Oral wird Propionibacterium avidum dazugegeben.

Nach Zahnextraktionen sollte immer gleich nach der Extraktion eine Ausfräsung der Alveolarwände mit dem Rosenbohrer gemacht werden. Gleich danach werden in die Extraktionsstelle und den umliegenden spongiösen Kieferknochen die folgenden Medikamente injiziert:

Pefrakehl D5 Ampulle, Lidocain 1% ca. 1 ml, Arthrokehlan A (Propionibacterium acnes A). Bei sehr asthenischen, knochenatrophen Patienten wird ein Viscum-Präparat beigefügt, z. B. ¼ Ampulle Viscum forte von Heel oder Ubichinon comp. von Heel.

Diese Injektion soll nach 2 bis 4 Tagen wiederholt werden, wobei darauf zu achten ist, das Blut-Koagulum im Extraktionsbereich nicht zu entfernen. Dieses wird zu einer Art «Schiene» zur Verheilung und späteren spongiösen Verknöcherung des Extraktionsgebietes. «Faustregel»: nach 6 Monaten sollte auf einem Röntgenbild die Extraktionsstelle völlig normal mit Spongiosaknochen verheilt sein. Sonst liegt ziemlich sicher eine Restostitis vor, die dann mit Stabident und/oder Neuraltherapie behandelt werden muss.

Bei Zahnbeherdungen sowie bei Rest-Ostitiden des Kiefers nach früheren Zahnextraktionen kann praktisch immer mit der Vegatestung oder mit EAV das Heilmittel Pefrakehl getestet werden, insbesondere wenn es frühere Wurzelbehandlungen gab oder wenn bei der Zahnextraktion die Alveolarwände nicht ausgefräst worden sind. Wahrscheinlich kommt Candida dann auf, wenn nekrotisches Material oder Reste von Schwermetallen vorhanden sind.

Typische «Candida-Symptome»

Vegetative und neurologische Symptome

- Schwitzen, Frösteln
- Kopfschmerzen
- Augenprobleme, Flimmern, Nebelsehen
- Zungenbrennen
- Neigung zu Unterzuckerung, Verlangen nach Süßigkeiten
- feines Zittern
- chronische Müdigkeit, Leistungsabfall, Konzentrationsstörungen

Probleme mit Darm, Schleimhaut und Haut

- Mundwinkelrhagaden
- Oberbauchschmerzen
- Blähungen
- Unverträglichkeit auf Früchte
- Colitis
- Analreizungen, Schleim im Stuhl, Pruritus, Analekzeme
- Vaginitis bei Frauen, Balanitis bei Männern
- Intertrigo, Seborrhö

Bewegungsapparat und andere Organe

- Fibromyalgien
- Gelenkschmerzen, bis Arthritis (steril)

Einige philosophische Betrachtungen

Querverbindung zu anderen traditionellen Lehren der Naturheilkunde

Die Lehre Enderleins lässt sich bei Betrachtung der drei genannten «Hauptzyklen» sehr gut einordnen in andere Heillehren wie die Homöopathie und die anthroposophische Sichtweise.

Die Tiefvalenzen des **Mucor racemosus** ermöglichen dem Organismus erst ein Wachstum zum Vielzeller, indem sie Sauerstoffversorgung, Zirkulation, aber auch Gerinnung gewährleisten. Sie ermöglichen dem Organismus, «fließend», beweglich zu sein und zu wachsen. Sie repräsentieren also das «Chi» der Chinesischen Medizin oder die **«ätherischen Kräfte»** der Anthroposophie oder die «Kraft der Mutter Erde», aber auch das Kindlich-Expansive.

Entwickelt sich dieses aber ungehemmt und ohne Kraft der Strukturierung weiter, so entstehen die Hochvalenzen und ihre Folgen, die Stauung, die mesenchymale Verschlackung, die Vereiweißung und die Unterversorgung der Gewebe mit Sauerstoff, also die Degeneration und letztlich der Untergang von Zellen und Gewebe.

Viel Ähnlichkeit im Charakter des Mucors besteht zur **luetischen Tendenz** der Homöopathie.

Die Tiefvalenzen des Mucors prägen die Kräfte des **Parasympathicus.** Dies ist von großer Wichtigkeit, da bei degenerativen Krankheiten, insbesondere aber Adeno-Karzinomen, der Bauchorgane und der Schleimhautorgane der Verlust der parasympathischen Kräfte eine große Rolle spielt. Es wird bei der Untersuchung des vegetativen Nervensystems (ANSA = Autonomic Nerve System Analysis) oder beim Heart Rate Variability Testing fast immer festgestellt, dass beim Krebspatienten schon längere Zeit vor dem Manifestwerden des Karzinoms ein Abfall der parasympathischen Kräfte auftrat und meist kurz vor dem Manifestwerden des Krebses auch eine Schwäche des Sympathicus. Dies deckt sich mit den Beobachtungen Prof. Enderleins, der beim Krebspatienten eine konsequente Mucor-Therapie und Basetherapie postulierte.

«Fließen» und Erneuerungskräfte, «erdige Kräfte», Kräfte der Darmflora wirken der Krebsentstehung entgegen. Der Aufbau von Parasympathicus und Darmflora des Patienten stellen daher eine wichtige Komponente unserer ganzheitlichen Krebstherapie dar.

Interessant ist auch die Tatsache, dass die wichtigen Darmsymbionten des Menschen (E. Coli und Enterobacter) auf der Zyklogenie des Mucor liegen.

Das alles macht deutlich, dass ein konsequenter Aufbau der Darmflora der wichtigste Faktor bei der Behandlung von degenerativen Krankheiten ist. Auch bei jeder Krebstherapie muss dem Aufbau der Darmflora und der Darmschleimhaut große Aufmerksamkeit geschenkt werden.

(Siehe auch Kapitel 13, «Nahrungsmittelallergie», und Kapitel 18, «Der Aufbau der Darmflora».

Im Kontrast, aber auch in Ergänzung zum Mucor steht der **Aspergillus niger**. Zu ihm gehören das Strukturierende, das Abgrenzende und die Ausbildung der Struktur, aber auch der Ich-Kräfte, weshalb er mit dem Nervensystem, der Haut und den Stützorganen in Beziehung steht.

Er repräsentiert die «**astralen Kräfte**» der anthroposophischen Betrachtungsweise, aber auch das System der Abgrenzung. In seiner Tiefvalenz durchströmt der Aspergillus das wachsende Wesen Mensch und vermittelt ihm Abgrenzung, Struktur und Stabilität und hat daher auch einen engen Bezug zum System der T-Lymphocyten, also zum Immunsystem. Damit zusammen hängt das Erkennen der eigenen Grenzen und Stärken, aber es geht auch darum, der wilden Expansion des ätherischen Mucors eine Grenze zu setzen. Der Aspergillus ist daher auch dem Sympathicus zugeordnet, welcher erlaubt, die eigenen Grenzen zu verteidigen.

Die symbiontische Bedeutung der aspergillischen Tiefvalenzen liegt in der Ausbildung der Strukturelemente wie Kollagenfasern, Bindegewebe und auch der Knochen, aber unter Wahrung der Elastizität. In seiner Hochvalenz aber führt der Aspergillus zu einer vermehrten Überstrukturierung, zu Härtung und zu Rigidität. Bezeichnenderweise ist er daher auch der Arteriosklerose, der Osteoporose, den Spondylosen, aber auch allen Fibrosen zugeordnet. Viele degenerative Krankheiten der Nervenstruktur sind dem Aspergillus zuzuordnen, wie auch die mentale Verhärtung im Alter.

Die Homöopathie sieht Ähnliches in der **psorinischen Tendenz.**

Jeder Mensch muss beide Symbionten in sich tragen, sie sind Teil seiner selbst. In der heutigen Zeit laufen die Menschen Gefahr, sich zu sehr dem Abstrakten, dem Realitätsfremden zuzuwenden. Leider beginnt diese Tendenz schon früh im Kindesalter, durch Hingabe an das Elektronische, die virtuelle

Welt der Computer und des Fernsehens. Dies mag ein vitales, voller mucoröser Vitalität strotzendes Kind ertragen, nicht aber ein Kind, das von seinen astralen Kräften ohnehin zu wenig durchdrungen wird. Es wird sich nicht finden, seine Vitalität wird nicht wahrhaftig gebündelt, Schulschwierigkeiten, Konzentrationsdefizite oder ADDS sind die Folge. Eine weitere Folge werden Immunstörungen sein, die sich auch oft als Persönlichkeitsstörungen ausdrücken. Aus ganzheitlicher Sicht, unter Einbezug dieser Enderlein'schen Lehre, ist die verminderte Persönlichkeitsentwicklung ein Mangel an aspergillischen Tiefvalenzen. Die langzeitige Therapie mit Aspergillus-Tiefvalenzen und ihre Begleitmittel werden notwendig, zusätzlich eine Therapie mit ungesättigten Fettsäuren, welche die «Elastizität» des Wesens, d. h. der Zellmembranstrukturen, unterstützen.

Sehr wichtig ist auch das Aufhalten im Freien, insbesondere im Erdigen, im Wald, wo das Aspergillische in seiner ganzen Lebendigkeit vorkommt. Im Moos, welches durch feinste Würzelchen der großen und stark strukturierten Tannen durchwandert ist, ähnlich wie das Mesenchym durch die feinsten Nervenfäserchen des Menschen. Auch hier finden wir wieder den wundervollen Bezug zur mystischen Märchenwelt mit den Zwergen im Walde, die ordnend walten. Aber auch zur anthroposophischen Krebstherapie mit Misteln, welche auf den Bäumen wachsen und deren Früchte zur Normalisierung der Strukturorgane beitragen (Iscador pini für Knochen, Haut und Sarkome der Bindegewebe).

So wird auch verständlich, dass die T-Lymphocyten dem Aspergillischen zugeordnet werden. Sie führen als Träger der Immunerfahrung zu Abgrenzung und Schutz. Es ist wundervoll, wie die Lehre des Pleomorphismus, so betrachtet, sich einfügt in verschiedene Naturheilweisen.

Dazwischen liegt ein drittes Element, der **Penicillium notatum** (und roquefortii und glabrum): das Element des **Rhythmischen,** das Element von Hitze und **Umsetzung**. Die Dimension ist im Körper gewährleistet durch das **Bakterielle,** aber auch durch die Verdauung und die enzymatische Umsetzung. So wird es verständlich, dass die Tiefvalenzen des Penicillium zu tun haben mit der **granulocytären Abwehr,** aber auch mit den Verdauungskräften, also dem Pankreas und dem oberen Darmtrakt.

In der Homöopathie sehen wir Parallelen zum Penicillischen in der **medorrhinischen Tendenz.**

In ihrer Tiefvalenz sind Penicillium notatum und roquefortii Garant für Umsetzung, «Erfahrung im Kampf» und innere Abwehr. Penicillium bildet die anaerobischen Bakterien des oberen Verdauungstraktes. In der Chinesischen Medizin wird der Milz die wichtige Bedeutung bei der Umsetzung, der Überführung von einer Wandlungsphase in die andere zugeordnet. Milz, Magen und Pankreas werden einer Wandlungsphase des Spätsommers zugeordnet, der Wandlungsphase der Verarbeitung. Für diese Organe und ihre Krankheiten sind die Valenzen der Penicillium-Zyklogenien sehr wichtig. (Fortakehl, Notakehl).

Das Medikament Quentakehl, die Tiefvalenz des Penicillium-glabrum-Zyklus, wird den viralen Krankheiten zugeordnet. Dies macht einen großen Sinn, da virale Krankheiten viel mit der Entwicklung der kindlichen «Erfahrung» und Umsetzung zu tun haben und aus ganzheitlicher Sicht die Rhythmik der Entwicklung und der granulocytären Leistungsfähigkeit unterstützen. Deshalb sind ganzheitliche Ärzte auch gegen die antiviralen Impfungen. Virale Krankheiten sollten durchgemacht und ihre Verarbeitung mit Sanum-Heilmitteln unterstützt werden.

Penicillium in seinen Hochvalenzen, den bakteriellen und vor allem den Pilzstadien, hat eine wichtige Funktion im Interesse der «Mutter Erde»: Sie führen den Organismus durch Auflösung zurück zur Erde. Sie gewähren also Lyse, sowohl zeitlebens als auch nach dem Tod des Organismus. Enderlein hat somit richtig festgestellt: «Die Symbionten sind unsterblich, sie besiedeln uns von außen, von der ersten Zelle weg, und sie werden in anderer Valenz zurückgeführt zur Natur.» Der Begriff «Besiedelung» aber ist eigentlich nicht richtig, vielmehr geht es um eine Verschmelzung, die stattfindet, ein Eins-Werden.

Der gesunde Mensch nimmt die drei Elemente Lebenskraft, Expansion und Fließen (Mucor) – Rhythmik und Umsetzung (Penicillium) – Strukturierung und Elastizität (Aspergillus) in sich auf. Die drei Elemente ermöglichen es ihm, sich zu entwickeln, aus toter Materie Lebendiges zu bilden. Erhaltung der Gesundheit bedeutet daher, die drei «Symbionten» in sich in dynamischer Form und tiefvalent zu erhalten.

Kapitel 8 Meridiane, Organe und Lebensthemen

Ein kurzer Einblick

Ein harmonischer, gesunder Mensch steht im Gleichgewicht seiner «Energien», oder anders gesagt: im Gleichgewicht seiner Meridian-Systeme. Wohl hat jeder Mensch gewisse Schwächen oder Neigungen, er kann diese aber ausgleichen. Steht ein Mensch aber in einer Disharmonie, so kann sein Meridiansystem längerfristig geschwächt sein – oder es ist überlastet.

Die Chinesische Medizin beschreibt dies sehr bildlich und schön mit dem Bild der Jahreszeiten. Jede Jahreszeit hat ihre Eigenheiten, ihre Stärken und ihre negativen Seiten. Und trotzdem braucht jede Jahreszeit die andere. So ist es auch mit den Wandlungsphasen des Menschen.

Jedes Organ wird einer «Jahreszeit» oder einem Meridianpaar zugeordnet. Im deutschen Sprachgebrauch werden diese Meridianpaare «Funktionskreise» oder «Wandlungsphasen» genannt. Wenn ein Organ des entsprechenden Funktionskreises geschwächt ist, so sollen die anderen mitbehandelt werden – dann werden die entsprechenden konstitutionellen Heilmittel besonders gut wirken.

Kaum ein Mensch ist so harmonisch, dass all seine Funktionskreise in einem steten Gleichgewicht sind. Jeder von uns hat gewisse Schwächen oder konstitutionelle Krankheitsneigungen. Für uns sind daher die Zusammengehörigkeiten der verschiedenen Organe, aber auch ihre «Lebensthemen» oder «Wesensarten» wichtig.

Auch hier wieder Beispiele, welche die Zusammenhänge erklären.

> Das Thema Wut und Explosivität gehört zum Meridiansystem Leber-Galle. Zum gleichen System gehören aber auch Unternehmergeist, Kreativität, schnelle Auffassung und Beweglichkeit. Das zugehörige Sinnesorgan ist das Auge. Die Leber ist das Yin-Organ dazu, die Galle das Yang-Organ. Ist das System grundlegend geschwächt, so nennt man das eine Yin-Schwäche der Leber. Depressivität, Lethargie, fehlender Tatendrang sind die Folge.

Während die Schulmedizin von einer «**Depression**» spricht, ist es für den Biologischen Arzt eine «Leber-Yin-Schwäche». Die Therapie wird eine völlig andere sein: Wir verwenden nie die üblichen Antidepressiva, da sie selbst nur wieder toxisch sind und die Leber belasten können. Wir stärken die Leberkraft mit vitaler Ernährung und raten dem Patienten, alle leberbelastenden Stoffe wegzulassen und geben ihm pflanzliche, isopathische und homöopathische Heilmittel, die seine Leberkraft stärken: Carduus marianus, Liv 52 (ein ayurvedisches Lebermittel), Mucedokehl (Sanum) und leberstärkende Vitamine und Aminosäuren. In den meisten Fällen wird die Depression innerhalb von Wochen bis Monaten ausgeheilt oder deutlich gebessert sein.

Überwiegen aber Wut, Launenhaftigkeit und einschießende Explosivität und fehlt die Toleranz, sehen wir darin einen Galle-Yang-Stau. Der Patient wird sicherlich gut reagieren auf vegane Kost und Bitterstoffe sowie auf gallefördernde Heilmittel wie Taraxacum comp. (Ceres), auf das klassische Homöopathicum Nux vomica oder auf Wermut (Absinthium, Ceres)

Impaktierter 23er-Zahn
chronische Müdigkeit

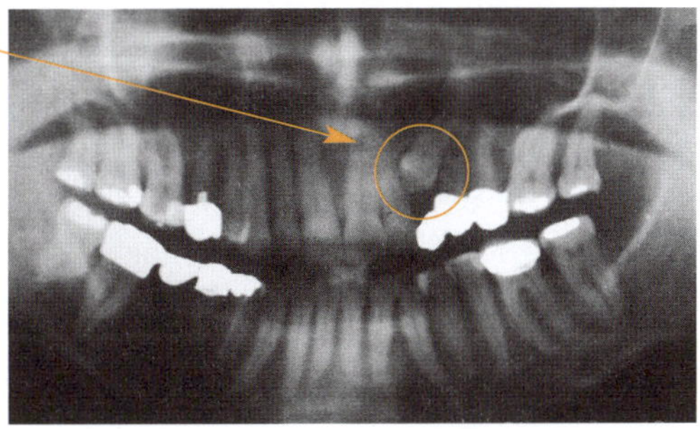

Beide Menschen werden es nicht ertragen, gestörte Eckzähne zu haben, und immer wieder sehen wir gerade bei solchen Naturellen, dass sie nur isoliert starke Parodontosen an den Eckzähnen (Leberzähne) aufweisen.

Ich erinnere mich an eine etwa 45-jährige Frau mit einem starken **chronischen Müdigkeitssyndrom.** Früher war sie eine sehr aktive, phantastische Chefsekretärin gewesen, seit über 15 Jahren die allwissende «Seele» eines schnell wachsenden Betriebs. Zunehmend wurde sie aber sehr müde und depressiv. Nach einer wahrscheinlich viralen Infektion, die früher vermutlich keine «Nachwirkungen» gehabt hätte, sank sie in eine endogene Depression» und wurde arbeitsunfähig. Die Untersuchung bei uns zeigte einen querliegenden, **impaktierten** (eingewachsenen) **Eckzahn.** Und die Virusserologie zeigte positive Antikörpertiter auf **Epstein-Barr-Virus.**

Ist es nicht interessant, dass dieses häufige Virus typischerweise bei jungen Menschen Leberprobleme verursacht (Pfeiffer'sches Drüsenfieber, welches mit Erhöhung der Leberwerte einhergeht)?

Diese Patientin war eine «Leber-Meridian-Patientin», mit allen guten Eigenschaften während Jahren. Aber jetzt ist sie an einem typischen Leber-Meridian-Leiden erkrankt. Es wird hier NUR eine entsprechende Therapie nützen: Der quer impaktierte Eckzahn (Leberzahn) links oben musste entfernt werden. Er blockierte den Funktionskreis der Patientin. Die Virus-Last wurde mit biologischen Heilmitteln (Quentakehl, Lysin, Virus-Nosoden-Tropfen und hochdosierten Vitaminen der B-Reihe) behandelt.

Innerhalb einiger Wochen besserte sich ihr Zustand, innerhalb von sechs Monaten war sie wieder voll bei der Arbeit, und heute ist sie geheilt und aktiv wie früher. Eine typische «Leber-Meridian-Geschichte»!

So hat jedes Organ «sein» Thema und auch seine Krankheitsneigungen, aber auch seine homöopathischen, pflanzlichen und isopathischen Heilmittel.

Im Folgenden eine Aufstellung der Zugehörigkeiten. Bevor die Funktionskreise schematisch beschrieben werden, ist es mir aber wichtig, die Bedeutung der Zähne nochmals zu erläutern.

Allgemein: Kein anderes Organ ist so stark in die Meridiane eingebunden wie die Mundhöhle. Insbesondere die Zähne haben einen engen Bezug zur Mundhöhle, den Mundschleimhäuten, den Nasennebenhöhlen, aber auch den Knochen, durch ihren alveolären Bezug.
Zudem sind die Zähne durch ihren Pulparaum auch intensiv vernetzt mit dem vaskulären und lymphatischen System, aber auch mit den neuralen Strukturen des Kopfes.

Die Zähne haben daher die Besonderheit, *mit allen Keimblättern intensiv verbunden zu sein.* Dies ist sowohl für die Isopathie als auch für die Homöopathie von Bedeutung, da sowohl die Wandlungsphasen als auch die Konstitutionen mit den Keimblättern verbunden sind.

Der Zahnnerv entstammt dem *Ektoderm,* wie auch die laminären Knochen des Gesichts. Die Pulpa mit ihrem dichtesten Gefäßnetz und dem Scharpey'schen Raum und dessen Lymphbeziehung entstammen dem *Mesoderm,* während die Gingiva dem *Entoderm* entstammt.

Empirisch wird jeder Zahn einem Meridian zugeordnet oder – im erweiterten Sinne – einem Funktionskreis. Er hat daher einen starken Bezug zu den inneren Organen.

Zahnkrankheiten sind daher immer im Zusammenhang mit dem Funktionskreis zu sehen, und umgekehrt ist bei inneren Krankheiten immer auch an eine Störung der Zähne zu denken.

Für den Zahnarzt sind solche Zusammenhänge wichtig, da sie ihm die Möglichkeit geben, bei akuten Zahnerkrankungen, aber auch bei chronischen Problemen über den Meridian mitzubehandeln.
Zum Beispiel kann die akute Pulpitis, welche durch eine Wurzelbehandlung behandelt würde, meist gelindert werden, indem Energie über den entsprechenden Meridian abgeleitet wird. Es wird dann lokal neuraltherapeutisch mit dem entsprechenden Meridianmedikament behandelt. Die Wurzelkanalbehandlung erübrigt sich nach unseren Erfahrungen in den meisten Fällen.
Man muss sich auch fragen, warum gewisse Zähne gehäuft erkranken und was deren Korrelate sind. So sind die Molaren die Zähne des Darmes. Sie sind aber auch die Zähne, welche am häufigsten kariös oder auch pulpitisch gereizt sind. Dies erklärt sich aus ganzheitlicher Sicht mit den sehr häufigen Darmstörungen.

Behandelt der Zahnarzt eine Pulpitis einfach endodontisch (mit Wurzelkanalfüllung), so wird er in dieser gestörten Reaktionslage das meridiale Problem «zementieren» und ein bleibendes Störfeld schaffen.

Für den Arzt sind diese Zusammenhänge wichtig, da er im Mund schon sehr viele Hinweise auf die inneren Organe erhält, etwa auf geschwächte Funktionskreise; die Hinweise können ihm gar erlauben, die Situation des Patienten schon teilweise zu beurteilen. Die Untersuchung des Mundes ist aus dieser ganzheitlichen Sicht bei der klinischen Untersuchung des Patienten die ergiebigste überhaupt. Zahnbefund und Parodontalbefund weisen den Arzt zu den gestörten Funktionskreisen und ihren Themen.

Wechselbeziehung zwischen Zähnen und Organen beim Menschen

SINNESORGANE	Innenohr	Kieferhöhle		Siebbeinzellen		Auge	Stirnhöhle	
GELENKE	Schulter Ellbogen	Kiefer		Schulter - Ellbogen		Knie hinten		
	Hand ulnar Fuss plantar Zehen	Knie vorn		Hand radial Fuss Grosse Zehe		Hüfte	Kreuzsteissbein	
						Fuss		
ORGANE	Herz rechts	Bauchspeicheldrüse		Lunge rechts		Leber rechts	Niere rechts	
	Zwölffinger- darm	Magen rechts		Dickdarm rechts		Gallenblase	Blase rechts urogenitales Gebie	
ENDOKRINE DRÜSEN	Hypophysen- Vorderlappen	Nebenschild- drüse	Schild- drüse	Thymus	Hypophysen- Hinterlappen		Epiphyse	
	Zentrales Nervensystem Psyche	Weibliche Brustdrüse rechts					**Rechte Seit**	
OBERKIEFER	**18**	**17**	**16**	**15**	**14**	**13**	**12**	**1**
UNTERKIEFER	**48**	**47**	**46**	**45**	**44**	**43**	**42**	**4**
	Energie- haushalt			Weibliche Brustdrüse rechts				
ENDOKRINE DER GEWEBSSYSTEME	periphere Nerven	Arterien	Venen	Lymph- gefässe	Keimdrüse		Nebenniere	
ORGANE	Ileum rechts	Dickdarm rechts		Magen rechts Magenausgang		Gallenblase	Blase rechts urogenitales Gebie	
	Gebiet im Bereich des Dünndarms							
	Herz rechts	Lunge rechts		Bauchspeicheldrüse		Leber rechts	Niere rechts	
GELENKE	Schulter - Ellbogen			Knie vorn		Knie hinten		
	Hand ulnar Fuss plantar Zehen	Hand radial Fuss Grosse Zehe				Hüfte	Kreuzsteissbein	
				Kiefer		Fuss		
SINNESORGANE	Ohr	Siebbeinzellen		Kieferhöhle		Auge	Stirnhöhle	

<table>
<tr><td colspan="2">Stirnhöhle</td><td>Auge</td><td colspan="2">Siebbeinzellen</td><td colspan="2">Kieferhöhle</td><td>Innenohr</td></tr>
<tr><td colspan="3">Knie hinten</td><td colspan="2">Schulter - Ellbogen</td><td colspan="2">Kiefer</td><td>Schulter
Ellbogen</td></tr>
<tr><td colspan="2">Kreuzsteissbein</td><td>Hüfte</td><td colspan="2" rowspan="2">Hand radial
Fuss
Grosse Zehe</td><td colspan="2" rowspan="2">Knie vorn</td><td rowspan="2">Hand ulnar
Fuss plantar
Zehen</td></tr>
<tr><td colspan="3">Fuss</td></tr>
<tr><td colspan="2">Niere links</td><td>Leber
links</td><td colspan="2">Lunge links</td><td colspan="2">Milz</td><td>Herz links</td></tr>
<tr><td colspan="2">Blase links
urogenitales Gebiet</td><td>Gallengänge
links</td><td colspan="2">Dickdarm links</td><td colspan="2">Magen links</td><td>Jejunum
Ileum links</td></tr>
<tr><td colspan="2">Epiphyse</td><td colspan="2">Hypophysen-
Hinterlappen</td><td>Thymus</td><td>Schild-
drüse</td><td>Nebenschild-
drüse</td><td>Hypophysen-
Vorderlappen</td></tr>
<tr><td colspan="2">Linke Seite</td><td></td><td colspan="2"></td><td colspan="2">Weibliche Brustdrüse
links</td><td>Zentrales
Nervensystem
Psyche</td></tr>
<tr><td>21</td><td>22</td><td>23</td><td>24</td><td>25</td><td>26</td><td>27</td><td>28</td></tr>
<tr><td>31</td><td>32</td><td>33</td><td>34</td><td>35</td><td>36</td><td>37</td><td>38</td></tr>
<tr><td colspan="2"></td><td></td><td colspan="2">Weibliche Brustdrüse
links</td><td colspan="2"></td><td>Energie-
haushalt</td></tr>
<tr><td colspan="2">Nebenniere</td><td colspan="2">Keimdrüse</td><td>Lymph-
gefässe</td><td>Venen</td><td>Arterien</td><td>periphere
Nerven</td></tr>
<tr><td colspan="2">Blase links
urogenitales Gebiet</td><td>Gallengänge
links</td><td colspan="2">Magen links</td><td colspan="2">Dickdarm links</td><td>Jejunum
Ileum links</td></tr>
<tr><td colspan="2">Niere links</td><td>Leber
links</td><td colspan="2">Milz</td><td colspan="2">Lunge links</td><td>Herz links</td></tr>
<tr><td colspan="3">Knie hinten</td><td colspan="2">Knie vorn</td><td colspan="3">Schulter - Ellbogen</td></tr>
<tr><td colspan="2">Kreuzsteissbein</td><td>Hüfte</td><td colspan="2"></td><td colspan="2" rowspan="2">Hand radial
Fuss
Grosse Zehe</td><td rowspan="2">Hand ulnar
Fuss plantar
Zehen</td></tr>
<tr><td colspan="3">Fuss</td><td colspan="2">Kiefer</td></tr>
<tr><td colspan="2">Stirnhöhle</td><td>Auge</td><td colspan="2">Kieferhöhle</td><td colspan="2">Siebbeinzellen</td><td>Ohr</td></tr>
</table>

Das «Zahnschema» ist das wichtigste Instrument bei der Verbindung der ganzheitlichen Zahnheilkunde mit der regulativen, ganzheitlichen Medizin.

Frontzähne, oben und unten je 4 Zähne, also 12, 11, 21 und 22, und die entsprechenden Zähne unten.

Man beachte gerade bei diesen Zähnen die Länge der Wurzeln. Häufig sehen wir bei Nierenfunktionsstörungen kurze Wurzeln. Diese Patienten sind besonders anfällig auf Schwermetalle und Geopathie. Gedrehte 2er deuten auf sexuelle Probleme mit dem Partner hin.

Zugeordnete Organsysteme: Niere, Blase, Genitalien
Stirnhöhle
Lendenwirbelsäule, vor allem Lendenwirbel L2, Knie hinten, Fuß, Sacrum
Sinnesorgan: Ohr

Psychisches Korrelat:
Kennwort: Vergangenheit
Positiv: Stabilität, Sicherheit, Treue, Beständigkeit, Partnerschaft, strukturiert
Negativ: Angst, Verlustangst, Frigidität, Unbeweglichkeit, Starre, Empfindlichkeit (bezieht zu sehr auf sich), schaut zurück. Unversöhnlichkeit, Vertrauensprobleme, Rückenprobleme lumbal

Therapieansätze:
Wärme verschaffen (physisch und psychisch).
Sicherheit und Stabilität vermitteln. Rücken behandeln.
Sexualität bejahen, Klarheit in der Partnerschaft schaffen.

Ferrum phosphoricum, Tuberculinum, Natrium mur.
Aspergillus, Latensin, Utilin S.
Viscum, Nigersan, Solidago an Zähnen, Cantharis,
Glandula suprarenalis.
Akupunktur: Blase 23, Niere 11, Niere 6

Leber-Gallenblase-Funktionskreis

Eckzähne, oben und unten je 2 Zähne, also 13, 23, 33, 43

Man beachte die Form der Zähne: in weichem Bogen integriert oder die Gebissecke bildend? Gingiva und Alveolarknochen hyper- oder hypotroph? (gibt Rückschlüsse auf Wesen)

Zugeordnete Organsysteme: Leber, Galle, Muskeln, Trochanter, Hüfte seitlich, Keimdrüsen, mittlere Brustwirbelsäule, Hämorrhoiden
Sinnesorgan: Auge. Sinus sphenoidalis (Keilbeinhöhle)
Kopfschmerzen seitlich, Migränen

Psychisches Korrelat:
Kennworte: Jetzt, Gegenwart
Positiv: Beweglichkeit, Initiative, Ideen, Kreativität, Expansion, Schnelligkeit, Stoffwechselstärke, Anpassungsfähigkeit, Elastizität, Dynamik
Negativ: explosiv, impulsiv, Wut, Ungeduld. Depression, Wechsel, Suchtneigung, Jähzorn (cave Selbstschädigung)
Selbstbezogenheit, in der Kommunikation schwach

Therapieansätze:
Stoffwechsel begünstigen, Diät, Fasten; Kontakte leiten
Ausleitung, Entstauung; bei Depressionen entgiften

Taraxacum, Chelidonium, Carduus marianus, Aurum (spagyrisch) bei Depressionen
Mucokehl, Utilin, Bitterstoffe.
An Zähnen Struktur verbessern: Os suis, Latensin, Hepar comp. (reagiert häufig schlecht auf Gold/Aurum!)
Akupunktur/Neuraltherapie: Lebersegment, untere BWS

Magen-Milz-Pankreas-Funktionskreis

Prämolaren unten, oben Molaren

(aus unserer Sicht auch oben Prämolaren, da fast obligate Korrelation der oberen Prämolaren zu Thyroidea/Mamma)

Zugeordnete Organsysteme:
Schilddrüse, Mamma, Bindegewebe, Magen, Verdauung (auch symbolisch)

Bauchspeicheldrüse (Yin-Organ)
Knie vorne, Sinus maxillaris, Lippe, Mund
unterste BWS
Interstitium

Psychisches Korrelat:

Kennworte: Zukunft, Erfüllen von Aufgaben, Sich-hinter-ein-Ziel-stellen
Positiv: verbinden, vermitteln, Kommunikation. Analyse, Erkennen, Integration, Sinn, Vernunft; irdisch; Fleiß; Übernehmen, Expansion
Negativ: Zukunftsangst, Unerfülltsein, Ruhelosigkeit, Raffen
Genügenmüssen, bis zur Krankheit (Schilddrüse)
Übermäßiges Erfüllen von Pflichten, auch wenn sie gar keine sind

Therapieansätze:

Bewegung im Freien, Abenteuer; Gespräch; Schilddrüsentherapie
Vegetarismus; bei Frauen sehr wichtig: Brustkontrollen

Kalium jodatum, Arsenicum, Fortakehl, Alkala N., Momordica
Neuraltherapie: Magen 25, Xyphoid, Schilddrüse, M36, M40

Dickdarm-Lunge-Funktionskreis

Oben Prämolaren (teils auch Molaren), unten Molaren

Zugeordnete Organsysteme:

Dickdarm, Lunge, Hypophyse, Thymus, Immunsystem, teils
untere HWS, obere BWS; Knie innen, Ellbogen, Hand radial
Sinus ethmoidalis, Haut
Sinnesorgan: Nase (Wittern, Riechen)

Psychisches Korrelat:

Kennworte: zeitlos, jenseits, überdauernd
Positiv: Ideale, Intuition, schöpferisch, Austausch, Umsetzung, Spüren
Ideelle Umsetzung; Geistigkeit
Kunst, Erlösung, Gelassenheit, Sehnsucht
Negativ: Binden, Haften, Trauer, Resignation,
Wetterfühligkeit, Narbenprobleme, Hoffnungslosigkeit
Verharren in Scheinwelt, Aberglaube, Rache, Vorurteile

Therapieansätze:
Umsetzen, Loslassen; Colontherapie, Nasentherapie

Plantago, Drosera, Carbo veg., Diät
Mucedokehl, Mucokehl, PsorinoHeel, Mucosa comp.
Ausleitungstherapien
Akupunkturpunkt: DD4, Lunge 1

Herz-Dünndarm-Funktionskreis

Weisheitszähne:

alle Weisheitszähne. Besonders auf Impaktierte achten.
Nie Wurzelbehandlungen an Achtern tolerieren! (Achter = Weisheitszähne)
Nie Amalgamfüllungen an Achtern

Zugeordnete Organsysteme:

Dünndarm, Herz, vaskulärer Apparat
Sinnesorgane: Zunge (Spitze), Wort, Ausdruck
BWS 5–7, C7, Schulter lat., Hand ulnar, Ileosacr. Gel.,
Ileum, Appendix
Blutdruck, Koronararterien, Epilepsie, Migräne

Psychisches Korrelat:

Kennworte: zeitlos, verinnerlicht
Positiv: Gemüt, Freude, Harmonie, Glückseligkeit
Sprache, Mitteilung, Einssein, Offenbarung
Verbundensein; Identität; Liebe; Licht, Feuer, Erstrahlen!
Negativ: Beengung, geistige Ruhelosigkeit, Unglück,
Leere, Herzenskälte; Redesucht; Konzentrationsmangel

Therapieansätze:
Freudvolle Tätigkeiten pflegen. Herzmeridian stärken, Penzell-Massage,
Atemtherapie.
Diät zur Dünndarmschonung (Werthmann), Symbioseaufbau,
Licht

Echinacea, Cactus, Mucokehl, Sanuvis
Magnesium, Vitamin E, Rosmarin

Zähne, Schwermetalle und andere Belastungen

Kapitel 9 Die Bedeutung der Zähne für die Biologische Medizin

Zähne als Störfelder

Für die Biologische Medizin ist das Störfeld-Denken von größter Wichtigkeit. Wir haben darüber im einführenden Kapitel «Vom Wesen der Biologischen Medizin» bereits berichtet. Die häufigsten Störfelder im Körper, welche Fern-Erkrankungen an anderen Organen bewirken, sind die Zähne.

Solange man diese Störfaktoren nicht beseitigt, hat man als Arzt in vielen Fällen bei chronischen Krankheiten keinen Erfolg. Der Zusammenhang zwischen Zahnherden und chronischen, oft «unklaren» Krankheiten ist so häufig, dass wir in unseren Kliniken bei jedem Patienten mit komplexerem oder schwierigem Leiden eine ausführliche Zahnabklärung vornehmen.

Ich pflege an meinen Seminaren zu sagen: Wenn ein Gesetz erlassen würde, dass der ganzheitlich tätige Arzt nur noch eine «alternative» Methode anwenden dürfte, so würde ich meinen Zahnarzt behalten!

Beispiele von Zahnherden, die zu Krankheiten führen, gibt es unzählige; einige davon werde ich später beschreiben.

Nun aber, als Einführung: Wie wirken denn Zähne als Störfaktoren? Es sind verschiedene Ebenen möglich:

- toxische Wirkung toter Zähne und Wirkung als Störherde
- lokale Reizwirkung durch Toxizität und galvanische Ströme
- systemische Reizwirkung über die Meridiane und durch galvanische Ströme
- Zähne als Schwermetallträger (Amalgam)

Tote Zähne und systemische Reizwirkung

Schon in den 50er Jahren entwickelte der Arzt Dr. Reinhold Voll ein Diagnoseschema, das jedem Zahn eine Organgruppe, Gelenke und Drüsen zuordnete. Er stellte bei seinen Patienten immer wieder Zusammenhänge zwischen gestörten körperlichen Funktionen (Krankheiten) und dem Zustand der Zähne fest. Glücklicherweise wurden seine Arbeiten von anderen großen Zahnärzten, wie Dr. Volkmer, Dr. Kramer, Dr. Gleditsch und dem Amerikaner Dr. George Meinig, weiterverfolgt. Aus ihren Forschungen entstand die **ganzheitliche Zahnmedizin.** Auch die Pioniere der Neuraltherapie, Dr. Huneke und Dr. P. Dosch, aber auch mein hochverehrter Lehrer Prof. Hopfer erforschten die Zusammenhänge zwischen Zähnen, Meridianen und Organen. Ihre Erkenntnisse ermöglichten ein **Zuordnungsschema,** das im Detail die Zusammenhänge zwischen Zähnen und Organen beschreibt.

(Ein ganz originelles, leider nur in Englisch vorliegendes Buch hat mein lieber Kollege Dr. George Meinig, Kalifornien, geschrieben: «Root Canal Cover up – Damage to your Health». Bion-Verlag, Ojaj, California, ISBN 0-945196-19-9). Er beschreibt darin die erstaunlichen Forschungsresultate amerikanischer Zahnärzte, insbesondere jene von Dr. Weston Price.

Jeder Zahn (oder Zahngruppe) gehört zu einem Meridiansystem. Er projiziert sich somit zu gewissen ihm zugeordneten Organen. So sehen wir mit einer erstaunlichen Genauigkeit die Auswirkungen von beherdeten Zähnen auf «ihre» Organe.

Wir hören immer wieder den Einwand, dass doch viele Menschen Zahnherde hätten und diese während vieler Jahre keine Krankheiten ausgelöst hätten. Das ist in der Tat richtig. Ebenso haben auch viele Menschen während Jahren Amalgamfüllungen und werden darob nicht krank. Die Erklärung ist einfach: Das Regulationssystem dieser Patienten ist noch stark genug, um die Belastung zu kompensieren. Kommen aber Zusatzbelastungen dazu – oder wird der Mensch einfach älter und kompensiert deshalb weniger –, kann sich der Herd plötzlich «ausdrücken». Herde können deshalb oft jahrelang «still» bleiben und erst nach einem «Zweitschlag» aktiv werden.

Ist der Patient aber einmal manifest krank, so sehen wir immer wieder, dass nur die Herdsanierung ihm die Kompensationsfähigkeit zurückbringt. Anders gesagt, wir sehen immer wieder Patienten, welche mit chronischen Krankheiten bei vielen Spezialisten waren – und auch guten Therapeuten für Naturheilverfahren. Gesund wurden sie aber erst nach einer konsequenten ganzheitlichen Sanierung der Zähne.

Die Frage kommt natürlich immer wieder auf: «Ist es bei mir wirklich nötig, Zahnherde zu sanieren, oder kann ich diese noch kompensieren?», oder, anders gefragt: «Bringt bei mir eine Zahnsanierung wirklich etwas?»

Wichtige Fragen – wir haben eine subtile Strategie entwickelt, um die Signifikanz der Störherde zu prüfen. Es existieren feinenergetische und Ultraschall-Testmethoden, welche aufzeigen können, ob beherdete Zähne wirklich mit einem Leiden zusammenhängen – und ob deren Sanierung etwas bringt. Diese Testmethoden sind die Cavitat-Ultraschalltestung des Kiefers, die Thermographietestung des Kiefers und der entsprechenden Meridiane, die Schwermetalltestungen und die feinenergetischen Testungen (Elektroakupunktur, Vegatestung usw.).

Nun aber wieder zurück zur etwas «trockenen» Theorie:

Stirbt ein Zahn ab, so zerfällt seine Pulpa (der «lebendige» Zahn-Innenraum) nekrotisch. Es bilden sich Zerfallsprodukte der leichigen Zersetzung, welche eine Reaktion der weißen Blutkörperchen nach sich ziehen. Granulocyteneinwanderung, Zerfall, proteolytische Verdauung sind in der Regel die Folge. Die Intensität einer solchen «endodontischen» Entzündung hängt ab von der Durchblutung.

Es kommt manchmal vor, dass die resorptive Entzündung schleichend verläuft und sich entweder ein Zahngranulom entwickelt oder – bei noch langsamerer Reaktion – eine hyperostotische Umgebungsreaktion. Die moderne Endodontie (Wurzelkanalfüllung) vermindert die proteolytische und leucocytäre Verdauung des toten Zahnes fast vollständig. Der abgestorbene Zahn wird nicht durch eine eiterige Reaktion abgestoßen und es bildet sich ein chronischer Störherd. Jede Zahnwurzelfüllung erzeugt ein Störfeld und eine toxische Belastung. Die Leicheneiweiße werden ganz langsam an die Umgebung abgegeben. Konservierungsmittel, welche in den Wurzelfüllungsmaterialien vorhanden sind, verändern das bakterielle Milieu im Zahn und seiner Umgebung. Sehr häufig beobachten wir auch Pilzwachstum in den wurzelgefüllten Zahn-Hohlräumen. Aspergillus wird einwachsen. Daher verwenden wir die aspergillischen Medikamente von Sanum bei der Nachbehandlung jedes wurzeltoten Zahns, vor allem bei degenerativen Krankheitsbildern.

Die **Leicheneiweiße der toten Zähne sind hoch toxisch.** Es werden also in den Pulpen toter Zähne toxische Produkte entstehen, wie schwefelhaltige **Toxine (Mercaptane, Thioäther,** aber auch **Karzinogene** – sogenannte freie Radikale – wie **Indol, Scatol, Tryptophan-Abbauprodukte).**

So wird verständlich – Untersuchungen in den USA haben das aufgezeigt –, dass mit der Häufigkeit der Wurzelkanalbehandlungen auch die Karzinomrate steigt (Dr. Weston Price, ausführlich beschrieben im Buch von George Meinig «Root Canal Cover Up – Damage to your Health». Bion-Verlag, Ojaj, California, ISBN 0-945196-19-9).

In einer anderen Untersuchung konnte gezeigt werden, dass in myelindefekten Rückenmarkpartien von MS-Patienten die gleichen Toxine gefunden werden wie in den abgestorbenen wurzelkanalbehandelten Zähnen der MS-Patienten (Prof. Boyd Haley, Universität Lexington KY, USA).

Diese neuen Untersuchungen bestätigen unsere Klinik-Beobachtungen, wonach bei praktisch keinem unserer vielen MS-Patienten nach konsequenter Zahnsanierung mit Entfernung aller wurzelbehandelten Zähne und Amalgamsanierung eine Verschlechterung oder ein neuer Schub der MS auftrat.

Wir messen diesen toxischen Produkten sehr große Bedeutung zu, sowohl mesenchymal als auch als Ursache von Störherden.

Das etwas inerte System des abgestorbenen Endodontiums bietet die klassische Voraussetzung für die Entwicklung eines chronischen Störherdes, da darin Toxine lange erhalten bleiben und da die Blutzirkulation und damit die Möglichkeiten der proteolytischen Toxinverarbeitung verunmöglicht werden. So können auch Bakterien in Depotform (sog. **Slow Bacteria**) sich vermehren, wie z. B. die Siphanosporen.

Auch die allerbeste Wurzelfüllung lässt immer noch 40–60% des organischen Raums des Zahns zurück, da die Millionen von Seitenkanälchen nicht gefüllt werden können. Diese aber enthalten später die zellwandfreien Bakterienformen, die als lokale Störfelder wirken, aber auch eine kanzerogene Wirkung haben können (Prof. Enderlein).

Die Zahnwurzeln sind sehr verzweigt und können meist nicht vollständig gereinigt und gefüllt werden ➔ Bakterien-Wachstum

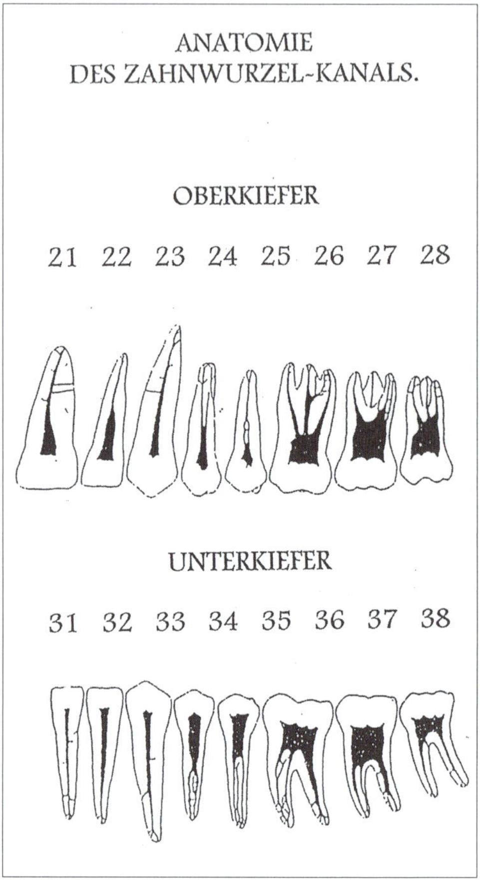

Die Behandlung dieser Belastung mit Lasertherapie oder peridontalen Injektionen mittels Pefrakehl und Arthrokehlan A (Propionibacterium acnes A) ist eine kurzfristige Möglichkeit. Langfristig muss aber immer an die Entfernung des wurzelbehandelten Zahnes gedacht werden, insbesondere wenn Fernwirkungen an den entsprechenden Meridianen entstehen.

Im Lehrbuch von Dr. med. Peter Dosch über Neuraltherapie sind der Herd und das Störfeld wie folgt beschrieben:

Ein Störfeld ist ein neurohumoral aktives verändertes Gewebe, das auf neuralem oder vegetativem Wege eine Fernwirkung hat.

Ein Störherd ist eine subklinische lokale chronische Entzündungsstelle, die über bakterientoxische und mesenchymale Wege eine Fernwirkung hat.

Störfelder beziehungsweise Herde bewirken eine Milieuveränderung und verändern die Reaktionsweise einzelner Organe oder sogar des Gesamtorganismus. Bei vererbter oder erworbener Organdisposition resultiert daraus die störfeldbedingte Krankheit.

Jede chronische Krankheit kann störfeld- oder herdbedingt sein.

(Lehrbuch der Neuraltherapie nach Huneke, Peter Dosch, Haug Verlag)

Jeder wurzelgefüllte Zahn ist ein Bakterienherd, und jeder wurzelgefüllte Zahn ist ein toter Zahn!

Die oben genannte **Bakterienbesiedelung** kommt in allen toten und auch in wurzelbehandelten Zähnen vor. So konnten Dr. Weston Price und andere Forscher in allen über 30'000 untersuchten toten Zähnen das **Siphanosporum polymorphum** von Bremer finden, das gleiche Bakterium, das Prof. Enderlein als Zeichen degenerativ-karzinogener Belastung beschrieb.

Elektronenmikroskopisches Bild von Bakterien in Zahn-Seitenkanälchen

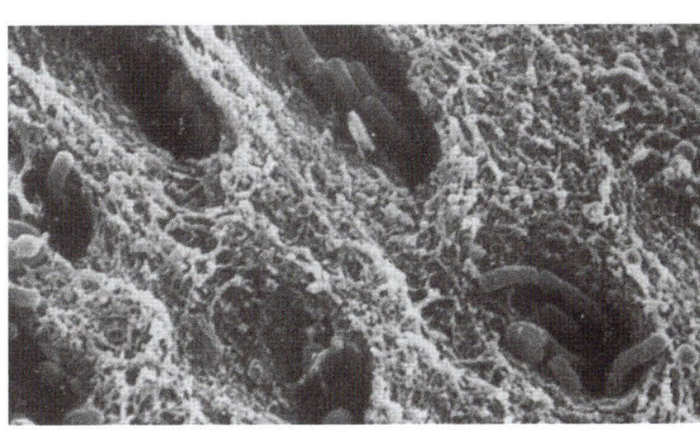

Deshalb verwenden wir nach Extraktion toter Zähne, aber auch bei allen odontogenen Störherdleiden das dafür spezifische Immunstimulans **Arthrokehlan A** (Propionibacterium acnes A) lokal und systemisch bei jeder Nachbehandlung (Arthrokehlan A (Propionibacterium acnes A) ist das spezifische Heilmittel gegen die Siphanosporen).

Die Wurzelbehandlung, auch wenn endodontisch perfekt durchgeführt, verhindert diese Störfeldwirkung nicht, da die Millionen kleinster und größerer **Seiten-Dentin-Kanälchen** ebenfalls eiweißgefüllt sind und nicht ausgefüllt werden können.

Zusätzlich werden in die Pulparäume – zur Verminderung der Abstoßreaktion – Wurzelfüllmaterialien eingegeben, welche die Störherdbildung, d.h. die Entwicklung subklinischer Rektionen, begünstigen und erneut mesenchymal und neuroendokrinologisch wirken können. Die Wurzelfüllmaterialien enthalten teils Cortison, teils Toluole, praktisch immer aber Antibiotika. Es gibt sogar immer noch Wurzelfüllungsmaterialien, welche Formaldehyde enthalten.

Aus all diesen Gründen ist erklärbar, dass Zahnherde, d.h. wurzeltote Zähne, ganz besonders die Kriterien für Störherde erfüllen.

Zum Begriff der Kieferostitis

Ein wurzelgefüllter Zahn kann unbemerkt und «unterschwellig» ein Störfeld darstellen. Dies ist die Regel. Er kann aber auch eine lokale Entzündung erzeugen, mit lokaler Reaktion der weißen Blutkörperchen und einer Veränderung der umliegenden Knochenstruktur. Dies wird «**Kieferostitis**» genannt (Kieferentzündung). Die Kieferostitis kann histologisch nachgewiesen werden. Wir machen daher bei Entfernung wurzelbehandelter Zähne oft Histologien des Materials, das aus der umliegenden Knochenstruktur entfernt wurde. Lässt sich eine leucocytäre Reaktion (Einwanderung weißer Blutkörperchen) erkennen, so ist die Ostitis nachgewiesen.

Interessant ist, dass die meisten Kieferostitiden im Röntgenbild NICHT sichtbar sind. Deshalb haben wir nach viel feineren Methoden der Testung gesucht und diese auch gefunden: die Computer-Thermographie und die Cavitat-Untersuchung, eine computerisierte Ultraschallmethode.

(Siehe «Zusatzuntersuchungen bei Zahnproblemen», Seite 153)

Ist die Kieferostitis radiologisch sichtbar, kann sie sich auf verschiedenste Arten ausdrücken:

- Das **Zahngranulom,** eine Knochenentzündung an der Zahnwurzelspitze, welche zur Auflösung und bindegewebigen Durchsetzung des Knochens führt. Sie sieht auf dem Röntgenbild aus wie ein Halbmond an der Zahnspitze.

Wurzelspitzengranulom ist immer bakteriell infiziert; es entstehen toxische Leichen-Eiweiße

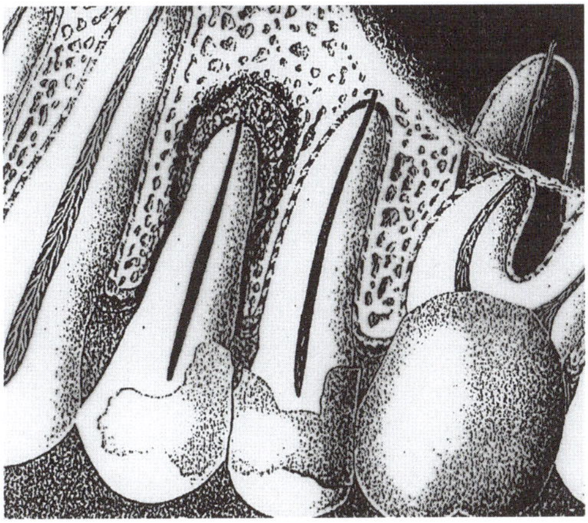

- Die **hyperostotische Knochenentzündung.** Sie ist Ausdruck einer chronischen Knochenentzündung: der Knochen wird verstärkt mineralisiert am Ort der Entzündung. Sie wird am häufigsten um Backenzähne herum beobachtet.

Hyperdense Ostitis um den Backenzahn herum. Zwischen den Wurzeln Knochenauflösung. Zeichen chronischer Belastung.

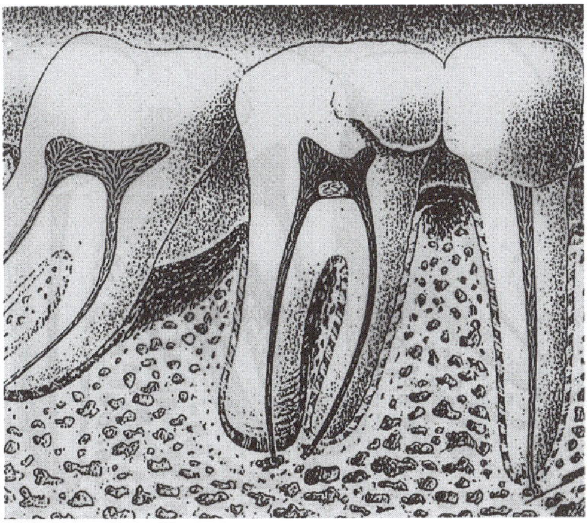

- die **hypodense Knochenentzündung.** Sie ist Ausdruck von bakterieller Durchwanderung. Um einen wurzelbehandelten Zahn herum, oder auch dort, wo ein Zahn entfernt worden ist, regeneriert sich der Knochen nicht mehr richtig und ist weniger dicht: Die spongiöse Struktur des Knochens ist bakteriell durchwandert. Diese Form der Ostitis spricht besonders gut auf unsere **Stabident-Behandlung** an.

Eines verdient nochmals erwähnt zu werden: Die Kieferostitis verursacht praktisch nie Symptome am Ort der Entzündung. Aber sie ist sehr häufig ein Störfaktor, der Fernwirkungen auslöst.

Zusatzuntersuchungen bei Zahnproblemen

Der ganzheitlich arbeitende Arzt oder Zahnarzt möchte oft vor einer schulmedizinisch nicht notwendig erscheinenden Zahnextraktion oder einer Amalgamentfernung wissen, ob wirklich eine Signifikanz des Herdes vorliegt oder ob die gefundene Schwermetallbelastung auch wirklich die Krankheitssituation des Patienten mitbedingt und nach dem Eingriff eine Besserung zu erwarten ist. Er benötigt dann Untersuchungen, die ihm dies beantworten helfen. Bisher standen nur die feinenergetischen Testungen (Elektroakupunktur, Vegatestung) zur Verfügung, die aber wiederum schulmedizinisch nicht anerkannt sind und Schwankungen unterliegen, die mit der Subjektivität des Testes zu tun haben.

Es gibt nun heute mehrere ganz bedeutende Erweiterungen der diagnostischen Verfahren, auf welche zurückgegriffen werden kann. Die neuen Verfahren beruhen alle auf morphologischen, chemisch-physikalischen oder Temperaturtestungen, messen also nicht feinenergetisch.

Es sind dies

- **Dunkelfeldmikroskopie des Vitalblutes**
- **Regulationsthermographie mit dem CRT-Thermographiegerät von Eidam**
- **Redox-Widerstand- und die pH-Messung BTA (Bio-Terrain-Analyse von Vega)**
- **die Heart-Rate-Variability-Testmethode (Rhythmogramm oder Tans)**
- **Cavitat-Untersuchung (hochsensible Knochen-Ultraschallmethode)**
- **DMPS-Testung auf Schwermetalle**

Liegen bei drei Testmethoden die klassischen Befunde der Beherdung oder der Schwermetallbelastung vor, dann besteht genügend Berechtigung, den Eingriff vorzunehmen.
Zusätzlich zeigen die Methoden, insbesondere die Dunkelfeldmikroskopie, die Belastbarkeit und degenerative Tendenz des Patienten auf und die Redoxpotentialmessung die zusätzliche Notwendigkeit zur therapeutischen Unterstützung oder gar Vorbereitung des Patienten mit einer orthomolekularen oder einer Vitamin-Therapie.

Zusammenfassung

Die Störwirkung toter Zähne erfolgt auf verschiedenen Ebenen:
- **toxisch-mesenchymale Wirkung durch Leicheneiweiße, Bakterientoxine und Wurzelfüllmaterialien**
- **lokale Nekrose und subklinische Entzündung: Meridianwirkung**
- **lokale Milieuveränderung und lokale Dysbiose (Siphanosporen): Veränderungen der Mundbakterienwelt**
- **galvanische Probleme durch metallische Füllungen**

Lokale Reizwirkung durch Toxizität und galvanische Ströme

Die oben beschriebene Toxizität, welche von toten Zähnen ausgeht, hat auch eine lokale Störwirkung. Vor allem im Oberkiefer liegen die Zahnwurzeln sehr nahe bei der Kieferhöhle und können zu einer Reizung dieser Höhlen führen.

Chronische Sinusitis (Nasennebenhöhlen-Entzündungen) oder **Trigeminusneuralgien** (Gesichtsneuralgien), chronische Augenstörungen oder chronische oder anfallartige Kopfschmerzen treten sehr häufig auf.

Die Störwirkungen können von toxischen Belastungen ausgehen oder eben auch von galvanischen Strömen.

Galvanische Mundströme als Störfaktoren

Galvanische Mundströme sind sehr häufig! Und leider werden sie fast nie berücksichtigt. Sie können entstehen durch verschiedene Legierungen im Mund, welche durch den leitenden Speichel miteinander verbunden sind und – einer Batterie gleich – Ströme produzieren. Das heißt: im Spannungsgefälle fließen Elektronen. Dadurch werden die galvanischen Legierungen zersetzt und Ionen der galvanischen Elemente freigesetzt, so vor allem Quecksilberionen, aber auch Silberionen usw. Diese können dann ihre hochtoxische Wirkung entfalten. Somit ist also nicht nur z.B. das vorhandene Quecksilber schädlich, sondern dieses wird durch das Vorhandensein von Mischmetallen erst richtig freigesetzt.
Die Entwicklung der galvanischen Ströme hängt nicht nur von den Elementen der Legierungen ab, sondern auch von der Säure, in der sie lagern. Der Mundgalvanismus funktioniert also wie eine Taschenlampen-

batterie, welche auf dem gleichen Prinzip beruht. Deshalb ist der Säuregehalt des Speichels ebenfalls von größter Bedeutung.

Es ist auch erwähnenswert, dass Wurzelkanalfüllungen in den meisten Fällen röntgendichte Ionen enthalten, denn sie müssen ja im Röntgenbild erkannt werden. So nehmen auch diese Füllungen, insbesondere aber die Wurzelstifte, an der Entstehung der galvanischen Ströme teil.

Diese galvanischen Mundströme können verschiedene Wirkungen haben:

- **Verminderung der Reizschwelle für Nervendepolarisationen** (Folge: Neuralgien, Schleimhautreizungen usw.)
- **Reizung des Meridians an den Stellen wurzelbehandelter Zähne**
- **Freisetzung von galvanischen Metallen/Ionen**

Die Diagnose der Mundgalvanik ist außergewöhnlich einfach.

Der Zahnstrom ist leicht zu ermitteln. Mit einem ganz einfachen Galvanometer können in jeder Arztpraxis die Spannung und die Stromintensität in Millivolt beziehungsweise Milliampère gemessen werden. Wir tun dies mit dem Vega-Testgerät, für welches es ein Messkabel gibt, mit dem die Zahnströme in wenigen Sekunden auf einfachste Weise ermittelt werden können. Man misst dazu mittels zweier Elektroden das Potential zwischen zwei verschiedenen Füllungen und/oder zwischen Füllung und Zahnfleisch. Die Limiten liegen bei 0,1 Milliampère bzw. 0,8 Volt Spannung. Es ist erstaunlich, bei wie vielen Patienten die Werte überstiegen werden.

An sich ist der gesamte fließende Strom wichtig, weshalb es auch Geräte gibt, welche diesen graphisch ermitteln, so z. B. das Galvanometer der Firma Eidam Elektronik, oder das neue Vega-Expert-Testgerät. Diese ermitteln den

Beim Vorliegen galvanischer Zahnströme werden viel mehr Schwermetalle aus den Füllungen und Kronen ausgelöst.

Es wird auch die Empfindlichkeit auf geopathische Belastungen stark erhöht.

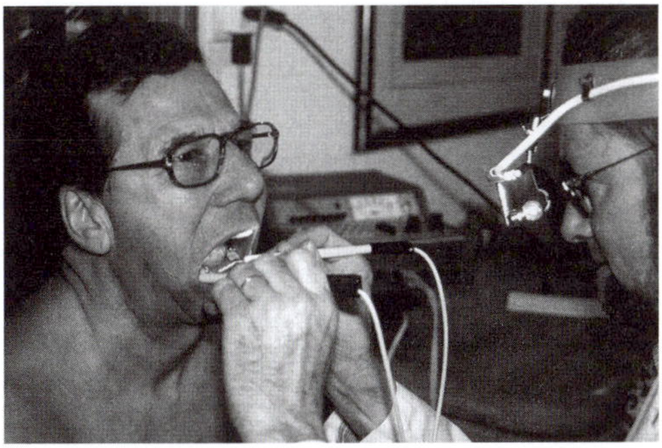

Strom, der bei Dauermessung über eine Sekunde fließt. (Die Stromintensität sinkt nämlich wie bei einer Kondensatorentladung innerhalb einer Sekunde.)

Die Untersuchung dieser Galvanik ist nicht nur sehr schnell durchgeführt, sondern auch sehr aussagekräftig, und sie motiviert den Patienten sehr, da ihm klar wird, wie sehr ihn seine Zähne stören. Die Zahnstrommessung gehört zur biologisch-ganzheitlichen Untersuchung eines jeden neuen Patienten.

(Man stelle sich vor, wie sehr so ein materieller, messbarer Dauerstrom einen Patienten stören muss. Ist es da überhaupt noch notwendig, ihn feinstofflich zu prüfen, und haben wir als Ärzte mit feinstofflichen, energetischen Therapien überhaupt eine Chance, gegen die millionenfache Übermacht solcher Galvanik anzukommen? Enderlein hier einmal von einer anderen Seite: «Können wir irgendwie regulativ therapieren, solange das Milieu nicht auch saniert wird?»)

Die Therapie der Zahngalvanik

Mit Mineralstofftherapien: Magnesium, eventuell kombiniert mit Vitamin E und B-Komplex.

- **Mapurit Kps** (Sanum) 2–3 x 1 Kapsel täglich während mehrerer Monate verändert einerseits die Ionenfreisetzung und andererseits die Reizleitungs- und Depolarisation der Nerven, vor allem bei Neuralgien.
- **Alkala-N-Pulver** verändert den pH-Wert des Speichels und dadurch die Galvanik.
- **Silicea D60 oder Equisetum-Tropfen** (Ceres) verändern die «Antenne» des Patienten, d.h. die gewebliche Empfindlichkeit für Ströme, aber auch die geopathischen Belastungen.
- **Zahnsanierung, Mischmetallentfernung, Wurzelfüllungen entfernen.** *Natürlich ist NUR die Sanierung langfristig wirksam!*

Die Therapie der meridianen Wirkung der galvanischen Ströme
Behebung der galvanischen Ströme, gemäß erwähnter Richtlinien.

Die Therapie der galvanisch erzeugten Metallionenintoxikation
Die galvanische Freisetzung von Schwermetallionen ist einer der wichtigsten Faktoren bei der Entstehung der Schwermetallintoxikationen.

Bei Schwermetallproblematik *an die Mundgalvanik denken!!*

Positiv geladene Mineralstoffe, Elektrolyte und Spurenelemente müssen als Gegenspieler zu den Schwermetallen reichlich verabreicht werden:
- Magnesium – Mapurit (Sanum) oder Magnesiumorotat (Burgerstein)
- Kalzium
- Mangan, Zink, Kalium
- Selen (organisch gebunden als Selenmethionin Biofried oder Selenvital Burgerstein)
- Mangan

Die Behandlung der toxischen Zahnprobleme und der wurzelbehandelten Zähne / Leichenproteine

Wurzelbehandelte Zähne sollten aus unserer Sicht kompromisslos entfernt werden, vor allem bei kranken Menschen. Dies deshalb, weil diese toten Zähne immer toxisch sind und bakteriell wirken. Besonders fatal ist diese Wirkung, wenn z. B. durch eine Überfüllung der Zahnwurzel die Corticalis-Lamelle der Alveole durchdrungen wird und die Beherdungsmaterialien diffus die umliegende Spongiosa des Kieferknochens durchtränken. Es ist daher wirklich wichtig, dass wir bei allen Patienten ein **Zahn-Panorama-Röntgenbild (Orthopan-Tomographie der Zähne)** anfertigen. Daraus ersehen wir, ob wurzelbehandelte Zähne vorhanden sind und ob diese womöglich eine Überfüllung zeigen – und ob sich sogar im umliegenden Knochen schon eine Reaktion gebildet hat.

Es ist erstaunlich, bei wie vielen Patienten, die keine Symptome seitens der Zähne aufweisen, krankhafte Befunde an Zähnen oder Kiefer diagnostiziert werden können. Bei einer routinemäßigen Evaluation unserer Neu-Patienten können wir in über 70% der Fälle signifikante Störherde im Kieferbereich beobachten, welche einen Zusammenhang mit der Symptomatik des Patienten haben können und weiter abgeklärt werden müssen.
Bei etwa der Hälfte der Patienten finden wir eine Schwermetallproblematik. Diese Menschen sind meistens regelmäßig zur zahnmedizinischen Kontrolle gegangen! Das Bewusstsein, dass Zahnherde und Schwermetalle einen wich-tigen Einfluss auf Krankheiten haben können, ist einfach noch viel zu wenig verbreitet, nicht einmal bei Zahnärzten!

Die Kiefertoxizität ist sehr häufig. Wir sehen bei über 20% unserer Patienten signifikante Kieferherde schon in der Orthopan-Tomographie! (Und dies wohlgemerkt sehr häufig bei Patienten, die kurz zuvor noch in der zahnärztlichen Kontrolle als «unauffällig» beurteilt worden sind.)

Was ist Orthopan-Tomographie?

Das Orthopan-Tomogramm ist ein Zahn-Panorama-Röntgenbild, das in einem Schichtverfahren (Tomographie) alle Zähne zusammen abbildet. Es ist heute das übliche Verfahren zum Zahn-Röntgen. Das «OPT», wie wir es nennen, kann konventionell durchgeführt werden oder mit der neuen Digitaltechnik, mit welcher die Röntgenbelastung des Patienten auf fast Null sinkt.

Das **OPT** erlaubt zu beurteilen,

- ob wurzelbehandelte Zähne vorhanden sind
- ob der Körper schon Gegenreaktionen auf die Wurzelbehandlungen zeigt
- ob Kieferostititiden bestehen (Knochenherde)
- ob Zähne eingewachsen sind
- ob Schwermetalle bestehen oder sogar im Knochen eingelagert sind
- den Zustand der Weisheitszähne
- den Zustand der Kiefergelenke

Das Orthopan-Tomogramm wird bei uns bei fast jedem neuen Patienten durchgeführt, außer bei Kindern. Es handelt sich um eine ungefährliche Untersuchung.

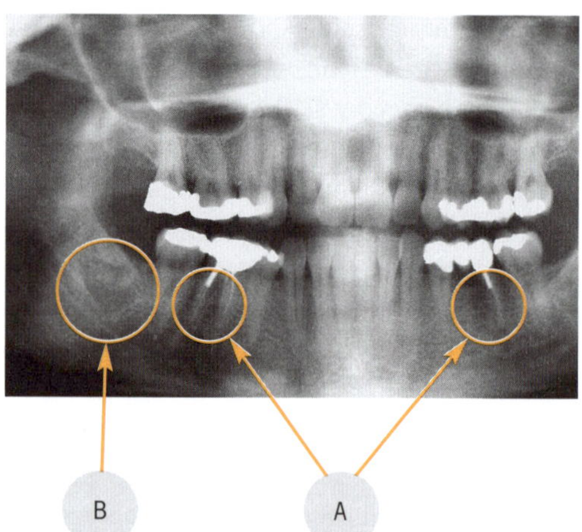

Orthopan-Tomogramm (OPT) zeigt
- infizierte wurzelbehandelte Zähne im Unterkiefer (A)
- Ostitis im Bereich des extrahtierten Weisheitszahnes rechts unten (B)

(Polyarthritis-Patientin, 40 Jahre, nach ganzheitlicher Sanierung der Zähne deutliche Besserung der Arthritis)

Sehr häufig sehen wir auch Rest-Knochenherde (Kieferostitis) bei Patienten, denen nach einer Zahnextraktion die Zahnloge (Zahnalveole) nicht entfernt worden ist. In solchen Fällen kann das bei der Entfernung des Zahns entstehende Loch nicht ausheilen. Es entsteht fast notwendigerweise eine Restostitis.
Aus diesen Gründen **muss bei jeder Extraktion eines toten Zahns die Kompakta der Alveole mit dem Fräser ausgebohrt und die Loge mit Sanum-Medikamenten (Arthrokehlan und Nigersan) nachbehandelt werden.**

Werden tote Zähne – diese *stören immer, auch wenn sie scheinbar noch kompensiert werden* – belassen, belasten sie den Körper im mesenchymalen System, aber auch meridial. Ein solches Zahnstörfeld kann vom Körper kompensiert werden, solange kein «Zweitschlag» (nach Speransky) auf den Meridian und kein genetisch prädisponiert belastetes Organ eine Dekompensation verursacht.

Wir haben eine Therapie entwickelt, welche solche Zahnherde behandelt und wenigstens teilweise rekompensiert:
Nach der Zahnextraktion (oder als Kompromiss auch an ihrer Stelle) folgt die Entgiftung und die Stützung des Meridians.

<u>**Entgiftungstherapie**</u>

Lokale Infiltrationen an den Zahn/die Alveole mit:
- **Injectio Lymphatica, 1 ml,** oder **Procain 1%, 1 ml**
- **Nigersan-D5-Ampullen, evtl. Pefrakehl-D5-Ampullen**
- **Arthrokehlan A (Ampullen) (Propionibacterium acnes A)**
- wenn eine sehr degenerative Situation vorliegt: **Ubichinon comp. (Heel)**
- wenn eher eine plethorische Situation vorliegt: **Mucokehl-D5-Ampullen und Sanuvis-Ampullen (Sanum)**

Systemische Entgiftungstherapie
Sie muss individuell sein, entsprechend den am ehesten anzuregenden Organsystemen und dem Konstitutionstyp des Patienten. Je nach befallenem Zahn soll auch der zugehörige Funktionskreis saniert werden, also z. B. bei Frontzähnen Nieren und Blase, z. B. mit Wärmetherapien und heißen Fußbädern, aber auch mit Solidago (Ceres) und Formisan (Sanum). Es ist immer auch die Eiweiß-«Verdauung» anzuregen, handelt es sich bei den in den Geweben eingelagerten Toxinen doch großenteils um Eiweiße.

Medikation:
- **Enzyme, z. B. Wobenzym oder Phlogenzym oder Wobemugos,** 3 x 2–5 Tabletten
- **Leberanregung: Liv 52** 3 x 2 **oder Toxex (Pekana) oder Hepar comp.**
- **Lymphomyosot,** 3 x 20 Tropfen
- **Chelattherapien: EDTA-Infusionen, kombiniert mit Mineralstoffen und Spurenelementen** sind eine sehr intensive Form von Entgiftungstherapie. Endotoxine werden als Komplexe gebunden, cheliert und renal ausgeschieden. Die Therapie ist etwas aufwändig, aber äußerst wirksam. Sie wird unter ärztlicher Aufsicht 1- bis 2-mal wöchentlich durchgeführt, insgesamt 15- bis 30-mal. Wir setzen sie als Entgiftungstherapie bei den Patienten ein, welche ihre Zähne saniert haben und zusätzlich unter Schwermetallproblemen leiden, und vor allem bei schwereren neurologischen oder lebertoxischen Patienten.

Die meridiane Wirkung der Zahnherde

Hier einige Beispiele von chronisch Kranken, welche nach Sanierung ihrer nicht bemerkten Zahnbeherdungen geheilt werden konnten und/oder deren Leiden in meridianer Art mit Zahnbeherdungen zusammenhingen.

Bei Patientinnen mit Brustkrebs lagen 93% der wurzelbehandelten Zähne auf dem Magenmeridian, auf dem die weibliche Brustdrüse liegt. Bei der gleichen Untersuchung von gesunden Frauen der gleichen Altersgruppe betrug die Häufigkeit von beherdeten «Magen-Meridian-Zähnen» nur ca. 35%.

Probleme, die den Unterleib betreffen, spielen sich meist bei den Frontzähnen oder bei den «Beckenzähnen» ab, d. h. den unteren Backenzähnen beiderseits. Verdauungsprobleme betreffen vorwiegend den Backenzahnbereich. Herzbeschwerden, Durchblutungsstörungen und psychische Affekte wie Epilepsie und Schizophrenie betreffen vorwiegend die Weisheitszähne.

Etwas unspezifischer ist die meridiane Zugehörigkeit der Autoimmunkrankheiten, wie Polyarthritis usw.
Auch Stoffwechselstörungen können mit Zahnherden an allen Zähnen zusammenhängen, ebenso rheumatische oder infektiöse Formenkreise.

Aus der Praxis

Bei einer 22-jährigen Patientin war eine Wurzelbehandlung gemacht worden. Zwei Wochen später suchte sie mich auf, weil sie das linke Knie nur noch mit starken Schmerzen biegen konnte. Nach der Extraktion des schulmedizinisch perfekt gefüllten Zahns verschwanden die Schmerzen.

Ähnlich ging es einem 58-jährigen Mann. Nach der Entfernung seiner wurzeltoten Zähne konnte er wieder Tennis spielen und skifahren, Tätigkeiten, die er wegen Schulter- und Kreuzschmerzen aufgegeben hatte.

Eine ca. 35-jährige Frau, eine aufgestellte und unkomplizierte Mutter von zwei Kindern, suchte uns wegen chronischer Darmbeschwerden auf, derentwegen sie auch schon mehrmals spezialärztlich untersucht worden war, mit Darmspiegelungen und Röntgen – erfolglos. Da kein Befund erhoben werden konnte, diagnostizierte man sie wie folgt: Colon irritabile – Reizdarm, wahrscheinlich psychovegetative Ursache. Sie erhielt Beruhigungsmittel. Nun habe ich 20 Jahre Erfahrung als praktizierender Arzt. Und in einem war ich mir sicher: die «kernige», vitale Frau war bestimmt nicht psychisch «überlagert».
Das Orthopan-Tomogramm (siehe Abbildung 1, Seite 162) zeigte klare Beherdungen an den unteren Backenzähnen, welche das System Darm stören. Sie entschied sich für ein Entfernen der Zahnherde. Darauf wurden zwei wurzelbehandelte Backenzähne unten rechts extrahiert.
Leider war der Erfolg nur von kurzer Dauer: Schon nach wenigen Wochen haben sich Darmkrämpfe, Bauchschmerzen und Verdauungsstörungen zurückgemeldet.
Andere Therapien nützten auch nichts. So untersuchten wir die Patientin nach mehr als einem Jahr wieder, diesmal mit der Thermographie. Diese zeigte immer noch eine Überreaktion des Dickdarmes und eine Irritation des Unterkiefers rechts, im Backenzahnbereich! (siehe Abbildung 2, Seite 162)
So machten wir ein neues Orthopan-Tomogramm. Dies zeigte zu unserem großen Erstaunen, dass ein kleines Amalgamstückchen bei der Entfernung der Zähne offenbar in den Kiefer gelangt war und dort immer noch als Störherd wirkte (siehe Abbildung 3, Seite 162). In einer kleinen 20-minütigen ambulanten Operation in unserer Zahnklinik wurde das Amalgamstückchen aus dem Kieferknochen entfernt – und die Patientin ist seither beschwerdefrei. Ein signifikanter Herd, der durch einen kleinen Restherd (Amalgamstückchen) unterhalten wurde.

Wir haben immer wieder erlebt: Erst die korrekte Herdsanierung führt zum Erfolg. Deshalb sind wir auch gegen die Wurzelspitzenresektionen, welche immer noch als vermeintliche Herdsanierung durchgeführt werden, aber fast immer nur einen kurzfristigen Effekt auf das Herdgeschehen haben.

Einer meiner ersten «Zahnfälle»: Eine 55-jährige Bäuerin litt an einer chronischen Polyarthritis, vor allem der Gelenke der oberen Extremitäten. Ich lernte sie kennen, als sie zu einer Rehabilitationskur kam – mindestens die achte Kur, die sie machte. Sie hatte massive Probleme in den Schulter-, Hand- und

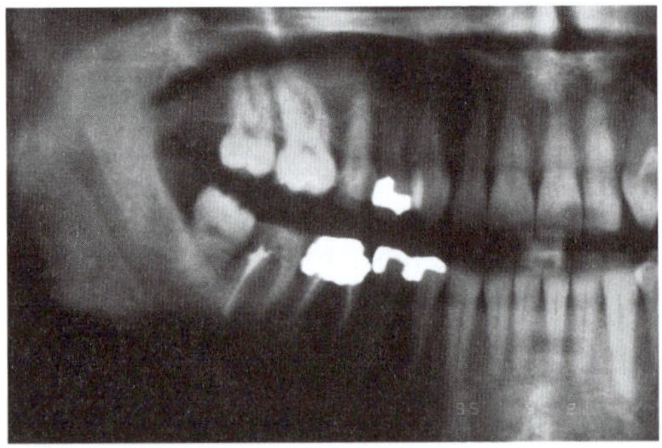

Abbildung 1
Patientin mit chronischen Darmbeschwerden: Wurzelbehandlung der Zähne 46 und 47

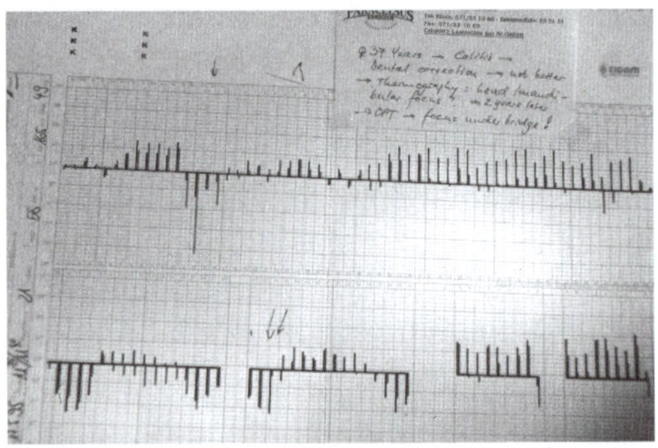

Abbildung 2
Nach Entfernung der Zähne immer noch die gleichen Beschwerden. Die Thermographie zeigt einen weiterhin bestehenden entzündlichen Herd im Bereich von Zahn 47.

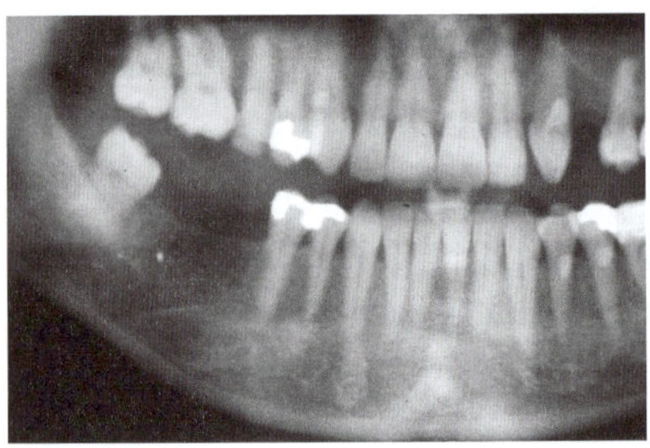

Abbildung 3
Die zweite Röntgenaufnahme zeigt das kleine Amalgamstückchen, welches den Herd unterhielt.

auch in den Daumen-Grundgelenken. Die üblichen rheumatologischen Therapien, inkl. Imurek und Cortison, hatten nicht genügend gewirkt. Neue Ansätze waren gefragt, weshalb ich – wie heute bei allen Neupatienten – ein Orthopan-Tomogramm anfertigen ließ. Es zeigte nebst Amalgamfüllungen zwei Wurzelbehandlungen, beide an Zähnen des Dickdarmmeridians, dem unteren Molar rechts und dem Prämolar links oben.
Die diesen Zähnen zugeordneten Gelenke waren genau die am stärksten befallenen, weshalb ich ihr zur Entfernung der zwei Zähne riet. Sie konnte sich vorerst nur zum Entfernen des schlimmeren Herdes, rechts unten, entscheiden. An diesem konnte sogar ein beginnendes Granulom festgestellt werden. Der auswärtige Zahnarzt, ein Studienkollege von mir, wollte den Zahn zuerst gar nicht entfernen. Die Patientin insistierte aber darauf; sonst gehe sie zu einem anderen Zahnarzt. Der Zahnarzt entfernte den Zahn und rief mich an, noch während die Patientin auf dem Behandlungsstuhl war: «Der Knochen war ganz matschig, ich musste mit dem scharfen Löffel den bakteriell durchsetzten Knochen ausheben!»

Zahn 47 (Dickdarm-Meridian) mit Wurzelbehandlung. Der Zahn ist tot und zeigt einen Wurzel-Spitzenherd. Periapikale feine Knochenauflösung, ein Störherd.

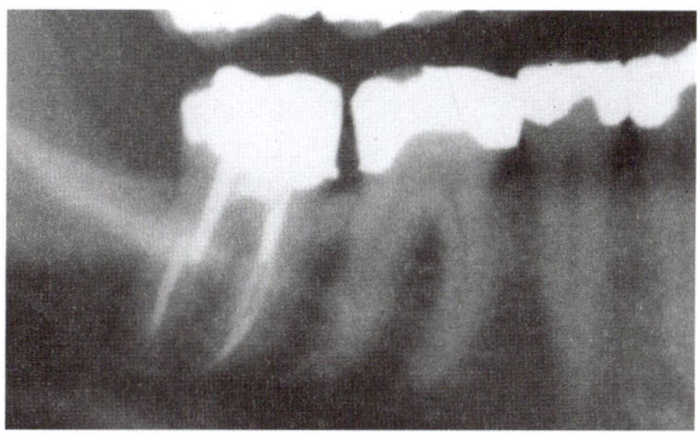

Innerhalb von etwa 6 Wochen war die Patientin frei von Schmerzen. Innerhalb von 6 Monaten benötigte sie auch keine schulmedizinischen Medikamente mehr. In der Folge kam sie einfach zu Kontrollen und pflegte mir Blumen oder Schokolade zu bringen. Ich sagte ihr jedesmal, dass sie noch einen zweiten Zahn als Herd habe, und zwar auf dem gleichen Meridian. Es gehe ihr jetzt ja gut, sie habe kaum mehr Beschwerden. «Ja, schon», war meine Antwort, aber Sie sind nur rekompensiert, nicht herdfrei.»
Ich «verlor» sie aus den Kontrollen und hörte lange nichts mehr. Ein bis anderthalb Jahre später musste ich öfter an sie denken. Das passiert mir immer wieder bei Patienten – dann rufe ich einfach an, um mich zu erkundigen. Sie war sehr erstaunt und berichtete mir, dass sie eine sehr schlechte Zeit habe. Aber nicht wegen der Polyarthritis, sondern wegen eines Leidens,

das sie früher immer gehabt habe: ein schweres Ekzem. Sie sei deswegen stationär behandelt worden und werde jetzt mit Cortison behandelt. Für den biologischen Arzt ist das eine typische Situation; die Chinesische Medizin sagt: «Die Haut hilft dem Dickdarm.» Ich erklärte ihr die Zusammenhänge mit dem «Dickdarm-Zahn» des linken Oberkiefers; er war unterdessen auch ein signifikanter Herd geworden. Sie ließ diesen Zahn entfernen und auch die wenigen Amalgamfüllungen, die sie hatte – innerhalb von zwei Wochen war das Ekzem weg, und sie brauchte keine Medikamente mehr.

Solche Fälle haben wir immer wieder. Es ist erstaunlich, wie intensiv die Zusammenhänge zwischen Zähnen und Meridianen sind! Und damit auch diejenigen mit den Organen, die zu den entsprechenden Meridiansystemen gehören.

Kapitel 10 Die Schwermetallkrankheiten: Symptome, Testung und Therapien

Amalgam und andere Schwermetalle

Die Schwermetallbelastungen gehören heute zu den verbreitetsten Grundbelastungen des Menschen in der westlichen Welt. Schwermetalle führen zu tief greifenden zellulären Störungen. Sie beeinflussen sehr viele Zellfunktionen und sind Teilursache sehr vieler Krankheiten. Quecksilber zum Beispiel ist der Gegenspieler von Selen. Quecksilber blockiert aber auch die Funktion des Zinks in der Zelle; Zink und Selen sind aber grundlegendste zelluläre Elemente und Katalysatoren. Die Tatsache, dass dieses äußerst toxische Element in den Zellen so grundlegende Störungen verursacht, erklärt auch, warum die Symptome so mannigfaltig sind.

Gerade diese Mannigfaltigkeit der Symptome ist aber der Grund, dass das Leiden der Amalgamkrankheit schulmedizinisch noch nicht anerkannt ist. Es wird entgegnet, dass die gleichen Probleme auch von anderen Krankheiten herrühren können. Dies stimmt natürlich, ist aber kein wirkliches Argument. Für uns ist es einfach wichtig, dass wir Menschen mit chronischen Krankheiten heilen, indem wir sie von Schwermetallen entgiften.

Typisches Dunkelfeldbild einer Schwermetallbelastung: 62-jährige Patientin, Restless-legs-Syndrom

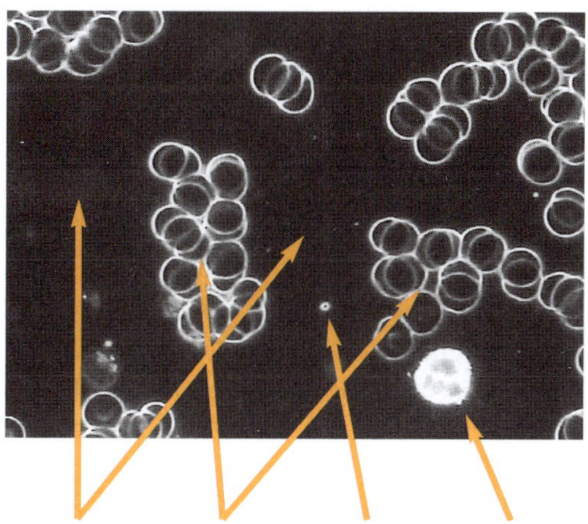

Schwermetallvergiftungen sind die häufigsten Vergiftungen in unserer hoch zivilisierten Bevölkerung, wohl noch häufiger als Vergiftungen durch Nikotin und Alkohol. Unter den Schwermetallen kommt Quecksilber an erster Stelle, gefolgt von Aluminium. Typischerweise liegen aber praktisch immer sehr schleichende und unterschiedliche Symptombilder vor, weshalb meist nicht an die chronische Vergiftung gedacht wird und sogar die meisten Ärzte und Zahnärzte kaum etwas über diese Problematik wissen.

> Der volkswirtschaftliche Schaden ist gigantisch und dürfte in Deutschland die Milliardenhöhe pro Jahr erreicht haben. Das wissen die Krankenversicherer wohl, aber trotzdem können die Ursachen nicht angegangen werden, da dadurch wiederum gigantische Kosten auf die Versicherungen zukommen würden. Früher wurden ablehnende Stellungnahmen auf Gesuche zur Kostenbeteiligung bei Amalgamentfernungen von den Versicherern unter der fadenscheinigen Begründung fehlender Wissenschaftlichkeit der Testmethoden abgelehnt oder als Voraussetzung lächerlicherweise eine Allergie gefordert, welche praktisch nie besteht. Heute aber werden direkt und offen Kostengründe angegeben: «Eine generelle Kostenbeteiligung an Amalgamentfernungen würde zu einer gigantischen Kostenexplosion bei den Krankenversicherern führen und müsste mit gewaltigen Prämienerhöhungen kompensiert werden» (Stellungnahme 4.98 einer sonst sehr offen eingestellten großen Krankenversicherung: Bravo für die Ehrlichkeit!)

Die katabole Wirkung der Schwermetalle

Schwermetalle sind als wichtiges kataboles Prinzip sehr häufig Ursache von Verminderungen der Reaktionsfähigkeit des Organismus, also so genannte «Blockadenbildner». Die Bedeutung dieser Aussage kann nur mit dynamischem Denken ermessen werden. Alles im dynamischen System Mensch unterliegt einem Wechsel, d. h. einem anabolen Aufbau und gleichzeitig einem katabolen Abbau. Im Stoffwechsel laufen immer eine Produktion von Stoffwechselschlacken und deren Ausscheidung, d. h. «Ausleitung», nebeneinanderher.

Es ist aus der Biochemie und auch der Physiologie bekannt, dass Schwermetalle wichtige Antagonisten anderer Spurenelemente sind und deren Funktionen besetzen, so beispielsweise von Mangan als wichtiger Mittler der Redoxpotentialbildung an der Zellwand oder Zink als Katalysator anaboler Stoffwechselreaktionen und der Zellatmung. Schwermetalle sind daher toxisch, weil sie Gegenspieler aufbauender Elemente sind. So erklärt sich, dass Schwermetalle an verschiedenen Organen ihre Wirkung haben können und diese an jenen Organen oder Systemen zu Tage treten, die ohnehin geschwächt sind. Oder es erklärt sich auch, dass Schwermetallbelastungen jahrzehntelang subklinisch bleiben können, bis eine andere Situation die Toxizität klinisch in den Vordergrund bringt.

Symptome der Schwermetallbelastung

Schwermetallbelastungen zeigen sich klinisch in außergewöhnlich mannigfaltiger Weise.

> Die folgenden Symptome wurden in verschiedenen Zentren an mehreren hundert Patienten ermittelt. Das polysymptomatische Bild ist typisch und wird häufig als psychisch bedingt oder vegetativ oder multikausal missdeutet. Es konnte aber gezeigt werden, dass bei rund 70% der oben genannten Patienten ebendiese polysymptomatischen Bilder allein mit konsequenter Schwermetallausleitung gebessert werden konnten.

Der erfahrene Arzt kennt schon die typischen «Schwermetallpatienten», welche bei einer Belastung auch die typischen Symptome produzieren. Es handelt sich sehr häufig um einen der folgenden beiden Konstitutionstypen:

- **asthenisch-degenerativer Typ:** sehr häufig grazile Frauen mittleren Alters, Aspergillustypen oder tuberkulinische Typen. Sie scheinen «grau», faltig, von vermindertem Hautturgor, mit fahlen, glanzlosen, oft schütteren und häufig früh ergrauten Haaren mit Tendenz zum Ausfallen. Die Patienten haben auch oft eine Adynamie, Kopfweh und/oder eine Schilddrüsen-

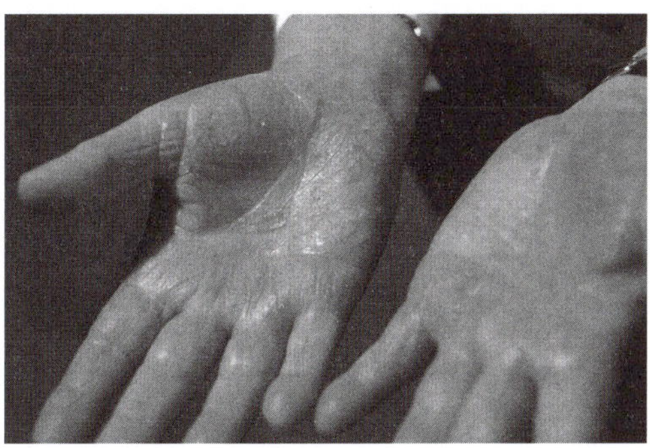

Handekzem
Zwei Patienten, welche seit Jahren Beschwerden hatten. Nach Amalgamentfernung und Schwermetallausleitung waren sie innert 1–2 Jahren geheilt.

anamnese. Sie neigen zu depressiver Verstimmung, Überforderung, Mutlosigkeit. Oft sind sie sehr sensibel, feinfühlig und spürsam und empfindlich auf Belastungen aller Art, wie etwa Geopathie, Wasseradern. Wein und Nikotin ertragen sie sehr schlecht, obwohl sie beiden oft zusprechen. Skepsis spricht oft aus ihren müden Augen. Gerade bei diesen Patienten ist es wunderbar zu erleben, wie sie nach einer Ausleitung aufblühen.

- **kongestiv-vegetativer Typ:** oft Männer, jung bis mittleren Alters, mit Neigung zu Hautausschlägen, etwas seborrhoisch, vegetativ. Häufig auch etwas dicklich, Kalzium-carbonicum-Typen. Sie bekommen vom Schwermetall eher Schleimhaut- und Hautprobleme, oder auch enterale-Probleme. Colitispatienten sind in dieser Gruppe recht häufig. (Bild)

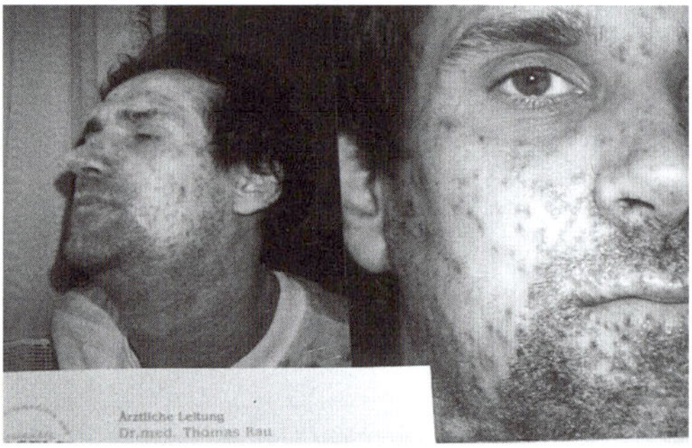

Schwere Gesichts-Follikel und Pasteln

- **Kinder:** Feingliedrige, atopische Kinder überwiegen. Sie neigen unter Schwermetallen zu Neurodermitis und Asthma. Wir hatten einige Fälle, bei denen Hypermotorik, Asthma und Pollinosis weitgehend von den Schwermetallen herrührten. Bei jeder Neurodermitis daher an Amalgam denken!!

Schwermetallbelastung

<u>Schleimhautsymptome:</u> (nur häufigste und kleine Auswahl)

- Asthma, Pollinosis, hyperreaktiver Bronchialbaum, rez. Bronchitis
- Allergien
- Stomatitis aphthosa, Sinusitis, Glossitis, Enteritis-Neigung
- Colitis ulcerosa
- rez. Blasenentzündungen, Vaginalpilze
- Darmschleimhautentzündungen (z. B. Colitis)

<u>Vegetative Reizsymptome</u>

- rez. Heiserkeit, chronischer Husten
- unregelmäßiger Puls
- vegetative Dystonie, Schilddrüsenprobleme
- Schwitzen, Hautjucken
- Zittern, Tremor mercuralis
- Schlaflosigkeit, rasche Ermüdung, Mattigkeit, Lustlosigkeit

<u>Neurologische Symptome</u>

- Kopfschmerzen, Migräne (meist in Kombination mit Zahnwurzelbehandlungen)
- Konzentrationsstörungen, Nebelgefühl im Kopf
- Trigeminusschmerzen
- Schwindel
- Augenstörungen
- Depressivität
- muskuläre Schwäche
- unspezifische Denkstörungen, plötzliche Müdigkeit

<u>Hautsymptome</u>

- Haarausfall
- Ekzeme
- Neurodermitis
- Handekzeme, Fußekzeme

Kombinationsbilder und -krankheiten

Viel wichtiger als die immer wieder beschriebenen Symptome ist die Tatsache, dass Schwermetalle und insbesondere Amalgam, d.h. Quecksilber, extrem komplexe Krankheitsbilder unterstützen oder sogar auslösen.

Typische «Schwermetall-Krankheiten»

Typisch sind **komplexe neurologische Bilder,** für welche Quecksilber nicht die einzige Ursache ist und die auch einmal (obgleich selten) ohne Schwermetalle auftreten können. Gerade für solche komplizierten neurologischen Leiden wird leider schulmedizinisch der Zusammenhang mit Schwermetallbelastungen nicht anerkannt. Dabei ist es auffällig, dass gerade bei diesen Komplexleiden häufig eine Verbindung zwischen Wurzelbehandlungen (und damit toxischen Leicheneiweißen und Zerfallsstoffen der Füllungsmaterialien) und Schwermetallen vorliegt. Wahrscheinlich sind es die in den Legierungen entstehenden galvanischen Ströme, welche die hochtoxischen Thioäther, Xylole und anderen Leicheneiweiße aus den Wurzelfüllungen herauslösen und die Schwermetalle in die hoch toxische organische Form überführen. Von dort werden sie ins Mesenchym verbreitet, wo sie dann ihre Fernwirkung entfalten.

- **Multiple Sklerose:** Bei über 50 Fällen, die in unserer Klinik kontrolliert wurden, sind bis auf zwei Ausnahmen bei allen Patienten Wurzelfüllungen mit begleitenden Reizerscheinungen an den Zähnen gefunden worden. Nur bei ganz wenigen Fällen hat sich nach konsequenter ganzheitlicher Zahnsanierung eine Verschlechterung des Leidens im Sinne einer Progredienz oder eines Schubs eingestellt. Bei vielen Patienten trat aber nach konsequenter Zahnsanierung und Entgiftung eine deutliche Besserung des Leidens ein, mit teilweise eindrücklichen Verbesserungen der neurologischen Ausfälle.
  Aus unserer Sicht ist daher die MS zum großen Teil eine gemischttoxische Erkrankung dentaler Herkunft. Eine wichtige Therapie der MS besteht in der konsequenten Zahnsanierung inkl. Entfernung aller wurzelgefüllten Zähne. Anschließend ist gerade bei neurologischen Leiden die entgiftende Therapie des Kieferknochens, aber auch des ganzen Körpers über Monate bis Jahre wichtig.
  So hat die MS eine signifikant bessere Prognose bekommen!

Sehr interessante Untersuchungen wurden an der Universität Lexington gemacht: Den degenerierten Myelinscheiden von MS-Läsionen wurden histochemische Proben entnommen und elektrophoretisch untersucht, ebenso aus den Wurzelspitzenbereichen und den Pulpen wurzelbehandelter Zähne. Es konnte festgestellt werden, dass es sich haargenau um die gleichen toxischen Eiweiße handelte!
Bei Durchtränkung von intakten Nervenpräparaten mit einer Lösung ebendieser Eiweiße konnte deren lipolytische Wirkung nachgewiesen werden.

- **Parkinsonismus:** Wir haben mehrere Fälle von Morbus Parkinson beobachtet, bei denen sehr hohe Quecksilber-, aber auch Zinnbelastungen nachgewiesen worden waren und die sich nach konsequenter Amalgamentfernung mit anschließender länger dauernden DMSA-Therapie stabilisierten. Leider besteht aber bei der Parkinson-Krankheit schon ein bleibender Schaden in der Dopamin-Verwertung, weshalb die Patienten meist nicht von den Dopamin-Medikamenten wegkamen. Aber sie fühlen sich beträchtlich wohler und die Progredienz der Erkrankung ist gering.
  In einem Fall hat eine Parkinson-Patientin nach Entfernung der Amalgamfüllung ihre klassischen Beschwerden verloren!
  Es muss erwähnt werden, dass keiner unserer Parkinson-Patienten (welche alle schon neurologisch-spezialärztlich abgeklärt worden waren, meist sogar inklusive Magnetresonanzuntersuchungen des Hirns) auf Schwermetalle im Urin nach DMPS getestet worden war.
  Die Suche nach Schwermetallen, inkl. Hg, Palladium und Zinn, aber auch Aluminium, gehört zum Grundprogramm der Abklärung des Parkinson-Patienten.

- **Chronisches Müdigkeitssyndrom (CFS):** Nimmt an Häufigkeit gigantisch zu und ist ein klassisches multikausales Leiden (mehr in Kapitel 30). Praktisch immer ist das Epstein-Barr-Virus als «Long-acting virus» mitbeteiligt und muss mit isopathischen und Milieu-Therapeutica sowie Nosoden behandelt werden.
  Ebenfalls praktisch immer sind aber auch Schwermetalle beteiligt, wobei wir häufig hohe Kupferbelastungen als Ausdruck der chronischen und oft leberlastigen Entzündlichkeit sehen. Sehr häufig sind auch Hg-, Zinn- oder Bleibelastungen beteiligt. Andererseits bestehen oft Spurenelementmängel, es fehlen vor allem Mangan, Molybdän, Zink und damit auch Eisen.
  Das CFS ist hervorragend zu behandeln und kann meist innerhalb eines Zeitraums von einem halben Jahr bis zu zwei Jahren (so lange braucht es!) vollkommen ausgeheilt werden, wenn die Faktoren Virus, Schwermetalle und Mineralstoffmängel konsequent behandelt werden.

Zur Diagnose des CFS gehören unbedingt ein Dimavaltest auf verschiedene Schwermetalle, der Serologie-Nachweis der neurotropen Viren und die Bestimmung des Redoxpotentials in Blut, Urin und Speichel (BTA-Test, im BioMed Center Sonnenberg durchführbar).

- **Komplexe Schleimhautkrankheiten:** Ähnlich wie bei neurologischen Störungen führt die Schwermetallbelastung auch zu Symptomen in der Schleimhaut. Schwermetallbedingte Schleimhautprobleme treten fast immer als Kombinationsstörungen auf. Aber Schleimhautprobleme, die durch Schwermetalle bedingt sind, haben ein gemeinsames Grundmuster:
  - **Chronizität mit akuten Schüben**
  - **Neigung zu Superinfektionen**
  - **fast regelmäßiges Vorliegen von «Pilzinfekten», vor allem Candida**

- **Chronische Sinusitis:** Die chronische und sich häufig wiederholende Nebenhöhlenentzündung ist fast nie ein bakterielles Problem und kann daher auch mit Antibiotika nicht ausgeheilt werden. Die Situation hängt praktisch immer zusammen mit Mundgalvanismus, der aus Amalgam- oder Wurzelkanal-Füllmaterialien entsteht. Die Oberkieferzähne reichen mit ihren Wurzelspitzen sehr oft in die Kieferhöhle hinein; sie sind nur durch eine dünne Knochenlamelle von der Sinus-Schleimhaut getrennt. So wird deren Reizwirkung klar, insbesondere bei wurzeltoten Zähnen, da deren Wurzeln immer bakteriell besiedelt sind (Siphanosporen, Bacteroides, Aspergillus)!

Infolge eines wurzelbehandelten oberen Backenzahnes rechts hat sich eine chronische Schleimhautreizung der Kieferhöhle entwickelt. Der rund 50-jährige Patient hatte eine riesige Schleimhautverdickung (Mucocele der Kieferhöhle) entwickelt. Die lang dauernden Beschwerden besserten sich erst nach Entfernung des wurzeltoten Zahnes, obwohl dieser auf dem Röntgenbild fachgerecht behandelt aussah.

Es besteht ein somatotoper Bezug zwischen Zähnen, Sinus und inneren Organen. Das bedeutet, dass jede Nasennebenhöhle ihre besondere Organzugehörigkeit hat und dadurch auch eine Zugehörigkeit zu besonderen Zähnen und Meridianen. Die Zähne beeinflussen nicht nur direkt durch ihre Nähe, Infiziertheit, Toxizität und Galvanismus den Sinus, sondern zusätzlich auch noch über die Somatotopie.

Somatotopien der Nasennebenhöhlen			
Sinus	Zähne	Meridian-zugehörigkeit	Organe
Stirnhöhlen	alle Frontzähne: 12, 11, 21, 22, 32, 31, 41, 42	Nieren-Blasen-Funktionskreis	Ohren, Sacrum, ISG, Nieren, Blase, Wirbel, L2, Genitale
Keilbeinhöhlen (Sinus sphenoidalis)	alle 3er (Eckzähne)	Gallenblase-Leber-Meridiane	Galle, Leber, Augen, Kiefergelenke
Kieferhöhlen (Sinus maxillaris)	Molaren oben 16, 17, 26, 27 Prämolaren unten 34, 35, 44, 45 teils auch obere Prämolaren	Magen-Milz-Pankreas-Funktionskreis (Meridiane)	Magen, Pankreas, Knie vorne, Schilddrüse, Brust
Siebbeinzellen (Sinus ethmoidalis)	Prämolaren oben, teils auch Molaren unten	Dickdarm-Lunge-Funktionskreis	Colon, Lunge, teils Kieferhöhle, HWS, Schulter
Mittelohr (Tympanon)	alle 8er (Weisheitszähne)	Dünndarm-Herz-Funktionskreis	Mastoid, Dünndarm, Th4, Herz, Schulter hinten, Kopf, Lippen

- **Pollinosis/Asthma:** Immer wieder – auch bei Kindern – kann beobachtet werden, dass nach Amalgamentfernung ein Asthma bessert oder ausheilt. Ein Begleitfaktor dieser allergischen Krankheit ist praktisch immer der Aspergillus-Pilz. Dieser Schimmelpilz ist mit dem Quecksilber korreliert. Er hat eine starke Bindungskapazität für Schwermetalle. Er «versucht» daher, wie auch der Candida-Pilz, den Körper von Schwermetallen zu entgiften.

- **Chronische Cystitis:** Sie kommt meist zustande bei chronisch übersäuertem Urin, auch wenn base- oder nitratbildende Bakterien diesen Säuregrad zu reduzieren versuchen. Bei chronischer Blasenentzündung muss man immer nach Schwermetallen suchen, insbesondere Quecksilber!

Eine bakterielle Infektion oder Pilz-Infektion ist immer nur Ausdruck eines Fehlmilieus und der Schwermetallbelastung des Urins und nie Ursache der Infektion. Antibiotika nützen daher bei Schleimhautentzündungen praktisch nur kurzfristig oder überhaupt nicht.

Die Haupttherapie der chronischen oder chronisch rezidivierenden Unterleibsinfektionen sind daher die Basetherapie und die Quecksilberausleitung (Prostata, Blase, Scheide).

- **Infertilität/Sterilität:** Schwermetalle werden in Nervensynapsen, Ganglien und hormonellen Organen besonders stark eingelagert. Quecksilber insbesondere als kataboles, stoffwechsel-verminderndes Element führt zu einer verminderten Nervenzellfunktion. Vegetative Fehlregulationen sind die Folge. So werden bei Schwermetallbelastungen Probleme der endokrinen und autonomen Organe zuhauf beobachtet:

– **Schilddrüsenstörungen**
– **Hypopituitarismus:** Minderfunktion der Hirnanhangsdrüse, die eine hormonelle Reglerfunktion hat.
– **Verminderte Stressfähigkeit** als Ausdruck der Nebennierentätigkeit.
– **Gonadenstörungen mit Infertilität** und sonstigen hormonellen Störungen wie **Libidoverlust, Impotenz, Periodenstörungen und periodenabhängige Migräne.**

Eine interessante Beobachtung der Abteilung für Sterilitätsstörungen der Universität Heidelberg unter Fr. Prof. Dr. med. Gerhard konnte aufzeigen, dass eine Quecksilberbelastung die häufigste Ursache von Infertilität bei Frauen war und andererseits die konsequente Quecksilberausleitung bei Infertilität die wirksamste Therapie, weit besser als die immer noch allgemein üblichen Hormontherapien.

Unsere eigene Erfahrung zeigt, dass dies auch zutrifft auf periodenabhängige Migränen sowie auf sonstige Gonadenstörungen, welche wir daher mit Neuraltherapien an den Frankenhäuser'schen Ganglien therapieren, also den autonomen Schaltzentralen der Gonaden. Wir verwenden dazu zuweilen Ionenaustauscher wie DMPS, die wir den Neuraltherapeutica beimischen.

- **Colitis ulcerosa/Morbus Crohn:** Diese Krankheiten sind für uns so lange eine Zahnherd- und Schwermetallproblematik, bis das Gegenteil nachgewiesen werden kann. Sowohl Quecksilber (durch den intestinalen Lymphatismus) als auch Zinn (im Amalgam meist mitenthalten) und Blei verursachen Darmprobleme.

Querbeziehungen zu anderen Elementen und zu Organen

Bei der Symptomatologie der Schwermetalle ist es wichtig, dass meist jene Symptome in den Vordergrund treten, die durch andere Schwächen bzw. Mängel oder Belastungen ebenfalls erklärt werden können. So weist die tuberkulinische Konstitution eben häufig bei Schwermetallbelastungen das Symptom Asthma oder Pollinosis auf, die psorinische Veranlagung häufig Hautleiden wie Handekzeme. Der lebertoxische Patient wird entweder mit ulcerösen Hautproblemen oder gar mit Depression auf die Schwermetalle reagieren.Gerade **Palladium** und das ähnlich wirksame **Blei** führen oft zu mentalen und depressiven Symptomen, wogegen **Platin** von seiner Wesensart her eher zum Verlust der Selbsteinschätzung, ja gar zu Hochmut und pulsatillaartiger Selbstzentralisierung führt.

Kupfer hingegen, natürlicherweise im Stoffwechselorgan Leber angereichert und Mittler der Reaktivität und Entzündlichkeit, führt bei der Intoxikation zu einer verstärkten Entzündungsneigung bis hin zur autoentzündlichen Tendenz, d.h. es drückt sich zuweilen in Autoimmunerkrankungen aus. In seiner Wesensart würde dies dem yanghaften Teil der Stoffwechsligkeit, also Wut, Zorn, Cholerik und Hitze entsprechen. Ausleitung und Leber-Galle-Therapien sind hier besonders wichtig sowie die Vermittlung der Fähigkeit, Energie zu verarbeiten, also der Zellatmung, was man mit dem Element Eisen tun kann. So erklärt sich der sogar in der Schulmedizin bekannte enge Zusammenhang zwischen hohem Kupfer- und tiefem Eisengehalt bei chronischen Entzündungen.

Dies erklärt gleichzeitig, dass Schwermetallbelastungen nicht immer gleich behandelt werden dürfen, sondern zusätzlich konstitutionell mitbehandelt werden sollen. Andererseits erklärt sich aber auch die Erfahrung aller guten Homöopathen, dass typische konstitutionelle Probleme auch bei richtiger Medikamenten- und Potenzenwahl erst ansprechen, wenn auch die Schwermetalle ausgeleitet werden.

Eine Schwermetallbelastung mainfestiert sich stets mit anderen Belastungen.

Es ist auch zu bedenken, dass Amalgam ein Gemenge von Quecksilber (Anteil von meist 40–60%) und einer pulverisierten Legierung anderer Elemente ist, meist Zinn, Silber, aber auch Kupfer. Bei den betroffenen Menschen bestehen daher meist Belastungen durch verschiedene Metalle, also auch Zinn- oder Silberbelastungen.

Die Schwermetalle sind im «Fass der Belastungen» immer nur ein wichtiger Teil, können aber nur wirklich nachhaltig behandelt werden, wenn die anderen Belastungen auch entfernt werden (siehe Abbildung «Fass», Seite 26). Besonders häufig sehen wir den Fehler, dass Amalgam aus wurzelbehandelten Zähnen entfernt wird und dabei die ebenso wichtige Belastung durch Wurzel-Leichen-Toxine mit ihrer weit neurotoxischeren Wirkung ins Mesenchym einvibriert werden, wonach der Patient oft deutlich stärkere Symptome hat.
Der wirklich ganzheitliche Zahnarzt entfernt daher aus wurzelbehandelten Zähnen kein Amalgam, sondern sucht nach einem Weg, die Füllung zusammen mit dem toten Zahn zu entfernen.

Methoden für den Nachweis von Schwermetallbelastungen

Quantitative Tests

Intravenöser DMPS-Test («Dimavaltest»)

Aus der Erfahrung hat sich der intravenöse DMPS-Test («Dimavaltest») mit einer Injektion von 3 mg DMPS pro kg Körpergewicht an über 10'000 Patienten am besten bewährt. Er ergibt reproduzierbare Testresultate und ist unabhängig von der enteralen Resorptionsleistung, welche ja eben gerade bei Blei- oder Hg-Vergifteten oft sehr gestört ist; er ist aber auch bei Aluminiumbelastungen oder bei Übersäuerung des Darminhalts vermindert.

Vorgehen:
Der Patient mit gesunder Niere soll zwei Tage vor dem Test keine Mineralstoffe oder Vitamine einnehmen.
Der Patient hat nüchtern Urin zu lösen und entleert die Blase dabei ganz: erste Testportion.
Darauf werden ihm intravenös 200–250 mg DMPS sehr langsam injiziert (z. B. eine Ampulle Dimaval Heyl).
Darauf trinkt er ca. 3 Tassen Nieren-, Gicht- oder Lindenblütentee oder warmes Wasser.
Nach 45–60 Minuten löst er erneut Urin: zweite Portion der Testung.
Anschließend bekommt der Patient eine Ampulle Solidago comp. in erneut viel Tee gelöst zu trinken. Am darauf folgenden Tag sind 2–3 Liter zu trinken.

Die 2 Urinportionen à je 100 ml werden an das Labor der GN-Pharm in Fellbach/Stuttgart geschickt. Auftragsformulare sind dort erhältlich.Die so gewonnenen Resultate zeigen eine Hg-Konzentration (oder von Pd, Sn, Ag, Cu oder Zn) in Relation zur Kreatininmenge der entsprechenden Urinportion, so dass die Proben auch bei verschiedenen Urinkonzentrationen vergleichbar sind.

Normwerte für Quecksilber: bei der ersten Portion sind es 0–1 µg Hg pro Gramm Kreatinin; bei der zweiten Portion wird lediglich ein Grenzwert angegeben: 50 µg pro Gramm Kreatinin. Dieser zweite Wert ist also ein **Grenzwert, kein Normalwert.** Bei Testungen gesunder und amalgamfreier junger Menschen haben wir **einen Normal-Durchschnittswert von 2 µg pro Gramm Kreatinin** gefunden. Es ist nicht nur der zweite Wert sehr interessant, sondern auch der Anstieg vom Wert 1 zum Wert 2, da dieser Aufschluss gibt über die Bindungstendenz für das getestete Schwermetall.

Werte bis 500 beim Urin 2 sind keine Seltenheit; es wurden Werte bis 19'000 (!) gefunden.

Immer wieder sieht man aber auch tiefe Zweitwerte, die unglaubwürdig scheinen, gerade bei Menschen, die oft recht starke Symptome, vor allem neurologischer Art, haben. Nach einer Drainagetherapie mit Solidago, Vitamin C, Se und Zn sieht man dann aber nach einem Monat oder mehr bei einer erneuten Testung oft ganz beträchtlich höhere Werte, was anzeigt, dass das Schwermetall aus seiner massiven Fixierung gelockert worden und nunmehr besser mobilisierbar ist. Theoretisch ist allerdings auch möglich, dass es sich bei einem solchen Patienten um einen Galle-Ausscheider handelt, der Hg vorwiegend in den Stuhl ausscheidet und somit eher auf schwefelhaltige gallegängige Stoffe wie z.B. Bärlauch oder Koriander anspricht.

Eine intensive Ausleitungstherapie benötigt rund ein Jahr, um die Werte auf die Norm zu senken, wobei die Amalgamfüllungen entfernt worden sein müssen.

Bei Menschen, die nach einem Jahr intensiver Ausleitung nicht entgiftet sind, muss mit einem Gentest nach verminderter Entgiftungsfähigkeit gesucht werden (z.B. Mangel am Enzym Glutathiontransferase oder Epoxidhydroslase).

Der perorale DMPS-Test mit Mercuval-Kapseln (Labor der Firma Biosyn) ist wegen seiner Risikolosigkeit beliebt. Er hat aber den Nachteil der komplizierten Urinsammlung, indem ein 24-h-Urin gesammelt und davon eine Portion eingeschickt werden muss. Ferner birgt er den Nachteil, dass man nicht wissen kann, wie viel von den einzunehmenden drei Kapseln Mercuval im Darm resorbiert und damit ausleitungswirksam sind. Gerade der Quecksilber-vergiftete Mensch hat ja oft colitische Resorptionsstörungen oder sehr häufig Candida im Darm, die ihrerseits eine sehr hohe Resorptionskapazität für Schwefel hat, aber auch Quecksilber in höchstem Maße im Darm bindet und daher einen Teil der Mercuval-DMPS-Menge bindet und deshalb zu tiefe Werte gibt.

Der DMPS-Test ist aus unserer Sicht heute der akkurateste Test, vor allem wenn er intravenös durchgeführt wird. **Er zeigt aber nur das nierengängige Hg an, nicht die zuweilen sehr hohe Ausscheidung von Schwermetallen in Galle und Darm!**
In diesem Test können die durch schwefelhaltige Stoffe (Koriandertinktur, Bärlauch, Knoblauch) mobilisierten Schwermetalle nicht festgestellt werden.

Bisher wurden ca. 10'000 intravenöse DMPS-Tests gemacht – mit keiner einzigen Nierenkomplikation und nur einem ganz geringen Prozentsatz von flüchtigen Nebenwirkungen, in ca. 2% der Fälle Erytheme im Bereiche der Einstichstelle, die alle innerhalb von 5–15 Minuten wieder verschwanden.

Der Speichelmobilisationstest (= Kaugummitest)
Dieser Test zeigt einzig die Freisetzung von Quecksilber aus Füllungen an, nicht aber die Belastung des Patienten und schon gar nicht die Signifikanz der Belastung für den Patienten.

Wir führen diesen Test bei uns nicht durch, da ohnehin jede Amalgamfüllung oder auch jede palladiumhaltige Goldfüllung Schwermetalle freigibt und man die Freisetzungsmenge mit klinischer Erfahrung allein schon aufgrund der Füllungen, aber auch aus den galvanischen Strömen vermuten kann.

Anderseits hängt die Vergiftungsintensität viel stärker von der Schwermetall-Bindefähigkeit des Patientengewebes, den Serumkonzentrationen der Antagonisten Mg, Zn, Mn und Ca und des Selens ab sowie von der Konstitution des Patienten.

Es ist interessant, zu was die Freisetzung des Quecksilbers aus Füllungen führt. Durch Berücksichtigung dieser Faktoren kann die Belastung eines Patienten deutlich vermindert werden.

Beim Kaugummitest werden in Abständen von 5 Minuten Speichelproben entnommen und auf Schwermetalle geprüft. Während der Testzeit kaut der Patient einen Kaugummi, wobei der Zahnabrieb während des Kauens die Quecksilberkonzentration steigen lässt.
Die drei oder mehr Speichelgefäßchen werden dann zum Nachweis der Schwermetallkonzentrationen an das GN-Pharm-Labor, Fellach bei Stuttgart, geschickt.
Interessant sind die Konzentrationen von Quecksilber bei Rauchern, bei denen während des Rauchens etwa das Hundertfache an Metallen aus den Füllungen herausgelöst wird!

Welche Schwermetalle werden am häufigsten gefunden?

- Quecksilber (Hg) aus Amalgamfüllungen
- Zinn (Sn), ist ebenso toxisch und meist auch in Amalgam enthalten
- Palladium (Pd) aus billigen Goldfüllungen (Legierungsmittel für Gold)
- Kupfer (Cu) wird im DMPS-Test häufig gefunden, kann aber auch Ausdruck von chronischen Entzündungen sein (z. B. der Leber). Cu im Speichel kommt meist aus Cu-haltigen Gold- und Amalgamfüllungen.
- Arsen (zwar kein Schwermetall, aber sehr toxisch): aus Wasser oder von Spritzmitteln in der Nahrung (macht oft neurologische Reizsymptome, psychische Irritabilität)

Was begünstigt die Freisetzung von Quecksilber aus Amalgamfüllungen?

Säuregehalt des Speichels
Je saurer der Speichel, desto höher die Freisetzung von Quecksilber. Daher ist die Mundbehandlung mit Alkala N als Basemittel sehr wertvoll.

Alter und Oberflächenstruktur der Füllung
Alte Füllungen haben einen geringeren Anteil des Non-gamma-gebundenen Quecksilbers, welches leichter freigegeben wird.
Je rauer die Oberfläche, desto größer ist sie und gibt demzufolge mehr Hg frei.

Mundgalvanizität
Die schlimmsten Hg-Freisetzer sind die Mundströme, die an sich schon das Vorhandensein von freien Elektronen beweisen. Sie kommen zustande durch Mischmetalle.
Besonders schlimm ist dies bei Wurzelbehandlungen oder gar Wurzelstiften unter den Amalgamfüllungen (Korrosion der Stifte, Freisetzung von Hg, Sn, Pd usw.).
Wurzelbehandelte Zähne sind immer vor den Amalgamfüllungen zu entfernen!

Nikotin und saure Nahrung
Während des Zigarettenrauchens wird ca. 100-mal mehr Quecksilber freigesetzt!
Nikotinsäure ist ein starker Hg-Löser.

Mechanische Belastung
Kein Kaugummikauen!

Qualitative Schwermetalltests

Haarmineralanalyse (HMA)

Die HMA ist eine Untersuchung, bei der die inneren Schichten der Haare zerrieben und aufgelöst werden, um anschließend den Gehalt der Zellmaterialien an Mineralstoffen und toxischen Metallen zu bestimmen. Haare bestehen fast ausschließlich aus ausgetrocknetem, totem Zellmaterial. Mit Bestimmung der Mineral- und Metallgehalte ist es daher möglich, Aussagen über intrazelluläre Kompartimente zu erhalten. Bei Beurteilung der gesamten Mineralprofile ergibt die HMA interessante Hinweise darauf, wo die Probleme der Fehlresorption oder der Intoxikation vor allem liegen; bei Fehlen der schwer resorbierbaren und nur zellulär aufgenommenen Spurenelemente kann auf eine Schwäche der aktiven enteralen Resorption geschlossen werden. Bei hohen Belastungen durch toxische Stoffe, die vor allem durch Diffusion den Darm passieren (Alu, Pb, As), kann auf eine Durchlässigkeit des Darms geschlossen werden, welche Ausdruck von toxischer Membran- und Glycocalyx-Schwäche des Darmes sein kann (sog. «leaky-gut syndrome»). Diese führt zu einer enterohepatischen Intoxikation und kann die Symptombildung bei Schwermetallbelastungen deutlich verstärken.

Die Höhe der einzelnen Schwermetalle in der HMA ist nicht aussagekräftig für die Intoxikation eines Patienten mit dem entsprechenden Schwermetall. Für Quecksilber ist die HMA nicht die richtige Analysemethode, da das Medium Haare als Teil der Haut nicht das maßgebliche Organ ist und Hg normalerweise kaum über die Haut ausgeschieden wird, daher oft falsch tiefe Werte für Hg in der HMA gefunden werden, auch wenn der Patient eine signifikante Belastung hat.
Viel repräsentativer ist die HMA aber für Aluminium und Blei.

Blut-Serum-Untersuchungen auf Hg, Pd, Sn usw.

Derartige Untersuchungen empfehlen wir nicht, da die Werte nicht konstant sind und nur eine Momentsituation beurteilen.

Feinenergetische Testung

Sie wird individuell durchgeführt; die Indikation stellt der Zahnarzt. Der feinenergetische Test (Elektroakupunktur oder Vega-Test) wird gemacht, um die Belastbarkeit des Patienten zu testen, insbesondere um das Tempo der Entfernung zu bestimmen. Der Zahnarzt stellt dann auch die Indikation, ob begleitend zur oder schon vor der Entfernung unterstützend Infusionen mit Ausleitungsmitteln oder/und Vitaminen gemacht werden sollen.
Die Wahl der feinenergetischen Methode obliegt dem Zahnarzt, normalerweise Vega-Testung mit den Ampullen mit Mercurius-Potenzreihen.

Galvanische Zahnstrommessung

(siehe auch Kapitel 9 «Die Bedeutung der Zähne»)

Es handelt sich um eine Messung elektrischer Gleichströme, welche im Mund durch Vorliegen von verschieden edlen Metallen entstehen, wie bei einem Akkumulator, der sich entlädt und auflädt. Die Ströme können einfach mit einem Ampèremeter gemessen werden. Es gibt dafür verschiedene Geräte auf dem medizinischen Markt, z.B. in die Elektroakupunkturgeräte eingebaut im VEGA-EXPERT-Gerät, wo Spannung, Stromstärke und Strommenge in Sekundenfrist gemessen werden können.

Ein solches Testgerät sollte in keiner biologisch-medizinischen Praxis fehlen. Man kann damit einfach die Freisetzung von Ionen und die Signifikanz des Vorliegens von Mischmetallen messen. Die tolerierten Spannungen liegen bei max. 0,2 Volt, wobei oft 2–3 Volt gemessen werden. Die tolerierten Stromstärken liegen bei 0,1 μA, wobei sehr häufig Werte bis 200 μA gemessen werden! Vor allem Ströme, deren Spannung auch nach mehr als einer Sekunde noch bestehen, sind sehr pathologisch.

Die von den Hirnzellen abgegebenen Nervenimpulse bewegen sich in der Größenordnung von Mikro- bis Nanoampère, d.h. in einer Größenordnung, die 1000 bis 100'000 mal geringer ist als die oben beschriebenen galvanischen Mundströme. So verwundert es nicht, dass die galvanischen Mundströme sehr viele neurologische Symptome bewirken können, wie etwa Migräne, Neuralgien, Koordinationsstörungen, hormonell-vegetative Störungen, auch chronische Schleimhautprobleme wie Aphthen und sogar auch Lichen planus der Mundschleimhaut, also eine klassische Präkanzerose!

Regulationsuntersuchungen
Sie zeigen Veränderungen der Regulationsfähigkeit an, die durch Schwermetalle oder andere toxische Stoffe bedingt sind. Sie sind unspezifisch, zeigen aber die Signifikanz der Belastungen an.

Regulationsthermographie nach Prof. Rost
Schwermetalle beeinträchtigen die Ganglientätigkeit und auch die sensorischen Nerven. Die auf feinen Fasern basierende Temperaturregulation ist daher bei toxischen Belastungen gestört. Zusätzlich drückt sich ein Mercurismus häufig an den Lymphgeweben aus, da auch dort Schwermetalle eingelagert werden und den Transport von Informationen verändern.

Man findet daher in der Regulationsthermographie häufig
- wenig regulierende oder blockierte, eher kalte Lymphknoten im Halsbereich, also in den die Zahnbereiche drainierenden Partien.
- oft tiefe und stark regulierende Magenwerte als Ausdruck des oft begleitenden Pilzbefalls.
- eher warme, aber wenig regulierende Zahnwerte.
- oft schlecht regulierende oder sogar invers kalt regulierende Schilddrüsenwerte. (Schilddrüsenstörungen sind sehr häufig Ausdruck von Hg-Belastungen!).

Blutkristallisationstest (Dryed Layer Test)
Nachweis von Schwermetallen im DLT:
Der DLT ist ein Blutkristallisationsverfahren, bei dem bei der Trocknung kleiner Bluttropfen ein Bild entsteht, welches unter dem Mikroskop in einer 20-, 40- und 100-fachen Vergrößerung betrachtet wird. Dieses Bild ist individuell verschieden und es macht im Sinn von Analogien Aussagen über die Lage von Störungen in Bezug auf Organe, aber auch auf die Chronizität von Störungen. Es kann Hinweise auf das Ausmaß an oxidativem Stress im Körper sowie auf einzelne Organstörungen, Mineralstoffmängel oder Systemerkrankungen wie Allergien geben. Da es Dysbiosen und parasitären Befall anzeigt, ist es auch für toxische Belastungen aussagekräftig, welche sehr oft in dysbiotischem Milieu signifikant werden. Schwermetalle erscheinen als dunkler Ring im Hautsegment, bei Patienten mit tiefer Gewebeeinlagerung auch in mehreren Schichten zum Zentrum hin. Gelegentlich wird auch ein durch die Schwermetalle verursachtes Mineralstoffungleichgewicht sichtbar und kann entsprechend mitbehandelt werden.

Die Amalgamentfernung und die Schwermetallausleitungen

Die Wegbegleitung nach dem Konzept der Biologischen Medizin

Weil über gewisse Therapien kaum Literatur vorliegt und die richtige Durchführung der biologisch-medizinischen Therapien von größter Wichtigkeit ist, gebe ich in gewissen Kapiteln sehr genaue Anleitungen. Gerade beim Thema «Zähne und Amalgam» ist es leider immer noch so, dass sich der Patient selbst für die richtige Therapie wehren muss. Wir sehen immer wieder, dass bei Patienten das Amalgam falsch entfernt worden ist – und sie darauf enorm hohe Schwermetallbelastungen im Körper haben.
Amalgam enthält Quecksilber und ist hoch toxisch. Quecksilber wurde in allen sonstigen medizinischen Anwendungsbereichen verboten. Es wird als toxischer Sondermüll entsorgt. Nur im Mund der Patienten soll es harmlos sein?

Die folgende Wegleitung entspringt mehr als 15 Jahren Erfahrung unserer Ärzte und Zahnärzte. Sie scheint vielleicht etwas kompliziert, lohnt sich aber.

Um das Wichtigste vorwegzunehmen:

- **Zu jeder Amalgamentfernung gehört eine medikamentöse «Ausleitung».**
- **Amalgamentfernung gehört in die Hand eines darauf spezialisierten Zahnarzts, welcher die modernsten Schutzmaßnahmen anwendet:**
  - **langsam drehende Bohrer,**
  - **spezielle Absaugmaßnahmen mit Clean-up-System**
- **Die Ausleitung (Ausleitungstherapie mit natürlichen Heilmitteln) dauert Wochen bis Monate.**
- **Wichtigste Stoffe in der Ausleitungstherapie: Selen, Zink und Vitamin C.**

Ich rate meinen Patienten: Den Zahnarzt fragen, ob er in seiner Praxis noch Amalgam verwendet. Wenn «ja», dann zu einem anderen Zahnarzt gehen. Wenn er mit «nein/nie» antwortet, fragen, wie er vor- und nachbehandelt und wie er die Füllungen entfernt.
Es ist uns bewusst, dass derartige Ratschläge extrem scheinen – aber es geht schlussendlich um die Gesundheit.

Die Amalgamausleitung (Entfernung des Quecksilbers aus dem Körper)

Phase vor Amalgamentfernung

Vorbereitende Medikamente: Ausleitungsmedikamente werden schon vor der Amalgamentfernung gegeben.

Routinemedikamente sind:
- **Vitamin C 500 mg,** Burgerstein, Dosisspanne individuell, täglich zwischen 500 und 3000 mg.
- **Zinktabletten** Burgerstein, 1 Tablette abends (intermittierend, nach einem Monat 1–2 Wochen Pause. Achten auf Muskelschwäche und Müdigkeit als Ausdruck der Überdosierung, die sehr individuell auftreten kann)
- **Selenvital** Burgerstein, 2 Tabletten täglich, morgens eingenommen.

(Eine Alternative zu Vitamin C/Selen/Zink ist AntiOxDeTox Burgerstein, 2 x 1 Kapsel täglich)

Individuell zusätzlich Ausleitungsmittel wie Solidago, Chelidonium, Taraxacum oder Bindemittel wie Algen- oder Korianderpräparate. Als klinikeigenes Präparat wird auch ALEN angewendet, 30 g/Tag, in Wasser eingerührt (wegen des hohen Meeralgengehalts).

Koriander: wir empfehlen die Anwendung NICHT, solange noch Amalgamfüllungen in den Zähnen sind. Wir haben Probleme gesehen, die als Rück-Intoxikation von Koriander interpretiert werden können.

Die Zeit für die Amalgamentfernung

Die Entfernung der Amalgamfüllungen wird unter Schutz durch die genannten Therapien durchgeführt. Es wird nur bei den Patienten Amalgam entfernt, die bereit sind, sich anschließend auch der Ausleitungstherapie zu unterziehen.

Die Amalgamausbohrung wurde bereits einmal erwähnt. Die fachgerechte Ausbohrung ist von größter Wichtigkeit. Es sollen nur langsam drehende Bohrer (rosa Handstück beim Bohrer) und keine hoch frequenten Turbinen verwendet werden. Die Turbinen haben eine zu hohe Spitzentemperatur und führen zur Entwicklung von Quecksilberdämpfen und feinstem Staub.

Wo immer möglich, wird die Amalgamfüllung vom ganzheitlichen Zahnarzt herausgebrochen.

Dem Patienten wird zum späteren feinenergetischen Ausleiten ein kleines Stück seines Amalgams in einem Säckchen zum Aufbewahren mitgegeben.

Medikamente während der Entfernungszeit

Gleiche Medikamente wie vor der Entfernung. Bei jeder Amalgamentfernung wird eine Woche lang, beginnend am Tag vor der Entfernung, die Medikamentendosierung von Selen und Vitamin C verdoppelt:

- **Vitamin C** Burgerstein, 1000–4000 mg/Tag
- **Selenvital** Burgerstein, 2 x 1 Tablette
- **Zinktabletten,** 2 Tabletten abends (Zinkvital Burgerstein)

Patienten, welche auf die Entfernung mit starken Symptomen reagieren, werden zusätzlich mit Ausleitungs-Infusionen behandelt, die individuell vom Arzt der Medizinischen Abteilung verordnet werden.

Meist werden isotonische Natrium-bicarbonicum-Base-Infusionen verabreicht, 1–2 x alle 1–2 Wochen. Diese Infusionen müssen individuell und unter Aufsicht des Biologischen Arztes durchgeführt werden. Sie enthalten u. a:

- **Vitamin C** 3,75–7,5 g (Pascoe)
- **Solidago comp.** Heel oder ein ähnliches Nierenausleitungsmittel
- **Vitamin-B-Komplex**
- **DMPS,** 125–250 mg in besonderen Fällen
- **Coenzyme,** z. B. Coenzym comp. Heel
- **Magnesium,** als Magnesiocard-Ampullen oder Magnesiumorotat
- **Hypophysis suis injeel** (Heel), ein hypophysenstimulierendes Homöopathicum

Die häufigsten Beschwerden, die zur Indikation der Infusionen führen, sind neurologische oder weichteilrheumatische Symptome: starke Muskelschmerzen, durchdringende Müdigkeit, aber auch Kopfschmerzen und Konzentrationsstörungen.

Nikotinabstinenz/basischer Speichel
Vor und während der Amalgamentfernung werden die Patienten angehalten, möglichst nicht zu rauchen und auf basischen Speichel zu achten, indem sie Gemüse essen, Zucker, Kaugummi und saure Früchte meiden. Die Auslösung von Quecksilber aus den Amalgamfüllungen ist direkt abhängig vom Säuregrad des Speichels.

Die Zeit nach der Amalgamentfernung

Die Ausleitungstherapie wird nach der Entfernung während mehrerer Monate weitergeführt. Durchschnittlich dauert die Ausleitung, soweit mit dem DMPS-Test beurteilbar, mit dieser Therapie 4–18 Monate!

Die Ausleitungsbehandlung wird erneut individuell gehandhabt.

Die **Basismedikation** für die Ausleitung ist aber:
- **Vitamin C,** Burgerstein, 500–3000 mg täglich in Form von Kapseln
- **Selenvital** Burgerstein, 2–3 Tabletten täglich. Die Dosis sollte ca. 150 µg/Tag betragen;
  oder Selenase (anorganisches Natriumselenit, 150 µg)
- **Zinktabletten** Burgerstein, 15 mg abends, intermittierend 3 Wochen nehmen, dann 1–2 Wochen Pause

- **Chemet-Kapseln** Biosyn, entsprechend 100 mg DMSA.
  DMSA wird in stark symptomatischen Fällen gegeben, bei sehr hohen Werten und vor allem Patienten mit neurologischen Symptomen. Während ihrer Einnahme soll auf eine große Trinkmenge und den Ersatz der Mineralstoffe geachtet werden, welche durch DMSA auch ausgeschwemmt werden. Maximal 1 Kapsel pro Woche für maximal 6–8 Wochen!

Zusatzmedikation, fakultativ und individuell:

Algenpräparate. Algen, insbesondere braune Salzwasseralgen und auch grüne Süßwasseralgen, haben die Fähigkeit, an ihre Zellwandoberfläche Schwermetalle zu binden und diese mit dem Stuhl auszuscheiden.

- **Alen** enthält 17% braune Salzwasseralgen und gleichzeitig in hoher Menge Spurenelemente, hohe Energie und ein sehr gutes Redoxpotential und ist, bezogen auf die Algenmenge, billig. Dosis 20–30 g/Tag in viel Wasser eingerührt trinken. Salzwasseralgen sind jodhaltiger und daher auch für Schilddrüsen gut, die durch Hg blockiert werden.
- **Spirulina**
- **Bio-Chlorella** = Grünalgen. 3 x 4–5 Tabletten pro Tag, in sehr viel Wasser, separat vor Mahlzeiten einnehmen.
- **NDF:** Ein nanokolloidales Algenprodukt aus den USA. Die Algenwände wurden zu Partikeln im Nanomillimeterbereich zerkleinert, was die Aufnahme in den Körper erleichtert und die Absorptionsleistung massiv erhöht. Ein sehr stark wirkendes Ausleitungsmittel, auch bei zerebralen toxischen Problemen.

Korianderpräparate (und andere schwefelabgebende Substanzen wie Knoblauch, Bärlauch). Der Koriander ist problematisch und wird von vielen Menschen nicht vertragen. Vorsichtig und mit kleiner Dosis beginnen. Empfohlen werden kann nur Coriandrum Ceres, und zwar maximal 3 x 5 Tropfen täglich, besonders bei schlechter Nierenausscheidung mit Darmsymptomen und Candida. Auf neurologische Symptome wie Schwindel achten.
Koriandertropfen können unterstützt werden durch Absinthium Ceres oder Taraxacum Ceres oder bei zellulärer Imprägnation Carduus marianus Ceres, je 3 x 5 Tropfen täglich.

Aminosäuren wie **Methionin:** 1–2 g täglich oder

Acetylocystein, 2 x 400 bis 2 x 600 mg pro Tag
Acetylcystein (Fluimucil, Solmucol, Acemucol): schwefelhaltige Aminosäure, ebenfalls sehr gut erprobt und erforscht, kassengängig. Präparat Fluimucil, 4 x 200 mg täglich, in je einem Glas Wasser, in der Pneumologie als Mucolyticum bekannt.

Kapitel 11 Geopathologie – eine häufige Ursache chronischer Krankheiten

Wasseradern, Elektrosmog, geopathische Störungen: Der Einfluss der Umwelt auf den Körper; Diagnose und Therapie

Umwelteinflüsse haben zunehmend einen Einfluss auf die Entwicklung von chronischen Gesundheitsstörungen. Es gibt sehr viele ständige Umwelteinflüsse, die auch verschiedenste Krankheiten auslösen oder mitbeeinflussen können. Der Volksmund spricht von «Wasseradern», «Elektrosmog», «Magnetfeldern» usw. Der Überbegriff lautet «geopathische Störungen».

Wir haben die Erfahrung gemacht, dass vor allem neurologische Krankheiten, Hyperaktivität, psychische Krankheiten und Autoimmunkrankheiten durch geopathologische Faktoren mitbeeinflusst werden.

Leider sind solche Zusammenhänge immer noch nicht offiziell anerkannt, weil «wissenschaftliche» Untersuchungen darüber fehlen. So zumindest wird von offizieller Seite argumentiert. Der wahre Grund liegt aber eher darin, dass die Zusammenhänge nicht publik werden sollen, da sonst grundlegende Vorschriften erlassen werden müssten, vor allem auf der Ebene elektromagnetischer Belastungen. Zu große finanzielle Interessen stehen der Verbreitung der neuen Erkenntnisse gegenüber! Ein weiteres Problem liegt beim objektiven Nachweis der Belastungen, welcher erst seit neuem messtechnisch möglich ist.

Die Fülle von Einzelfällen, die durch Eliminierung der Belastungen geheilt werden konnten, haben mich bewogen, einen Artikel über die Geopathologie in mein Buch aufzunehmen. Er ist unter Mithilfe des **Instituts Geopathologie Schweiz** entstanden, das sich seit Jahren erfolgreich mit der Messung und Beseitigung geopathologischer und elektromagnetischer Belastungen auseinandersetzt.

Ich danke Herrn L. Schneider und Frau P. Moser für das Verfassen des folgenden Artikels und für die langjährige hervorragende Zusammenarbeit.

Auffinden und Entfernen geopathologischer Störungen: das Fundament jeder Therapie

«Geopathie» wird in medizinischen Fachbüchern folgendermaßen definiert: Es ist die Lehre von der Wirkung krankheitserregender Erdeinflüsse vor allem in Form von Erdstrahlen. Sinngemäß versteht man unter Geopathologie die Lehre von den standortbedingten Erkrankungen, die etwas mit «Erdstrahlen» zu tun haben. Das Wissen über geopathogene Störzonen ist in den letzten Jahren beträchtlich gewachsen; es kamen mehr und mehr physikalische, messtechnische, medizinische und wissenschaftliche Erkenntnisse hinzu, sodass heute daraus ein vielseitiges Fachgebiet geworden ist.

Ein gestörter Schlafplatz fördert Krankheit und verhindert Heilung

Es gab noch nie eine Zeit, in der die Menschen so vielen «strahlenden» Einflüssen ausgesetzt waren wie heute. Umso wichtiger ist es, dass wir uns an unserem Wohnort eine Insel schaffen, wo der Regeneration nichts im Wege steht. Ein Drittel unseres Lebens verbringen wir im Bett. Und gerade während der Schlafphase ist der Körper wehrlos und angreifbar. Schon Paracelsus hat vor über 500 Jahren gesagt, ein krankes Bett sei ein sicheres Mittel, die Gesundheit zu ruinieren.

Gut schlafen heißt Lebensqualität gewinnen

Wer schon die Erfahrung des Hin- und Herwälzens in der Nacht erlebt hat und am folgenden Morgen erschöpft aufgestanden ist, weiß, wie dadurch der gesamte Organismus geschwächt wird. Deshalb ist es so wertvoll, den Schlafplatz von einem Geopathologen untersuchen und sanieren zu lassen, sodass der Organismus wieder genug Kraft schöpfen kann, beziehungsweise die Regulationsfähigkeit wiederhergestellt wird, um gegen Umwelteinflüsse widerstandsfähiger zu werden.

Jeder Mensch hat eine unterschiedliche Empfindlichkeit auf Umweltbelastungen. Auch in einer Familie können die einzelnen Mitglieder verschieden reagieren. Das trifft besonders für die elektromagnetischen Belastungen zu. Man kann das Radio als Vergleich nehmen: Damit ein Radio funktionieren kann, braucht es einen Sender und einen Empfänger. Der Empfänger muss in seiner Sensibilität auf den Sender eingestellt werden. Es muss also eine Resonanz entstehen, welche im Fall der elektromagnetischen Strahlung krank macht.

Es gibt auch die Möglichkeit, die Empfindlichkeit des Menschen zu vermindern, sodass Belastungen sich weniger manifestieren (siehe «Therapie», Seiten 201–203).

Es zeigt sich immer wieder, dass elektrosensible Menschen eine ganz spezielle Konstitution aufweisen, welche mit orthomolekularer Therapie und auch Homöopathie behandelt werden kann. Das heißt natürlich nicht, dass man die Umweltbelastung nicht angehen soll. Die Kombination einer guten geopathologischen Beratung und Haussanierung mit einer fachkundigen biologischen Therapie führt daher fast immer zum Erfolg. Unzählige «unklare Krankheiten» konnten so gebessert oder gar geheilt werden.

Die Umwelteinflüsse

Alle im folgenden beschriebenen Umwelteinflüsse entfalten ihre Wirkung erst nach einer gewissen Zeit und sind besonders fatal, wenn sich mehrere Belastungen kumulieren. Am schlimmsten ist die Belastung, wenn sich der Mensch dauernd in diesem Einflussgebiet aufhält. Deshalb sind auch Hausfrauen, alte Menschen und besonders Kleinkinder betroffen, welche einen großen Teil des Tages am gleichen Ort verbringen. Von besonderer Bedeutung ist die Belastung am Schlafort. Im Schlaf sollte das parasympathische Nervensystem wirken und den Körper regenerieren. Umwelteinflüsse vermindern die Kraft des Parasympathicus und beeinflussen die Regeneration. Biologisch-medizinische Kliniken verfügen über Testmethoden am Menschen (Heart Rate Variability Programm) oder TANS (Testung des Autonomen Nervensystems) oder Thermoregulationsdiagnostik, welche geopathologische Belastungen anzeigen.

Erdstrahlen

Zu den Umwelteinflüssen gehören die Erdstrahlen. Erdstrahlen von Wasseradern, Verwerfungen und Doppelzonen sind mitverantwortlich für ein krankmachendes Raumklima. Das Problem mit den Erdstrahlen ist, dass sie mit den üblichen Methoden nicht gemessen werden können, sondern nur feinenergetisch. Es bedarf daher einer großen Erfahrung des Testers.
Verwerfungen und «Wasseradern» verändern das natürliche Erdmagnetfeld und dadurch auch den natürlichen Magnetismus der Körperzellen sowie deren Membranpotentiale. Verringert sich das Membranpotential der Körper-

zellen, so werden sie «degenerativer», d. h. sie verhalten sich wie alte Zellen. Sie können Toxine weniger gut ausscheiden, aber auch weniger Sauerstoff und Nährstoffe aufnehmen. Beispiel: eine gesunde, jugendliche Menschenzelle hat ein Membranpotential von 60–80 Millivolt, eine Krebszelle aber nur noch von 20–50 Millivolt. Dieses Phänomen der verminderten Zellvitalität zeigt sich auch in den unten beschriebenen elektromagnetischen und elektrostatischen Feldern. Bereits nach einem halben bis zwei Jahren zeigen die Umweltbelastungen ihre Wirkung und treten die ersten gesundheitlichen Störungen auf.

Elektrosmog

Ein weiteres, sehr ernst zu nehmendes Problem ist der Elektrosmog. Die heutigen beliebten DECT-Haustelefone mit Schnurlostechnik, aber auch WLAN-Systeme, diverse elektrische Geräte, die Hausinstallation und schließlich Mobilfunk-Antennen und Trafostationen in der Umgebung belasten uns rund um die Uhr stark. Dazu kommt noch der Fernseher im Schlafzimmer, welcher auf Bereitschaftsstellung ist (roter Punkt), oder der Radiowecker usw.

Erdmagnetfeld

Auch die heutige Bauweise mit Tonnen von Armierungseisen und Stahl sorgt dafür, dass das natürliche Erdmagnetfeld stark abgeschwächt wird. Ein stabiles Erdmagnetfeld ist aber für uns Menschen lebensnotwendig, das hat die Wissenschaft belegt.

Alle diese Einflüsse erzeugen ein gestresstes Schlafumfeld und können zu enormen gesundheitlichen Problemen führen. Ein Berufsgeopathologe sollte alle diese Komponenten bei einer Schlafplatzuntersuchung berücksichtigen.

Alte Weisheit

Das Wissen um geopathische Störfelder ist in den letzten hundert Jahren verloren gegangen. Zuvor wurde kaum ein Haus gebaut, ohne dass vorher das Gelände sorgfältig geprüft worden wäre. Besonders eignete sich dafür das Beobachten der Verhaltensweise von Tieren auf dem Grundstück. Schafe beispielsweise meiden Störzonen. Häufig wurde dort der Schlaf- und Wohnbereich geplant, wo sich auf dem leeren Bauplatz die Schafe über Nacht niedergelassen hatten. Hunde meiden belastete Zonen ebenso. Ameisen hingegen finden wir zuhauf an Plätzen, die belastet sind. Intensive Forschungsarbeiten des Instituts Geopathologie Schweiz haben deutlich gezeigt, dass alte Herrschaftshäuser fast nie von Erdstrahlen im Schlaf- oder Wohnzimmer tangiert werden, es sei denn, das Haus wurde im Verlaufe der Zeit nach modernen Gesichtspunkten saniert.

Bauen heute

Die heutigen Parzellenverhältnisse bieten kaum noch Ausweichmöglichkeiten, und ein Umstellen des Bauplanes ist auch nicht immer möglich. Das allein ist aber nicht das Problem. Während früher Baumaterialien verwendet wurden, die oft als natürlicher Filter wirkten, wie z. B. Lehm, bevorzugt die heutige Bauweise Tonnen von Armierungseisen im Beton, großflächig eingesetzte, mit Aluminium beschichtete Materialien (Dampfsperren), bauliche Konstruktionen aus Stahl und vieles mehr.
Solche Komponenten verändern den natürlichen Erdmagnetismus. Beton-Armierung wirkt wie ein Farady-Käfig: Der natürliche Erdmagnetismus wird vermindert, die Strahlung elektromagnetischer Quellen im Innern des Hauses werden verstärkt.

Der natürliche Erdmagnetismus

«Der Erdmagnetismus ist eine allgemein wirkende Kraft und seine Wirkung erstreckt sich auf alle Menschen, Tiere und Pflanzen» (J. W. v. Goethe). Das natürliche Erdmagnetfeld der Erde schenkt uns Lebenskraft. Eine Kraft, die auf jedes Lebewesen regulierend einwirkt, die es nährt und schützt und dafür sorgt, dass die magnetische Ordnung des Körpers erhalten bleibt.
In menschlichen Nervenzellen des Gehirns befinden sich magnetempfindliche Kristalle. Diese vor wenigen Jahren gemachte Entdeckung wurde mit dem Nobelpreis ausgezeichnet. Bei dieser Forschungsarbeit wurde nachgewiesen, dass das Erdmagnetfeld auch den menschlichen Körper beeinflusst. Kleinräumige Erdmagnetfeld-Verzerrungen, vor allem am Schlafplatz, nimmt der Körper als störenden Fremdeinfluss, als Stressfaktor wahr. Vergleichbar wäre dies mit der permanenten Lärmbelästigung an einer belebten Straße. Je ausgeglichener (homogener) und stabiler das Magnetfeld ist, desto besser funktioniert die natürliche Regeneration des menschlichen Körpers. Mit anderen Worten: ein stabiles Magnetfeld, vor allem im Schlaf- und Wohnbereich, ist für uns Menschen lebensnotwendig. In der Wissenschaft gibt es viele Studien, die belegen, dass ein abgeschwächtes Magnetfeld zu chronischen Erkrankungen führt.

Die Intelligenz leidet

Dr. G. Fischer berichtet in seinem Buch «Physik, die Medizin von morgen», von einem interessanten Test, den er durchgeführt hat. Es handelte sich um einen zehn Tage dauernden Versuch an zwanzigjährigen Männern, die einem abgeschwächten Erdmagnetfeld ausgesetzt wurden. Die Leistungsfähigkeit des Zentralnervensystems sank auffällig. Die Versuchspersonen konnten nur mehr acht Bilder pro Sekunde auseinanderhalten, während sie üblicherweise vierzehn Bilder pro Sekunde schafften. Es scheint, dass das, was wir gemeinhin als einen Bestandteil der Intelligenz kennen, nämlich das visuelle Unterscheidungsvermögen, bei Wegfall des natürlichen Magnetfelds der Erde Schaden nimmt. Auch die Fähigkeit, Informationen logisch zu verknüpfen, sank messbar.

Magnet auf dem Kopf – Orientierung verloren

Dr. med. Dieter Aschoff beschreibt einen anderen Versuch: Eine Gruppe von Studenten wurde mit verbundenen Augen 5 bis 52 km ins Freie gefahren. Auch dort noch konnten sie, immer noch mit verbundenen Augen, die Himmelsrichtungen und die Richtung angeben, aus der sie gekommen waren, auch wenn sie die Sonne nicht sahen. Setzte man ihnen aber eine Kopfbedeckung mit einem kleinen Magnet auf, war ihnen dies nicht mehr möglich. Das zeigt, dass sich auch der Mensch, nicht nur das Tier, im Erdmagnetfeld orientieren kann. Zugvögel orientieren sich fast nur am Erdmagnetismus.

Die Intelligenz leidet bereits nach 10 Tagen, die Orientierung ist in kürzester Zeit beeinflusst. Was sind wohl die Konsequenzen für uns Menschen, wenn wir uns 8 Stunden täglich in einem abgeschwächten Magnetfeld aufhalten, und das während Jahren?

Häufigste Verursacher für abgeschwächte oder instabile Magnetfelder

- Metallbett
- Federkernmatratze
- stark geerdete Wohnhäuser
- Blitzschutzanlage
- Stahlkonstruktion (Haus)

Messgeräte des Biophysikers

Das Institut Geopathologie Schweiz verfügt über verschiedenste Messgeräte. Die Magnetfeldanomalien werden mittels eines computerisierten sensiblen physikalischen Messgeräts, eines Geoscanners, geprüft; entwickelt hat ihn Dr. Ludwig Mersmann, Biophysik Mersmann GmbH in Deutschland. Mittels eines Geoscans kann unter anderem nach Ausweichmöglichkeiten gesucht werden.

Erdstrahlen

Erdstrahlen (Wasseradern, Erdverwerfungen, Doppelzonen) sind Störungen im natürlichen Magnetfeld. Über Störzonen entsteht eine Partikelstrahlung, die je nach Strahlungsintensität und Dauer für eine Vielzahl von Symptomen verantwortlich ist. Es werden Blockaden im Steuerungssystem des Organismus verursacht. Durch die Einwirkung von Erdstrahlen kann jede harmlose Krankheit chronisch werden, egal wie diese Krankheit entstanden ist.

Dank intensiver Forschungsarbeit in den letzten Jahren wurden im Institut Geopathologie Schweiz minuziös Erfahrungsdaten gesammelt und ausgewertet. Statistiken über die eruierten Störzonen und die Krankheitssymptome unserer Kunden (es wurden mehrere Tausend Schlafplätze untersucht) haben ergeben, dass jede einzelne Erdstrahlung ganz bestimmte Krankheitsbilder auslöst. Dank diesen langjährigen Erfahrungswerten und unter Berücksichtigung aller Störzonen in einem Haus können die Geopathologen nach einer Schlafplatzuntersuchung jedem Familienmitglied sagen, an welchen Hauptsymptomen es leidet.

Wasseradern

Wasserführungen im Untergrund verursachen Strahlungen, die sich bei entsprechender Stärke krankmachend auf den menschlichen Organismus auswirken können. Wenn Wasserführungen Gitternetzzonen kreuzen, entstehen gar so genannte Brennpunkte, welche die Belastung auf den Menschen noch vervielfachen.

Typische Folgen von Wasseradern: Im Bewegungsapparat Nacken-Schulter-Beschwerden, Rückenschmerzen. Hüft- und Kniebeschwerden. Morgens verschwommene Sicht, bei Kindern oft Hyperaktivität.

Verwerfungen

Bei Verwerfungen handelt es sich um Gesteinsschichten unterschiedlicher Dichte im Untergrund, die sich gegeneinander verschoben haben, wie dies zum Beispiel bei Grabenbrüchen oder bei Gebirgsbildungen vorkommt. Verwerfungen sind weniger häufig, können aber regional von höchster Bedeutung sein (z.B. Rheintal, Graubünden und speziell im Glarnerland). Auch Verwerfungen verursachen Strahlungen, die sich bei entsprechender Stärke krankmachend auf den menschlichen Organismus auswirken können.

Typische Folgen von Verwerfungszonen: Die betroffenen Menschen klagen meist über Gelenkschmerzen, eine gewisse Steifigkeit sowie Magen-Darm-Beschwerden. Interessanterweise besteht meistens ein entzündlicher Verlauf (Gastritis, Arthritis/Polyarthritis, Sinusitis, usw.). Viele Tinnitus-Patienten liegen auch auf einer Verwerfungszone.

Doppelzonen

In den zwanziger Jahren des letzten Jahrhunderts fand Dr. Hartmann eine netzartige Gitterstruktur, ähnlich den Längen- und Breitengraden, mit dem Maß zwei (Nord-Süd) mal zweieinhalb Meter (Ost-West). Lange galten die Kreuzungspunkte dieses Gitters als pathogen. Hartmann fand auf etlichen, aber nicht auf allen untersuchten Kreuzungspunkten Erkrankungen. Gegen sein Lebensende stellte er die Hypothese auf, dass nicht das Vorhandensein des nach ihm benannten Hartmann-Gitters allein die Ursache für Erkrankungen sein konnte, sondern dass die Strahlen durch die Überlagerung mit einem anderen, zu diesem Zeitpunkt noch unbekannten Gitternetz entstehen müssen. Er nannte sie Doppelzonen und entsprechend Doppelkreuzungen.

Typische Folgen von Doppelzonen: Albträume oder belastende Träume, Depression oder einfach Missmut, Ein- und Durchschlafstörungen, Erwachen um drei Uhr morgens, Herzklopfen im Bett, unruhiger, oberflächlicher Schlaf, Zähneknirschen.

Das Problem der Reflexionen

Auf Alu, Spiegel, Metall und Aluminium sollte in Schlafzimmern verzichtet werden. Wenn die Partikelstrahlung auf reflektierende Teile wie Spiegel, Metall und Aluminium trifft, wird sie zurückgeworfen und kann Schlafende stören.

Mögliche Beschwerden: Durch Reflexionen ausgelöste Migräne, Kopfschmerzen, Übelkeit, Drehschwindel.

Elektrosmog

Keiner sieht ihn, jeder ist ihm ausgeliefert. Elektrosmog kann man weder sehen, riechen, tasten noch hören, aber man kann ihn messen.
Seit Millionen von Jahren werden die körpereigenen, bioelektrischen Abläufe unserer Lebensvorgänge durch die natürlichen, elektromagnetischen Schwingungen gesteuert, angeregt und geordnet. Durch Elektrosmog werden diese

Abläufe künstlich überlagert, irritiert, verändert und blockiert. Obwohl wir mit unseren Sinnesorganen den Elektrosmog nicht wahrnehmen können, nimmt der menschliche Körper als lebende Antenne alle diese Felder, Impulse, Frequenzen und Signale auf, wie ein Radio den Störsender.

Den Kindern Sorge tragen

Selbstverständlich liegen uns die Kinder und die Jugendlichen ganz besonders am Herzen, aber in manchen Jugendzimmern sieht es richtig schlimm aus. Die Zimmer sind zu kleinen Einzimmerwohnungen geworden mit jeder Menge elektrischen Geräten auf kleinstem Raum wie:

- Stereoanlage
- Nachttisch- und Bürotischlampe
- Kleintrafo
- Telefon
- Fernsehapparat
- Zeitschaltuhr
- meterweise Verlängerungskabel neben und unter dem Bett

Das alles sind permanente Strahlungsverursacher. Ausschalten heißt noch lange nicht, dass kein Strom mehr fließt: Auch ein ausgeschaltetes Gerät kann die Gesundheit schädigen.

Aber auch beim langen Telefonieren mit dem Mobiltelefon oder dem schnurlosen DECT-Telefon sind die Jugendlichen einer hohen Strahlungsbelastung ausgesetzt. Aufklärungsarbeit ist deshalb von größter Bedeutung. Sensible Menschen entwickeln bei regelmäßigem Gebrauch von Handys und DECT-Telefon Tinnitus.

Mobilfunk im Wohnzimmer? Nein danke!

Laufend berichten die Medien über Gefahren und Risiken im Zusammenhang mit DECT-Telefonen. Seit Jahren wird über die gesundheitlichen Beeinträchtigungen durch schnurlose Telefone diskutiert. Bei der gepulsten Technik nach dem DECT-Standard werden elektromagnetische Wellen digital und gepulst pausenlos ausgesendet. Die Basisstation eines DECT- bzw. Funktelefons strahlt rund um die Uhr, egal ob telefoniert wird oder nicht. Wer ein DECT-Telefon zu Hause oder am Arbeitsplatz hat, ist einer sehr hohen gepulsten Dauerbestrahlung ausgesetzt. Mit einem schnurlosen Telefon nach diesem Standard holt man sich eine ständig sendende Mobilfunk-Sendeanlage (Natelantenne) ins Haus!

Ärzte, Wissenschaftler und Medien schlagen Alarm. Sie alle kommen zum Ergebnis, dass die gepulste Sendetechnik ein erhebliches Risiko darstellt.

Mögliche Beschwerden: Kopfschmerzen, Migräne, Schlafstörungen, ständige Müdigkeit, Schwindel, Übelkeit, Nackenverspannungen, Konzentrationsschwäche, Gedächtnisstörungen, Hyperaktivität bei Kindern, Depressionen, erhöhter Blutdruck, Herzrhythmusstörungen, Fruchtbarkeitsstörungen, Tinnitus, Melatonin-Verminderung, geschwächtes Immunsystem.

Aus der Sicht der Medizin

Gemäß Prof. Dr. Varga reduziert sich unser wichtigstes Hormon Melatonin unter dem Einfluss von Hochfrequenz, bei DECT-Telefonen um bis zu 90%. Was ist die Folge? Melatonin gehört zu den erstaunlichsten Substanzen in unserem Organismus und ist unser wichtigstes Hormon zur Steuerung des Immunsystems. Es sorgt für eine ausreichende Anzahl von Killerzellen und steuert, beziehungsweise stimuliert das Immunsystem.

Melatonin wird zu 80% nachts produziert. Eine Reduktion des Melatonins bewirkt eine erhöhte Anfälligkeit für Allergien, Toxine, Viren usw. und erhöht auch das Infektionsrisiko. Dieses wichtige Schutzhormon schützt die Zellen unseres Körpers vor den aggressiven Molekülen der freien Radikale und verhindert deren Eindringen in die Körperzellen und damit ihre Zerstörung. Zudem schützt es unser Gehirn und übt eine Schutzfunktion aus gegenüber neurodegenerativen Erkrankungen wie der Alzheimer-Krankheit, dem Morbus Parkinson, der Multiplen Sklerose usw.

Melatonin senkt den Blutdruck und das Cholesterin und reduziert somit das Risiko für Herz-Kreislauf-Erkrankungen wie Herzinfarkt und Schlaganfall. Es regelt den Schlaf-Wach-Rhythmus und fördert so den gesunden, erholsamen Schlaf. Es reguliert auch die Träume, denn es fördert die REM-Phasen. Da Träume aber nicht nur eine zentrale Rolle für unsere psychische Gesundheit besitzen, sondern während der REM-Phasen Inhalte aus dem Kurzzeit- ins Langzeitgedächtnis transportieren, ist Melatonin auch ein Behüter des Gedächtnisses! Gedächtnisschwäche und -verlust sind das Resultat.

Durch Schlafverbesserung bietet uns Melatonin auch Schutz vor dem Chronischen Erschöpfungssyndrom, dem CFS. Man soll sehr zurückhaltend sein, einfach Melatonin einzunehmen. Nimmt man es von außen zu sich, wird die Eigensynthese sogar noch vermindert. Die Melatonintherapie gehört in die Hand des erfahrenen biologischen Arztes und darf nur vorgenommen werden, wenn die Hormone kontrolliert werden, die eine Wechselwirkung mit dem Melatonin haben: das Serotonin, das Wachstumshormon STH, die Hypophysenhormone FSH, LH und TSH.

Die richtigen Weichen stellen

Die vielen Tatsachen sollten uns nachdenklich stimmen und uns im Interesse der Gesundheit zur Vorsicht ermahnen.

Das Institut Geopathologie Schweiz forscht auf diesem Gebiet, trägt auch Forschungsresultate anderer Institutionen zusammen und gibt das Wissen an die Öffentlichkeit weiter. Jeder Mensch trägt die Verantwortung für seine Gesundheit selber. Aber wie soll er die richtigen Weichen stellen, wenn er nicht weiß, wo die Gefahren lauern? Eine Schlafplatz- und Arbeitsplatzuntersuchung ist wichtig und kann mit bescheidenem Aufwand durchgeführt werden.

Biologische Medizin und Geopathologie Schweiz – vereinte Kräfte wirken

In vielen Fällen aus der Praxis der Geopathologie Schweiz ist der Erfolg bereits nach der Schlafplatzsanierung eingetreten. Doch bei einem Teil der heutigen Krankheitsbilder reicht das nicht aus. Diese Patienten müssen durch den Arzt für Biologische Medizin auch in ihrer Empfindlichkeit auf Belastungen verändert, d. h. behandelt werden.

Beispiele aus der Praxis der Geopathologie Schweiz

Polyarthritis

Zeitungsbericht von Roger Rhyner, Radiomoderator bei Radio Zürisee, Mai 2003.

«Ich bin zwar erst 32 Jahre alt, und doch leide ich seit über zehn Jahren an rheumatischen Entzündungen mehrerer Gelenke (Polyarthritis). In all den Jahren zwangen mich starke Schmerzen dazu, alle erdenklichen Therapien auszuprobieren.

Vom radioaktiven Serum, das mir im Universitätsspital Zürich ins Knie gespritzt wurde, über starke Medikamentenkuren bis zum Wunderheiler im Appenzell – alles wurde ausprobiert. Doch nichts konnte meine Schmerzen längerfristig lindern – bis ich durch Zufall die Geopathologen Luis Schneider und Petra Moser kennen lernte. Sie suchten in meinem Schlafzimmer nach Erdstrahlen, Wasseradern und Elektrosmog und wurden fündig. Die beiden schirmten die schädlichen Strahlungen mit ihrem Abschirmsystem ab und verbannten mit einem Netzfreischalter den Strom aus meinem Schlafzimmer. Der Erfolg war enorm: Schon wenige Tage später konnte ich morgens ohne Schmerzen aufstehen und auf meine Medikamente verzichten.

Langsam, aber kontinuierlich kommt das Wissen über Wasseradern und Erdstrahlen wieder ins Bewusstsein – die Geschichten sind faszinierend!»

Hyperaktive Kinder

Die jungen Eltern Josef und Monika Marty haben schwierige Jahre hinter sich. Eines der drei Kinder, Florian, fiel schon als Kleinkind durch seine ständige Ruhelosigkeit auf. Er steigerte sich mit der Zeit in enorme Aggressionen gegenüber allen und schlug oft um sich. Im Kindergarten und später in der Schule galt er als nicht teamfähig und unkonzentriert. Dabei stand er in einem Wechselbad zwischen Sensibilität, Aggression, Feingefühl und Ruhelosigkeit. Auch gegen das Bettnässen bis ins Schulalter halfen alle Versuche und Therapien nicht. Die ratlosen Eltern wurden schließlich durch einen Therapeuten auf die Geopathologie Schweiz aufmerksam.

Florians Bett stand auf einer Wasserader, welche das Bettnässen begünstigte. Die Erdstrahlen, in Form einer Doppelzone, waren offenbar mitbeteiligt am aggressiven Verhalten des Kindes. Seit der Abschirmung ist Florian trocken und in seinem Verhalten ruhiger geworden. «Wir sind ja so erleichtert und haben wieder Vertrauen in unseren Sohn gewonnen. Sogar unseren Freunden und Bekannten ist aufgefallen, dass sich Florian stark gewandelt hat», erklären die dankbaren Eltern.

Unerklärliche Kopfschmerzen

Die 20-jährige Silvana Fäh erwachte während zweier Jahre fast täglich mit starken Kopfschmerzen. Trotz allen möglichen Abklärungen verschiedener Ärzte, trotz unzähligen Behandlungen bei Masseuren und Therapeuten stellte sich keine Linderung ein. Im August 2003 stellte der Geopathologe Luis Schneider in ihrem Schlafzimmer erhebliche Störungen im Magnetfeld fest. Ursache dafür waren Metallkomponenten, die auf seinen Rat hin sofort entfernt wurden. 14 Tage hielten die Kopfschmerzen noch an, seither ist Silvana Fäh annähernd beschwerdefrei.

Rückenbeschwerden

Dass Fredy und Esther Streich unter großen gesundheitlichen Beschwerden litten, hat die Geopathologie Schweiz nicht erstaunt. Rückenschmerzen, Durchblutungsstörungen, große Schlafstörungen mit Albträumen, chronische Erschöpfung usw. gehörten zum Alltag. Die Schlafplätze waren mit Erdstrahlen (Doppelzonen) und einer Verwerfung belastet. Das am Strom angeschlossene Bett wirkte sich zudem äußerst negativ auf die Gesundheit des Ehepaares aus. Dazu kam noch eine Alu-Dampfsperre im Dach des Einfamilienhauses. Diese Alu-Schicht bewirkt, dass sich die Störzonen durch Reflexion massiv verstärken.

Herr und Frau Streich befolgten die Ratschläge der Geopathologie Schweiz, wechselten die Bettmaterialien aus, schirmten die Schlafplätze ab und ließen die Alu-Dampfsperre entfernen. Der große Aufwand habe sich gelohnt, erklären die beiden überglücklich. Sie sind inzwischen beschwerdefrei.

Die Therapie am Menschen

Nicht jeder Fall kann allein mit einer Schlafplatzsanierung verbessert werden. Viele Menschen müssen auch auf ihre Empfindlichkeit behandelt werden. Dazu gibt es einige hauptsächliche Ansätze:
Die Membranstabilität der Zellen wird gewährleistet durch Spurenelemente, essentielle Aminosäuren und Phospholipide, also hochwertige Fettstoffe und Eiweiße. Insbesondere die Spurenelemente Silicium, Mangan, Zink und Magnesium sind sehr wichtig. Es gibt auch Pflanzen, welche stabilisierend wirken; wir verfügen über hochwirksame Extrakte daraus: Mentha longifolia (Langblättrige Minze), Rosmarinus, Equisetum (Schachtelhalm). Wichtig sind die essentiellen L-Aminosäuren, welche wir vorwiegend aus Gemüse und Getreide erhalten (Eveliza). Auch die Homöopathie kann eine erstaunliche Wirkung haben: Silicea, Natrium muriatricum, Calcium fluratum erweisen sich oft als konstitutionelle Mittel.

Ganz wichtig und geradezu eine Voraussetzung für jede Therapie ist, dass keine Störherde und toxischen Belastungen bestehen. Besonders schlimm sind Schwermetallbelastungen aus Zahnmaterialien, welche selbst galvanische Ströme verursachen. Unsere Erfahrung zeigt, dass geopathologisch mitbedingte Krankheiten nie ausheilen, solange galvanische Zahnströme oder Schwermetallbelastungen bestehen. Eine gleichzeitige Abklärung durch das Institut für Geopathologie und beim biologisch-medizinischen Arzt oder Zahnarzt ist daher immer angezeigt.

Was macht den Körper empfindlich auf elektrische, magnetische oder geopathologische Einflüsse?

- Konstitution: «Nieren-Yin-Schwäche», asthenische Menschen
- Alter: Kinder und alte Menschen
- Geschlecht: Frauen mehr als Männer
- Genetische Fixierung: verminderter oxidativer Schutz, verminderte Entgiftungsfähigkeit
- Mangel an Spurenelementen
- «Zellvitalität», «magnetische Ladung der Zellen»
- andere elektromagnetische oder galvanische Belastungen
- Zähne, Amalgame, Schwermetallbelastungen

Geopathie und Elektrosensibilität: Die biologischen Therapien

Therapien: Wichtigster Ansatz ist die Beseitigung geopathischer und elektromagnetischer Belastungen, vor allem nachts. Der Mensch kann aber auch gegen seine Sensibilität auf Belastungen behandelt werden.

Orthomolekular-Therapie

- **Magnesiumorotat** Burgerstein, 2–3 x 1 Tablette täglich
- **Silicea Schüssler D6,** 6 x 1 Tablette täglich zergehen lassen
- **Vitamin-B-Komplex** Burgerstein oder B75, 2 x 1 Tablette täglich
- **Omega-3-Fettsäuren,** z. B. Leinsamenöl, 50 ml täglich
- **Selenvital 150** g täglich (Anregung Glutathionreductase) oder **Natriumselenit,** 100–200 µg täglich (Elimination O_2-Radikale)
- **Coenzyme Q10,** 3–4 x 30 mg, starkes Antioxidativum

Phytotherapie

- **Equisetum arvense Ceres,** 3 x 5 Tropfen täglich
- **Mentha longifolia Ceres,** 3 x 5 Tropfen täglich
- **Carduus marianus Ceres,** 3 x 5 Tropfen täglich

Homöopathie

- konstitutionell, Hochpotenz (oft **Nat. mur.**, Silicea, Calc. c.)
- Komplexhomöopathie:
  Galium Heel, Myosotis, Mercurius, Ceanothus

andere Ansätze

Aufbau des Parasympathicus

- Ernährungsumstellung (vegetarische Ernährung, kaliumreich)
- Darmflora-Aufbau
- Colon-Hydrotherapie
- Atemtherapie/Zwerchfellübungen
- Orgontherapien

- **Wichtig:** Zahnsanierung/Entfernung von Amalgamfüllungen!
- **Wichtig:** Beseitigung galvanischer Mundströme!

Darm, Ernährung und Immunsystem

Kapitel 12 Darm, Ernährung und Gesundheit

Zur Bedeutung des Darms

Der Darm ist das mit Abstand größte Organ des Menschen. Dünndarm und Dickdarm zusammen haben ca. 6 Meter Länge und ca. 2000 m^2 Oberfläche, wenn man alle Ausstülpungen, Krypten und Zotten mitrechnet.
Gegen innen, d.h. gegen das Darmlumen, ist die Innenwand mit einer feinen **Schleimhaut** überzogen, die raffiniert aufgebaut ist. Die Zotten-Schleimhaut kann einerseits Nahrung aufnehmen, wirkt also als Filter; andererseits kann sie aber auch Schleim produzieren und dadurch den Körper entgiften.

Darmwand

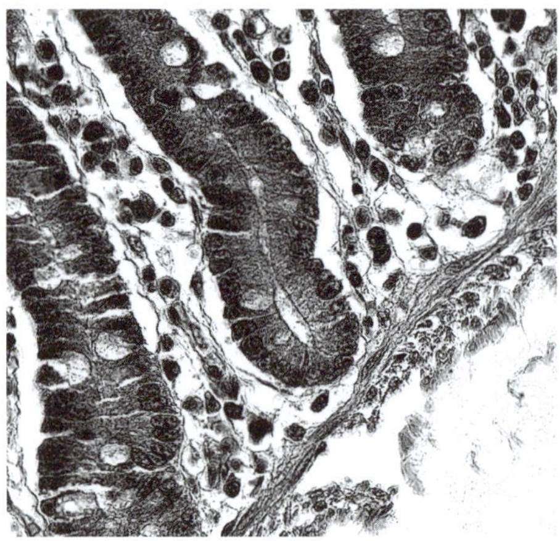

Dünndarm als Entgiftungsorgan

Der Dünndarm scheidet täglich ca. 20 Liter Darmschleim aus, womit die Entgiftung des Körpers gewährleistet wird. Diese Flüssigkeit wird bis auf einige hundert Milliliter im Dickdarm wieder resorbiert. Es ist aber wichtig, dass toxische Substanzen nicht auch rückresorbiert werden. Es liegt also im Dickdarm ein Absorptionssystem vor, das die auszuscheidenden Stoffe im

Darmlumen zurückhält und die Rückvergiftung verhindert. Dieses Absorptionssystem sind die **Darmbakterien** (auch Darmflora genannt), welche Toxine und Schwermetalle binden und über den Stuhl ausscheiden. Diese kleinsten Darmbakterien sind so enorm zahlreich, dass der Mensch viel mehr Darmbakterien-Zellen als «eigene» Zellen hat.

Bedenkt man, dass der Mensch zu 60% aus Wasser besteht und deutlich mehr Bakterien enthält als «eigene» Zellen, so muss man sich fragen: sind wir ein Wasserorgan – oder ein Bakterienwesen – oder was an uns ist wirklich wir selbst in unserer Individualität? Lassen wir dieses Philosophieren und kehren wir zu unseren Bakterien zurück.
Die Darmbakterien haben sich dem Menschen in der Entwicklung angepasst und sind absolut lebenswichtig. Die Darmbakterien mit ihrer natürlichen enormen Vermehrungsfähigkeit durchwirken mit ihrer urtümlichen Lebenskraft den ganzen Menschen.

Zusätzlich bildet die Darmschleimhaut auch hormon- und fermentartige Substanzen, die einen Einfluss auf die Verdauungsfähigkeit haben und auch das **vegetative Nervensystem** steuern (Serotonin, Histamin, Amylase usw.).

Der Vagus **(Parasympathicus),** unser unbewusstes Nervensystem, liegt auch entlang des Darms und steuert alle unsere rhythmischen und unbewusst funktionierenden Lebensfunktionen wie Atmung, Herzschlag, Erholungsfähigkeit, Schlaf, Darmperistaltik usw. Er ist wiederum eng mit der Darmflora verbunden.

Der Darm ist aber auch Träger des größten Teils des **Immunsystems:** Innerhalb der Schleimhaut liegen die so genannten **Peyer'schen Plaques,** das sind kleinste Lymph-Zell-Follikel, welche in derart großer Zahl vorhanden sind, dass der Darm damit 80% des lymphocytären Immunsystems umfasst!

Gesundheit und Erholung eines Menschen hängen daher stark mit einer intakten Darmflora und Darmtätigkeit zusammen! Die Darmsanierung ist in sehr vielen Fällen der wichtigste Teil einer Aufbau- und Erholungskur sowie des Immun-Aufbaus!

Ursachen des kranken Darms

Ein kranker Darm kann natürlich vielerlei Ursachen haben. Die aus biologisch-medizinischer Sicht wichtigsten sind:

- **Nahrungsmittelallergien und deren Nichtbeachtung**
- **Dysbiose (schwache oder falsche Darmflora)**
- **Fehlernährung**
- **Schwermetallbelastung**

Fehlernährung: Die heutige Ernährung ist nicht mehr vollwertig. «Vollwertig» heißt, dass sie alle nötigen Mineralstoffe, Vitamine und Nährstoffe enthält. Vor allem bei den Spurenelementen und den essentiellen, hochungesättigten Fettbestandteilen besteht meist ein massiver Mangel. Auf der anderen Seite besteht meist eine massive Überlast an Eiweiß, die man sich durch tierische Produkte zuführt. Diese Eiweiß-Überlast (Eiweiße bestehen aus Aminosäuren) bewirkt eine starke **Übersäuerung des Organismus** (siehe Kapitel 6 «Übereiweißung»).

Die Nahrungsmittel sind oft minderwertig und werden zu schnell produziert, so dass die Pflanzen gar nicht die Zeit haben, aus dem Boden die wichtigen schwerlöslichen Spurenelemente zu lösen. Daraus resultiert ein Mangel an essentiellen Spurenelementen wie Mangan, Molybdän, Selen, Chrom usw., welche gerade auch für die Intaktheit des Darms wichtig wären. Noch verstärkt besteht dieses Mangel-Phänomen bei einer Ernährung mit tierischen Nahrungsmitteln, da sogar die Rinder heute massive Spurenelementmängel, vor allem an Mangan und Molybdän, haben.

Zusätzliche Faktoren für die Verarmung an Spurenelementen sind das Kochsalz und der Zucker, beides raffinierte, «gereinigte» Stoffe, welchen die Spurenelemente entzogen worden sind. Indisches Himalaja-Steinsalz etwa, das gebrochen und nicht einfach ausgelöst wird, enthält 82 nachgewiesene Spurenelemente! Deshalb erhalten unsere Patienten zu Beginn des körperlichen Aufbaus diese Stoffe zusätzlich als Heilmittel, um den Mangel auszugleichen. Später dann genügt eine richtige Ernährung vielleicht, um den Spurenelement-Spiegel zu erhalten.

Ein anderes Problem ist der Mangel an hochungesättigten Fettsäuren, welche für alle nervlichen Funktionen und das Gehirn von größter Wichtigkeit sind, aber auch für den Aufbau der Zellmembranen. Viele Menschen gehen heute davon aus, Fette seien schlecht, und so bemühen sie sich, möglichst wenig fetthaltige Speisen zu essen. Sie vermindern damit zwar die Zufuhr der schlechten gesättigten Fette, welche den Körper nur belasten. Im Allgemeinen wird dies aber falsch gemacht, indem einfach fettarmes Fleisch, fettarmer Fisch und entsprechende Diäten gemacht werden, anstatt die wichtigen Fette zuzuführen. Auf Öle wird verzichtet, was meist ein Fehler ist.

Kalt gepresstes pflanzliches Öl ist die eigentliche Quelle der lebenswichtigen ungesättigten Fettsäuren. Man sollte täglich ca. 30 Gramm dieses hochwertigen Öles zu sich nehmen! Deshalb empfehlen wir in unserer Ernährung, die Rohkost mit Öl anzureichern. Besonders gut sind Leinsamenöl, Sonnenblumenöl, Olivenöl, Weizenkeimöl und Nachtkerzenöl. Wir empfehlen sogar, täglich einen Esslöffel pur zu nehmen. Diese Öle sind im Bioladen, Reformhaus und zum Teil auch beim Großverteiler erhältlich. Die guten mehrfach ungesättigten Fettsäuren sind licht- und oxidationsempfindlich, weshalb sie meist eine kurze Haltbarkeit haben. Moderne Ölpressen produzieren daher unter völligem Sauerstoffausschluss und füllen das Öl in dunkle Flaschen ab. Auch sehr bewährt und hochwertig ist das Traubenkernöl, das geschmacklich sehr neutral und preislich recht günstig ist, aber auch das Sesamöl, das jedoch einen etwas speziellen Geschmack hat.

Mit der Zufuhr ungesättigter Fettsäuren unterstützen wir auch die körpereigene Hormonsynthese. Dies ist vor allem für Menschen im mittleren und höheren Alter wichtig.

Der Gehalt an ungesättigten Fettsäuren ist von Öl zu Öl sehr unterschiedlich. So enthält Leinsamenöl am meisten Omega-3-Fettsäuren. **Sonnenblumenöl** enthält sehr viele Omega-6-Fettsäuren. Traubenkernöl liegt dazwischen.

Unsere Erfahrung mit sehr vielen Patienten, deren Fettsäurestatus bestimmt wurde, hat gezeigt, dass die meisten chronisch Kranken einen ausgeprägten Mangel an Omega-3-Fettsäuren aufweisen. Sie haben zwar oft auch einen Mangel an Omega-6-Fettsäuren, aber in geringerem Ausmaß. Deshalb empfehlen wir, zu Beginn für etwa 6 Wochen jeden Tag einen Esslöffel Bio-Leinsamenöl einzunehmen, pur oder über fein geraffelten Karotten oder in ½ Becher Sojajogurt mit ein wenig geraffeltem Apfel. Nach etwa 6 Wochen geht der Patient über zur Einnahme von 30–50 ml eines Ölgemisches,

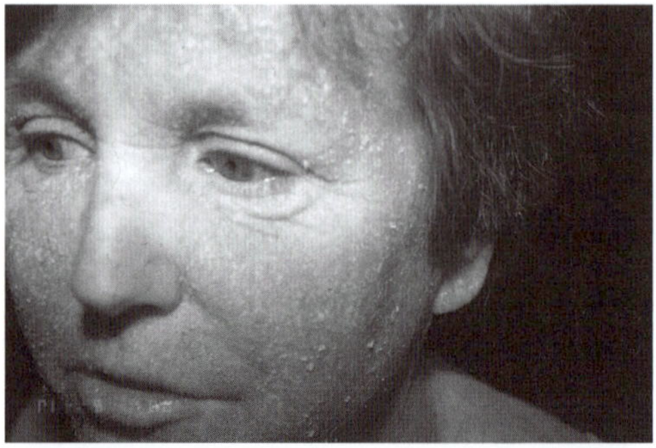

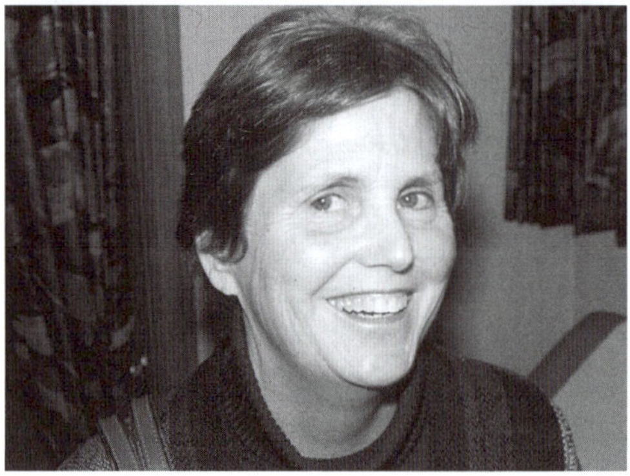

Schwere Neurodermitis:
vor und nach Behandlung mit hoch dosierten Omega-3-Fettsäuren (Leinsamenöl)

Die Patientin litt seit Jahrzehnten an schwerster Neurodermitis! Nach Entfernung der Amalgamfüllungen besserte sich zwar der Zustand, aber nur teilweise.
Erst nach einer 6-wöchigen Kur mit 50 ml hochwertigem Leinsamenöl, peroral eingenommen, verschwand das Hautleiden ganz und bleibend!

bestehend aus einem Teil Leinsamen- und vier Teilen Sonnenblumenöl. Es kann auch pures Traubenkernöl sein, welches ungefähr die gleiche Zusammensetzung hat. Die spezifischeren Öle wie EPA (Eicosapentaensäure) oder Nachtkerzenöl EPO können zusätzlich eingenommen werden, im täglichen Wechsel je 2 x 2 Kapseln (an einem Tag EPO, am anderen EPA). Diese Öle verbessern die Umsetzung der Fettsäuren in den Zellen und Zellmembranen. Sie wirken daher als Aufbaumittel für die Zellen.

Nordisches Fischöl wäre ebenfalls eine gute Quelle für Omega-3-Fettsäuren. Wir trauen der Unbedenklichkeit dieser Fischöle wegen Schwermetall- und Chemikalienkontamination aber nicht recht.

Ein anderer Punkt wird auch immer wieder diskutiert: der Gehalt an Linol- und Arachidonsäuren. Man sagt ihnen eine entzündungsfördernde Wirkung nach, und daher wird bei Autoimmunkrankheiten strikte von ihnen abgeraten.

Linolsäuregehalt in Fetten und Ölen (Milligramm pro 100 g)	
Margarine	
Diätmargarine	46'300
Halbfettmargarine	15'300
Pflanzenmargarine	23'100
Standardmargarine	17'600
Öl	
Baumnussöl/Walnussöl	57'500
Baumwollsamenöl (Baumwollsaatöl, COT)	47'800
Distelöl	74'000
Erdnussöl	23'900
Haifischöl	270
Heringöl	2'400
Kürbiskernöl	51'000
Leinöl (Leinsamenöl)	13'400
Maiskeimöl	50'000
Mohnöl	72'400
Olivenöl	8'000
Sesamöl	42'500
Sojaöl	53'400
Sonnenblumenöl	60'200
Traubenkernöl	65'600
Weizenkeimöl	55'800

Die Tabelle zeigt, dass wir mit dem Leinsamenöl am besten liegen. Olivenöl enthält wenig mehrfach ungesättigte Fettsäuren und ist aus diesem Grund für unsere Zwecke nicht geeignet.

Olivenöl empfehlen wir dennoch! Es ist ein gutes pflanzliches Öl und eigentlich das einzige, das erhitzt werden darf. Olivenöl nährt die Darmflora nicht nur, es ist auch für eine schnelle Regeneration empfehlenswert. Die Darmflora kann das Olivenöl zu fettlöslichen Vitaminen und anderen Fettsäuren umbauen. Daher: Olivenöl ja, täglich, für den Salat und zum Kochen!
Nochmals: Es kann nicht genügend betont werden, wie wichtig die regelmäßige Einnahme von Omega-3- und Omega-6-Fettsäuren ist. Sie sind Aufbaumittel und werden für die Hormonsynthese und den Aufbau der Blutzellen der Gefäße (Omega 3) und der Nervenzellen (Omega 6) benötigt. Kein «Anti-Aging» ohne reichlich Omega 3 und 6 !

Eine andere Art der Ölanwendung sind die Ölspülungen, eine Entgiftungsmethode (siehe Seite 513).

Konservierungsstoffe: Viele Nahrungsmittel werden haltbar gemacht, indem man sie mit Konservierungsstoffen und Stabilisatoren anreichert, etwa alle Fertiggetränke, Süßgetränke, lange haltbares Brot, Büchsennahrung, vakuumierte Lebensmittel.
Diese Konservierungsstoffe sollen verhindern, dass sich Bakterien oder Pilze in den Esswaren festsetzen können. Das Problem ist nun aber, dass diese Konservierungsstoffe auch beim Menschen, vor allem mit seiner lebenswichtigen Darmflora, dasselbe tun, nämlich die Darmflora verändern.
Es ist von größter Wichtigkeit, nur frische Nahrungsmittel ohne Konservierungsstoffe zu essen, am besten die so genannten vollwertigen Nahrungsmittel.
Man achte auf die «E-Stoffe». Eine Liste mit hervorragendem Kommentar gibt es im kleinen Buch «E-Nummern» von Heinz Knieriemen (AT Verlag, Aarau).

Unbedenkliche E-Stoffe sind etwa:

E 100	Kurkumin
E 101	Riboflavin (Vitamin B_2)
E 140	Chlorophylle
E 160a und E 160d	Carotinoide (Vit.A-Vorstufen) und Lycopin
E 162	Beetenrot (Farbstoff der Rande/roten Bete)

Zu wenig oder falsche Flüssigkeit: Alles, was der Körper aufnimmt und ihn zur Entgiftung wieder verlässt, muss in gelöster Form die «Barriere» der Darmschleimhaut passieren. Es ist wichtig, dass wir für die Transport- und Auflösungsarbeiten 2–3 Liter Flüssigkeit trinken, am besten reines Wasser!

Welches Wasser ist nun das beste? Darüber gibt es viele Kontroversen. Aus unserer Sicht sollte Wasser einerseits «Energie» tragen, d. h. möglichst frisch sein. «Energie» heißt, dass die Wassermoleküle sich in kleinen Verbunden anordnen, d. h. die Molekül-Cluster möglichst klein sind und viele Elektronen frei abgeben können. Je mehr ein Wasser bearbeitet ist (Zugaben von Chlor, Jod oder Fluor sind besonders schlecht!), desto weniger freie «Energie» gibt es ab und desto weniger Sauerstoff ist darin enthalten. Am besten wäre frisches, verquirltes Quellwasser.
Das Wasser soll möglichst basisch sein; ein pH-Wert von 7,2 bis 7,6 ist ideal. Destilliertes Wasser oder solches, das in Umkehr-Omose-Geräten erzeugt wird, ist nicht empfehlenswert. Mineralwasser zu trinken ist nicht

nötig. Hohe Mineralstoffmengen im Wasser sind sogar kontraproduktiv, da dadurch die Entgiftungsfunktionen eher vermindert werden.
Obwohl in der Schweiz und teils auch in Deutschland die Hahnenwasserqualität recht gut ist, empfehlen wir im Allgemeinen nicht, dieses Wasser einfach so zu trinken; vor allem weil es meist mehrmals mit Elektromotoren gepumpt, gefiltert und vor allem mit Chlor versetzt wurde. Für den Heimgebrauch empfehlen wir ein spezielles Gerät, mit dem Hahnenwasser aufbereitet werden kann, basisch gemacht wird und einen hohen Ionisierungsgrad erhält: Das Singer-«Ionizer-Plus» Gerät (Bezug unter: www.hightechhealth.com). Chlor wird damit durch einen Kohle- und einen Keramikfilter herausgefiltert.
Wir raten hingegen strikte ab von Haus-Wasserentkalkungsanlagen, die auf Salz- und Ionenaustausch beruhen. Sie dienen im Allgemeinen nur zur Entkalkung des Wassers; sie reinigen es nicht und führen ihm eine höhere Natriumkonzentration zu.

Alle «Getränke», die Eiweiße, Fette oder Kohlenhydrate (insbesondere Zucker) enthalten, sind unnütz und sollten als Nahrungsmittel gelten, da sie keine Lösungs- und keine Transportfunktionen ausführen können. Wir brauchen Wasser, um den Körper zu reinigen und alle Lebensfunktionen «fließend» und dynamisch zu erhalten. Wer würde die Wäsche mit Milch oder Fruchtsaft waschen?

Milch und Fruchtsaft sind keine Getränke; von ihnen ist abzuraten! Fruchtsäfte können als Stimulatoren der Verdauungssaftproduktion VOR den Mahlzeiten in ganz kleiner Menge eingenommen werden. Maximal ½ Weinglas vor dem Frühstück oder dem Mittagessen, nicht mehr! Eine Ausnahme ist frisch gepresster Grapefruitsaft. Seine Bitterstoffe haben eine antioxidative Wirkung, und dazu erhöht er die Wirksamkeit vieler biologischer Heilmittel. Aber auch ihn nur morgens trinken.

Gereinigtes Wasser trinken, täglich 2 bis 3 Liter, und zwar zwischen den Mahlzeiten, um nicht die Verdauungssäfte zu verdünnen. Das Wasser soll handwarm oder sogar warm sein.
Tees sind erlaubt; sie können sogar die Stoffwechselfunktionen verstärken, z. B. Lindenblütentee, Pfefferminz- oder Lavendeltee. Der Großteil der Flüssigkeit soll reines Wasser sein.
Medikamente: Besonders fatal können Medikamente auf die Darmschleimhaut und insbesondere die Darmbakterien wirken. **Antibiotika** zerstören die Darmflora und bewirken langfristig die Entwicklung falscher Bakterien, so

genannter zellwandfreier oder amöboider Formen. Antibiotika führen daher langfristig auch zu einer inneren Vergiftung, da die normalen Darmbakterien ihre Wirkung als Toxin-Absorber nicht mehr erfüllen können. Menschen, die Antibiotika eingenommen haben, brauchen zusätzlich zur richtigen Ernährung auch gezielt Heilmittel, welche die Darmbakterien wieder aufbauen.

Auch andere Medikamente haben einen tief greifenden Einfluss auf die Darmschleimhäute. So zum Beispiel die **nichtsteroidalen Antirheumatica** (Rheuma- und Schmerzmittel). Sie können zu Magenschleimhautveränderungen führen, bis zu Magengeschwüren.

Sehr problematisch sind die **Magensäure-Blocker,** wie die Protonen-Pumpen-Blocker (z. B. Antra) oder die H_2-Blocker (Zantic, Tagamet u. a.). Nebst den vielen Nebenwirkungen, die sie haben können, vermindern sie die Säureausscheidung in den Magen. Wegen dieser Säureausscheidung werden sie auch meist gegeben.
Nun ist aber in unseren Augen die Magensäureausscheidung gerade der wichtigste Mechanismus, der den Körper entsäuert. Wenn die Säure-Protonen (H^+-Ion) nicht mehr ausgeschieden werden, bleiben die Säure-Äquivalente eben im Körper. Also ein weiterer Mechanismus zur Übersäuerung des Körpers!
Wir empfehlen, anstelle der genannten problematischen Säureblocker für den Magen Basemittel zu nehmen, also Salze, welche über den Mechanismus des Natriumbicarbonats wirken: z. B. Pro-Base-Pulver der Firma Burgerstein oder Alkala von Sanum. Diese binden die H^+-Ionen im Magen und setzen sie zu Wasser (H_2O), womit der Körper wirklich entsäuert wird.

Kapitel 13 Nahrungsmittelallergien – Ursache vieler immunologischer Störungen

Die Nahrungsmittelallergien sind die häufigsten versteckten Ursachen von chronischen Krankheiten. Sie haben ihre Wurzel in der frühen Kindheit, wenn der Säugling abgestillt wird. Den Säuglingen wird oft anstelle der Muttermilch Kuhmilch verabreicht. Meist ist es so genannte Säuglingsmilch in Pulverform. Diese ist zwar «adaptiert», aber die Adaptation betrifft nur die Menge an Fett und Eiweiß, nicht aber das richtige Eiweiß.

Der Darm des Säuglings ist von Natur aus durchlässig, sodass Moleküle passieren können, die im Erwachsenendarm aufgehalten werden. So kann der Säugling sein Körpergewicht sehr schnell vergrößern. Das heißt, er muss alle Stoffe so gut wie möglich verwerten können. Die Bauchspeicheldrüse des Säuglings ist noch nicht in der Lage, Proteasen herzustellen. Sie kann daher auch Fremdeiweiße nicht verdauen. Fremdeiweiße werden deshalb unverdaut und in viel zu großen Molekülen durch den Darm «hindurchgelassen», d. h. ohne eigentliche Verdauung aufgenommen. Dies würde normalerweise nichts machen, da der Säugling in diesem Alter nur sein «Eigeneiweiß», nämlich Muttermilch, bekommen sollte.

Die Darmschleimhaut des Erwachsenen lässt maximal Molekülgrößen von 15'000 bis 20'000 durch, der Säuglingsdarm aber solche von 35'000. Diese Molekülgröße wird aber von den Immunzellen bereits als fremdartig erkannt und registriert.

Sobald der Säugling also Fremdeiweiße bekommt, wird sein Darm-Immunsystem alarmiert und auf ebendiese Eiweiße sensibilisiert. Er wird einerseits Memory-Cells (Gedächtnis-Immunzellen) bilden, andererseits aber auch Antikörper freisetzen. Diese sind dann auch Ursache der Symptome, welche die Nahrungsmittelallergie bei Säuglingen hervorbringt. Diese ganze Antikörperfreisetzung und Immunreaktion spielt sich in den so genannten **Peyer'schen Plaques** ab. Das sind kleinste Lymphfollikel, die in Millionenzahl in der Darmwand liegen, gleich innerhalb der Darmschleimhaut. Diese Peyer'schen Plaques machen beim Säugling 95% des Immunsystems aus, beim Kind immer noch 80–90% und beim Erwachsenen 75–85%. So wird klar, dass eine Immunreaktion im Darm immer auch das ganze Immunsystem mitbeeinflusst.

Die natürlich erhöhte Durchlässigkeit des Dünndarms dauert 9–12 Monate, bei Kindern aus Allergikerfamilien 12–20 Monate! Gleichzeitig entwickelt sich auch die Bauchspeicheldrüse erst langsam und kann Fremdeiweiße erst mit 12–18 Monaten verdauen, das heißt zu kleinen Molekülen aufspalten. Die Fremdeiweiße, die der Säugling in den ersten 12–18 Monaten in der Nahrung erhält, werden für ihn später Allergene sein. In unserer westeuropäischen Ernährungskultur sind das Kuhmilch, Hühnerei und Nüsse, seltener Getreide-eiweiß.

Wird der Säugling zu früh abgestillt, dann erhält er normalerweise **Säuglings-Pulvermilch** als Ersatz. Diese Arten von Milch enthalten aber eben **Kuhmilch-eiweiß,** welches eine sehr hohe allergene Wirkung hat und beim Säugling noch unverdaut den Darm passiert. So wird der Säugling – für sein ganzes Leben! – allergisiert auf das **Beta-Lactoprotein** der Kuhmilch.

Werden dem Kind auch noch Biskuits mit in die Nahrung gegeben, wird der arme Säugling gleich auch noch auf ein weiteres hochallergenes Eiweiß allergisiert: **das Hühnerei-Eiweiß.**

Ein drittes, sehr häufiges Fremdeiweiß sind leider auch die Nüsse, die in verschiedenen Milchpulverzusätzen oder in Schokolade enthalten sind. So finden wir sehr oft **Haselnüsse** und **Baumnüsse/Walnüsse** als primäre Allergene.

Das Getreideeiweiß (Klebereiweiß **Gluten)** ist deutlich weniger häufig, wird aber zum Teil ebenfalls zu den Primärallergenen gerechnet.

Eine in der Säuglingszeit erworbene Nahrungsmittelallergie bleibt zeitlebens, auch wenn sie sich später ganz anders ausdrückt als in der Kindheit.

Die häufigen Primärallergene der Nahrungsmittelallergien sind somit

- **Kuhmilcheiweiß (vor allem Beta-Lactoprotein)**
- **Hühnerei-Eiweiß**
- **Nüsse**
- **Gluten (Getreideeiweiß)**

Alle später gefundenen Nahrungsmittelallergene sind Sekundärallergene. Ihre Behandlung wird später nur Sinn machen, wenn auch Primärallergene gemieden werden.

Das Verständnis für diese Zusammenhänge ist von großer Wichtigkeit. Die Primärallergie wird früh im Leben fixiert und häufig nicht bemerkt. Die Symptome sind dabei nur zum kleinsten Teil auf den Darm bezogen, weil sie im Immunsystem ablaufen.

Auch wandeln sich die Symptome der Nahrungsmittelallergie während der Jahre enorm. Sie zeigen beim Säugling ein ganz anderes Bild als beim Kind und später beim Erwachsenen. Je älter der Mensch, desto «verwaschener» werden die Symptome – sie werden mehr von anderen Belastungen überlagert.
Die Kenntnis der kindlichen Symptome ist sehr wichtig. Haben wir nämlich einen Erwachsenen vor uns, bei dem eine Krankheit vorliegt, die häufig auf einer Nahrungsmittelallergie beruht, dann können wir ihn nach seinen allfälligen Symptomen in der Kindheit fragen. Lagen solche vor, so ist die Nahrungsmittelallergie schon fast nachgewiesen.

Was macht es so schwierig, eine Nahrungsmittelallergie zu erkennen? Es handelt sich um eine zelluläre, durch die Lymphocyten vermittelte Allergie. Diese Zellen produzieren bei Kontakt mit dem entsprechenden Nahrungsmitteleiweiß in der Darmwand so genannte Immunglobuline IgG4. Diese wiederum stimulieren erst die Mastzellen und können sekundär zu Histaminerhöhung führen. Aber nicht einmal notwendigerweise!

Wird nun das entsprechende Nahrungsmittelallergen (am häufigsten Kuhmilcheiweiß) eingenommen, dauert es 2–3 Tage, bis die allergische Reaktion eintritt. Bei den Nahrungsmitteln, auf die wir meist allergisch sind, handelt es sich um Basis-Nahrungsmittel. Daher werden sie in den drei Tagen bis zum Auftreten der allergischen Reaktion schon wieder gegessen, ebenso auch zuvor. So steht der Mensch unter einer steten Allergen-Exposition und daher somit unter einer stetigen unterschwelligen oder auch überschwelligen allergischen Reaktion.

Die Veränderung spürt er erst nach völliger Karenz, also dem Meiden des Nahrungsmittelallergens. Dann werden seine Symptome langsam zurückgehen, und er wird es auch verstärkt bemerken, wenn er das Allergen wieder einnimmt. So höre ich recht oft von Patienten, dass sie jetzt, nach einer länger dauernden Therapie, wesentlich empfindlicher geworden seien auf allergene Nahrungsmittel. «Bravo!» ist dann meine Antwort, «dann wird Ihr Immunsystem wieder reaktiver und die Darmschleimhaut wieder intakter!»

Ich selbst war, wie schon erwähnt, früher infektanfällig, musste die Tonsillen als Junge schneiden lassen und hatte später starke Allergien und dann Asthma. Nach Entsäuerung, Diät und Amalgamentfernung heilte sogar das jahrelange Asthma völlig aus. Ich war ganz klar ein Milchallergiker, wusste es aber nicht. Ich bin eigentlich nur noch in einem strikt: ich trinke keine Milch, esse keine Jogurts und praktisch auch keinen Käse. Bin ich nun aber am Wochenende an einem Seminar in einem guten Hotel und gibt es dort so «gute» Birchermüesli, dann werde ich «schwach». Von Montag bis Mittwoch habe ich dann wieder die Enge in meinem Atem, räuspere ständig und leide wieder an der lästigen Verschleimung der Bronchien und Nase: eine typische Nahrungsmittelallergie des Spättyps.

Die **Symptome der Nahrungsmittelallergie** sind sehr typisch und sehr mannigfaltig.

Symptome der Nahrungsmittelallergie bei Säuglingen

- **Dreimonatskrämpfe**
- **unruhiger Schlaf**
- **Milchschorf**
- **wiederholte Mundsoor oder bakterielle Infektionen**
- **Trinkunlust**

Symptome der Nahrungsmittelallergie bei Kindern und Adoleszenten

- **Infektanfälligkeit**
- **Allergien (Heuschnupfen, Tierhaar-Allergien u. a.)**
- **Entwicklungsstörungen**
- **Verhaltensstörungen**
- **Neurodermitis**
- **Gelenkprobleme**
- **Übergewicht (siehe besonderes Kapitel)**
- **Colitis**
- **chronische Kopfschmerzen**

Symptome der Nahrungsmittelallergien bei Erwachsenen

Beim Erwachsenen drückt sich eine Nahrungsmittelallergie meist «verdeckt» aus in einer Störung des Immunsystems. Es kann sich dabei um eine Immunschwäche oder auch

um chronische Reizungen des Immunsystems handeln.
Diese sind meist von anderen Belastungen mitbedingt oder überlagert.
Wichtig ist aber, dass es sich um eine chronische Irritation des größten Teils des Immunsystems handelt. Man stelle sich vor, dass ständig 70% oder mehr des Immunsystems gestört sind. So kann dieses sich nicht mehr richtig auf andere Belastungen «konzentrieren» und die Verarbeitung anderer Belastungen ist gestört. Daher muss bei jedem chronisch kranken Erwachsenen immer an eine Nahrungsmittelallergie gedacht werden, auch wenn diese keine direkten, vordergründigen Symptome zeigt.
Noch viel wichtiger ist aber, dass die Nahrungsmittelallergie sozusagen immer einen «Zweifrontenkrieg des Immunsystems» auslöst. Darum machen wir bei chronischen Krankheiten immer eine Ernährungsumstellung, welche die häufigsten Nahrungsmittelallergene meidet.

- **Autoimmunkrankheiten**
- **chronische Infektionskrankheiten**
- **chronische virale Krankheiten**
- **chronische Darmstörungen**
- **Polyarthritis**
- **Migräne**
- **Colitis/Crohn'sche Krankheit**
- **Muskelschmerzen/Fibromyalgien** (Histamin- und Serotonin-Wirkung)
- **Depressionen und Gemütsstörungen** (Wechselwirkung Histamin/Serotonin)
- **chronische Müdigkeit / Burnout-Syndrom**

Dr. Werthmann, der schon vor 30 Jahren die Thematik ausführlich erforscht hat, betrachtet die **Immunstörung** hauptsächlich als Folge einer Nahrungsmittelallergie. Sie kann zur Immunerschöpfung führen und anderen Leiden Vorschub leisten, so zum Beispiel auch dem Krebs, hinter welchem immer eine Immunstörung liegt. Werthmann forderte daher schon vor 20 oder 30 Jahren, dass Krebs mit allergenarmer Diät behandelt werden müsse.

Wir haben im BioMed Center Sonnenberg diese allergenarme Diät nach Dr. Werthmann weiter ausgebaut und noch strikter gestaltet und andere Kriterien hinzugefügt. Eine speziell vegane Kost.

Ähnliche Ernährungsrichtlinien gelten auch in anderen Kliniken, die sich intensiv mit Immunkrankheiten und Krebs befassen und auch erstaunliche Therapieerfolge aufweisen können: die Hippokrates Kliniken in Florida und die Gerson Kliniken in den USA und in Mexiko.

Nahrungsmittelallergien sind sehr häufig: Wir nehmen an, dass annähernd 60% aller Erwachsenen auf ein oder meistens mehrere Nahrungsmittel empfindlich reagieren.

Die Fülle der Symptome und die große Vielfalt und die Vielschichtigkeit der Krankheitsbilder sind der Grund, dass im schulmedizinischen Verständnis die Nahrungsmittelallergie nicht in dieser Weise akzeptiert ist. Auch die orthodoxe Medizin kennt eine ganz spezifische Form der Nahrungsmittelallergie: die **Zöliakie oder isopathische Sprue.** Diese schwere Krankheit des Darms ist bedingt durch eine isolierte **Glutenallergie.** Gluten, auch Gliadin genannt, ist das Klebereiweiß des Getreides.
Menschen mit Zöliakie leiden in der Kindheit oder im frühen Erwachsenenalter unter Durchfall, Darmstörungen und schweren Resorptionsstörungen. Sie verlieren an Gewicht und entwickeln häufig Osteoporose. Die Häufigkeit der Zöliakie in der Bevölkerung beträgt etwa 1:1000. Es gibt auch so genannte «Minor-Formen»; hier gibt es wohl signifikant mehr. Auf jeden Fall sehen wir Gliadin-Antikörper bei deutlich mehr Patienten, als eine klassische Zöliakie haben. Die Osteoporose bei Männern ist sehr häufig durch eine «versteckte» Zöliakie bedingt. Die Patienten entwickeln eine Darm-Atrophie, das heißt, die Oberfläche ihrer Darmschleimhaut verringert sich.

Interessant zu bemerken ist, dass die Zöliakie eine erblich bedingte Krankheit ist, die sich aber ganz unterschiedlich ausdrückt und in der Mehrzahl der Fälle erst beim jungen Erwachsenen erscheint. Es braucht gewisse Expressionsfaktoren, die das Gen zum Ausdruck bringen.

Das Meiden von Gluten (Gliadin) ist für diese Zöliakiepatienten von größter Wichtigkeit. Nur dann erholt sich ihre Darmschleimhaut und baut sich die Resorptionsfähigkeit des Darms wieder auf. Für den wahren Zöliakiepatienten tritt der Erfolg für seine Gesundheit fast schlagartig ein, wenn er aufhört, Gliadin in der Nahrung einzunehmen.

Gliadinfrei sind Hirse, Reis, Mais, Amaranth, Quinoa und Buchweizen. Dies ist sehr wichtig zu wissen, weil dies auch die Getreide sind, die wir unseren Nahrungsmittelallergikern empfehlen, da wir sehr oft nicht wissen, ob bei ihnen Mischallergien vorliegen und sie auch in gewissem Grade gegen Gluten empfindlich sind.

Für uns ist die Zöliakie aus drei Gründen sehr wichtig:

1. Sie zeigt uns das klassische Muster der Nahrungsmittelallergie. Sie zeigt uns, dass es zu einer Verminderung der Darmschleimhautoberfläche kommt und dass daraus eine Vielzahl von Problemen entstehen.
2. Sie zeigt, dass es auch Minor-Formen gibt, welche schleichend sind und weniger stark reagieren. Gerade diese Patienten haben oft nur Fernsymptome: Bei der Minor-Form der Zöliakie (wir nennen sie Getreide-Empfindlichkeit) bestehen oft unklare Beschwerden wie diffuse Bauchschmerzen, unklare Blähungen, Kopfschmerzen, Gelenkschmerzen unspezifischer Art ohne rheumatologische Befunde im Blut usw.
3. Diese Minor-Formen sind es, welche auch bei Allergien auf andere Nahrungsmittel überwiegen.

Aus unserer Sicht unterscheidet sich die Minor-Form der Zöliakie nicht grundlegend von den viel häufigeren Allergien auf andere Nahrungsmittel.

Besonderheiten der häufigen Nahrungsmittelallergie

- Sie bezieht sich oft auf verschiedene Nahrungsmittel.
- Sie tritt fast immer versteckt auf.
- Sie löst vorwiegend Fernsymptome in anderen Organen aus als dem Darm.
- Ihre Symptome verändern sich im Verlauf der Jahre.
- Die Patienten hatten oft schon in der Kindheit Probleme anderer Art.
- Sie lässt sich mit Laboruntersuchungen nur zum Teil nachweisen.
- Ihre Symptome bessern bei Einhaltung von Diät.

Es ist das große Verdienst und Lebenswerk meines lieben Lehrers und Freundes Dr. med. Konrad Werthmann, Kinderarzt aus Salzburg, als erster diese Zusammenhänge mit den Nahrungsmittelallergien auf Milch, Eier und Nüsse erkannt und erforscht zu haben. Er war es, der als Pionier auf die Langzeiteffekte dieser Nahrungsmittel auf das Immunsystem hingewiesen hat. Dr. Werthmann hat diverse Bücher über diese Thematik geschrieben. Empfehlenswert sind «Kinderallergien» oder «Ernährungsumstellung für chronisch Kranke und Allergiker»; beide Titel sind erhältlich bei ebi-pharm ag, CH-3072 Kirchlindach, Schweiz, Tel.+41 31 828 12 22 oder info@ebi-pharm.ch

Die Testung der Nahrungsmittelallergie

Die beste Testung wären die Dünndarmbiopsie und der Nachweis von Antikörpern auf das entsprechende Nahrungsmittel in der Schleimhaut. Dies ist aber meist nicht möglich – und für die meisten Nahrungsmittel gibt es keine entsprechenden Tests.
So bleibt eine andere Testung – der Nachweis von Antikörpern im Serum, durch den spezielle Antikörper nachgewiesen werden können: der **Allergoscreen IgG4 der Firma Ortho-Analytic (Bluttest aus Serum).**

Verschiedene Anbieter bieten Immunglobulin-Tests an. Die Sensitivität und die Spezifität sind recht unterschiedlich, und hier liegt denn auch das Grundproblem: Die Spezifität ist nicht gut und die Sensitivität ist zu hoch. Die Tests geben also sehr oft sehr viele Nahrungsmittel als allergen an. Das verwirrt dann den Patienten: «Was darf ich denn noch essen?»

Die Antwort ist einfach: unsere hypoallergene Kost! Die Chance ist 90%, dass das Grundallergen getroffen wird. Man tut dies 3–6 Wochen lang strikt. Dann kann man wieder schauen, eventuell den Test gezielt nochmals machen – und man wird sehen, er zeigt jetzt deutlich weniger Allergene an.

Die Erklärung ist die folgende: Die Darmschleimhaut des Nahrungsmittelallergikers ist so stark geschädigt, dass sie zu durchlässig geworden ist. Diese Durchlässigkeit ist der Grund, dass so viele Nahrungsmittel allergen zu sein scheinen: ihre Eiweiße sickern wegen der Durchlässigkeit in unverdauter Form bis zu den Peyer'schen Plaques, wo sie zur Immunglobulin-G4-Produktion führen! Die Durchlässigkeit ist oft bedingt durch chronische Entzündungen, Schwermetalle oder eben durch die Grundallergie. Wird die Darmschleimhaut während einiger Wochen aufgebaut und der Test wieder gemacht, so zeigen sie häufig nur noch die Grundallergien an. Daher sind wir dazu übergegangen, den doch recht teuren Nahrungsmittel-Allergietest erst nach 3–6 Wochen Rau-Diät durchzuführen.

Die dann gefundenen Nahrungsmittel sind viel spezifischer, und ihr Meiden führt oft zu einer weiteren Besserung der Beschwerden.

> Leider sind die Bluttests auf Nahrungsmittelallergene von den konventionellen Ärzten noch nicht so richtig akzeptiert, eben wegen der geringen Signifikanz. Der Grund liegt aber darin, dass das Meiden eines Nahrungsmittels allein meist keinen Effekt hat und die Darmschleimhaut gleichzeitig aufgebaut werden muss.

Der größte Nachteil des Allergoscreen-Tests (oder aller IgG-Tests und IgG4-Tests) ist, dass er zum Teil verwirrende Befunde und sehr viele positive Resultate ergibt. Immer wieder sehen wir Patienten, welche auf fast alles oder auf sehr viele Speisen allergisch reagieren. Oft sagen mir Patienten dann sogar: «Diese Speise habe ich ja schon seit Jahren nicht mehr gegessen!» Die Erklärung liegt, wie schon beschrieben, meist in einer Durchlässigkeit des Darms.
Mit spezifischen Stuhltests kann zusätzlich analysiert werden, ob Entzündungen oder eine Pankreasschwäche der Grund einer Darmschleimhautreizung sind.

Immunglobulin-G-Test: Die normalen IgG-Tests auf diverse Nahrungsmittel sind auch in der Schulmedizin etabliert. Am besten bekannt ist derjenige auf Gliadin. Er wird zum Nachweis einer Allergie auf Gluten (Zöliakie)gebraucht. Er ist recht spezifisch, aber leider nicht sehr sensitiv. Hat der Patient während 6–8 Wochen seine Diät gut eingehalten, wird der Test ein negatives Resultat ergeben, auch wenn der Patient natürlich weiterhin auf Gliadin allergisch ist.

Hauttests (Prick-Tests) werden immer noch verwendet, obwohl die Haut ein anderes allergologisches Organ und Medium ist und anders anzeigen wird als der Darm. Die im Hauttest gefundenen Allergien entsprechen den Sofortreaktionen des IgE-Typs und sind für die Beurteilung eines Patienten nicht relevant. Sie zeigen Sekundärallergien.

Die wahre Nahrungsmittel-Primärallergie ist eine lymphocytär bedingte zelluläre Reaktion. Die Testungen auf **Immunglobulin E** (Immunglobulin des Soforttyps der Reaktion) korrelieren nicht mit den wahren Allergien. Hat ein Patient allerdings erhöhte IgE-Immunglobuline, dann zeigt dies an, dass er eine allergische Konstitution hat und er viel eher Sekundärallergien entwickeln wird. Das ist der Grund, dass ich meist bei neuen Patienten das IgE (Total, nicht spezifiziert) messe.

Feinenergetische Tests: Die Tatsache, dass alle Labortests auf Nahrungsmittelallergien eigentlich unbefriedigend sind, hat dazu geführt, dass sehr häufig feinenergetische Tests zu Hilfe genommen werden.

Mögliche feinenergetische Testmethoden sind

- **Kinesiologie**
- **Elektroakupunktur oder Vega-Test oder Bioresonanz**
- **Biotensor oder Pendeln usw.**

Alle diese Methoden sind sehr empfindlich und enorm vom Tester abhängig. Es sind keine objektiven Tests, sondern getestet wird die Resonanz zwischen Tester, Testperson und getesteter Substanz. Mit anderen Worten: Der Tester bringt sich und seine Unverträglichkeiten in die Testung ein. Der große Vorteil der feinenergetischen Tests ist, dass die Verträglichkeit getestet wird, d. h. die «Schwingung» zwischen der Substanz und der Testperson.
Wir haben bei uns in der Klinik einen guten, sehr erfahrenen Tester, der sehr oft unverträgliche Substanzen findet. Ich zweifle aber an der Fähigkeit vieler Tester, wirklich differenziert zu testen. Dies deshalb, weil wir immer wieder sehr merkwürdige und teils auch sehr einschneidende Diätvorschriften sehen, die auf kinesiologischen Nahrungsmittel-Testungen beruhen.

In den 90er Jahren wurde eine originelle Untersuchung gemacht, in welcher Bioresonanz-Therapeuten die Unverträglichkeiten ihrer Patienten auflisteten. Das Resultat war erstaunlich, stellte sich doch heraus, dass jeder Bioresonanz-Tester sozusagen «seine» Nahrungsmittel hatte, welche er auch an seinen Patienten als unverträglich testete. Die Frage war dann: Was testet der Tester eigentlich, sich oder den Patienten?

In den USA ist ein Verträglichkeitstest recht verbreitet, welcher für Materialtestungen von Zahnersatzmaterial und für Nahrungsmittel verwendet wird: der «Clifford Sensitivity Test». Es handelt sich um einen Bluttest. Das Blut wird aber nicht wie beim IgG4-Test objektiv auf Immunglobuline getestet, sondern es wird am Blutstropfen eine feinenergetische Testung vorgenommen. Aus unserer Sicht ist dies eine Geschäftemacherei mit unverlässlichem Resultat.

Dazu kommt noch ein wichtiger Punkt: Jede feinenergetische Testung wird von Störherden und anderen toxischen Einflüssen beeinflusst. Hat daher ein Mensch Störherde, Schwermetalle oder galvanische Ströme im Mund oder steht er unter geopathischem Stress, ist die feinenergetische Messung derart stark überlagert, dass das Resultat nicht zu gebrauchen ist.

Aus all diesen Überlegungen heraus ist es zu verstehen, dass wir im Allgemeinen dem Patienten raten, einfach einmal die hypoallergene Ernährungsform einzuhalten und dann nach einigen Wochen wieder sein Wohlbefinden zu beurteilen und eventuell dann erst zu testen.

Thermographie: Die Regulationsthermographie nach Prof. Rost, auch CRT genannt (computerisierte Regulationsthermographie), schätzen wir sehr. Es handelt sich um eine sehr subtile Temperaturmessung vor und nach einem Temperaturreiz. Sie zeigt uns ganz typisch die Hyperreaktivität des Dünndarms und der zugehörigen Lymphknoten, also ein typisches Muster für Nahrungsmittelallergien. Sie zeigt uns nicht, was die Ursache der Allergie ist, aber sie zeigt die signifikante Reizung des Dünndarms.

Das Milchmärchen

Weil wir von Kuhmilchprodukten abraten, erachte ich es als wichtig, eine Erklärung dazu abzugeben.
Das Kuhmilcheiweiß (Beta-Lactoprotein) ist das häufigste Nahrungsmittelallergen. Es ist in der Milch und in allen aus Milch hergestellten Produkten enthalten, außer in Rahm/Sahne und Butter. Jogurt, Frischkäse und Weichkäse, aber auch Shakes, Milchcremes usw. sind problematisch. Am schlimmsten sind die aus Milch hergestellten Kunstprodukte, die Milchpulver enthalten. Beispiele: Schokolade, Milchriegel, Halbrahm, «Convenience Food» usw.
Das Milchpulver ist aus ganzheitlicher Sicht deshalb problematisch, weil es ein durch Erhitzung und Denaturierung, meist aus Massentierhaltung, entstandenes Produkt ist. Es hat ein außerordentlich hohes allergenes Potential. Die Kuhmilch war einmal die Muttermilch für das Kalb. Ein Kalb erhielt früher die Milch seiner Mutterkuh. Jede Muttermilch hat ihr ganz individuelles immunologisches Profil! Heute aber ist das völlig anders. Der Eiweißgehalt und auch die Milchleistung der heutigen Hochleistungskühe sind ganz anders als noch vor 20–40 Jahren. Wenn man heute Milch im Tetrapack kauft, hat man im Durchschnitt Milch von 15'000 bis 30'000 Kühen: einen ungeheuren immunologischen Mix. Ein Hochleistungsprodukt, das dann

nebst dem völlig unüberblickbaren immunologischen Profil auch noch künstlich denaturiert wurde durch das Pasteurisieren und/oder den UHT-Prozess und das Homogenisieren. Damit die heutigen armen Kühe erst einmal auf die enorme Leistung von 20–40 Liter Milch pro Tag kommen, müssen sie krafternährt werden, und ihr Darm muss ebenfalls durchlässiger sein als früher. Dadurch ist ihr Globulin-Profil heute auch anders als früher – eine deutlich erhöhte allergene Wirkung ist die Folge.

So hat die Milch heute im Bewusstsein des Durchschnittsmenschen ein viel zu gutes Image, das unterstützt wird von einem äußerst raffinierten Milch-Marketing, das aus unserer Sicht sehr problematisch ist. Vor allem Kinder sollten diese Produkte nicht konsumieren – machen sie sich damit nicht eher zu chronisch Kranken und damit zu Dauerkonsumenten von Medikamenten?

Ein weiteres Kapitel des Milchmärchens: Milch sei kalziumreich, und jede Frau ab 40 müsse täglich ½ l Milch oder entsprechende Milchprodukte zu sich nehmen, um den Kalziumbedarf zu decken.

Es stimmt, Kuhmilch ist wirklich reich an Kalzium. Nur ist Kuhmilch auch sehr proteinreich und führt durch den für den Menschen zu hohen Eiweißgehalt zu einer Übersäuerung. Die Übersäuerung zieht das Kalzium aus den Knochen, um die Säureionen (H^+-Protonen) zu binden.

Und gleich noch etwas: Milch ist zwar reich an Kalzium; noch reicher ist sie aber an Phosphat. Die Phosphatbindung bewirkt, dass das Kalzium vom Körper gar nicht richtig aufgenommen werden kann.

Deshalb unser Rat an Frauen ab 30: Man nehme Kalzium zu sich, das auch wirklich in die Knochen aufgenommen wird! Nämlich Kalzium pflanzlicher Herkunft, enthalten in allem Grüngemüse, in Sojabohnen, Sesamsamen

Was passiert wohl mit den armen Kühen, die täglich 20–30 Liter kalziumreiche Milch liefern? Müssten die nicht unter der schlimmsten Osteoporose leiden? Nein, das tun sie nicht, wie uns die Werbung ja auch eindrücklich demonstriert. Kühe ernähren sich ausschließlich von Grünzeug, das sie aufgrund ihres Pansens optimal aufschlüsseln können und so bestens mit Kalzium versorgt werden.

Kapitel 14 Fructose- und Lactose-Intoleranz

Der Vollständigkeit halber müssen wir zwei weitere sehr häufige Nahrungsmittelintoleranzen erwähnen.

- **Die Fructose-Intoleranz**

  Bei der Fructose-Intoleranz besteht keine Allergie, sondern ein Enzymmangel. Die Bauchspeicheldrüse produziert das Enzym Fructase (Disaccharidase) nicht mehr, und der Patient ist daher nicht in der Lage, den Fruchtzucker abzubauen. Wird dann Fruchtzucker aufgenommen, z. B. in frischen Früchten, dann wird dieser nicht enzymatisch, sondern bakteriell weiter unten im Darm aufgeschlüsselt. Dies führt zu Blähungen usw. Die Patienten wissen meist ganz genau: «Früchte tun mir nicht gut», insbesondere Äpfel, Birnen, Trauben oder saftige Pfirsiche.

  Nach dem Genuss fructosehaltiger Speisen kommt es sofort zu folgenden Symptomen:

  Blähungen, Zirkulationsstörungen, Oberbauchdruck, Durchfall, eventuell Kopfweh usw.

  Gekocht haben die Früchte keine Auswirkungen. Es gibt auch sehr viele Patienten mit einer Fructose-Teilintoleranz: sie vertragen z. B. ganz wenig Früchte gut oder auch Früchte zusammen mit anderen Speisen. Diese Menschen haben einfach eine Pankreasschwäche, einen Teildefekt. Man geht davon aus, dass rund 40% aller Menschen eine solche Fructase-Teilschwäche aufweisen.

  Die Diagnose kann meist aufgrund einer Befragung gemacht werden. Der diagnostische Labortest wäre eine Wasserstoff-Atemgasanalyse nach Provokation mit Fructose.

- **Die Lactose-Intoleranz**

  Das Pendant zur Fructose-Intoleranz, jedoch auf Disaccharid Lactose bezogen, also auf den Milchzucker. Es handelt sich auch hier nicht um eine Allergie, sondern um eine Verdauungsschwäche. Die Lactase, ein Ferment zur Aufschlüsselung des Milchzuckers, wird in der Bauchspeicheldrüse in zu kleinen Mengen gebildet.

  Der Milchzucker gelangt in den unteren Teil des Dünndarms und wird dort von den Darmbakterien aufgeschlüsselt, was zur Produktion von Wasserstoffgas führt. Dieses Gas macht dann die typischen Beschwerden, die in der ausgeatmeten Luft nachgewiesen werden können (Wasserstoffatemgasanalyse, durch Ortho-Analytic, Rapperswil).

Die Beschwerden sind die gleichen wie bei der Fructose-Intoleranz. Dazu kommt aber oft noch das typische Schleimgefühl nach Milchgenuss. Bei der Lactose-Intoleranz wissen die Menschen meist ganz genau: «Milch widerstand mir schon immer und sie tut mir auch nicht gut.» Dies sagen die Betroffenen deshalb, weil es schon kurz nach der Milcheinnahme zu Beschwerden kommt.

Kuhmilch ist ohnehin, auch bei Menschen ohne Lactose-Intoleranz, schleimbildend und verdickt die Lymphe. Das ist eine alte Erkenntnis der Chinesischen Medizin. Milch sollte von Menschen mit schleimbildenden Krankheiten, wie etwa Bronchitis, Lungenleiden, Schleimstuhl, Tonsillenproblemen, Darmreizungen und Colitis, in keinem Fall eingenommen werden.

Linderung bringen können bei Intoleranz-bedingten Blähungen Kümmel-, Fenchel- und Anissamen (alle in Form von Tee). Auch Lavendeltee hat sich sehr bewährt. Pfefferminze wirkt eher austrocknend.
Nützlich sind ferner Basetherapien mit Bicarbonat sowie andere, die Bauchspeicheldrüse stärkende Therapien.

Nahrungsmittel-Intoleranzen
(häufigste Ursache von Blähungen und Oberbauchbeschwerden)

Symptome

- immer unmittelbar nach Nahrungsaufnahme
- Blähungen
- Oberbauchweh
- Migräne nach Nahrungsaufnahme
- Völlegefühl bis Darmkrämpfe
- imperatives Hungergefühl nach Nahrungsaufnahme
- phasenhafte Depressionen
- Schlafstörungen

Hauptformen

- Lactose-Intoleranz (15–22% der Bevölkerung!)
- Fructose-Intoleranz (30–40% der Bevölkerung!)
- Sorbit-Intoleranz
- Xylit-Malabsorption
- Gluten-Intoleranz

Testmöglichkeiten

- klinischer Expositionstest
- Wasserstoffatemgasanalyse
- Analyse der bakteriellen Spaltungsaktivität im Stuhl

Kapitel 15 Das Syndrom des durchlässigen Darms (Leaky Gut Syndrome)

Der Darm ist ein wunderbares Organ: Er gewährt den richtigen Substanzen Einlass und hält toxische Stoffe zurück. Das heißt, er ist Aufnahme- und Entgiftungsorgan. Damit er dies sein kann, braucht es eine ausgeklügelte, halbdurchlässige Schutzmembran, die innen den Darm absiegelt. Sie schützt auch vor Eigenverdauung.
Viele Stoffe werden von den Schleimhautzellen aufgenommen und von da weiter ins mesenchymale System der Darmwand transportiert. Schwer aufzunehmende Spurenelemente beispielsweise werden zellulär resorbiert und dann weitergegeben. Ist die Darmschleimhaut aber nicht mehr so zellenreich und zu dünn, dann können diese Stoffe nicht mehr in genügender Menge aufgenommen werden. Andererseits können toxische Stoffe, welche normalerweise von der Schleimhaut aufgehalten würden, einfacher durchsickern. Dies wird sichtbar in Mineralstofftests, z.B. der Haarmineralanalyse: die Werte für Schwermetalle und toxische Metalle (Arsen und Aluminium) sind hoch. Andererseits sind jene für die schwer resorbierbaren Spurenelemente (Mangan, Zink, Molybdän) tief.

Die vermehrte Durchlässigkeit des Darms führt zu einem eigentlichen Krankheitsbild, das erst seit einigen Jahren massiv häufig auftritt und daher in den medizinischen Büchern noch kaum beschrieben wird: das **Syndrom des durchlässigen Darms** – oder besser bekannt unter dem englischen Namen: **Leaky Gut Syndrome.**

Die **Symptome des Leaky Gut Syndrome** können sein:

- lähmende chronische Müdigkeit nach gewissen Mahlzeiten
- Neigung zu Allergien
- Schlaf- und Konzentrationsprobleme
- Neigung zu Kopfschmerzen nach gewissen Mahlzeiten
- unklare erhöhte Leberwerte
- Oberbauchdruck
- Erschöpfung des Immunsystems mit chronisch viralen Problemen

Im **Allergoscreen-Test IgG4** sieht man bei diesen Patienten oft positive IgG4-Werte ganz vieler Nahrungsmittel oder Stoffe.

Die Patienten nehmen zu große Moleküle und auch Allergene auf, was sie in einen Zustand der dauernden Immun-Überbelastung versetzt.

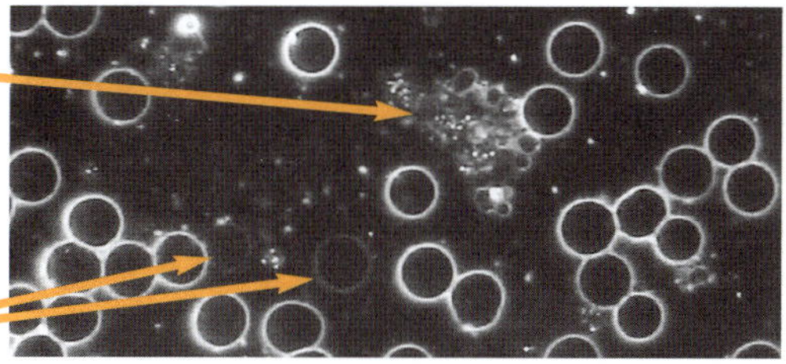

Bild: bei diesem Kind bestand eine fokale Epilepsie unklarer Genese. Der Stuhltest zeigte Clostridien und das Dunkelfeld den typischen Befund mit bakteriellen Stadien und Thrombocytenhaufen. Auf Ernährungsumstellung, Sanum-Therapie und orthomolekulare Darm-Aufbau-Therapie wurde das Kind anfallsfrei und kam langsam vom Medikament Timonil® weg.

Die Diagnose lässt sich mit differenzierten Stuhltests **(Ortho-Analytic-Stuhl-Gesundheits-Check)** oder mit der Haarmineralanalyse oder mittels der Dunkelfeldmikroskopie stellen. Es gibt dafür sogar einen schulmedizinischen Hinweistest, den Lactose-Mannitol-Test, der aber auf die Durchlässigkeit relativ klein-molekularer Allergene keine schlüssigen Resultate liefert. Das Leiden ist noch kaum bekannt, obwohl angenommen wird, dass es einen großen Einfluss auf das Immunsystem haben kann.

Für den ganzheitlichen Arzt ist die Diagnose von großer Wichtigkeit, da die Krankheit diätetisch und mit Sanum-Heilmitteln und Spurenelementen gelindert oder weitgehend geheilt werden kann.

Die **Ursachen** werden breit diskutiert:

- Schwermetallbelastung, insbesondere Cadmium (Rauchen), Quecksilber (Zähne)
- kohlenhydratarme Kost, zu wenig langkettige Kohlenhydrate aus Gemüse, Früchten usw.
- Spurenelementmangel: Mangan, Molybdän
- Aminosäurenmangel: Glutamin, Leucin, Isoleucin
- Vitamin-A- und Vitamin-K-Mangel

Ein interessanter Ansatz ist die Tatsache, dass falsche Darmbakterien die Darmschleimhaut schädigen können: z. B. **Clostridien** und auch **Klebsiellen** können die Darmwand so stören, dass deren Oberfläche sich verändert, sich sogar schleimig ablösen kann oder die Schutzmembran (Glycocalyx) zerstört wird. Dies ist auch in der Schulmedizin als pseudomembranöse Enteritis oder pseudomembranöse Colitis bekannt. Dieser Vorgang kann aber auch langsam und unbemerkt ablaufen. Der Stuhltest auf pathologische Bakterien und Calprotektin ist daher recht wichtig. Es ist bekannt, dass Antibiotika-Therapien den Vorgang begünstigen und dass die pseudomembranösen Colitiden oft nach Antibiotika-Behandlungen auftreten.

In der **Dunkelfelduntersuchung des Vitalbluts** sieht man beim Leaky Gut Syndrome meist einen typischen Befund: Sehr viele bakterielle Formen sind sichtbar, häufig auch eine Mischung zwischen den zellwandfreien und den typischen ovalen Bakterienstadien. Diese bilden sich oft schnell aufwärts und verändern sich sehr schnell.

Leaky Gut Syndrome bei neurologischem Patienten: Nachweis eines parasitären Elementes, spindelförmig (sehr seltenes Bild) Nach intensiver Darm- und Lebertherapie deutliche Besserung.

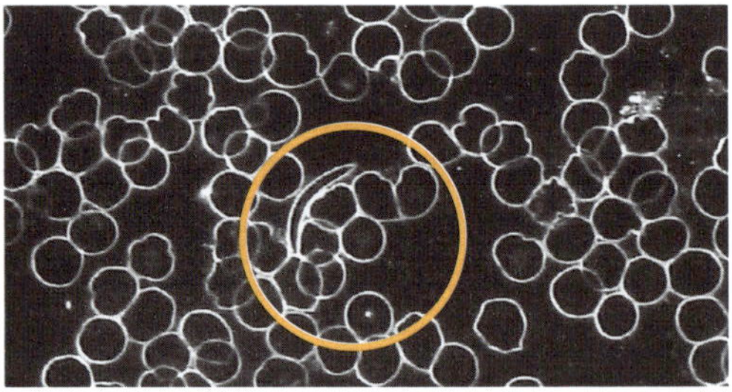

Es wird auch diskutiert, ob der riesige Verbrauch von Detergentien, Reinigungs- und Lösungsmitteln, aber auch Chemikalien wie Antiklumpmittel einen Einfluss haben. In irgendeiner Form geraten sie auch in die Nahrung und wirken in Magen und Dünndarm (Waschmittelrückstände an Geschirr?).

Die Glycocalyx, die Polysaccharid-Schutzmembran, welche die Magenschleimhaut und die Schleimhaut des oberen Dünndarms innen überzieht, kann wieder aufgebaut werden.

Therapie des Leaky Gut Syndrome

- Beseitigung von Schwermetallbelastungen (Amalgamfüllungen)
- Abgabe von Mineralstoffpräparaten (Alen, Eveliza, Multiminerale, Heilerde oder medizinische Kohle)
- Glutamin 1 g, 2–3 x täglich
- Molybdän 2 mg täglich und Zink 20–40 mg täglich
- Bio-Kartoffelsaft, 1–2 dl/100–200 ml täglich, in kleinen Portionen zwischen den Mahlzeiten
- Die Therapie dauert ½–2 Jahre

Chronische Verstopfung: Die chronische Verstopfung ist eine der häufigsten Beschwerden älterer Patienten. Sie ist (wie übrigens auch die chronischen Schlafstörungen) fast immer Ausdruck einer verminderten Darmflora, einer verminderten Darmschleimhautoberfläche und einer Erschöpfung des Vagus-Nervensystems (Vagus = Parasympathicus).
Eine chronische Verstopfung bessert sich meist innert kurzer Zeit, wenn durch die richtige Ernährung die Darmflora aufgebaut und der Parasympathicus angeregt wird. Das wiederum geschieht mit Spurenelementen und mit Neuraltherapie, aber auch durch den Konsum der richtigen Getränke.
Die chronische Verstopfung ist oft Mitursache chronischer Intoxikationen, da bei Verstopfung im Dickdarm zu viele Toxine in den Körper zurückverdaut werden und dann die Leber belasten. Diese Leberbelastung wiederum führt zu Müdigkeit, depressiver Verstimmung und Schlafproblemen.

Was man über den Stuhlgang wissen muss: Die normale Frequenz wäre zweimal täglich. Der gelöste Stuhl soll weich, aber noch geformt und braun sein; das zeigt, dass die Galleausscheidung gut ist. Schwarzer Stuhl ist nicht gut und muss auf versteckte Blutungen abgeklärt werden. Klebriger Stuhl (klebt an der Schüssel) zeigt eine Schwäche der Bauchspeicheldrüse an. Schwimmt der Stuhl auf dem Wasser, so ist das ein Zeichen, dass die Fette in der Nahrung nicht genügend verdaut werden. Entweder handelt es sich um schlechte Fette, einen Mangel an pflanzlichen Ölen oder eine Schwäche der Fettaufschlüsselung, z. B. wegen einer Schwäche der Bauchspeicheldrüse.

Wenn man verstopft ist, soll man mehr Trockenfrüchte essen, z. B. Feigen (gut kauen und einspeicheln), oder viel fein geraffelte Rohkost.
Tee verstopft! Viel Wasser trinken. Ein großes Glas warmes Wasser morgens kann Wunder wirken, wenn man es regelmäßig trinkt.
Keine Abführmittel! Diese verschlimmern eine Verstopfung.

Therapie bei chronischer Verstopfung

- Täglich ein- oder zweimal ein großes Glas warmes Wasser trinken
- am Morgen Alkala (Basepulver der Firma Sanum) in Wasser einnehmen
- maximal 2 Espressi täglich
- Diätumstellung auf hypoallergene Kost, ohne Milchprodukte, aber mit viel Gemüse und Früchten. Kontinuierlicher Aufbau mit Rohkost
- Magen- oder Darmtee Winkelmann
- Aufbau der Darmflora mit Sanum-Heilmitteln
- hartnäckige Verstopfung: mehrere Colon-Hydrotherapien, in wöchentlichen Abständen, mit Reflorisierung, maximal 8–10-mal nötig
- Zwerchfellübungen, Atemübungen, ausgedehnte abendliche Spaziergänge
- intensive Massage der Akupunkturpunkte M25 (5 cm links und rechts des Nabels); es kann dort vom Arzt auch eine neurovegetative Injektion mit Mucokehl D5, Lidocain 1% 2 ml und Sanuvis (Sanum) oder/und Ubichinon comp. (Heel) gemacht werden
- Medikamentös: wenn alles nicht hilft, ein faserreiches biologisches Extrakt aus Papayas einnehmen, z. B. Papayana® (Ebi-Pharm), 3 x 1 Beutel täglich in viel Wasser gelöst

Zivilisationskrankheiten im Zusammenhang mit Darmproblemen

«Die Wurzel jeder Krankheit liegt im Darm», sagt eine alte naturheilkundliche Weisheit. Der Darm ist – mit seiner Flora – bei weitem das größte Organ. Sehr viele chronischen Krankheiten stehen im Zusammenhang mit Darmproblemen. Praktisch alle Leber- und viele Blutleiden hängen aus ganzheitsmedizinischer Sicht sehr eng mit dem Darm zusammen.

Große Bedeutung hat die Darmflora. Seit wir umfassende Stuhltests machen können, haben wir diese bei Hunderten von Patienten durchgeführt und sehr interessante Zusammenhänge gesehen: Praktisch alle chronisch Kranken hatten eine ganz beträchtlich gestörte Darmflora. Dies nennt man Dysbiose. Bei Tumorpatienten war eine solche sogar in allen Fällen nachweisbar. Insbesondere die Flora des oberen Dünndarms ist von größter Wichtigkeit und bei chronisch Kranken auch meistens mangelhaft.

Die anaerobe Säuerungsflora

- Bacterius Bifidus
- Bacterius bacteroides
- Bacterius Lactophilus hominis
- Enterobakter

Diese Bakterien haben die Fähigkeit, den Darminhalt anzusäuern. Deshalb heißen sie auch «Säuerungsflora». Was sie in Form von Säurewerten in den Darm binden, entziehen sie als Säure dem Körper. Sie entsäuern den Körper also, binden Säuren organisch und machen auch den Stuhlinhalt leicht sauer. Sie binden auch – und das ist ebenfalls sehr wichtig – Gallesäuren und toxische Gallenstoffe. Somit gewährleisten sie, dass der Körper seine fettlöslichen, an die Gallesäuren gebundenen Toxine ausscheiden kann. Die Gallesäuren werden teils wieder im unteren Dünndarm rückresorbiert, haben aber zuvor die an sie gebundenen Toxine abgeben können.

Der Aufbau dieser anaeroben Säuerungsflora ist von größter Wichtigkeit für sehr viele Krankheiten, bei welchen man gar nicht an den Darm denken würde: alle Übersäuerungsleiden sowie die meisten Zivilisationskrankheiten.

<u>Übersäuerung des Organismus</u>

Die zu eiweißreiche und zu zuckerhaltige Ernährung führt zu vermehrter Säureproduktion im gesamten Körper und zu vielen Sekundärkrankheiten. Ebenso die soeben erklärte **Dysbiose**, welche einen Säure-Rückstau im Körper verursacht (Fehlbesiedlung der Darmbakterien).

Mykosen

Eine Übersäuerung des Körpers, speziell des Bindegewebes begünstigt das Wachstum von Pilzen. Die Einnahme von Alkohol, Schmerzmitteln, Antibiotika, Hormonen, Psychopharmaka usw. können dieses Pilzwachstum noch zusätzlich fördern. Mit einer angepassten Diät und anfänglich zusätzlichen isopathischen Heilmitteln kann der Säure-Base-Haushalt reguliert und der Pilz auf eine niedrigere Entwicklungsstufe gebracht werden, ohne dass gleichzeitig die Darmflora zerstört würde.

Pilze im Darm, dem hauptsächlichen Speicher für Pilze, haben keine Überlebenschance, wenn die «gute» Darmflora intakt ist. Des Weiteren hängen Pilze sehr häufig mit Schwermetallbelastungen im Körper zusammen. Quecksilber begünstigt das Wachstum von Candida und blockiert das Wachstum der normalen Darmflora!

Verdauung

Völlegefühl, Durchfall, Verstopfung oder Magendarmentzündungen können Anzeichen einer Kuhmilch- oder Hühnereiallergie sein, aber auch ein Anzeichen für verminderte Darmflora. Die Regulierung der Verdauung ist äußerst wichtig. Darmschleimhaut, Bauchspeicheldrüse und Leber müssen gut zusammenarbeiten, d. h. meistens müssen die Bauchspeicheldrüse und die Leber anfänglich mit Heilmitteln unterstützt werden.

Pankreasstörungen

Die Funktion der Bauchspeicheldrüse kann sich auch im Erwachsenenalter wieder verbessern, wenn eine mineralstoffreiche Diät ohne Kuhmilchprodukte eingehalten und langsam auf eine Kost mit frischem Gemüse und pflanzlichen Eiweißträgern umgestellt wird. Die Einschränkungen werden beibehalten, bis die Sekundärsymptome der Nahrungsmittelallergie abklingen, z. B. Haut-, Gelenk- und Atemwegssymptome. Danach können diese Nahrungsmittel in reduziertem Mass wieder in den Menüplan eingebaut werden.

Diabetes mellitus, vor allem Typ II, ist für die Biologische Medizin gut zu behandeln. In den meisten Fällen ist eine Gewichtsreduktion nötig; sehr oft führt aber auch eine lang dauernde vegetarische Vollwertkost ohne Milch schon zu einer deutlichen Verbesserung.

Bei Diabetes mellitus Typ II («Altersdiabetes») besteht sehr häufig ein Chrom- und recht häufig ein Zinkmangel. Oft besteht ein Mangel an essentiellen, linksdrehenden Aminosäuren (siehe Kapitel 19, «Gewichtsreduktion»). Die Ernährungstherapie, kombiniert mit isopathischen Heilmitteln der Firma Sanum, sowie Komplexhomöopathica (Heel) sind langfristig nötig.

Gelenke

Kuhmilch- und Hühnereiallergien, vor allem aber auch Dysbiosen, können sich auch als rheumatische Schmerzen an Sprunggelenken, Knien, Hüften, Schultern, Ellbogen und Handgelenken manifestieren. Die schulmedizinischen Laboruntersuchungen sind meist nicht ergiebig.

Herz/Kreislauf

Die Chinesische Medizin ordnet das Herz mit seinem Meridian dem Dünndarm zu (siehe Kapitel 8 «Meridiane, Organe und Lebensthemen». Das Herz ist das Yin-Organ, das in der Symbolik der Wandlungsphasen die Yang-Kraft des Dünndarms in sich konserviert. Die Yang-Kraft des Dünndarms beinhaltet aber auch das Immunsystem – oder in unserem Sinne einen Teil unserer Ich-Kräfte. Alles, was wir von außen erfahren oder aufnehmen, passiert den Dünndarm und seine Peyer'schen Plaques. Die Erfahrung von «Was bin ich – was ist fremd?» kommt durch den Dünndarm. Diese Erfahrung konsolidiert sich für das ganze Leben im Herzen. Soweit die schöne Symbolik der Wandlungsphasen der Chinesischen Medizin. Herz-Probleme also hängen mit dem Dünndarm zusammen!

So blumig die Zusammenhänge tönen und so schwierig sie für uns nachzuvollziehen sind: Es zeigt sich, dass gerade Patienten mit koronarer Herzkrankheit fast immer eine massiv gestörte Darmflora haben. Und dass sie auch überdurchschnittlich häufig Probleme mit den Weisheitszähnen (den «Dünndarmzähnen») haben.

Vor allem Arhythmien und insbesondere supraventrikuläre Arhythmien sollten immer auch über den Dünndarm behandelt werden: mit dem Aufbau der Dünndarmflora, mit Entsäuerung und mit vegetarischer Vollwertkost – sowie mit den isopathischen Heilmitteln, die auch den Dünndarm und dessen Flora angehen: Notakehl, Fortakehl und anschließend erst Mucokehl.

Ein Beispiel: Einer meiner Patienten, etwa 60 Jahre alt, hatte wiederholt ventrikuläre und supraventrikuläre Arhythmien. Er litt phasenweise auch an Durchfall. Sowohl Darmspiegelungen als auch alle spezialärztlichen Herzuntersuchungen zeigten keine Ursache. Auch wir kamen erst dann auf die Idee, dass es sich um eine meridiane Störung des Herz-Dünndarm-Funktionskreises handeln könnte, als zusätzlich die typischen Gehörstörungen der Eustachischen Röhre dazukamen.

Nach neurovegetativen Injektionen (spezielle Art der Neuraltherapie) an den Weisheitszähnen und einem mehrmonatigen Aufbau der Dünndarmflora normalisierte sich der kardiale Zustand. Die Antiarhythmica konnten abgesetzt werden.

Erhöhte Pulsfrequenzen, plötzlicher Schwindel, Gesichtsröte, verstärktes Schwitzen usw. weisen auf eine Belastung des Kreislaufes hin. Ein Brennen der Augen, ein Kratzen im Hals, Niesanfälle, ein beschleunigter Atem (eventuell verbunden mit Angstzuständen) gehören ebenfalls zum Formenkreis der Nahrungsmittelallergie.

Sekundäre Folgen sind Hypertonie, koronare Herzkrankheit, Angina pectoris und andere Herzleiden.

Fast klassisch und fast ein Beweis für eine Nahrungsmittelallergie ist ein **Anstieg des Pulses um über 10 Schläge pro Minute nach der Mahlzeit.**

Das Nahrungsmittelallergen führt zu einer Serotoninerhöhung und dadurch zu einem Pulsanstieg.

Übergewicht

Versteckte Nahrungsmittel-Allergene blockieren durch eine histaminabhängige Reaktion die Fettverbrennung und verunmöglichen damit sogar beim Fasten, dass Fette verbrannt werden. Eine strikt allergenarme Diät ist daher von allergrößter Wichtigkeit, auch bei Menschen, die Fettgewebe reduzieren wollen.

In unserem BioMed Center Sonnenberg bieten wir als erste sowohl allergenarme Fastendiäten als auch eine differenzierte und individuelle Testung der Nahrungsmittelallergien mit Immunglobulintesten und Thermoregulationsdiagnostik an. Mehr im Kapitel 19, «Gewichtsreduktion».

Immunstörungen

Der Darm ist das größte Immunorgan und beherbergt beim Erwachsenen 80% der Lymph-Follikel. Gerade die lymphocytäre Immunität ist großenteils von einem gesunden Darm abhängig. Ist das System der weißen Blutzellen (Leucocyten und Lymphocyten) gestört, geht dies einher mit einer Verminderung der T-Lymphocyten und später sogar mit einer Verminderung der «Killerzellen» und der Phagocyten. Dadurch wird die Abwehrkraft vorerst gegen virale Krankheiten und später auch gegen Krebszellen beeinträchtigt.

Als Besonderheit unserer Therapien haben wir auch für diese Lymphzellenschwäche besondere biologische Medikamente: Thymuspräparate, xenogene Peptide und Rebas, ein spezifisches Mittel zum Aufbau der Peyer'schen Plaques des Darms. Die Firma Sanum stellt aus Bakterienpartikeln immunbiologische Heilmittel her, die eine stimulierende Wirkung auf die Aktivität und die Zahl der weißen Blutkörperchen haben (Utilin, Recarcin usw.).

Schema zur einfachen Immunstimulation

Die **«Immunstimulation»** sollte der Ursache der Immunschwäche entsprechend individuell und unter Berücksichtigung der lymphocytären Ausgangslage erfolgen. In extrem vielen Fällen ist eine Schwermetallbelastung die Ursache von Immunschwäche; es können ihr auch eine «Immunbelastung» durch Störfelder oder chronische Viren zugrunde liegen. Es muss eine gezielte Immunstimulation mit Thymus- oder Mistelpräparaten erfolgen. Die folgende **«einfache Immunstimulation»** ist eine Basistherapie, die für alle Formen von **Infektanfälligkeiten,** für **chronische Müdigkeit** und **Immunschwächen,** aber auch bei Allergien sehr empfehlenswert ist, auch für Kinder.
Zum Immunaufbau gehört immer auch eine «immunentlastende» Ernährung, welche die Hauptallergene weglässt. Die Therapie dauert ein bis zwei Monate und wird dann pro Jahr ein- oder zweimal wiederholt.

Ernährung zum Immunaufbau

- **keine Produkte aus Kuhmilch und keine Kuhmilch-Getränke**
- **wenig Speisen mit Hühnerei**
- **keine beziehungsweise wenig Nussspeisen**
- **große Zurückhaltung bei allen Weizenprodukten (Gliadin/Gluten)**

Medikamente

- **Utilin D6 (bacillus subtilis),** 1 Kapsel wöchentlich
- **Recarcin D6 (bacillus firmus),** 1 Kapsel wöchentlich

  Die beiden Kapseln werden an verschiedenen Tagen nüchtern, am besten frühmorgens oder spätabends eingenommen.

Nach 6 Wochen:

- **Utilin S D6 (Mycobakterium phlei),** 1 Kapsel wöchentlich
- **Rebas D4:** zu Beginn während 1–2 Wochen 1–2 Kapseln täglich, dann 2 x 1 Kapsel wöchentlich
- **Echinacea CERES (Alcea),** 3 x 4–5 Tropfen täglich
- **Sankombi-Tropfen,** 10 Tropfen täglich, einspeicheln und dann schlucken

Toxische Belastungen

Dazu kann es kommen, wenn der Darm eine erhöhte Durchlässigkeit hat oder bei Verstopfung. Die häufigste Ursache einer chronischen toxischen Belastung ist aber die Verminderung der normalen Darmflora: Die Darmbakterien binden Giftstoffe, die an den Darm abgegeben und durch den Stuhl ausgeschieden werden. Eine Ernährung, welche die Darmflora aufbaut, fördert somit automatisch auch die Entgiftung des Körpers.
Die Ernährung muss allergenarm und reich an Mineralstoffen und pflanzlichen Fasern sein, also fein geraffelte Rohkost und hochwertiges Öl enthalten.

Chronische Müdigkeit

Das «Chronic Fatigue Syndrome» ist eine multifaktorielle Erkrankung, dessen Einzelursachen sehr individuell kombiniert sind. Immer liegen Störungen der Darmflora und des lymphocytären Immunsystems vor. Eine verminderte Darmflora führt zwangsläufig zu einer reduzierten Erholungsfähigkeit des Körpers und zu einem geschwächten Vagussystem. Infektionen mit Viren, welche chronische Müdigkeit erzeugen, wie das Epstein-Barr-Virus, sind nur die Folge oder zusätzliche Faktoren.
Das Syndrom der chronischen Müdigkeit ist eine Immun- und Darmkrankheit und wird durch eine breit angelegte Immuntherapie und durch Darmaufbau, kombiniert mit unseren Infusionen, innerhalb einiger Wochen bis Monate fast immer deutlich gebessert.

Kapitel 17 Die hypoallergene Stoffwechsel-Diät nach Rau zum Aufbau des Immunsystems, zur Entsäuerung des Körpers und zur Behandlung chronischer Krankheiten

Einleitung

Ich möchte an dieser Stelle nochmals meinem Lehrer und Freund Dr. med. Konrad Werthmann danken, der mich vor über 18 Jahren in dieser Kostform unterrichtet hat und dessen erstaunliche Therapieerfolge meine medizinische Laufbahn maßgeblich beeinflusst haben. Seine strikte Wegleitung lautete: Keine Milch, keine Eier, keine Nüsse – und «kein» heißt: kein Bisschen! Nur mit Konsequenz werden wir Erfolg haben.

Seine Botschaft ist heute genauso wichtig wie damals. Es hat sich aber in den letzten 15 Jahren eindeutig gezeigt, dass nicht nur die Nahrungsmittelallergie bedeutsam ist, sondern dass je länger je mehr auch die Übersäuerung zu einem großen Problem wird. Und dass zusätzlich die industriell hergestellten und veränderten Produkte eine fatale Auswirkung haben. Auch wissen wir, dass die Milch tatsächlich das erste Grundallergen ist. Die Empfehlungen zu Nüssen haben sich aber auf Haselnüsse und teils Baumnüsse/Walnüsse reduziert. Und es hat sich gezeigt, dass viele Menschen auf Hühnereier nicht allergisch reagieren. Dafür haben die Getreideallergien deutlich zugenommen. Ich habe daher Dr. Werthmanns Diät erweitert und auch etwas angepasst, ohne an deren Grundverboten zu rütteln, und die Diät der Gerson-Kliniken in den USA miteinbezogen.

> Unsere **hypoallergene Kost,** besser **hypoallergene Stoffwechsel-Diät** genannt, ist eine Ernährungsform, die wir als Einsteigerkost für jeden kranken Menschen empfehlen.

Die hypoallergene Kost soll mindestens 6 Wochen strikte eingehalten werden. Erst nachher wird bei Bedarf individuell getestet. Oder wir versuchen es in der zweiten Phase mit dem strikten Meiden aller glutenhaltigen Getreideprodukte. Auf jeden Fall empfehlen wir weiterhin, alle Kuhmilchprodukte strikte zu meiden.

Fleisch und Zuckerspeisen sollten ebenfalls über längere Zeit gemieden werden. Vor allem ist auf rotes Fleisch zu verzichten. Es übersäuert den Körper und enthält wenig essentielle Aminosäuren.

Eine Ernährungsumstellung ist eine Umstellung in der Einstellung.
(Dr. med. Konrad Werthmann)

Und wirklich: Es stimmt! Wer die **hypoallergene Stoffwechsel-Diät nach Rau** über längere Zeit einhält, wird sich in seinem Wesen verändern: Man denkt zielgerichteter und ist friedlicher, man ist weniger «gestaut» und produktiver – halt eben «weniger sauer»!

Essen soll Freude bereiten, und wir sollten uns auch die nötige Zeit dafür nehmen. Eine gesunde Ernährung beginnt schon mit dem ausgiebigen Kauen. So kann sich genügend Speichel bilden, der die Verdauung unterstützt. Schon der Speichel enthält Verdauungsfermente (Amylase, Disaccharasen), und das Kauen regt reflektorisch die Bauchspeicheldrüse an. Jeder Bissen muss 15- bis 20-mal gekaut werden. Alles, was man schluckt, soll als feiner Speisebrei in den Magen gelangen.

Das Trinken während dem Essen vermindert die Fermentstimulation und sollte deshalb unterlassen werden. Zwischen den Mahlzeiten trinken.

Jede zu große Speisezufuhr ist unbekömmlich. In gestresstem und übermüdetem Zustand funktionieren zudem die Organe nicht optimal und der Verdauungsapparat wird überfordert.

Das Frühstück sollte die Hauptmahlzeit sein, das Abendessen sollte klein und leicht verdaulich sein. Keine Früchte am Abend, da sie zu Gärung führen.

Diät kommt von griechisch «diaita», das heißt «Lebensweise».

Eine «Diät» im Sinne einer **Ernährungsumstellung** ist erforderlich,

- wenn man als Kind in den ersten 9 Monaten nicht gestillt und schon früh mit Kuhmilch und Kuhmilchprodukten oder mit Hühnerei und Hühnereiprodukten «gefüttert» wurde;
- wenn man allergische Krankheiten der Haut, des Atemtraktes, der Nasen-Nebenhöhlen hat, welche auch meist Folge einer Nahrungsmittelallergie sind;
- wenn man unter wiederkehrendem Durchfall, Verstopfung oder Blähungen leidet;
- wenn chronische Krankheiten vorhanden sind;
- wenn Fernstörungen einer gestörten Darmflora vorliegen, d.h. wenn als Folge der Dysbiose verschiedene Organe gestört sind und daraus Ekzeme, Verpilzungen, Psoriasis, Neurodermitis oder starke Akne resultieren;
- wenn man im Atemtrakt Asthma bronchiale, Bronchitis, Stirn-Kiefer-Nebenhöhlen-Entzündungen hat oder an den Gelenken (Poly)arthritis, Gicht oder Rheuma;
- wenn man Gallen- oder Nierensteine hat oder chronische Diverticulitis, Colitis usw.;
- wenn Entgiftung und Entschlackung angezeigt sind, so etwa bei Schwermetallbelastungen mit Amalgam, Palladium, Quecksilber, Aluminium und anderen Giften.

Nach 14 Tagen Ernährungsumstellung wird man körperliche Veränderungen spüren. Wenn der Erfolg nicht durchschlagend ist, sollten zusätzlich komplementärmedizinische Heilmittel einbezogen werden, wie etwa Vitamine und Mineralien, sowie isopathische Präparate zur Stimulation des Immunsystems.

Zu Beginn der Ernährungsumstellung sind persönliche Allergene und Primärallergene (Kuhmilch- und Hühnereiprodukte, Nussspeisen) gänzlich wegzulassen. Da man aber meist nicht weiß, wogegen man allergisch ist, empfiehlt sich die hypoallergene Kost nach Rau während mehrerer Wochen. Man hat damit über 90% Chance, das Primärallergen zu «treffen». Diese Ernährungsform ist das Resultat von ca. 20 Jahren Entwicklung. Sie hilft praktisch allen Patienten mit Allergien und Immunstörungen, aber auch Patienten mit chronischen Krankheiten wie Hautleiden, Verdauungsbeschwerden, Kreislauf- und Herzproblemen. Den wenigen, die damit keine Besserung erfahren, empfehlen wir nach 3–6 Wochen eine kleine Umstellung: Alle glutenhaltigen Getreideprodukte weglassen und sich im Gegenzug wieder einige Eierprodukte erlauben.

Diätanleitung zur Entlastung des Stoffwechsels und zur Entsäuerung

Alles, was saisonal, frisch, pflanzlich und unbehandelt ist, kann uneingeschränkt gegessen werden. Die Natur versorgt uns mit allem, was wir brauchen. Saisonale (einheimische) Früchte und saisonales Gemüse unterstützen die Stoffwechselfunktionen. Wenn möglich Produkte aus biologischem Anbau wählen, da sie weniger Schadstoffe und dafür mehr Vitamine und Mineralstoffe enthalten.

- Gemüse, Früchte, Kastanien, Kartoffeln, Mais, Reis und Hülsenfrüchte sind erlaubt, ebenso kalt gepresste Öle.
- Getreide: Hirse, Gerste, Hafer und Dinkel sind gut. Mit Weizenprodukten/Brot sehr zurückhaltend sein!
- **Wenig Fleisch: max. einmal pro Woche rotes Fleisch (kein Schweinefleisch).** Besser sind Poulet, Truthahn oder Fisch (aber nicht häufiger konsumieren). Keine Wurstwaren. Fleisch besteht aus Aminosäuren und gesättigten Fetten und ist säurelastig, es verdickt die Körperflüssigkeiten. Schweinefleisch ist besonders schwefelhaltig und bindet Toxine im Gewebe.
- **Keine Kuhmilch und keine Produkte aus Kuhmilch (Jogurt, Quark, Käse).** Das Kuhmilcheiweiß dickt die Lymphe ein und macht «kalt». Die Milch ist schleimbildend und belastet das Immunsystem.
- **Kein Zucker und keine zuckerhaltigen Speisen** (Zucker ist sehr säurebildend und belastet den Stoffwechsel, vor allem Cremes, die Eier enthalten, und Eis)
  Honig, Birnendicksaft, Ahornsirup und Rohrohrzucker sind in kleinen Mengen zum Süßen erlaubt.
- **Keine Nüsse.** Haselnüsse und Baumnüsse/Walnüsse sind für viele Menschen starke Nahrungsmittelallergene.
- **Keine Hühnerei-Speisen.** Hühnerei-Eiweiß gilt als das zweithäufigste Nahrungsmittelallergen. Eier sollten zu Beginn einer Diätumstellung für einige Wochen bis Monate gemieden werden. Später sind dann meist 3-Minuten-Eier erlaubt.

- **Vorsicht mit Orangen, Mandarinen und Kiwi**
- **Kein Fruchtsaft!** Am Abend keine Früchte, weil sie gären und Alkohol bilden und damit die Leber belasten. Zitrusfrüchte enthalten häufig Allergene und viele Spritzmittel, sie säuern. Wenig Grapefruitsaft oder eine halbe Grapefruit zum Frühstück.
- Täglich etwa **3 Liter mineralarmes Wasser trinken** (viel Wasser fördert den Stoffaustausch und trägt zur Entgiftung bei). Vor allem zwischen den Mahlzeiten trinken.
- **Kein Alkohol** (belastet die Leber und reduziert ihre Entgiftungsleistung.)

Getreide

Naturbelassene Vollgetreide sollten unser Grundnahrungsmittel sein.

- Reis, Dinkel, Gerste, Roggen, Hafer, Hirse, Mais, als ganzes Korn, gequetscht (Flocken) oder in unterschiedlichem Ausmahlungsgrad (Grieß, Schrot, Mehl) sind vielseitig verwendbar: Brot, Brei, Suppe, Eintopf, Auflauf usw.
  Vorsicht ist bei Getreideallergien (häufig auf Gluten) geboten.
- <u>Urdinkel:</u> Das ursprüngliche Dinkelkorn ist basisch, bekömmlich und wird oft auch von Weizenallergikern toleriert. Achtung: Um die steigende Nachfrage zu befriedigen, wurde der Dinkel mit dem widerstandsfähigeren Weizen gekreuzt, und dieses Getreide wird nun als Dinkel verkauft. Deshalb: Urdinkel kaufen!
- <u>Weizen:</u> Brot, Backwaren und Nudeln sind zunehmend problematisch und sollten deshalb nur wenig gegessen werden. Grund ist die moderne Weizenzucht, die auf sehr hohe Gluten-Anteile abzielt. Allergien entstehen oft als Reaktion auf gentechnologisch veränderten Weizen.

Kartoffeln

Sie sind sehr zu empfehlen, vor allem am Abend, als Kartoffelsuppe oder Schalen-/Pellkartoffeln («Gschwellti»). Sie sind als Nachtschattengewächs eher «kühlend» und «erdend».

Marroni/Kastanien

Sehr empfehlenswert. Sie sind sehr basisch, magenfreundlich und liefern zudem wichtige Eiweiße und Mineralstoffe.

Hülsenfrüchte

Bohnen, Erbsen und Linsen sind wichtige Eiweißspender und vor allem in der vegetarischen Küche wichtig. Mit ihrem hohen Faserstoffanteil fördern sie eine gesunde Darmflora.

Gemüse

Vitamin- und mineralstoffreich, sehr basisch. Es sollte einen Großteil der täglichen Ernährung ausmachen.

Möglichst saisonale und einheimische Gemüsesorten wählen. «Rohkostanteil» ausbauen. Ziel: 50% als Rohgemüse, vor allem Knollensellerie, Karotten, Fenchel, Kohlrabi, Rettich, Randen/Rote Bete, Zucchini usw., fein geraffelt, mit Olivenöl, Zitronensaft und Kräutern abgerundet.

Sehr empfehlenswert ist alles Grüngemüse (Kalzium!): Blattsalat, Brokkoli, grüne Bohnen, Federkohl usw.

Die Avocado enthält wertvolle Inhaltsstoffe (ideal auch als Brotaufstrich).

Die Tomate gehört zu den kühlenden Nachtschattengewächsen und sollte nur im Sommer roh gegessen werden.

Sprossen und Keimlinge sind sehr wertvoll! Der Reichtum an Vitaminen, Spurenelementen und Enzymen macht sie zur richtigen Vitalnahrung. Am besten isst man jeden Tag eine Hand voll davon: etwa Soja-, Alfalfa-, Kichererbsen-, Weizensprossen u. a. Wichtig: Sprossen sollten nicht erhitzt werden (Vitaminverlust)!

Früchte

Wichtige Vitaminspender. Einheimische Früchte und Beeren bevorzugen. Man isst sie am besten in der ersten Tageshälfte und nie nach 16 Uhr, da sie Gärungsprozesse begünstigen. Gespritztes Obst schälen!

- Zitrusfrüchte: reich an Vitamin C, kühlend. Unreif gepflückt sind sie säurebildend. Oft stark gespritzt. Also gute Qualität und mit Maß. Grapefruits sind enzymreich und leberaktivierend. Zitronen sind basisch.
- Südfrüchte: Ananas, Mango, Papaya usw. sind vitamin- und enzymreich. Gut ausgereifte Früchte wählen.
- Bananen: sind zwar sehr mineralreich, aber schleimbildend. Nur eine bis zwei Bananen pro Woche!
- Orangen, Mandarinen und Kiwi sind oft schlecht verträglich und können Allergien auslösen oder verstärken!

Nüsse

Cashewkerne, Macadamia, Mandeln und Paranüsse sind kalziumreich. Sie liefern wertvolle Fettsäuren und sind ideal als Snack, sollten aber wegen des hohen Fettgehalts mit Maß gegessen werden. Erdnüsse sind säurebildend und häufig gesalzen und sollten deshalb gemieden werden. Haselnüsse, Baum-/Walnüsse und Mandeln sind als Allergene verboten.

Samen/Kerne

Sesam- und Leinsamen sowie Kürbis- und Sonnenblumenkerne sind reich an Kalzium und liefern wertvolle Fettsäuren. Sie passen gut in Salate.

Öl

Kalt gepresstes biologisches Öl ist für viele Stoffwechselvorgänge wichtig. Es dürfen täglich 30–50 ml Öl sein. Ideal sind Leinsamen-, Sonnenblumen- und Olivenöl. Mit Ausnahme des Olivenöls sollte das Öl nicht erhitzt werden, weil die wertvollen Inhaltsstoffe dadurch zerstört werden (zum Braten sind spezielle «High-Oleic»-Öle geeignet).

Hühnereier

NUR Freilandeier in Bio-Qualität! 2 bis 3 Eier pro Woche sind erlaubt. Sie sollten so wenig wie möglich erhitzt werden: 3–8 Minuten. Keine «Spiegeleier» oder Eier-Backwaren. Man beachte, dass viele Menschen auf Hühnereiweiß allergisch sind (siehe Kapitel 13, «Nahrungsmittelallergien»).

Stoffwechsel-Ernährung nach Rau für Darmsanierung, Immunaufbau und Entsäuerung

- Stärkt und entlastet das Immunsystem, weil die häufigen Allergene mehrheitlich weggelassen werden.
- Fördert den Aufbau der Darmschleimhaut innerhalb von 6–12 Wochen und der Darmflora innerhalb von etwa 3 Wochen, wozu Rohkost und gesäuerte Gemüse besonders hilfreich sind.
- Verbessert das Wohlbefinden nachhaltig und den Tag-Nacht-Rhythmus innerhalb von 3 Wochen.
- Führt langfristig zur Gewichtsoptimierung (erstaunlicherweise nehmen Übergewichtige ab und Untergewichtige zu, da der Stoffwechsel sich normalisiert.)
- Führt in einigen Wochen zur Entsäuerung des Körpers.
- Stärkt die Peyer'schen Lymphfollikel und stärkt das Immunsystem.

Die Prinzipien der Stoffwechsel-Ernährung nach Dr. Rau

- Kein Fleisch und selten ein wenig Fisch. Das Fleisch von Warmblütlern, insbesondere von Säugetieren, enthält Eiweiß (nach Prof. Enderlein «endobiontische Eiweiße»), welches sich im menschlichen Körper zu Bakterien aufbaut und zudem bluteindickend wirkt. Fleisch ist sehr säurelastig.
- 40–60 Gramm pflanzliches Eiweiß pro Tag, z. B. Linsen, Erbsen, Bohnen, Avocados, Mais, Kastanien.
- Kein weißer Zucker und keine Produkte mit weißem Zucker. Süßspeisen mit natürlichen Süßmitteln wie Honig, Birnendicksaft, Agavensirup, Stevia usw. zubereiten.
- **Strikte keine Produkte aus Kuhmilch,** aus allergologischen Gründen. Das in der Milch vermeintlich so wichtige Kalzium wird durch die richtige Wahl von wirklich kalziumhaltigem Gemüse mehr als kompensiert!
- Die **Getränke zwischen den Mahlzeiten** sind frei, ebenso jeden Tag passende Tees.
- Frühstück und Mittagessen sind die beiden Hauptmahlzeiten. Abends nur eine kleine, leichte Mahlzeit.
- Zum Frühstück wird die **Basesuppe** empfohlen, ein sehr mineralstoffreicher, basischer Gemüsesud (Rezept Seite 507).
- Die **Zufuhr von ausreichend ungesättigten Fettsäuren** ist sehr wichtig, je nach Bedarf zusätzlich kleine Öl-Rationen (ideal ist Leinsamenöl, Traubenkernöl, Olivenöl, täglich 30–50 ml).
- Rund ein Drittel der Gemüse soll in Form von Rohkost gegessen werden, am besten fein geraffelt oder als gesäuertes Gemüse. Die Faserstoffe in der Rohkost sind Nahrung für die Darmflora und säubern den Darm mechanisch.

Darauf soll verzichtet werden

Kuhmilch und daraus hergestellte Produkte
Käse, Molke, Margarine mit Kochbutteranteil, Jogurt, Quark, Bifidus, Kefir, Eiscreme, Milchschokolade.

> **Rahm/Sahne und Butter:** in kleinen Mengen erlaubt, da beide aus Kuhmilch-Fett (ohne Eiweiß) hergestellt werden.

Hühnereier und -produkte
Panierte Speisen, Mayonnaise, French Dressing, Eierteigwaren, Fertigsuppen im Beutel, Kuchen/Torten/Cakes, Cremes, Mousses, Parfaits, Kuchen, Kleingebäck, Ovomaltine.
Das Hühnerei trägt zwar zum Kräfteaufbau (z.B. als 3-Minuten-Ei) bei, wird aber wegen häufiger Ei-Allergien durch Wachteleier ersetzt.

Schweinefleisch und daraus hergestellte Produkte
Brät, Wurstwaren, Schinken, Speck, Ravioli, Aufschnitt

Kaninchen, Hirsch, Reh und andere Wildspezialitäten
Das Fleisch von Fluchttieren enthält Histamin und kann Allergien verstärken.

> Histamin ist auch häufig ein Problem bei hypermotorischen Kindern und sollte in der Nahrung möglichst wenig verwendet werden.

Meeresfrüchte
Enthalten oft viel Schwermetall, gewisse Sorten sind zudem stark histaminhaltig. Daher weder Schalen- noch Krustentiere, Dosenfische, Makrelen, Hummer, Langusten, Krevetten/Garnelen, Muscheln und Schnecken essen.

Nüsse
Haselnüsse, Erdnüsse, Erdnussöl, Baumnüsse/Walnüsse, Kokosnüsse, Müesliriegel, mehrkörniges Vollkornbrot

Zitrusfrüchte
Eher mit Zurückhaltung essen. Sie reizen die Darmschleimhaut. Keinen Zitrusfruchtsaft, weil er zu konzentriert ist. Fruchtsäfte sind Nahrungsmittel und keine Getränke! Wir empfehlen eine halbe Grapefruit am Morgen zum Frühstück (gut wegen der Bitterstoffe).

Softdrinks (zuckerhaltige Getränke)
Coca-Cola (auch light), Citro, Orangina, Fertig-Eistee usw. Es sind aber auch alle künstlich gesüßten Getränke zu meiden, da sie meist Phosphate (Phosphorsäure) und Aspartam enthalten, welche beide sehr problematisch sind und vor allem bei Kindern neurologische Probleme verursachen können. Insbesondere unruhigen (hyperaktiven) Kindern dürfen absolut keine solchen Getränke erlaubt werden!

Zucker und Zuckerersatzstoffe
Jede Form von weißem Zucker ist strikte zu meiden: Zucker ist ein Vitaminfresser und macht die Zelle sauer. Er steigert die Insulinausschüttung und vermindert damit auch die Ausschüttung von Serotonin. Zucker führt zu Blutzukkerschwankungen und zu einem vermehrten Hungergefühl. «Versteckter Zucker» ist in vielen Speisen und Getränken enthalten. Auch diese Produkte sind zu meiden.

Zuckerersatz und Süßstoffe sind nicht grundsätzlich unproblematisch. Neuere Produkte sind noch zu wenig lange im Handel, um schlüssig beurteilt werden zu können, so z.B. Aspartam.
Cyclamat (z.B. Assugrin, Zucrinet) wird verstoffwechselt. Es hat eine hohe Süßkraft und ist auch eine Säure. Toxikologisch ist die Unbedenklichkeit nicht erwiesen. Die Dosierungsbreite ist gering. Es wurden gewisse Wirkungen auf Chromosome und Hoden beschrieben wie auch toxische Abbau-Metaboliten, weshalb es in Großbritannien, Frankreich und den USA verboten wurde.
Saccharin (z.B. Hermesetas) hat eine sehr hohe Süßkraft. Die 80 g Zucker entsprechende Menge pro Tag ist als unbedenklich erwiesen. Es handelt sich um den ältesten der bekannten Süßstoffe; er hat einen leicht bitteren Beigeschmack. Das höhere Risiko für ein Karzinom wurde immer wieder diskutiert, aber nie nachgewiesen. Aus unserer Sicht ist es der unbedenklichste Ersatzstoff, obwohl wir auch von dessen Gebrauch eher abraten. Ein Vorteil ist, dass Saccharin nicht verstoffwechselt wird, sondern sozusagen durch den Körper «hindurchgeht» und über die Nieren ausgeschieden wird. Es wirkt säurelastig, was allerdings in der Milligrammdosis kaum ins Gewicht fällt.
Aspartam (z.B. Canderel, Assugrin Gold, aber auch in sehr vielen «Light-Getränken» enthalten). Wir raten davon ab. Der Stoff und seine Langzeitnebenwirkungen sind noch nicht lange bekannt. Phenylalanin, eine zwar im Körper vorkommende Aminosäure, ist ein Teilprodukt, weshalb Aspartam auch als «natürlicher» Süßstoff beschrieben wird. Phenylalanin kann aber bei gewissen Patienten eine schwere nerventoxische Wirkung haben (Phenylketonurie-Patienten). Die therapeutische Dosis ist sehr breit, aber der Stoff

wird gentechnologisch hergestellt. In den USA wurde mehrmals über eine hirnschädigende Wirkung und sogar allfällige Hirntumore berichtet.
Acesulfam K (wird auch synthetisch hergestellt). In den 15 Jahren Anwendung ist keine toxische Wirkung bekannt. In der Schweiz ist kein Präparat erhältlich.
Thaumatin und Neosperidin Beide werden aus Pflanzen extrahiert, aus Stevia-Blättern, sehr hohe Süßkraft. Bisher keine Nebenwirkungen bekannt, aber es liegen noch zu wenig toxikologische Unterlagen vor, daher bisher nur zur äußeren Anwendung zugelassen. Es ist auch ein Hautschutz- und Hautaufbaumittel.

Natürliche Zuckerersatzmittel

Birnendicksaft, Honig, Ahornsirup können wärmstens empfohlen werden. Sie haben zwar alle einen annähernd gleich hohen Anteil an Disacchariden wie Zucker. Ein Unterschied besteht aber vor allem in den Begleitstoffen, Mineralien und Faseranteilen, weshalb diese Ersatzsüßer viel weniger säurelastig sind als Industriezucker. Vor allem Honig als ein Produkt mit hoher Vitalität ist gut. Blütenhonig (Frühlingshonig) aus der Region kann empfohlen werden, vor allem im Winter, weil er die Immunkräfte stärkt und eine gute antiallergische Wirkung hat, wenn regelmäßig ca. 1 Teelöffel pro Tag eingenommen wird.
Fruchtzucker und Sorbit sind empfehlenswert. Sie folgen anderen, nicht insulinabhängigen Stoffwechselwegen. Sie haben nur eine geringe Süßkraft.

Kaffee

Nicht mehr als 1–2 Tassen pro Tag. Auf biologischen Kaffee achten. Kaffee greift in den Regulationsmechanismus von Renin und Angiotensin ein und beeinflusst daher die Wasser-Ausscheidung; er wirkt «austrocknend» und säuernd. In intensiven Therapiephasen (Fasten, Entschlackung usw.) sollte daher kein Kaffee getrunken werden.

Verzichtet man auf Kaffee, kann das zu sehr erstaunlichen Reaktionen führen: Menschen, die Kaffee gewohnt sind, sind oft «süchtig». Ihr Stoffwechsel ist auf Koffein eingestellt, das eine serotonin- und adrenalinartige Wirkung hat. Entzug kann zu Kopfweh führen, merkwürdige Kopfschmerzen, als ob der Kopf eingespannt sei. Das kann einen bis einige Tage dauern. Dann wird man sich aber ohne Kaffee deutlich wohler und wacher fühlen.
Wer Kaffee als «Anschub» braucht, sollte ihn NUR als Espresso und schwarz trinken. So wirkt er viel besser!

Empfohlene Eiweißträger bei vegetarischer Kost
Das bei fleisch- und milchfreier Kost fehlende Eiweiß ist problemlos zu ersetzen, und zwar durch **wertvolles pflanzliches Eiweiß. Diese Nahrungsmittel haben einen zusätzlichen Vorteil**, indem sie meist auch baselastig sind:

Hülsenfrüchte: Linsen, Bohnen, Erbsen
Kartoffeln
Mais
Kastanien
Avocados
Sprossen und Keime
Getreideprodukte: Cuorn und Saitan
Getreidekörner: Hirse, Hafer, Gerste, Dinkel usw.
Quinoa
Amaranth

Es gilt zu bedenken, dass der Westeuropäer im Durchschnitt viel zu viel Eiweiß isst und viele Krankheiten darauf zurückzuführen sind. Die ideale Eiweißzufuhr beträgt 40 g pro Tag (gegenüber dem Durchschnittskonsum von ca. 120 g pro Tag!) Bei einer abwechslungsreichen pflanzlichen Kost bekommt man problemlos genügend Eiweiß, das auch ein viel besserer Träger von Spurenelementen und Vitaminen und darüber hinaus auch ein «Energiespender» ist.

Tipps und Alternativen

Anstelle von Kuhmilchprodukten: Sojamilch, Sojarahm, Sojadessert, Sojajogurt, Sojadrink, Ziegenmilch, Schafsmilch, Reismilch

Soja war bis vor wenigen Jahrzehnten in unserer Ernährung fast fremd und hat dann wegen seines hohen Eiweißgehalts als «Fleischersatz» eine große Popularität erlangt. Es gilt aber zu bedenken, dass Fleisch eigentlich gar nicht ersetzt werden muss, da im Durchschnitt ohnehin schon viel zu viel Eiweiß konsumiert wird. Zudem ist Soja immer mehr unter Beschuss geraten wegen unnatürlicher Kulturtechniken mit Genmanipulationen, Monokulturen usw. Ein weiteres Argument gegen Soja ist, dass das Soja-Produkt Tofu ein unnatürliches Fermentationsprodukt mit einer säuernden Wirkung ist. Daher unproblematischere Sojaprodukte, biologische Soja-Drinks anstatt Milch, oder Sojasprossen verwenden.
Allergien auf Soja sind bei uns sehr selten. Bei Säuglingen, welche nicht gestillt werden können, empfehlen wir eine biologische Soja-Säuglingsmilch.

Mayonnaise
Als Ersatz Dip-Saucenpulver auf pflanzlicher Basis, ohne Eigelb und Eiweiß. Gut haltbar. (Vorsicht: darf kein Glutamat enthalten!)

Saucen
Inhaltsstoffe beachten. Frischprodukte vorziehen.

Suppen
Vegetarische Gemüsebrühe als Basis von Suppen, zum Kochen von Nudeln/Teigwaren und Reisgerichten. Wichtig: die Gemüsebrühe darf kein Glutamat als Geschmacksverstärker enthalten!

Basesuppe
Sie sollte jeden Tag frisch zubereitet werden, löst als Frühstücksgetränk einen wahren Energieschub aus und macht basisch. Sie ersetzt den Morgenkaffee bestens und auch die Flüssigkeit, welche am Morgen notwendig ist. Rezept im Anhang, Seite 507.

Getreide
Hirse, Mais, Reis, Kartoffeln sowie Quinoa und Amaranth enthalten kein Gluten und sind daher allen Getreide-Allergikern erlaubt. Hirse- und Maisbrot gibt es in Spezialläden.

Schokolade

Alle Schokoladen, auch so genannte Diät-Schokoladen, enthalten Nüsse, meistens Vanillin-Aroma (das bei vielen «Migränikern» die Ursache der Migräne ist) und Milch. Schokoladen sind daher **verboten** – nicht einmal daran denken!)

Babynahrung

Milupa-Som und -Brei, Humana SL und Brei, oder von Galactina: Mamina Junior Bio (nur auf Soja-Basis).

Die so genannte «hypoallergene Babynahrung» ist zwar besser als die übliche, aber sie enthält immer noch einen Teil allergener, langkettiger Kuhmilch-Eiweiß-Moleküle. Diese sind zwar durch Hydrolyse vermindert worden und daher «hypo»-allergen. Unsere Erfahrungen mit Soja-Säuglingsprodukten sind viel besser, und man vermeidet damit eine spätere Milchallergie!

Kapitel 18 Der Aufbau der Darmflora

Der Mensch hat mehr Darmbakterien als «eigene» Zellen. Die Darmbakterien sind ein wichtiges «inneres Organ», da sie ganz speziell an den Menschen angepasst sind und sehr wichtige Funktionen erfüllen. Sie sind maßgeblich verantwortlich für die Entgiftung des Körpers, aber auch für das Immunsystem. Zudem ermöglichen sie dem Körper die Aufnahme jener Stoffe, die teils schwer resorbierbar sind, da sie sie endmetabolisieren oder organisch binden, wie etwa Provitamine oder Spurenelemente.

Viele Eingriffe der Medizin, aber auch eine falsche Ernährung führen zu einer Verminderung der Darmflora, im Dünndarm wie im Dickdarm:

- alle Antibiotika
- alle Antacida der neueren Generationen (Magensäure-Blocker)
- Abführmittel
- Nikotin
- Konservierungsmittel in der Ernährung
- falsche Ernährung, vor allem ein Mangel an Gemüse und Rohkost und zu viel Fleisch

Auch Nahrungsmittelallergien führen zu Darm-Atrophien und damit zu einer Verminderung der Darmflora.

Der Aufbau der Darmflora ist eine der wichtigsten Maßnahmen bei allen Immunstörungen und bei allen toxisch bedingten Leiden. Insbesondere muss jede Infektanfälligkeit mittels Reflorisierung behandelt werden. Die Stufenrezepte führen zuerst zum Aufbau der Dünndarm- und dann zum Aufbau der Dickdarmflora. Das dauert mehrere Monate. Es kann auch sofort, zusätzlich zum medikamentösen Aufbau der Flora, mit der Colon-Hydrotherapie begonnen werden. Der eigentliche Aufbau der Flora erfolgt durch die Diät (siehe Seite 239 ff.), die Ausleitung der Schwermetalle und die Basetherapie.

Gemäß unserer Erfahrung baut sich in 3–6 Monaten die normale Darmflora spontan wieder auf. Der Prozess kann aber merklich beschleunigt werden, wenn der Aufbau medikamentös unterstützt wird. Informationen dazu vermittelt das folgende Schema. Durch eine Mischung von isopathischen Heilmitteln und neuraltherapeutischen Anwendungen an ganz spezielle Darmpunkte wird der Aufbau der guten und symbiontischen Darmflora unterstützt. Gleichzeitig dient dieser Aufbau auch der Stimulation eines gesunden Immunsystems.

Milieutherapie und Aufbau der Darmschleimhaut

- **Alkala,** 2 x 1/2 Messlöffelchen täglich
- **Multimineraltabletten** (Burgerstein), **Alen®** oder **Mapurit** (Sanum), 2 x 1 Kapsel täglich

eventuell zusätzlich **L-Glutamin** (2 g/Tag) und **Molybdän** (2 x 150 g täglich)

- **Mucosa comp** (Heel), 4- bis 6-mal täglich 1 Tablette lutschen, lange einspeicheln und dann schlucken
- **Rebas D4** (Sanum), 1–2 Kapseln täglich, für den Aufbau der Peyer'schen Plaques

Darmflora-Aufbau

Beginn: **Fortakehl D5,** 3 x 1 Tablette täglich während 3 Wochen, dann **Pefrakehl D4** (Kapseln oder Tropfen), Beginn nach 1 Woche, 1 Kapsel täglich während 3 Wochen
dann 2 x 10 Tropfen **Sankombi** täglich, Beginn nach einer weiteren Woche, während 3–6 Monaten!

Dieses Stufenschema dient dazu, dass die normalen Bakterien in ihrer Qualität verbessert werden und apathogen bleiben. Zusätzlich kann zu Beginn der Behandlung die Besiedelung von Bakterien intensiviert werden:
Simbioflor 1, 3 x 10 Tropfen während 4 Wochen, dann
Simbioflor 2, 3 x 10 Tropfen ebenfalls während 4 Wochen

Den Aufbau der Darmflora empfehlen wir für Patienten mit chronischen Krankheiten, besonders für Allergiker, Patienten mit chronischen Infektionskrankheiten, aber auch für infektanfällige Kinder. Für Tumorpatienten ist sie ein Muss. Ferner empfehlen wir diese Art der Darmsanierung, kombiniert mit unserer Diät, als Routine zur Prävention von Krankheiten.
Eine Darmsanierung ist auch dann angezeigt, wenn die Ernährung über längere Zeit nicht ideal war.

Immunstimulierung

Der wichtigste Punkt beim Darmaufbau und der Immunstimulierung ist die Einhaltung der hypoallergenen Stoffwechseldiät! Die Peyer'schen Plaques werden dadurch wiederhergestellt und sekundär auch die Darmschleimhaut gestärkt.

Eine weitere Immunstimulierung des Darmsystems kann erreicht werden durch die Spurenelemente Selen und Molybdän sowie die Vitamine A, B_6, B_{12}, Biotin und Vitamin E.

Immunstimulation

bei chronischen Infekten, Infektanfälligkeit, Colitis usw

- **Utilin und Recarcin D6** (Sanum), je 1 Kapsel pro Woche nachts
- **Rebas D4** (Sanum), 2 x 1 Kapsel täglich

zusätzlich für ca. 4 Wochen
Echinacea (CERES) 3 x 5 Tropfen, nüchtern
Selenvital (Burgerstein), 2 Tabletten abends
Vitamin C 500 mg (Burgerstein), 2 Kapseln morgens

Darmspülungen: Colon-Hydrotherapie

Durch Spülungen kann der Dickdarm mit seinen vielen tausend Ausstülpungen bis zur Dünndarmklappe gereinigt werden. In diesen Krypten sitzen oft jahrealte toxische Krusten und sogar Parasiten sowie Entzündungsherde. Die Spülungen können, sofern vorsichtig durchgeführt, auch bei Patienten mit Colitis oder rezidivierender Diverticulitis ideal sein! In diesem Fall müssen aber die Darmspülungen immer von einer intensiven biologischen Therapie und Diät und von unserer Reflorisierungstechnik begleitet sein. Die Anleitung zu «Galleflush» nach Nicolaou und Bowman befindet sich auf Seite 510.

Bei der Colon-Hydrotherapie geht es nicht einfach um eine mechanische Reinigung. Die begleitende tiefe Bauchmassage hat folgende zusätzlichen Effekte:

- Das parasympathische Nervensystem wird durch ganz weiche, tiefe Bauchmassagen angeregt.
- Die Darmflora wird durch Nachspülungen mit speziellen Bakterienlösungen wieder aufgebaut, die in ihrer Zusammensetzung der menschlichen Symbiose-Flora entsprechen.
- Durch die osmotische Wirkung der Spülung wird der Körper entgiftet.
- Die Durchblutung des Darmsystems wird intensiviert.

Es ist ratsam, diese Darmspülungen während einer 2–3-wöchigen Kur ein- oder zweimal wöchentlich durchzuführen.

Kapitel 19 Übergewicht (Adipositas) und ganzheitliche Gewichtsregulation

Der Kampf gegen überflüssige Pfunde gewinnt immer mehr an Bedeutung. Leider haben nicht nur Erwachsene Probleme mit der Gewichtskontrolle, sondern in zunehmendem Maße auch Kinder und Jugendliche. In der Schweiz sind 24% der Kinder übergewichtig; unter den Erwachsenen leiden rund 42% der Männer und 28% der Frauen an Übergewicht.

Es ist unbestritten, dass Übergewicht und Adipositas sehr hohe Kosten für unser Gesundheitswesen verursachen. Fast 5% aller Gesundheitsausgaben in den Industrieländern werden für die Behandlung der Adipositas und ihrer Folgen aufgewendet; in der Schweiz sind es jährlich 2–3 Milliarden Franken.

Bei einem BMI von mehr als 30 bedarf es einer Therapie!

Übergewichtige Menschen brauchen eine Therapie, wenn ihr BMI den Wert 30 überschreitet (Körpergewicht in kg geteilt durch Körpergröße [m] im Quadrat). Die Adipositas erfordert eine lebensbegleitende Therapie, wobei die Behandlung und ihre Ziele vom Patienten mitgetragen werden sollten. Im Mittelpunkt der Maßnahmen steht die Reduktion der Kalorien. Sinnvoll kann ein unterstützender Einsatz von Medikamenten sein, die während der diätetischen Maßnahmen die psychoreaktiven Begleiterscheinungen lindern und gleichzeitig dauerhaft adäquate Essgewohnheiten konditionieren helfen.
(Quelle: Ebi-Pharm AG; Cefak KG.)

Klassifizierung der Adipositas nach Richtlinien der Deutschen Adipositas Gesellschaft:

$$\text{«body mass index» – BMI} = \frac{\text{Körpergewicht in kg}}{(\text{Körpergröße in m})^2}$$

BMI über 30	kg/m²	Adipositas
BMI 25 bis 29,9	kg/m²	Übergewicht
BMI 20 bis 24,9	kg/m²	Normal
BMI 20 bis 23	kg/m²	wäre ideal
BMI unter 20	kg/m²	Untergewicht

BMI
(Body Mass Index)

Gewicht (kg) \ Körpergröße (m)	1,52	1,56	1,60	1,64	1,68	1,72	1,76	1,80	1,84
106	46	44	41	39	38	36	34	33	31
105	45	43	41	39	37	35	34	32	31
104	45	43	41	39	37	35	34	32	31
103	45	42	40	38	36	35	33	32	30
102	44	42	40	38	36	34	33	31	30
101	44	42	39	38	36	34	33	31	30
100	43	41	39	37	35	34	32	31	30
99	43	41	39	37	35	33	32	31	29
98	42	40	38	36	35	33	32	30	29
97	42	40	38	36	34	33	31	30	29
96	42	39	38	36	34	32	31	30	28
95	41	39	37	35	34	32	31	29	28
94	41	39	37	35	33	32	30	29	28
93	40	38	36	35	33	31	30	29	27
92	40	38	36	34	33	31	30	28	27
91	39	37	36	34	32	31	29	28	27
90	39	37	35	33	32	30	29	28	27
89	39	37	35	33	32	30	29	27	26
88	38	36	34	33	31	30	28	27	26
87	38	36	34	32	31	30	28	27	26
86	37	35	34	32	30	29	28	27	25
85	37	35	33	32	30	29	27	26	25
84	36	35	33	31	30	28	27	26	25
83	36	34	32	31	29	28	27	26	25
82	35	33	32	30	29	28	26	25	24
81	35	33	32	30	29	27	26	25	24
80	35	33	31	30	28	27	26	25	24
79	34	32	31	29	28	27	26	24	23
78	34	32	30	29	28	26	25	24	23
77	33	32	30	29	27	26	25	24	23
76	33	31	30	28	27	26	25	23	22
75	32	31	29	28	27	25	24	23	22
74	32	30	29	28	26	25	24	23	22
73	32	30	29	27	26	25	24	23	22
72	31	30	28	27	26	24	23	22	21
71	31	29	28	26	25	24	23	22	21
70	30	29	27	26	25	24	23	22	21
69	30	28	27	26	24	23	22	21	20
68	29	28	27	25	24	23	22	21	20
67	29	28	26	25	24	23	22	21	20
66	29	27	26	25	23	22	21	20	19
65	28	27	25	24	23	22	21	20	19
64	28	26	25	24	23	22	21	20	19
63	27	26	25	23	22	21	20	19	19
62	27	25	24	23	22	21	20	19	18
61	26	25	24	23	22	21	20	19	18
60	26	25	23	22	21	20	19	19	18
59	26	24	23	22	21	20	19	18	17
58	25	24	23	22	21	20	19	18	17
57	25	23	22	21	20	19	18	18	17
56	24	23	22	21	20	19	18	17	17
55	24	23	21	20	19	19	18	17	16
54	23	22	21	20	19	18	17	17	16
53	23	22	21	20	19	18	17	16	16
52	23	21	20	19	18	18	17	16	15
51	22	21	20	19	18	17	16	16	15
50	22	21	20	19	18	17	16	15	15

Einfache Wege zur kontinuierlichen, nachhaltigen Gewichtsregulation

Das folgende Gesundheitsprogramm hat sich in der Vergangenheit sehr bewährt. Es ist ein einfaches Programm zur Gewichtsoptimierung. Obwohl es wie ein «Rezept» angewendet werden kann, empfehlen wir dringend, dass die Patientin beziehungsweise der Patient sich ganzheitlich untersuchen lässt, damit das Programm individuell auf sie oder ihn abgestimmt werden kann.

Wir geben in gewissen Fällen auch zusätzlich biologische Medikamente, welche die Schilddrüsentätigkeit unterstützen oder die Stoffwechselleistung der Bauchspeicheldrüse stimulieren. Diese können wir hier aber nicht genauer beschreiben, weil sie sehr individuell zusammengestellt werden.

Gewichtsabnahme und -optimierung mit essentiellen L-Aminosäuren: Das Stoffwechselprogramm nach Dr. Rau

Übergewicht und **Untergewicht** sind nicht einfach eine Frage der Nahrungsmenge, sondern vielmehr des Stoffwechsels. Dem Übergewichtigen fehlt die Stoffwechsel- oder Aufbaukraft, um Eiweiße und andere essentielle (lebenswichtige) Stoffe in die Zellen zu bringen. Er lagert Eiweiße in der Zwischenzellsubstanz ab oder baut sie zu Kohlenhydraten oder indirekt zu Fetten um.

- Die Stoffwechselkraft des Menschen kann durch Zufuhr der richtigen essentiellen Aminosäuren gesteigert werden (Eveliza).
- Eine Förderung der Entschlackungskraft wird erreicht durch Stimulation mit pflanzlichen Stoffen (Tees).
- Die Verarbeitung der Kohlehydrate wird verändert durch die Zufuhr der richtigen pflanzlichen Kohlehydrate und dem Meiden von Zucker.
- Der Stoffwechsel wird angeregt durch das Meiden von Nahrungsmittelallergenen.
- Der Stoffwechsel der Schilddrüse und der Bauchspeicheldrüse wird angeregt/unterstützt mit biologischen Mitteln.

Eveliza, das Nahrungsmittelergänzungsprodukt aus Ecuador, ist integrierender Bestandteil des Gewichtsprogramms. Eveliza hat die Kraft und die richtigen Inhaltsstoffe, um maßgeblich zur Stoffwechsel-Regulation beizutragen.

Eveliza wirkt bei übergewichtigen Menschen gewichtsreduzierend und führt trotzdem zu einem zellulären Aufbau der lebenswichtigen Organe. Bei einer Gewichtsabnahme mit Eveliza und gleichzeitiger Ernährungsumstellung nimmt die Muskelmasse und -kraft nicht ab. Es kommt zu keinem Hungergefühl, und die geistige Vigilanz und die Vitalität werden sogar gesteigert.

Wichtig ist nicht einfach die Einnahme des Produkts, sondern auch die begleitende Ernährungsumstellung (Hypoallergene Stoffwechsel-Diät nach Rau).

Bei Untergewichtigen und Rekonvaleszenten wirkt Eveliza stärkend und zellaufbauend. Besonders nach Operationen und schweren Krankheiten oder Chemotherapie ist Eveliza das Stärkungsmittel schlechthin.
Eveliza führt in Kombination mit der Diät nie zur Schwächung, sondern immer zur Gewichtsoptimierung, auch wenn es langfristig angewendet wird.

Zur Beachtung: Obwohl Eveliza ein integrierender Bestandteil des Gewichts- und Stoffwechselprogramms der Paracelsus-Ärzte ist, ist es eben nur ein Teil davon. Jede Stoffwechselkur ist eine individuelle Behandlung, welche wir nur nach Abklärung der hormonellen Lage und der Stoffwechsellage durchführen. Eveliza geben wir aus diesem Grund nur unseren eigenen Patienten ab.

Die Stoffwechselschwäche bei Übergewichtigen hat meist verschiedene Ursachen:

- **Übereiweißung bei Mangel an essentiellen Aminosäuren**
  Der Mensch nimmt im Durchschnitt täglich 140 g Eiweiße zu sich, kann aber lediglich etwa 45 g wirklich zu Zellen, Fermenten, Hormonen usw. verarbeiten. Er isst also eine große Menge Eiweiße, die er nicht verarbeiten kann, dies speziell, wenn nicht alle Bestandteile der Aminosäuren aufgenommen werden. Es ist, als würde man einem Maurer mehr Backsteine zum Bauen liefern, als er tatsächlich braucht. Und wenn ihm nicht gleichzeitig Zement geliefert wird, kann er gar nicht oder nur minderwertig bauen. Der Zement entspricht den «essentiellen Aminosäuren».
  Mit der Nahrung werden von den acht verschiedenen essentiellen Aminosäuren eindeutig zu wenig zugeführt, da sie nur in frischen, hochwertigen pflanzlichen Eiweißträgern in genügender Menge enthalten sind. Viele Menschen essen massiv mehr Eiweiße, als die Zellen verarbeiten können.

Sie werden daher einfach in Eiweißdepots oder anderweitig in die Organe eingelagert (Zwischenzellsubstanz = Grundsubstanz = Mesenchym). Diese Schlacken- oder Depoteiweiße führen zur Bindung von Wasser und Zuckern (Glykogenen), was die Gewebe aufquellen lässt und die Blutzufuhr zu den Geweben vermindert. Auch Arteriosklerose ist eine typische Folge einer Verschlackung. Das Übermaß an Schlacken-Aminosäuren führt zu Übersäuerung und allen Folgekrankheiten.

Die essentiellen Aminosäuren und ihre ideale tägliche Menge		
		Vorkommen
L-Isoleucin	1,5 g	(Muskel-Aminosäure): Quinoa Erdnüsse, Thunfisch, Lachs, Kichererbsen, Weizenkeime
L-Leucin	2,0 g	wie Isoleucin
L-Lysin	1,5 g	Thunfisch, Sojabohnen, Poulet/Huhn Erdnüsse, Weizenkeime, Bündner Fleisch, Quinoa
L-Valin	1,6 g	wie Isoleucin
L-Methionin	0,7 g	Lachs, Sojabohne, Truthahn/Pute, Poulet/Huhn, Cashewkerne, Weizenkeime, Quinoa
L-Phenylalanin	1,3 g	Sojabohnen, Mandeln, Thunfisch Quinoa
L-Threonin	1,1 g	(Wachstums-AS): Linsen, Sojabohnen, Forellen, Weizenkeime, Erdnüsse, Poulet/Huhn, Quinoa
L-Tryptophan	0,3 g	Cashew- und Sonnenblumenkerne, Quinoa, Thunfisch, Haferflocken, Poulet/Huhn
Histidin («halbessentiell»)	0,8 g	Poulet/Huhn, Sojabohnen, Thunfisch, Linsen, Erdnüsse, Weizenkeime

Beim «L» handelt es sich um die «linksdrehende» sterische Form, die stoffwechselaktiv ist. Die Kunst der Herstellung ist es, nur diese Form zu erhalten. Diese Form ist aber in gelöstem Zustand sehr labil und geht in ein Razemat über, eine Kombination mit der inaktiven R-Form.

Führt man nun einem übereiweißten Patienten eine Zeit lang kaum mehr Eiweiße zu, sondern nur noch die richtige Menge linksdrehender essentieller Aminosäuren, können die eingelagerten Eiweiße im Sinne des «Recyclings» wieder verwertet und aus den Depots herausgelöst und in die Zellen gebracht werden. Um den Vergleich mit dem Maurer wieder aufzunehmen: Die gelagerten Backsteine können nun zum Bauen verwendet werden, da der Maurer auch den Zement erhalten hat.

Kurz: der übergewichtige und chronisch kranke Mensch hat genügend Eiweiße, aber zu wenig essentielle Aminosäuren und Katalysatoren, um sie zu verwerten.

Eveliza wird aus Quinoa hergestellt. Es enthält wie keine andere Pflanze alle essentiellen Aminosäuren in einer stoffwechselaktiven, linksdrehenden L-Form. Mit 3 Beuteln Eveliza-Pulver (3 x 20 g) pro Tag führt man sich so viel essentielle Aminosäuren zu, wie man verstoffwechseln kann. Dem ecuadorianischen Biochemiker und Arzt Dr. med. Oscar Vargas Machuga ist es in dreissig Jahren Forschungs- und Entwicklungsarbeit gelungen, aus dem Inneren des Quinoa durch eine raffinierte Schältechnik und chemiefreie Trocknung die essentiellen Aminosäuren in ihrer aktiven L-Form zu gewinnen und zu konservieren. Schon die Kultivierung der Pflanze ist speziell: Auf frischer Lavaerde in der Hochebene von Ambato (Ecuador, 2000–2500 m ü. M.!), unter äquatorialer Sonne, entwickelt das Quinoagetreide eine ganz außerordentliche «Energie». Das zeigen alle energetischen Tests. Quinoa ist glutenfrei, und die Quinoaprodukte Eveliza® und Alen® enthalten keine chemischen Begleitstoffe, ebenso wenig wie Spritz- oder Konservierungsmittel. Allergien auf Quinoa oder Eveliza im Speziellen kommen praktisch nie vor. Nebst dem Quinoa enthält Eveliza ganz geringe Mengen von Süßwasser-Braunalgen und Weizenkleie als natürliche Stabilisatoren und Träger-Ballaststoffe. Eveliza führt zur Steigerung des Stoffwechsels sowie zur Verwertung der Schlackeneiweiße bei gleichzeitigem Aufbau von Zellmaterial und einer Organ-Regeneration. Die linksdrehenden hochwertigen essentiellen Aminosäuren von Eveliza sind sehr labil. Die Art der Herstellung des Pulvers mit Algen und die Sonnen- und Lavasteintrocknung erfordert, dass Eveliza in reichlich Wasser (2–3 dl/200–300 ml reines Wasser pro Beutel) eingerührt und sofort getrunken wird! Zur Vermeidung einer Übereiweißung/Übersäuerung sollen während der Gewichtsabnahme mit Eveliza nur wenig tierische Eiweiße (je 2-mal Fisch oder Trockenfleisch oder wenig Poulet/Huhn pro Woche und möglichst keine Milchprodukte) eingenommen werden. Milch verschlackt die Lymphe und ist zu eiweißreich.

Die Symptome der Übersäuerungskrankheit

Folgende Symptome/Krankheiten sind Ausdruck der lang dauernden allzu eiweißreichen Ernährung und können mit einer Stoffwechselbehandlung mit Eveliza angegangen werden:

Haut
- vermehrtes Schwitzen
- Neigung zu Ekzem
- Neurodermitis
- Ulcera cruris

Respirationstrakt
- Infektanfälligkeit
- chronische Bronchitis
- Asthma
- Gefühl der Enge
- wiederholte Sinusitis

Gelenke und Bewegungsapparat
- Arthritis und Gicht
- Fibromyalgien
- Muskelschmerzen, Gelenkschmerzen
- vorzeitige Arthrosen
- lumbovertebrales und cervicobrachiales Syndrom

Magen-Darm-Trakt
- ständige Blähungen
- Colitis / Diverticulitis
- Magenübersäuerung
- Reflux von Säure in Speiseröhre
- Parodontose

Urogenitaltrakt
- chronische Blasenentzündungen
- Unterleibspilze
- Myome (langfristig)
- Nieren-Blasen-Infektionen
- Prostatitis

allgemeine Symptome
- chronische Müdigkeit
- verminderte Heilungstendenz
- erhöhte Degenerationstendenz
- vorzeitige oder beschleunigte Alterung

- **Hyperinsulinismus:** zu viel oder phasenweise übermäßige Ausschüttung von Insulin.
  Je mehr Zucker man konsumiert, desto mehr Insulin wird zu dessen Verstoffwechslung produziert. Insulin bringt den Zucker in die Zellen, wo er für die Energieproduktion verwendet wird. Wird mehr Zucker aufgenommen, als die Zellen für ihren Energiebedarf brauchen, dann wird er in den Zellen zu Fett umgewandelt, und die Zelle beginnt den Zuckerüberschuss zu vergären. Dies führt zu Lactat-Anreicherung, Zellblockade und Übersäuerung der Zelle.

Das Insulin wird in der Bauchspeicheldrüse gebildet. Je mehr Zucker im Blut ist, desto mehr Insulin wird gebildet und desto mehr wird auch Fett in den Zellen gebildet. Deshalb am besten jegliche Zuckerzufuhr vermeiden. Auch wenn man gar keinen Zucker konsumiert, bekommt man mehr als genug Kohlenhydrate aus den Pflanzen. Die Kohlenhydrate aus Pflanzen nähren die Zellen mit natürlichem Zucker und führen zu einer weit geringeren Insulin-Ausschüttung.

Einen zusätzlichen Trick zur Gewichtsabnahme hat Dr. Vargas gefunden: **Fructose** (Fruchtzucker) wird nicht über Insulin verstoffwechselt, nährt die Zellen aber auch mit Energie. Daher empfiehlt er, Eveliza mit einem Teelöffel Fruchtzucker zu süßen.
Ich selbst empfehle, dies wochenweise zu tun, aber statt Fructose dann die «Basische Mineralstoffmischung Burgerstein» zu nehmen, jeweils einen Teelöffel mit dem Eveliza. Diese enthält im Gegensatz zu anderen Basepulvern etwa 40% reine Fructose!

Eine neue Erkenntnis ist auch, dass übermäßige Eiweiße nicht nur in das Mesenchym eingelagert werden, sondern auch zu Zucker umgewandelt werden. 10 Gramm Überschuss-Eiweiße führen zu 40 Gramm reiner Glucose im Körper, wenn sie dem katabolen Stoffwechsel folgen!! Diese Glucose führt ihrerseits auch zur Insulinausschüttung und damit zu Fettansatz.

Nur wenn anabole Eiweiße in geringer Menge (essentielle L-Aminosäuren) eingenommen werden, ohne gleichzeitige Zuckerzufuhr, wird der Körper aus dem Teufelskreis des Hyperinsulinismus und der Zellverfettung herauskommen.

Eveliza und auch Alen führen zu ausgeglichenen, tiefen Blutzucker- und Insulinwerten, wodurch auch das Hungergefühl deutlich vermindert wird. Wenn man am Morgen einen Beutel Eveliza oder einen Esslöffel Alen in 3 dl/300 ml Wasser auflöst und trinkt, hat man bis am Mittag absolut kein Hungergefühl! Dies ist wichtig für Menschen mit geistiger Tätigkeit und Schulkinder. Sie werden dank dem ausgeglichenen Blutzucker keinen Leistungsabfall verspüren und auch nicht den Zwang haben, irgendwelche Süßigkeiten zu sich zu nehmen!

(Dies ist auch mein «Trick», dank dem ich von 06.30 Uhr bis 13.30 Uhr ohne Unterbruch und ohne Hungergefühl und Leistungsabfall schnell und intensiv in der Praxis arbeiten kann.)

Daher nochmals: Eveliza ist doppelt wirksam, wenn man keinen Zucker und keine Süßspeisen isst, sondern höchstens mit Fructose (ein Teelöffel je 3 dl/300 ml) süßt.

Die Zuckerverarbeitung und die Insulin-Rezeptoren können verbessert werden durch den so genannten «Glucose-Toleranz-Faktor», ein organisch gebundenes Chrom (Chromvital® Burgerstein). Das Spurenelement Chrom ist ohnehin interessanterweise bei Übergewichtigen und auch bei Diabetikern fast immer ungenügend vorhanden, ebenso Zink und sehr häufig auch Mangan.

- **Nahrungsmittelallergien**
  Eine der wichtigsten Ursachen von Adipositas sind Nahrungsmittelallergien. Diese sind praktisch immer «versteckt», d.h. sie sind dem Patienten meist nicht bekannt, da es sich um Nahrungsmittelallergien des verzögerten Typs handelt (T-Lymphocyten-gebundene Allergien, IgG-4-Allergien). Wenn der Patient das Allergen zu sich nimmt, merkt er also nicht direkt etwas, sondern es treten erst mit 3–5 Tagen Verzögerung Symptome auf, die er in keiner Weise mit dem Allergen in Verbindung bringt. Dadurch nimmt er sein Allergen oft dauernd ein, was zu einer Vielzahl von sekundären Fernsymptomen führt.
  Die meisten dieser Symptome kommen dadurch zustande, dass die Darmwand chronisch geschädigt wird. Sie produziert dadurch eine geringere Menge an **Serotonin** und oft eine größere Menge an Histamin, vor allem aber mehr **sekretorisches Immunglobulin A** und evtl. **Calprotektin.** Dies lässt sich mit speziellen Blut- und Stuhluntersuchungen nachweisen.

Es werden daher differenzierte Stuhl- und Blutuntersuchungen gemacht, die mit großer Sicherheit die Stoffwechselursachen der Adipositas aufzeigen.

Häufig stellen wir fest, dass sich bei Meiden des Nahrungsmittelallergens der Stoffwechsel bedeutend verbessert und der Patient sein Gewicht optimiert, obwohl er gar nicht weniger isst. Am häufigsten tritt dies bei der verbreiteten Allergie auf Milcheiweiß auf.

Die häufigsten Nahrungsmittelallergien sind Kuhmilcheiweiß, Nüsse und Hühnereiweiß. **Bei über 80% aller Adipöser findet sich eine versteckte Nahrungsmittelallergie auf eines dieser Produkte, vor allem Milcheiweiß (in über 60% aller stoffwechselgestörter Adipöser!).** Deshalb raten wir Übergewichtigen und allen Menschen, die unter einer Stoffwechselstörung leiden, einige Wochen alle Milchprodukte strikt zu meiden.

- <u>Hormonsituation: Verteilung des Fetts und des Körperwassers</u>
  Gewichtsprobleme treten bei Frauen und auch Männern oft dann auf, wenn natürlicherweise die Hormonproduktion zurückgeht. Bei der Frau sind es die **Progesterone** und das **Testosteron.** Es kommt dann zu einem relativen Überwiegen der Östrogene. Dieses relative Überwiegen der

Symptome einer Nahrungsmittelunverträglichkeit

<u>Charakteristische Symptome sind</u>

- starke <u>Müdigkeit,</u> Erschöpfung, Depression
- <u>Adipositas</u> oder sonstige Stoffwechselstörungen
- häufige <u>Infekte</u> (insbesondere der Atemwege und des Magen-Darm-Trakts, Harnwege)
- Konzentrationsstörungen, Kopfschmerzen, Migräne
- Urtikaria, Neurodermitis (juckender, quaddelförmiger Hautausschlag)
- Muskelschmerzen oder Muskelschwäche
- Ödeme und Durchblutungsstörungen
- bei chronischen Formen: Autoimmunstörungen, Polyarthritis
- erhöhte Tumorneigung, Colitis ulcerosa

Die Untersuchungen bei Adipositas

- Profil, Hämatologie-Werte, Fibrinogen
- Hormone inkl. Hypophysenhormone und Schilddrüsenhormone, SHBG
- Serotonin, Somatomedin, DHEA
- Histamin und Immunglobulin E
- Stuhltest auf Bakterien, Calprotektin/ sekretorisches Immunglobulin A
- Dunkelfeldmikroskopie (zeigt Eiweiß-Fehlverarbeitung)
- Allergoscreen IgG4 (Nahrungsmittelallergene)
- Fettsäurenprofil (ungesättigte Fettsäuren)
- Glucose-Toleranz-Test mit Insulinreaktion (Insulintests nach Glucosebelastung)
- Testung des vegetativen Nervensystems (Stärke des Parasympathicus?)
- evtl. Thermographie: Regulationsstärke?
- BTM oder Be-Te-A (Säure-Base, Redoxpotentiale)

Östrogene ist meist die Ursache, dass Frauen (oder auch Männer) ab 45–55 zunehmen, ohne mehr zu essen, und auch ihre Fettverteilung sich ändert.
Verminderte Drüsentätigkeit führt zu Stoffwechselträgheit. Es muss darauf geachtet werden, dass die Hormonproduktion des Körpers aktiviert wird und dass die Östrogene relativ vermindert werden. Die Hormone STH, Progesteron, Testosteron und DHEA wirken anabol, d. h. sie begünstigen den Stoffwechsel und bauen Eiweiße in die Zellen ein und vermindern dadurch die Verschlackung.
Östrogen, SHBG (Sexualhormon bindendes Globulin) und Insulin führen zu Verschlackung und Eiweißstauung in die Zwischenzellsubstanz.
Ein erhöhter SHBG-Spiegel zeigt einerseits an, dass eine Leberstörung vorliegt, und anderseits, dass der Patient/die Patientin eine Zufuhr von Hormonen von außen hat, welche den eigenen Hormonstoffwechsel unterdrücken. Bei Patienten mit erhöhtem SHBG ist die Stoffwechselstörung praktisch immer hormonell bedingt; sie brauchen eine Lebertherapie und eine Reduktion der Hormonzufuhr von außen (Fleisch, Fisch, Tabletten und chemische Produkte).

Die Stoffwechsel-Ernährung ist individuell und führt zu einer Verbesserung bei den anabolen Hormonen und zu einer Stoffwechselsteigerung. Sie führt aber auch zur Leber-Entgiftung.
Es gibt Pflanzen, die besonders geeignet sind, die Hormone zu regulieren und anabol zu wirken. Es sind die mineralstoffreichen grünen Gemüse wie Zucchini, Brokkoli, Spinat und andere mehr. Man kombiniert diese mit phytosterolreichen Produkten wie Quinoa, Yamswurzel, Topinambur, Soja usw. Dies optimiert nicht nur das Gewicht, sondern gibt auch eine gute Figur.
Elisabeths Slime Diet: Eine striktere Form der Stoffwechsel-Diät, ausgearbeitet von Elisabeth Rau, führt bei Frauen einerseits zu einer Gewichtsabnahme und Wasserentstauung, andererseits aber auch zu einer Beibehaltung oder Verbesserung der weiblichen Figur. Die Diät beruht vor allem auf Grüngemüsen und darauf, dass die 3-Hydroxy-Carbinole gesteigert werden, welche zur körpereigenen Hormonsynthese führen.

Die Einnahme essentieller Aminosäuren, zusammen mit der Stoffwechsel-Ernährung, führt daher gleichzeitig zu Gewichtsabnahme und Figurverbesserung.

- **Die «Stoffwechselkraft» oder «Lichtkraft» der Nahrung**

  Wer verschlackt ist, hat ein schlechtes Redoxpotential in Blut, Lymphe und Gewebe. Das heißt, er kann keine Elektronen an seine Stoffwechselfunktionen abgeben. Die Fähigkeit, Zellen innerlich energetisch aufzubauen und «lebendiger» zu machen, hängt auch vom Redoxpotential ab.

  Je mehr Sonne und natürliche Wachstumskraft eine Pflanze erhält, ein desto besseres Nahrungsmittel wird sie sein. Je mehr ein Nahrungsmittel behandelt, erhitzt und konserviert wird, desto schlechter ist sein Redoxpotential. Eveliza und auch Alen haben ein außerordentliches Redoxvermögen, d. h. sie sind enorm elektronenreich. Eveliza wurde nie erhitzt, enthält keine Konservierungsmittel und wurde unter der äquatorialen Sonne getrocknet. Es ist gewachsen in Lavaerde aus frischen Eruptionen der Vulkane Ecuadors! Das ist der Grund, weshalb man sich während der Gewichtsreduktion mit Eveliza so vital und auch geistig fit fühlt!

Eveliza, allein oder in Kombination mit der beschriebenen Diät, ist auch geeignet für die Behandlung von Kindern mit Lern- und Konzentrationsstörungen, wirkt aber auch ganz hervorragend bei rekonvaleszenten Menschen oder nach einer kräftezehrenden Krankheit.

Bei Tumorkrankheiten und insbesondere begleitend zu Chemotherapien oder Bestrahlungen ist es fast ein Muss. Tumorzellen beziehen nämlich ihre ganze Energie aus dem Gärungsstoffwechsel, nicht aus der eigentlichen Zellatmung (Zitronensäurezyklus), und werden durch die Verminderung des Insulins bei einer Eveliza- und Spezialdiät geschwächt.

- **Salzhaushalt/Spurenelemente**

  Sie scheint ein kleines Detail, kann aber doch den Schlüssel zum Erfolg sein: die Salzeinnahme!

  Der Mensch konsumiert in der Regel zu viel Salz. Die ideale Menge wäre 2 Gramm Salz pro Tag. Im Durchschnitt sind es aber 12 Gramm, vor allem in Fleisch und Käse enthalten. Und natürlich auch durch das Salzen selbst. Diese übermäßige Salzeinnahme führt zu Wasserstau, Hypertonie und zur Herzbelastung.

  Es geht aber aus unserer Erfahrung gar nicht primär um die Salzmenge, sondern um die Qualität des Salzes. Unser normales Kochsalz ist durch Lösung aus den Rheinsalinen gewonnen worden und enthält praktisch nur Natriumchlorid (NaCl). Wer dieses Salz verwendet, führt sich zwar viel Natrium zu, aber keine anderen Spurenelemente, verarmt also an den seltenen Spurenelementen. Ein weiteres Problem ist die Ernährung der Tiere – deren Fleisch und Milchprodukte wir verzehren – mit dem gleichen inhaltsarmen Kochsalz; es sei denn, der Bio-Bauer gebe seinen Tieren Steinsalz. Auch Fleisch und Milchprodukte sind daher eher arm an Spurenelementen.

  Die Spurenelemente sind aber von allergrößter Wichtigkeit für unseren Stoffwechsel, so etwa Mangan, Jod, Molybdän, Chrom und Zink, welche direkt den Zellstoffwechsel anregen. Diese sind in Spuren enthalten im Himalajasalz. Dies ist ein aus mineralischen Salzadern gebrochenes Steinsalz, das nur mechanisch verkleinert wurde und sehr viele Spurenelemente enthält.

  Das Alaya-Himalajasalz, das wir verwenden, enthält nachgewiesenermaßen 82 verschiedene Spurenelemente! Es unterstützt den Zellstoffwechsel. Man verwendet es als Streusalz und ersetzt so alles Kochsalz! Eine noch bessere Anwendungsform ist die tägliche Einnahme von 5 bis 10 ml gesättigter Salzsole (1 Teelöffel gesättigte Salzsole). Salzbrocken werden dazu in ein Glas Wasser gegeben, so dass das Salz etwa einen Drittel bis die Hälfte ausmacht. Innerhalb von 24 Stunden bildet sich eine gesättigte Salzlösung von 22% Salzkonzentration. Damit führt man sich die ideale Menge der seltenen Spurenelemente zu. (Die Beschreibung dazu findet man auf dem Packungsprospekt.)

- **Anleitung zur intensiven Stoffwechsel-Ernährung**
  Die genaue und individuelle Diätanleitung erhält der Patient nach der ausführlichen Untersuchung, in welcher die Nahrungsmittelallergien, die Konstitution des Patienten und vor allem die Art der Gewichtsstörung festgestellt werden.
  Die folgende Anleitung ist standardisiert, wirkt aber in den meisten Fällen schon erstaunlich gut und führt innerhalb von 2–4 Monaten zu einer Gewichtsoptimierung. Übergewichtige Menschen nehmen normalerweise in 2–4 Monaten 4–6 kg ab, wobei sie sich meist schon nach wenigen Wochen beträchtlich dynamischer und wohler fühlen!

  - **Eveliza:** morgens, mittags und abends 1 Beutel in 3 dl/300 ml frischem, zimmerwarmem Wasser auflösen. Fakultativ: 1 Teelöffel Fruchtzucker (nur Fructose, keinesfalls Zucker!); sofort trinken. Nach 3 Wochen auf einen Beutel pro Tag reduzieren und am Morgen einnehmen.

  - **Frühstück:** kein Milchkaffee! Tee so viel man mag, mindestens aber 3–6 dl/300–600 ml. Wir empfehlen Winkelmann-Entstauungstee. ½–1 Grapefruit. Wenig Brot oder Müesli sind erlaubt, aber ohne Jogurt und Milch (Birchermüesli nach Rau Seite 508). Ein Apfel zusätzlich ist ebenfalls erlaubt. Gut ist auch ½ bis 1 Sojajogurt mit 1 Esslöffel Leinsamenöl und 2–3 zerkleinerten Dörrfrüchten (Budwig-Müesli). Wenig Brot (maximal eine dünne Scheibe), mit etwas Butter und ganz wenig Honig. Keine Konfitüre, wegen des darin enthaltenen Zuckers!

Die individuell verschriebenen Vitaminpräparate werden morgens zum Frühstück genommen.

- **Während des Morgens:** zwischendurch nichts essen. Wer Eveliza nimmt, hat keinen Hunger bis zum Mittag.
  Trinken: zwischendurch am Morgen und am Nachmittag 1–2 Liter Winkelmann-Entfettungs- oder Entstauungstee oder Rheuma-Gicht-Tee oder auch Magen-Darm-Tee (leicht abführend). **Keine Süßgetränke oder milchhaltigen Getränke!**

  Während der intensiven Zeit der Gewichts- und Stoffwechselregulation: Nochmals eine Portion Eveliza, in 3 dl/300 ml Wasser aufgerührt, ½ bis 1 Stunde vor dem Mittagessen – oder anstelle des Mittagessens.

- **Mittagessen:** Sollte die Hauptmahlzeit sein. Immer Suppe, am besten Basesuppe nach Rau, Seite 506.
  Danach ein großer Teller Rohkost; ideal sind Karotten, Knollensellerie, Zucchini, Gurken und grüner Salat. Italienisches Salat-Dressing mit kalt gepresstem Leinsamenöl und Olivenöl extra nativ, eventuell kalt gepresstes Kürbiskernöl. Zusätzlich jeden Tag 30 ml kalt gepresstes Leinsamen- oder Traubenkernöl einnehmen.
  3- bis 4-mal wöchentlich mageres Fleisch, Poulet/Huhn oder Fisch sind erlaubt, oder Trockenfleisch, lange gekaut.
  Nach Suppe und Salat dürfen noch grünes Gemüse nach Belieben oder Basmati-Reis (Trockenreis) oder wenig Kartoffeln (im Dampf gegart) oder Polenta (in Gemüsebrühe gegart) gegessen werden. Am besten ist aber gedämpftes grünes Gemüse wie Brokkoli und Spinat.
  Keine zuckerhaltigen Desserts! Ein Espresso nach dem Essen ist erlaubt, schwarz, ohne Rahm/Sahne und Zucker.

- **Abendessen:** Gedämpftes grünes Gemüse, so viel man mag. Auch etwas Basmati-Reis (Trockenreis) oder wenig Polenta (in Gemüsebrühe gegart) oder ein halber Maiskolben (im Dampf gegart) sind erlaubt. Hervorragend sind Avocado und Kastanien. Auf Brot ist während der Stoffwechselkur zu verzichten. 1- oder 2-mal pro Woche etwas Schafskäse (Pecorino/Roquefort) oder Trockenfleisch.
- **Wein:** Ein (einmal maximal zwei) Glas Rotwein abends ist erlaubt. Zusätzlich Tee oder einfach Wasser **Bier:** leider nicht erlaubt! An **Spirituosen** nicht einmal denken!

- **Tees zur Entschlackung**

  Dr. Winkelmanns Kräutertees: Der Gründer der Paracelsus Klinik Lustmühle, Dr. med. h. c. Walter Winkelmann, hat verschiedene Tees entwickelt, die wir immer noch herstellen. Die Zusammensetzungen enthalten eine große Kraft; sie können mit normalen Tees nicht verglichen werden. Die Teemischungen sind sehr stark. Es darf keinesfalls zu viel Kraut verwendet werden: ½ Tee-Ei reicht für 1–2 Liter Tee! Das Kraut muss mit siedendem Wasser übergossen und das Tee-Ei anschließend für ½ bis 1 Stunde im Tee belassen werden.

  Empfohlen werden

  - **Dr. Winkelmanns Entfettungstee:** Gegen Fettleibigkeit und deren Folgen. Aktiviert Niere, Haut und Darm. Die Teemischung enthält das Gallemittel Faulbaum.
  - **Dr. Winkelmanns Entstauungstee:** Wirkt wassertreibend auf Herz und Niere. Vor allem für ältere Menschen und Menschen mit Ödem.
  - **Dr. Winkelmanns Blutreinigungstee:** Täglich trinken, hat eine sehr gute ausleitende Wirkung, wirkt auch reinigend auf die Haut und aktiviert den Stoffwechsel, aber auch die Galle.
  - **Dr. Winkelmanns Leber- und Galletee:** Nur an 1–2 Tagen pro Woche statt Blutreinigungstee, an diesen Tagen aber 1–1½ Liter. Bittertee aktiviert auch die Schilddrüse und den Stoffwechsel.
  - **Dr. Winkelmanns Gichttee:** Der «König der Ausscheidungstees». Er unterstützt die Ausscheidung der Harnsäure, aktiviert den Stoffwechsel und führt zu «innerer Wärme» (Rosmarin). Er entschlackt Bindegewebe und Muskeln. Kurweise trinken: 3 Wochen regelmäßig, dann 3 Wochen Pause.
  - **Dr. Winkelmanns Nieren- und Blasentee:** Abwechseln mit Gichttee, wenn für diesen eine Pause angesagt ist. Er fördert die Ausscheidung durch die Nieren und lindert Nieren- und Blasenreizungen. Sehr geeignet für Männer mit Prostatareizungen und Frauen mit häufigen Blasenreizungen.
  - **Dr. Winkelmanns Diabetestee:** nebst dem Gichttee der stärkste der Winkelmann'schen Kräutertees. Führt zu einem Ausgleich des Blutzuckers und eignet sich somit für Zuckerkranke. Wer als Zuckerkranker unsere Stoffwechselkur macht und diesen Tee einnimmt,

wird fast mit Sicherheit seine Blutzuckerwerte senken und sie stabilisieren und damit die Diabetesmedikamente reduzieren können. Der Tee enthält sehr wirksame Heilkräuter wie Heidelbeeren, schwarze Johannisbeeren, Labkraut, Nelkenwurz usw. und steigert die «Verbrennung.

Viel trinken: 2–3 Liter pro Tag, aber immer zwischen den Mahlzeiten.

Kapitel 20 Fastenkur nach Rau (Dauer: 7–21 Tage)

Fasten ist nicht hungern – hungern ist nicht fasten. Während beim Hungern die Stoffwechselaktivität beträchtlich eingeschränkt und der Körper auf Sparflamme schaltet, kommt es beim richtigen Fasten zu einer Intensivierung des Stoffwechsels, mit massiver Entgiftung, Ausscheidung, Regeneration und Stärkung der Zellatmung sowie der Gewebefunktionen.

Ziel des Fastens ist, die Gewebe zu entlasten, den Körper von Eiweiß-, Toxin- und Fetteinlagerungen zu befreien. Zudem soll die Darmflora, Hauptbestandteil unseres Immunsystems, und indirekt auch das Lymphsystem regeneriert werden.

Die Fastenzeit ist deshalb für den Körper eine äußerst intensive Zeit, sie führt aber kaum zu einer Schwächung. So kann während der Fastenzeit ohne weiteres einer Arbeit nachgegangen werden. Trotzdem ist es aber empfehlenswert, in einer ruhigen Zeit, zum Beispiel während der Ferien, zu fasten, um die positiven Effekte intensiv zu erleben und auch jene Tätigkeiten durchzuführen, welche das Fasten und die allgemeine Reinigung unterstützen, wie Duschen, Kneippen, Gymnastik oder regelmäßige Wanderungen.

Die ersten 2 bis 4 Tage sind die schwierigsten. Zum Zeitpunkt, wenn sich Schlacken und Toxine aus dem Gewebe lösen, kann es zu einer Fastenkrise kommen. Kopfweh, Krankheitsgefühl, Frösteln oder Blutdruckstörungen, insbesondere bei tiefem Blutdruck mit Müdigkeit und Schwindel, können die Folgen sein. Am besten wird auf eine Fastenkrise mit großen Trinkmengen, heißen Leberwickeln oder Darmeinlauf reagiert.

TRINKEN

Es muss unbedingt von Beginn weg viel getrunken werden, mindestens 3 Liter täglich. Das Fasten führt trotzdem zu einer Entwässerung; ein Großteil der Gewichtsabnahme ist entwässerungsbedingt. Die effektive Gewichtsabnahme beträgt ca. 2 kg Fettgewebe pro Woche.

Während der Fastenzeit täglich ½ Liter Gemüsesaft, am besten verteilt über den ganzen Tag, trinken. Auf Bio-Produkte achten, da so eine neue Toxinzufuhr aus Spritz- und Düngemitteln vermieden werden kann. Ideal sind Randen- und Karottensaft und bei empfindlichem Magen 1- bis 3-mal täglich ½ Gläschen Kartoffelsaft.

Symplasten

Ausdruck von «falschem Fasten», bei Totalfasten: Zeichen der Zelldegeneration und sehr viele Eiweiß-Schlacken, Patient scheidet zu wenig aus. Stoffwechsel ist vermindert. Dunkelfeld während Fastenkrise.

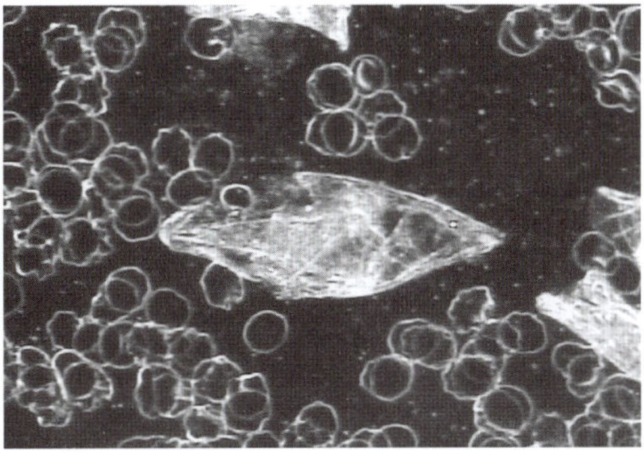

Nebst der Zufuhr von Basen soll zusätzlich das Basegetränk Alkala N oder die Basemischung Pro Base (Burgerstein) getrunken werden, jeweils um 10 Uhr und 16 Uhr je 1–2 dl/100–200 ml. Man löst ½ Messlöffelchen Alkala oder Pro Base in einem mittelgroßen Glas Wasser auf.

Die restliche Trinkmenge von ca. 2 Liter ist als Tee und Basesuppe nach Rau einzunehmen (Rezept Seite 506, aber ohne Ei).

Zu den ausscheidungsfördernden Tees zählen Fenchel, Löwenzahn, Brennnessel, Lindenblüten und Pfefferminze. Nicht süßen. Empfehlenswert ist auch eine Tasse Wermuttee täglich, der auf Leber und Galle eine stark ausscheidungsfördernde Wirkung hat.

Wir haben für die Entschlackung spezielle Teemischungen aus Bio-Kräutern zusammengestellt:
- Dr. Winkelmanns Blutreinigungstee, 2 Tassen täglich
- Dr. Winkelmanns Leber-Galle-Tee, 1 Tasse mittags
- Dr. Winkelmanns Darmtee, bei Darm- und Verstopfungsproblemen, 1–3 Tassen täglich
- Dr. Winkelmanns Entfettungstee, kann «frei» getrunken werden, abwechseln mit
- Dr. Winkelmanns Entstauungstee, tagsüber und abends, entwässert leicht

ESSEN

Es gibt verschiedene Fastenprogramme. Das hier beschriebene entstammt unseren mehr als 20 Jahren Erfahrung mit über 2000 Fasten-«Patienten»; es ist ein Mix von verschiedenen Fastenmethoden (F. X. Mayr, Breuss, Schaub). Sehr wichtig ist es, die Verdauungssäfte anzuregen durch Zufuhr kleinster Essmengen, welche äußerst langsam und intensiv gekaut und eingespeichelt werden müssen. Dies führt zur Verdauung der oft seit Jahren eingelagerten Eiweiße, die so über Galle und Darmschleimhaut ausgeschieden werden. Beispiel: ein hartes Brötchen essen und jeden Bissen 30-mal kauen. Oder 1 EL Sojajogurt. Oder 1–2 Apfelschnitze usw.

Am späten Nachmittag und abends wegen Gärung keine Früchte mehr essen, sondern höchstens Gemüse und $^1/_2$ Scheibe Knäckebrot oder 1 EL Sojajogurt oder 2- bis 3-mal pro Woche $^1/_2$ reife Avocado. Mit der Reduktion der Abendmahlzeit spart man viele Kalorien und entlastet den Stoffwechsel am besten! Abendliches Hungergefühl tritt meist nur in den ersten Tagen auf. Es kann durch große Trinkmengen und die oben beschriebenen Nahrungsmittel überbrückt werden, sofern sie langsam gegessen werden. Ein Beutel Eveliza gleicht den Blutzucker für mehrere Stunden aus.

Beim Fasten-Diät-Programm handelt es sich um eine Fastenkur anstelle des gänzlichen Fastens. Es empfiehlt sich, eine solche Kur jährlich 1- oder 2-mal zu machen, Dauer: jeweils 1 bis maximal 3 Wochen. Diese Fastenkur ist weit wirksamer als das übliche Vollfasten und hat eine wunderbare vorbeugende Wirkung gegen Krankheiten.

Das Fastenprogramm führt auch zu einer Aktivierung der Geisteskräfte; es zentriert den Menschen und kann ein tief greifendes Erlebnis sein. Wir raten daher auch, das Programm zusammen mit dem Partner, der Partnerin zu machen. Es bindet die Menschen durch das gemeinsame Erleben!

Bei chronischer Krankheit oder Krebs braucht es bei einer länger dauernden und tief greifenden Entgiftungskur die Begleitung von einem im Fasten erfahrenen biologisch-medizinischen Arzt oder Heilpraktiker. Dann raten wir aber eher zur «intensiven Entgiftungsdiät» nach Rau oder zur Ernährung, die in den vorangehenden Kapiteln «Gewichts- und Stoffwechseloptimierung» und «Hypoallergene Diät nach Rau» beschrieben ist. Diese Ernährungsweisen können auch längerfristig praktiziert werden. Ihr Vorteil: Es kommt zu einer Entschlackung und Entgiftung der Gewebe, aber auch die hormonelle Funktion wird verbessert und sogar die Hypophyse aktiviert. In einem normalen Fastenprogramm wird die Funktion dieser Drüsen nämlich durch die Hungersituation reduziert.

DIÄTPROGRAMM

1. Tag

Entlastungstag, der zur Umstellung des Stoffwechsels führt.

Morgens: Rohkost und/oder Früchte. Vorsicht mit Steinobst, es führt leicht zu Blähungen. Salat mit sehr dünner Sauce, ohne Mayonnaise. Besonders gut sind roher Knollensellerie und rohe Karotten, feinst geraffelt, mit Olivenöl oder Kürbiskernöl und Balsamico. Zusätzlich 1 EL Leinsamenöl.

Mittags: Basesuppe (s. Anhang), eventuell Hafer- oder Gerstensuppe und etwas gedämpftes grünes Gemüse (eisenhaltig, aktiviert Stoffwechsel): Brokkoli, Spinat, eventuell grüne Bohnen oder wenig Reis.

Abends: Gemüse, gedämpft, etwas Kartoffeln: maximal 1 mittelgroße, im Dampf gegarte Schalenkartoffel («Gschwellti»). Früchte nur als ungezuckertes Kompott!

2. Tag

Morgens: nur Tee mit ½ bis 1 TL Honig. Es empfiehlt sich, während des Vormittags ein Einlauf oder eine Darmspülung zu machen. Wenn dies nicht möglich ist, empfehlen wir die frühmorgendliche Einnahme von Bittersalz, welches die Darmentleerung fördert.

Empfehlenswert ist die Basesuppe nach Rau. Die Suppe aktiviert die Nebenniere und macht – besser als Kaffee! – «lebendig».

Mittags: Gemüsebrühe nach Rau, aber ohne Gemüse (es wird am Abend in kleinen Mengen gegessen). Zusätzlich kann, äußerst langsam gekaut und gut eingespeichelt, ½ Brötchen («Bürli») oder ¼–½ im Dampf gegarte Schalenkartoffel («Gschwellti») gegessen werden. Weitere Möglichkeiten sind ein Karotten- oder Selleriesalat. Das Gemüse fein raffeln und mit wenig Olivenöl und Apfelessig zubereiten.

Nachmittags: erneut Tee trinken, mit wenig Honig und Zitronensaft, zusätzlich zu einer anderen Zeit Alkala N.

Abends: Gemüsebrei (maximal so groß wie eine Glacekugel) oder 2–3 EL Sojajogurt (nicht mehr!). Anstelle des Sojajogurts darf auch ½ sehr reife Avocado oder ½ im Dampf gegarte Schalenkartoffel («Gschwellti») gegessen werden. Jeden Bissen mindestens 30-mal kauen und lange einspeicheln!

3.–6. Tag (wenn länger als 7 Tage gefastet wird, entsprechend länger):

Morgens: 2 gehäufte TL Alen-Pulver (oder 1–2 Beutel Eveliza) in einem Glas Wasser gut verrühren und sofort trinken. Anschließend: Tee mit Zitronensaft und wenig Honig (max. ½ TL). Vormittags 1–2 EL Leinsamenöl und Vitamintabletten. Für die Vitamin- und Mineralstoffzufuhr empfiehlt sich:

- **1 Multivitamin-Mineralstoff-Tablette** Burgerstein B75 oder
- **3 Multivitamin-Mineralstoff-Tabletten Cela,** Burgerstein
- **Vitamin C** Burgerstein, 1000 mg

Mittags: Gemüsebrühe. Eventuell 1–2 Stückchen Kompott ohne Zuckersaft, langsam gegessen

Nachmittags: Tee mit Zitronensaft und wenig Honig

Abends: Gemüsebrühe, eventuell nochmals als «Dessert» 1–2 Stückchen Kompott. Anstelle des Kompotts darf auch wenig Gemüsepüree von der Gemüsesuppe gegessen werden (maximal in der Größe einer Glacekugel). Wichtig: Diese Nahrung dient allein zur Anregung der Verdauungssäfte und nicht zur Sättigung. Daher müssen die Mengen klein sein!

Colonhydrotherapie oder Einläufe empfehlen sich an den Tagen 4–6 erneut. Wenn nicht möglich, täglich **Bittersalz** einnehmen.

7. Tag (bei längerem Fasten am letzten Tag):

Morgens: Tee mit Zitronensaft und wenig Honig. Vormittags ½ Apfel, ganz langsam gekaut und lange eingespeichelt.

Mittags: Basesuppe (nur Flüssigkeit)

Nachmittags: Apfel oder entsprechend viel Kompott (regt Gallentätigkeit an). Zusätzlich Saft von ½ frisch gepresster Grapefruit (Bitterstoffe).

Abends: Sojajogurt und 1–2 Scheiben Knäckebrot oder ¼–½ im Dampf gegarte Schalenkartoffel («Gschwellti»).

Die Kur kann 1- oder 2-mal wiederholt werden.

Es kommt bei dieser Kost während 3 Wochen zu keinen Mangelerscheinungen. Wir empfehlen aber als Begleitung homöopathische Medikamente in individueller Zusammenstellung, welche die Entgiftung fördern, sowie ein Gemisch von Vitaminen und Spurenelementen.

Zwischen den einzelnen Kurwochen und vor oder nach der Kur kann für einige Tage die Entgiftungsdiät nach Rau, Seiten 508/509, gemacht werden.

BEGLEITMEDIKAMENTE (empfohlen, aber kein Muss):
- 3 x 1–2 Tabletten **Multivitamin-Mineralstoff-Tabletten Cela** (Burgerstein) täglich
- 30 ml Leinsamenöl oder Traubenkernöl täglich

Homöopathische Medikamente der Firma Heel oder Sanum zur Entgiftung:
- **Hepar comp.,** 1 Ampulle am 1. Tag
- **Muscarsan** (Sanum), 1 Ampulle am 2. Tag
- **Lymphomyosot,** 1 Ampulle am 3. Tag
- **Mucosa comp.** und **Ubichinon comp.,** 1 Ampulle am 4. Tag

- Anschließend wird der Aufbau der Darmflora zusätzlich unterstützt mit **Fortakehl,** 2 x 1 Tablette täglich, und ab 4. Tag **Sankombi,** 2 x 10 Tropfen (Sanum).

Im Anschluss an die Fastenkur sollte während einiger Zeit mit einer tiereiweißarmen Kost fortgefahren werden. Zur weiteren Entschlackung und Entsäuerung des Organismus empfiehlt sich **die hypoallergene Diät nach Rau,** (siehe auch Seite 239 ff.):

- kein Schweinefleisch (auch keine Wurstwaren und keinen Aufschnitt)
- kein Zucker und keine zuckerhaltigen Produkte
- wenig Milchprodukte und Käse (anfänglich während 1–2 Monaten keinen Jogurt und keinen Quark)
- morgens viel, abends keine Früchte
- höchstens ein kleines Glas Rotwein abends, keinen Most, kein Bier

Sehr empfehlenswert sind abends im Dampf gegarte Schalenkartoffeln («Gschwellti») ohne Käse, mit wenig Butter und eventuell ½ zerstoßene Banane. Dies empfehlen wir aber noch nicht für die erste Woche.
In manchen Fällen muss zusätzlich zur Fastenkur schon mit dem Immunaufbau begonnen und Befindlichkeitsstörungen behandelt werden. Dem kann man aber mit Kneippen, kalten Duschen, Gymnastik, Bürstenmassagen und Leberwickeln vorbeugen.
Bewährt haben sich Dauerbrausen (Vichy-Douchen) oder Infrarot-Sauna, die einen sehr intensiven Effekt auf das vegetative Nervensystem haben.

Spezielle Kapitel zur Biologischen Medizin

In den folgenden Kapiteln werden biologisch-medizinische Erklärungen für häufige und «schwierige» Krankheiten und deren Therapie abgegeben. Es handelt sich um Krankheitsbilder, derentwegen wir häufig konsultiert werden und bei denen wir mit unserer alternativen und ganzheitlichen Betrachtungs- und Therapieweise gute Erfolge erzielen. Es ist nicht beabsichtigt, genaue Therapieanleitungen zu vermitteln, sondern es geht um das Fördern von Verständnis. In manchen Bereichen wird es zu Wiederholungen zu den ersten zwanzig Kapiteln in diesem Buch kommen; dies vor allem deshalb, weil viele Krankheiten aus biologisch-medizinischer Sicht ähnliche Ursachen haben. Zum Verständnis einer ganzheitlichen Behandlung sind die Ausführungen in den entsprechenden Kapiteln zu lesen.

Einmal mehr möchte ich an dieser Stelle betonen, dass diese Ausführungen auf unseren langjährigen Erfahrungen mit sehr vielen Patienten beruhen und in vielen Punkten nicht der üblichen universitären Medizin entsprechen. Dies sagt aber nichts aus über Wirkung und Berechtigung der schulmedizinischen Methoden.

Arzt und Patient entscheiden, welche Therapieformen angewendet und wie sie kombiniert werden sollen. In jedem Falle empfehlen wir Kontrollen durch einen Arzt, der sich in Biologischer Medizin und konventioneller Medizin gut auskennt, oder durch einen erfahrenen, gut ausgebildeten Heilpraktiker.

Kapitel 21 Alterung und Aufbautherapie

Im Alter kommt es zur zunehmenden Degeneration. Das heißt, der Aufbau der neuen Gewebe und Zellen ist langsamer als der Abbau. Der Stoffwechsel ist vermindert, und im Körper fallen vermehrt Schlacken an. Will man diesem Vorgang der Alterung entgegenwirken, dann müssen Therapien angewendet werden, welche den Zellstoffwechsel verbessern. Die moderne Medizin nennt diese Therapien «Anti-Aging». Dieser Begriff gefällt uns nicht und wir möchten es eher «Well-Aging» nennen.

Der alternde Mensch muss besonders alle Einflüsse vermeiden, welche den Zellstoffwechsel vermindern. Alles, was in den einführenden Kapiteln dieses Buches geschrieben wurde, ist im Alter noch viel wichtiger. Die Biologische Medizin wirkt daher im Alter ganz besonders gut.

Die Zellen des Menschen regenerieren ohne Unterbruch. In etwa 7 Jahren ist der ganze Mensch total «erneuert». Mit dieser Erneuerung entgiftet er auch und scheidet toxische Schlacken aus seinem Körper aus. Beim alternden Menschen ist die Erneuerung langsamer. Es kommt zu Degenerationskrankheiten, Schlackeneinlagerungen in die Gewebe und die Zwischenzellsubstanz. Die natürlichen Abwehrvorgänge versuchen, diese Schlacken «entzündlich» zu verarbeiten, was ihnen aber altersbedingt nicht richtig gelingt. Krankheiten wie Entzündungsschmerz, Arthritis, Arthrosen, aber auch Herzschwächen und Hypertonie sind die Folge. Wenn diese unangenehmen Erscheinungen unterdrückt werden, so werden der Gesundheitszustand und die Regenerationskraft noch schlechter und es treten andere Sekundärkrankheiten auf.

Betagte Menschen geraten daher in schulmedizinischer Behandlung oft in eine wahre «Medikamenten- und Nebenwirkungsspirale» hinein. Entgiftungsenzyme und Zellatmung werden noch mehr blockiert.

Ein bei alten Kranken fast immer vorliegendes Problem sind Immunstörungen durch versteckte Nahrungsmittelallergien und Schwermetallbelastungen. Diese können spezifisch diagnostiziert und angegangen werden, was die Widerstandskraft des Menschen wieder aufbaut.

Wenn an der Wurzel der Krankheitsentstehung angesetzt wird, d. h. an der verminderten Regeneration und «Reinigung» des Körpers, dann bessert sich der Zustand und vor allem die Lebensqualität beträchtlich. Die Ärzte des BioMed Centers Sonnenberg haben ein intensives, sehr individuelles Programm entwickelt, wie der alternde Organismus gezielt reaktiviert werden kann. Dieses Programm wird parallel zur Therapie begonnen. Es führt in praktisch allen Fällen binnen einiger Monate zu einer ganz beträchtlichen Verbesserung des Allgemeinbefindens und der geistigen Vigilanz. Indem die Zellregeneration verbessert und der Körper entgiftet wird, bessern auch die häufigen Alterskrankheiten wie Herzschwäche, geistige Verminderung, Beinprobleme, Gleichgewichtsstörungen, Tinnitus oder Gelenkprobleme. Als Folge können in der Regel binnen Monaten die schulmedizinischen Medikamente stufenweise langsam und behutsam reduziert werden.

Wir warnen ausdrücklich davor, einfach abrupt Medikamente abzusetzen. Die Reduktion/das Absetzen soll immer ein behutsamer Vorgang sein und muss unter der Kontrolle eines biologisch-medizinisch versierten Arztes oder Heilpraktikers erfolgen!

Besonders faszinierend scheint uns die neue Erkenntnis zu sein, dass auch im Alter die Hirnleistung und sogar die Erneuerung der Hirnzellen stimuliert werden kann.

Die häufigsten Probleme des älteren Menschen sind:

- verminderte Stoffwechselkraft der Zellen (mitochondriale Schwächung) und eine dadurch bedingte Gewebeübersäuerung
- Mineralstoff-, Spurenelement- und Vitamin-Mängel, Verminderung der essentiellen Aminosäuren
- eingeschränkte Fähigkeit, mit Toxinen fertig zu werden und als Folge Gewebetoxizität
- zu viele chemische Medikamente, welche Nebenwirkungen haben, die wiederum mit Medikamenten angegangen werden: «Medikamentenkaskade»
- verminderter Hirnzellstoffwechsel

- einseitige Ernährung, die zu Mängeln führt (vor allem an essentiellen Aminosäuren)
- zu geringe Trinkmenge und unbemerkte Dehydrierung
- hormonelle Schwäche, vor allem der anabolen Hormone (Aufbauhormone)

Das Programm der ganzheitlichen Alterstherapie umfasst die Verbesserung der Stoffwechselkraft der Zellen und die Eliminierung der Übersäuerung der Organe:

- **Basetherapie** mit basischer Ernährung. Therapie mit Basesalz «Pro Base» (Burgerstein) oder Alkala (Sanum).
- Für eine gezielte **Stimulierung des Zellstoffwechsels** werden die Präparate Ubichinon comp. (Heel), 3 Tabletten täglich, und Coenzyme Q10, 3 x 30 mg täglich, und intermittierend Sanuvis (Lactovis)-Tropfen (Sanum), 3 x 40 Tropfen täglich, empfohlen. Solche Therapien sollten dauernd, aber intermittierend durchgeführt werden, z. B. die einzelnen Heilmittel je 3 Wochen einnehmen und dann 1–2 Wochen Pause machen.
  Ein sehr gutes Heilmittel ist der Extrakt des Ginkgobaums: Ginkgo-CERES-Urtinktur, 3 x 5 Tropfen täglich. Ginkgo verbessert die Mikrodurchblutung des Gehirns. Es ist aber auch ein sehr guter Plättchen-Aggregations-Hemmer und kann Aspirin Cardio ersetzen.
- Den **Hirnzellstoffwechsel** regen wir mit den «Katalysatoren des Zitronensäurezyklus» an. Das sind natürliche Substanzen, welche der Körper in geringsten Dosen produziert, um die Zellen zur Sauerstoffverarbeitung anzuregen. Der alte und der toxisch blockierte Mensch hat zu wenig von diesen Katalysatoren. Sie sind erhältlich in Form von Ampullen, die man auch über die Nase schniefen oder einsprayen kann: eine Ampulle täglich, über 30 Tage, dann einen Monat aussetzen und dann eventuell wieder eine Kur.
- Ganz wichtig für die cerebrale Funktion sind die ungesättigten Fettsäuren und die **Phospholipide.** Phospholipide sind spezielle fettartige Substanzen, welche die Zellmembranen aufbauen. Sie sind enthalten in Eiern, aber auch anderen hochwertigen Lipiden (Cashewkerne, Oliven, Avocados, Sojabohnen usw.). Besonders reich ist **Soja-Lecithin.** Die eigentliche Substanz ist das Phosphatidyl-Cholin, das man in den USA problemlos kaufen kann, bei uns aber aus kartellistischen Gründen nicht registriert ist. Die tägliche Dosis von 1500–2000 Milligramm ist sehr nützlich für die Hirnzellfunktion des Menschen.

Ebenfalls ist wichtig, dass Omega-3-Fettsäuren (Leinsamenöl) und Omega-6-Fettsäuren (Sonnenblumenöl) in genügender Menge eingenommen werden. Dies wird am besten erreicht, wenn man Gemüse (Knollensellerie, Karotten oder Zucchini) fein raffelt und als Salat gleich mit diesen Ölen mischt. Auch Kürbiskernöl (gut für die Prostata) und Traubenkernöl sind gut.

Ganz interessante Arbeiten von Dr. med. K. Mosetter und Prof. Reutter, Universität Berlin, haben gezeigt, dass reine Galaktose (rechts-drehende, reine Form dieses Monosaccharids aus dem Milchzucker) eine sehr gute Wirkung auf die Zellmembranen hat. Die Kombination von 3 x 1 TL reiner Galaktose und 2 x 1 EL Soja-Lecithin (RG-Lezithin-Granulat Burgerstein) kann die geistige Vigilanz alter Menschen wirksam steigern und wirkt bei neurologischen Krankheiten des Alters ebenfalls sehr gut.

Das Besondere ist die kombinierte Therapie mit essentiellen Aminosäuren und vielfach ungesättigten Fettsäuren sowie Phospholipiden und reiner Galaktose. Diese speziell entwickelte Therapie führt auch im fortgeschrittenen Alter zu einer erstaunlichen geistigen und körperlichen Regeneration und oft sogar zur Besserung von cerebralen Degenerationsleiden wie Parkinson oder cerebralem Altersabbau, aber auch von Arthrosen oder anderen chronischen Degenerationen von Organen.

- **Mineralstoffe, Spurenelemente und Vitamine** geben wir eigentlich immer ab, aber individuell; im Allgemeinen ein Multivitaminpräparat, welches auch Spurenelemente enthält. Sehr bewährt hat sich das leider eher tief dosierte Multivitamin CELA von Burgerstein, 3 x 1 Tablette täglich. Weil ältere Menschen ungern so viele Tabletten einnehmen, empfehlen wir entweder individuell zusammengestellte Granulatpräparate oder das Multivitamin B 75, auch von Burgerstein.
- Die essentiellen **Aminosäuren** führen wir mittels des **Quinoa-Extrakts** «Eveliza» (siehe Kapitel 19 «Übergewicht und ganzheitliche Gewichtsregulation»).

Die Ernährung des älteren Menschen ist enorm wichtig: **kein Zucker** und keine zuckerhaltigen Speisen, kein Schweinefleisch. Regelmäßig Fleisch ist erlaubt, wir empfehlen aber nicht mehr als eine Fleischmahlzeit pro Tag, und dies an höchstens fünf Tagen pro Woche. Täglich mehrmals Gemüse und Früchte, Gemüse am besten gedämpft. Zurückhaltung bei Milchprodukten; insbesondere keine Milch trinken. Stattdessen empfehlen wir ungesüßte Bio-Sojamilch. Diese hat den Vorteil, dass sie die Sexualhormonproduktion unterstützt. Wichtig sind Eiweiße, insbesondere die essentiellen Aminosäuren (siehe Kapitel 19, «Übergewicht und ganzheitliche Gewichtsreduktion»). Aminosäuren erhält man am einfachsten mit Avocados, Getreide, Soja, Linsen, Kastanien, Kartoffeln, Bohnen, Erbsen. Eier sind erlaubt; empfohlen werden kann ein 3-Minuten-Ei zum Frühstück. Trockenfleisch, z. B. Bündner Fleisch, ist in kleinen Mengen erlaubt.
Täglich grünes Gemüse wie Spinat, Brokkoli, Erbsen, Bohnen, Blattsalat. Sie decken den Bedarf an Eisen und Kalzium. Die Salate sollen mit Leinsamen- oder Sonnenblumenöl zubereitet werden. Keine Fertigsaucen, welche meist Konservierungsmittel und Zucker enthalten. Balsamico ist ausgezeichnet, er stimuliert die Pankreastätigkeit.

Trinken: ist von größter Wichtigkeit. Mit zunehmendem Alter verliert der Mensch das Durstgefühl.
In Alterszentren sollen Getränke ungezuckert und gratis angeboten werden. Auch bei älteren Menschen ist die schlechte Gewohnheit weit verbreitet, Limonaden und sonstige zuckerhaltigen Kunstgetränke zu trinken. Phosphathaltige Getränke vermindern die geistige Vigilanz, ebenso aspartamhaltige Süßgetränke.

- **Tee** trinken (Kräutertee). Aber nicht immer die gleiche Sorte; das erhält die Wirkung der Tees viel besser.
- **Grüntee**: 1 bis 2 Tassen täglich sind erlaubt. Vorsicht: Grüntee führt oft zu Verstopfung.
- Auch **Blutreinigungs-**, **Basen-**, **Entstauungstee** usw. können empfohlen werden.
- **Lauwarmes Wasser**, 1–2 Liter. Stets zwischen, nie zur Mahlzeit!
- **Wein:** ein Gläschen Rotwein pro Tag ist erlaubt. Keine Spirituosen!
- **Bier:** macht eher schlaff, säuert und lässt die Harnsäure ansteigen. Zurückhaltung ist angesagt.

Ich habe in einem Altersheim eine sehr schöne Erfahrung machen dürfen. Im Dorf, in dem ich früher praktizierte, übernahm ich die ärztliche Betreuung von 35 Pensionären. Es handelte sich um ein ganz «normales», sehr einfaches Altersheim. Meine Bedingungen waren einfach. Ich wollte bei der Ernährung mitreden können und die Betreuung aller Pensionäre übernehmen. Ferner sollten die Getränke gratis abgegeben werden und den Pensionären täglich ungesüßter Tee à discrétion zur Verfügung stehen.

Glücklicherweise wechselte gleichzeitig die Heimleitung. Es kam eine einfache Frau mit ihrer Tochter und einem Team, welche die ganzheitliche Medizin unterstützten. Die Frau konnte die Pensionäre zum Mitmachen motivieren und bezog sie in die täglichen Arbeiten im und ums Heim ein. Den Pensionären wurde erlaubt, ihre Zimmer mit eigenen Möbeln einzurichten und – man staune – auch ein Haustier war erlaubt, sofern man es selbst betreuen konnte.

Das Essen wurde langsam auf die auf den vorderen Seiten in diesem Buch empfohlene Ernährung umgestellt. Weg von den süßen Desserts, den mehligen Saucen, den vielen Nudeln, hin zu mehr vegetarischer Kost.

Die Patienten erhielten biologische Heilmittel. Bisherige Medikamente konnten kontinuierlich abgesetzt werden. Der Konsum von Schmerz- und Schlafmitteln sowie Herz-Kreislauf-Medikamenten ging drastisch zurück. Medikamente wie Neuroleptica (Psychopharmaka) wurden weitgehend überflüssig.

Das Resultat war absolut erstaunlich: Die Rate der Hospitalisationen ging zurück, die Pensionäre fühlten sich deutlich besser, und es kamen auch zwischen Menschen hohen Alters viel mehr Kontakte zustande. Es kam kaum mehr zu der sonst früher sehr häufigen plötzlichen Verschlechterung des Gesundheitszustandes. Und dies über mehrere Jahre, bis ich dann wegzog und dem Ruf in die Paracelsus Klinik folgte.

Sehr wichtig war, dass die Pensionäre entsäuert wurden und mehr Vitalstoffe einnahmen, zudem Aufgaben erhielten und allgemein motiviert wurden.

Toxische Belastung: Bei älteren Menschen besteht die Neigung, dass ihr Körper mit Schlacken und zelleigenen Toxinen belastet ist. Zudem nimmt die Ausscheidungsfähigkeit ab. Toxische Belastungen, die normalerweise schon lange bestanden haben, wirken sich zum Teil erst im Alter aus. Die Suche nach Schwermetallen und bakteriellen Toxinen aus dem Darm ist deshalb sehr wichtig. Es ist erstaunlich, wie schlecht die Darmflora von alten Menschen oft ist und wie schlecht deshalb der Darm entgiften kann. Daher messen wir Stuhlproben und regenerieren die Darmflora.

Obstipation ist ein sehr häufiges Problem. Das morgendliche Birchermüesli (Birchermüesli nach Rau) kann langfristig Wunder wirken. Zu Beginn geben wir den Patienten zusätzlich ein aus Papaya hergestelltes, rein biologisches Produkt: Papayana, 2- bis 3-mal ein Beutelchen, entweder im Birchermüesli oder in Wasser, macht ein gutes Fruchtgetränk.

Für die **Ausleitung der Schwermetalle** wird **Selen** (Selenvital 3 x 1 Tablette) und **Vitamin C** (1–2 Gramm pro Tag für einige Monate) und **Acetylocystein** eingesetzt. Dies ist eine sogar von den Krankenkassen akzeptierte Aminosäure, die üblicherweise bei Bronchitiden gegeben wird, aber eine sehr gute schwermetallbindende Wirkung hat. Sie hat sich vor allem bei älteren Menschen sehr bewährt. Dosierung zu Beginn 2 x 400 mg, als Pulver, in viel Flüssigkeit auflösen und gleich trinken. Ein weiteres Mittel ist **Solidago,** das Extrakt aus der Goldrute, welches die Nieren anregt. Präparat: Solidago CERES, Urtinktur, 3 x 5 Tropfen.

Moderne genetische und metabolische Tests zeigen die spezifischen Mängel und toxischen Belastungen an, welche in der Folge individuell ausgeglichen werden können. Es hat sich gezeigt, dass sich in sehr vielen Fällen nicht nur das Befinden und die geistige Aktivität verbessern, sondern binnen einiger Monate die chemischen Medikamente reduziert oder abgesetzt werden können. Viele chemische Medikamente werden nämlich gegen Symptome toxischer Belastungen und Mangelerscheinungen gegeben. So zum Beispiel in vielen Fällen bei Alters-Herzschwäche, bei cerebralen Blockierungen oder auch bei Arthrose usw.

Medikamente und Alter

Herz- und Kreislaufleiden: Viele Menschen bekommen anti-arhythmisch wirkende oder Digitalis-Medikamente oder sogar solche gegen Angina pectoris. Vor allem die letzteren haben recht viele Nebenwirkungen, vor allem bei älteren Menschen, wie Husten, Asthma, Müdigkeit, Schwäche oder sogar unregelmäßiger Puls.

Das Herz kann sehr gut gestärkt werden mit:

- **Crataegus** (Ceres), **Magnesium, Vitamin C, Carnitin, Taurin** usw.
- **Coenzyme Q10** in einer genügend hohen Dosierung und bei langfristiger Einnahme sowie **Magnesium** haben eine gute Wirkung bei einem unregelmäßigen Puls.
- **Vitamin** B_3 und B_6 sind wichtig für den Herzmuskel und sehr oft in der Nahrung ungenügend vorhanden.
- Bei Angina pectoris kann die **Chelat-Therapie** oft sehr gut helfen.

Wichtig: Jede Veränderung der Medikation muss durch den Arzt für Biologische Medizin gut beobachtet werden. Auf der anderen Seite erschreckt mich aber, wie gerade bei älteren Menschen Medikamente in großer Menge verabreicht werden, teils auch in Kombinationen, in denen sie sich gegenseitig deaktivieren oder sogar verboten sind (z. B. Betablocker und Asthmamittel). Immer wieder sehe ich, dass auch Medikamente gegen die Nebenwirkungen anderer Medikamente gegeben werden, beispielsweise Prostatamittel gegen Harnprobleme, die durch Hypertonie-Medikamente oder Asthmamittel ausgelöst werden.

Das Problem ist, dass gerade ältere Menschen auf viele chemische Medikamente mit cerebralen Symptomen reagieren, so Interessenlosigkeit, Schlafstörungen, Obstipation – und diese Symptome beeinträchtigen sie dann wieder ungemein. Ein differenziertes Analysieren der Medikamentenpalette zeigt oft, dass viele Mittel abgesetzt oder durch biologische ersetzt werden können, mit deutlich weniger Nebenwirkungen.

Alter und vegetatives Nervensystem

Die Testung des Vegetativums ist sehr wichtig. Viele ältere Menschen sind in einem sehr starken Übertonus des Sympathicus und haben deswegen Herzprobleme, Hypertonie, Schlafstörungen usw., oder auch Muskelverspannungen, welche Arthrose-Schmerzen verstärken.

Wir empfehlen bei diesen Menschen die Testung des vegetativen Nervensystems mit der Methode des TANS. Das Parasympathicum kann durch Basetherapien, aber auch durch vorsichtige Hormontherapien, Atemübungen und Darmregulation gestärkt werden – und siehe: Schlafstörungen oder andere Symptome verschwinden!

Hormone und biologischer Hormonersatz

Schon recht früh, ab dem 35. bis 45. Lebensjahr, nehmen die Hormone ab. Die Hormone haben verschiedenste Funktionen und sind sehr wichtig für die Stressresistenz, die Stoffwechselaktivität und den Körperaufbau. Bekannt sind die Sexualhormone, das Östrogen und das Progesteron bei der Frau, das Testosteron beim Mann.

Weniger bekannt ist, dass Hormone nicht nur sexuelle Funktionen haben, sondern auch für die Zellerneuerung gebraucht werden (siehe Grafik). Es ist sehr wichtig, dass die Hormonsynthese auch beim älteren Menschen unterstützt wird und man versucht, die Eigenproduktion zu gewährleisten. Dies wird erreicht durch richtige Ernährung und Unterstützung der Drüsen mit Vitaminen und Spurenelementen, aber vor allem auch mit pflanzlichen Ölen.

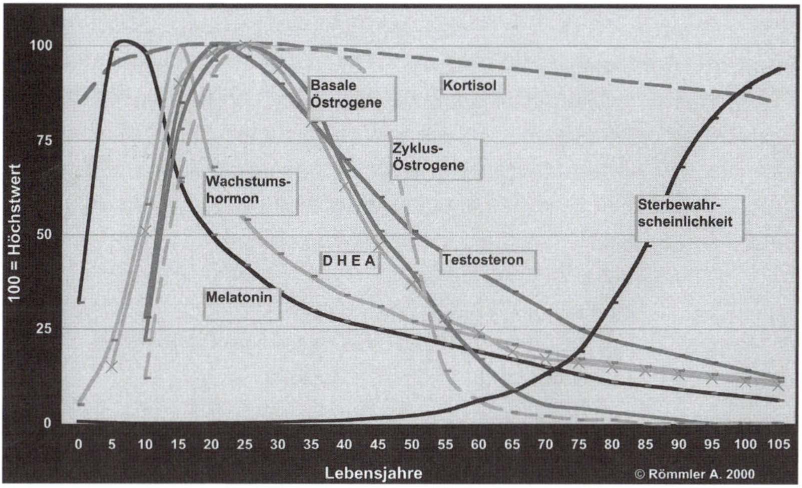

Die Graphik zeigt den Verlauf der natürlichen Hormone.

Besonders wichtig sind die Hormone Progesteron, Testosteron, DHEA. Ein Absinken erhöht die Krebswahrscheinlichkeit und die Degenerationstendenz.

Das kritische Alter ist ab 35 bis 55; dann bahnen sich Degeneration und Krebsneigung an. Aber erst rund zehn Jahre später werden sie entdeckt. Hormontests und biologischer Hormonersatz sollten in dieser Zeit beginnen.

Die Eigenproduktion der Hormone wird gefördert durch:

- Vegetarische Ernährung mit viel Getreide (außer Weizen), wie Hirse, Hafer, Quinoa. Soja fördert die Bildung der Sexualhormone (Phytosterole).
- Gute Salze, die alle Spurenelemente enthalten. Das Himalajasalz enthält über 80 verschiedene Spurenelemente, die teils als Katalysatoren wirken.
- Pflanzliche Öle wie Sonnenblumenöl, Leinsamenöl, Traubenkernöl. Für Männer Kürbiskernöl, für Frauen Sesamöl. Die tägliche Menge guter pflanzlicher Öle sollte 30–50 ml betragen. Olivenöl enthält zwar wenig mehrfach ungesättigte Fettsäuren, nährt aber die Darmflora und ist deshalb auch sehr gut.
- Verzicht auf gebratene und frittierte Speisen; sie enthalten Transfettsäuren und hemmen die Hormonproduktion.
- Früchte, Avocados, Brokkoli, Linsen, Erbsen, Spinat
- Vitamine der B-Reihe, Vitamin A, Folsäure
- Mineralstoffe, vor allem Zink

Kaffee, Zucker und Nikotin meiden
nicht regelmäßig Alkohol konsumieren

Ersatz von Hormonen

Von synthetischen Hormonen raten wir ab. Sie haben eine andere Zusammensetzung als die natürlichen. Sie werden aus Pferdeharn gewonnen und enthalten viel höhere Mengen des krebserzeugenden Estrons (E1) als die menschlichen Östrogene. Diese enthalten nur ca. 10% Estron, dafür aber ca. 80% des krebshemmenden **Estradiol (E3).** Estradiol hat eine eindrückliche «verjüngende» Wirkung auf Haut und Schleimhäute, aber auch auf Empfinden und Spannkraft. Wir raten zur Einnahme von ca 1–2,5 mg Estriol pro Tag bei Frauen, zusammen mit 50–100 mg reinem **Progesteron** pro Tag. Damit werden Muskelaufbau und Knochen gestärkt.

Der Tanz der Steroide

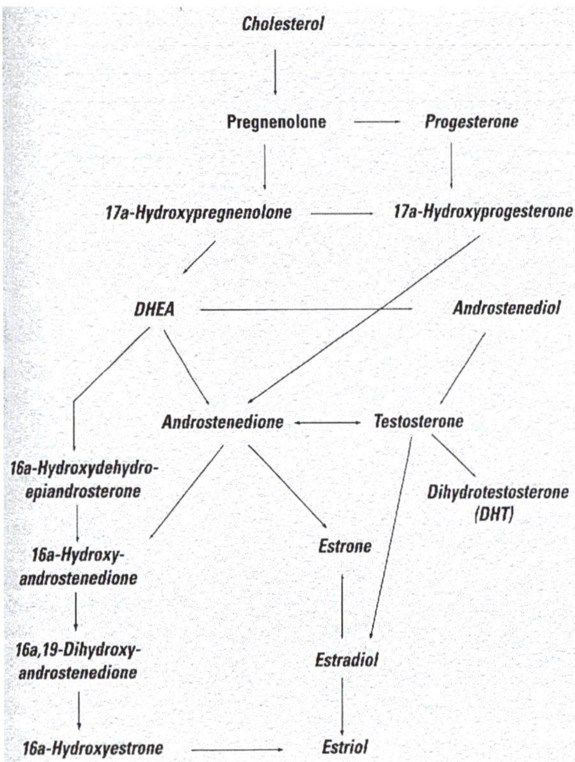

DHEA (Di-Hydro-Epi-Andosteron) ist eine Vorstufe der Nebennieren- und der Sexualhormone. Es hat eine wahre Schlüsselstellung in der ganzen Hormonsynthese. Es wird in der Nebenniere produziert. 25 mg DHEA jeden zweiten Tag sind eine tiefe Dosis, führen aber doch zu einer verbesserten Hormon-Eigensynthese, siehe Grafik «Tanz der Steroide»; sie zeigt die Schlüsselstellung des DHEA.

Bei älteren Menschen hat sich die Verabreichung natürlicher Hormone sehr bewährt. Frauen: an geraden Tagen 2,5 mg Estriol und 50–100 mg Progesteron. Männer: an ungeraden Tagen 20–40 mg Testosteron und 25 mg DHEA.

Schilddrüsenhormone: sie sind sehr oft vermindert, was eine Stoffwechselträgheit bewirkt sowie Müdigkeit, Herzschwäche, hohes Cholesterin und Übergewicht. Ein Ersatz der Schilddrüsenhormone sollte nur nach Testung der Hormonwerte inkl. der Hypophysenwerte verabreicht werden. Als Well-Aging-Mittel und zur Verbesserung der Verbrennung geben wir im Allgemeinen nur Trijodthyronin (Thybon®) in einer tiefen Dosierung von 10–20 µg.

Von **Melatonin** als Schlafhormon raten wir in der Daueranwendung ab. Langfristig wirkt Tryptophan, eine Aminosäure, besser, ist aber in Bezug auf ihre Stoffwechsel-Interaktionen nicht ganz geklärt.

Ein Wort zum Cholesterin

Im Alter nehmen die Cholesterinwerte meist zu, das heißt der Cholesterinspiegel im Serum ist erhöht. Das wird heutzutage massiv überbewertet und die Menschen werden bei hohen Cholesterinwerten angehalten, zu deren Senkung Medikamente einzunehmen. Diese Medikamente verarbeiten das Cholesterin nicht über die natürlichen Stoffwechselwege, sondern körperfremd.

Es wird argumentiert, hohes Cholesterin führe zu vermehrten Hirnschlägen, Gefäßverengungen, Herzproblemen usw. Dies stimmt aber nicht: Cholesterin ist nicht die Ursache, sondern nur Ausdruck einer erhöhten Degenerationstendenz, welche die Ursache anderswo hat. Die Grafik «Tanz der Steroide» macht die zentrale Bedeutung des Cholesterins klar. Dieses Molekül, welches eigentlich gar kein Fettstoff ist, sondern ein Alkohol (OH-Gruppe am Ende), ist die Ausgangssubstanz für die Produktion der Sexualhormone, aber auch der Steroidalhormone der Nebenniere.

Biosynthese von DHEA

Der Patient mit hohem Cholesterin kann die Weiterverwertung zu Hormonen nicht machen. Die Stoffwechselblockade wird aufgehoben durch:
- Vitamin B_3
- Zink
- Omega-3-Fettsäuren
- Folsäure

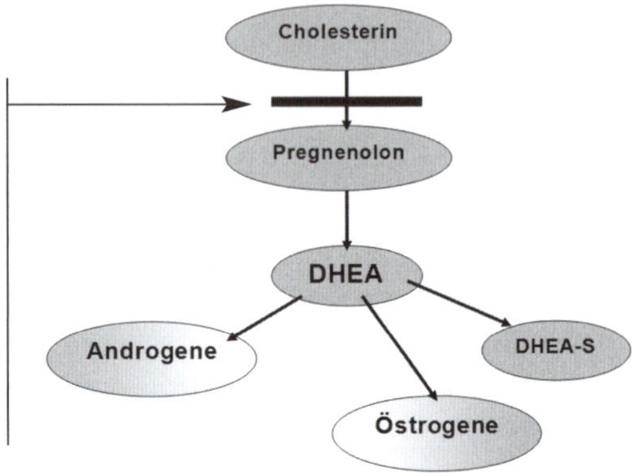

Wenn der Abbau des Cholesterins im Körper nicht gewährleistet ist, kommt es zu einem Mangel an Sexualhormonen und/oder zu einer Schwäche der Nebennieren. Diese Mängel führen dann zu den bekannten Komplikationen an den Gefäßen und Nervengeweben.
Die Therapie mit **cholesterinsenkenden chemischen Medikamenten** ist aus unserer Sicht ein Fehler, da damit der Abbau des Cholesterins zu Hormonen nicht gefördert, sondern Cholesterin in andere Moleküle umgewandelt wird, welche die Leber belasten. Die Statine, so heißen diese Medikamente, führen zu Leberschäden.
Cholesterin muss zu Hormonen abgebaut werden. Dies wird gefördert durch Zink, Folsäure und die Vitamine B_3 und B_6. Unsere Therapie bei hohem Cholesterin, auch bei alten Menschen, ist aus unten stehendem Kasten ersichtlich. So wird auch die Synthese der Hormone verbessert. Die Therapie zeigt etwa nach 3 Monaten Wirkung.

Biologische Therapie der Hypercholesterinämie
- **Vitamin B_3**, 100–150 mg täglich
- **Folsäure**, 2–5 mg täglich
- **30 ml Omega-3-Fettsäuren** täglich
- **Zink**, 15–30 mg täglich
- Aufbau der Darmflora, große Fasermenge in Diät
- Stimulation der Gallentätigkeit
- Ausleitung der Schwermetalle

Alter und Aktivierung

Das Beispiel «Altersheim» hat gezeigt, wie wichtig Aktivierung und Motivation sind. Auch ältere Menschen brauchen Aufgaben und eine Funktion im Leben und in der Gemeinschaft. Die Teilnahme an Kursen und am Gruppenleben, die Mithilfe in sozialen Institutionen und Ähnliches ist sehr wichtig. Wir befürworten auch ein Haustier. Oder die Fortsetzung einer beruflichen Arbeit, auch nach der Pensionierung. Nichts ist schlimmer als Menschen, die vor dem Fernseher passiv werden.

Gymnastik und Bewegung gehören zum Programm. Gleiches gilt für die geistige Nahrung, etwa Fremdsprachen, Kartenspiel, Diskussionen, kulturelle Anlässe, Lesen usw.

Eine gezielte geriatrische Aktivierungstherapie kann bei Alterspatienten mit beginnender Demenz eine enorm gute Wirkung haben.

Dr. med. Kurt Mosetter hat mit der **Myoreflextherapie** eine faszinierende Therapie entwickelt, welche zur Stimulation des Hirnstoffwechsels und des meridianen Flusses führt. Sie beinhaltet gezielte Bewegungs- und Dehnungsübungen («Kraft in Dehnung», KID). Hier seine Worte anlässlich eines Ärztekongresses für Altersmedizin:

«Ein gut funktionierendes, aktives Bewegungssystem schafft die Voraussetzungen für den Erhalt geistiger Fitness. Die neueste Hirnforschung bestätigt, dass entscheidende Botenstoffe des Gehirns und seine Vernetzung mit dem Körper vor allem durch Bewegungsreize in ihrer Produktion stimuliert werden. Dies führt zu einer Verbesserung der kognitiven Funktionen des Gehirns.

Das Nervenzellwachstum wird stimuliert durch den Nervenzell-Wachstumsfaktor (GDNF), der bei Demenz (Alzheimer) und Parkinson stark verringert ist. Dieses «Hirn-Hormon» und seine Rezeptoren werden durch spielerische Bewegungen aktiviert. Durch die Myoreflextherapie können solche topischen Botenstoffe aktiviert werden und führen zu einer weit besseren Vernetzung zwischen Hirn, Nervenzellen und Körper.

Der therapeutische Dialog über die Körper-Peripherie und mehrdimensionale Bewegungen verbessern die Leistungsfähigkeit des Gehirns und des Körpers, auch im hohen Alter.»

Die folgende Tabelle zeigt das mögliche Therapieprogramm einer intensiven Aufbaubehandlung, welche während einiger Monate durchgeführt werden kann. Anschließend wird eine Neubeurteilung durch den Arzt oder den Heilpraktiker für Biologische Medizin nötig.

Biologische Therapie bei degenerativen Krankheiten **Die Anabolismus-Kur mit Sanum-Heilmitteln**
Isopathica **Aufbau der Darmflora und Verbesserung des Zellmilieus** siehe Kapitel 18, «Aufbau der Darmflora» **Notakehl – Fortakehl – Mucokehl – Nigersan** **anschließend lang dauernd Sankombi, 2 x 8–10 Tropfen**
Organische Säuren/Katalysatoren d.ZSZ **Sanuvis (Lactovis), 3 x 50 Tropfen vor den Mahlzeiten** **Citrokehl, 3 x 50 Tropfen vor den Mahlzeiten (oder Sanuvis (Lactovis) und Citrokehl wöchentlich wechseln)** **Ubichinon comp. Heel, 4–6 Tabletten täglich lutschen**
Zellpräparate und Phytotherapeutica **Leptospermusan (Zellerneuerung) 3 x täglich 10–20 Tropfen** **Chrysocor 2–3 x wöchentlich eine Ampulle, intramuskulär**
Natürliche Hormone **Progesteron-Creme, 2 x 1–2 Gramm täglich, oder Progesteron 50 mg (Frauen)** **Testosteron 1–5 mg (Frau), täglich; 10–50 mg (Mann), täglich** **DHEA 25 mg täglich, später jeden 2. Tag (Messung im Serum)** **(evtl. 1-mal jede 2. Woche: Deca Durabolin intramuskulär)** **evtl. Estriol 2,5 mg (Frauen)**
Ungesättigte Fettsäuren **Omega 3: Leinsamenöl 30 ml/Tag** **Omega 6: Sonnenblumenöl 30 ml/Tag** **Zellaufbaustoffe: Phosphatidylcholin 2–3 g/Tag**
Aminosäuren **Essentielle Aminosäuren 10–15 g/Tag (2–3 Beutel Eveliza)** **oder: Carnitin 1–2 g/Tag, Taurin 0,5–1,2 g/Tag, Methionin 1–2 g/Tag, Leucin/Isoleucin/Valin (Burgerstein), 2 Tabletten täglich**
Immunbiologica **Beginn mit Latensin-D4-Kapseln, 1-mal wöchentlich, und** **Recarcin-D6-Kapseln, 1-mal wöchentlich** **nach einem Monat wechseln auf Utilin S D6 und Utilin D6,** **je 1 Kapsel jede 2. Woche**

Kapitel 22 Allergien – was nun? Biologisch-medizinische Erklärungen und Behandlungsmöglichkeiten

Primär- und Sekundärursachen von Allergien

Allergien sind eine Überreaktion unseres Immunsystems auf äußere Reize. Sie haben in den vergangenen Jahren und Jahrzehnten stark zugenommen und sind zu einer eigentlichen Zivilisationskrankheit geworden. Für die Betroffenen ist eine Allergie im günstigsten Fall lästig, in schweren Fällen äußerst einschränkend und sogar lebensbedrohlich.

Allergien haben ein äußerst vielfältiges Erscheinungsbild. Den einen trieft jeweils im Frühling die Nase und die Augen brennen, weil sie allergisch auf Blüten- und Gräserpollen reagieren, die anderen dürfen keine Weizen- oder Milchprodukte essen, weil sie sonst Hautausschläge bekommen, andere können kein Haustier halten, weil ihnen deren Haare zu schaffen machen, und wiederum andere reagieren allergisch auf Wespenstiche. Allen diesen verschiedenen Ursachen und Reaktionen ist eines gemeinsam: Sie stellen eine Überreaktion des Immunsystems dar, und in aller Regel liegen ihnen so genannte Primärursachen zugrunde, die möglicherweise weit zurück in der Kindheit liegen.

Umfassendes und komplexes Immunsystem

Unser Immunsystem ist – in ganzheitlicher Sicht – sehr komplex. Es umfasst das weiße Blutsystem (verschiedene Arten von weißen Blutkörperchen), aber auch das ganze System der Schleimhäute. Zudem steht es in enger Verbindung mit der normalerweise vorhandenen bakteriellen Besiedelung der Schleimhäute.

Eine Allergie stellt daher nicht nur eine übermäßige Reaktion auf ein Allergen (einen auslösenden Stoff) dar, sondern die Allergen-Empfindlichkeit ist nur die Spitze des Eisbergs. Nur ein im inneren Milieu stark gestörter Organismus reagiert allergisch. Allerdings wird diese Störung, weil chronisch und langsam entstanden, meist nicht bemerkt. Eine ursächliche Behandlung muss aber immer an diesen Grundlagen, also dem inneren Milieu des Organismus, ansetzen.

Auch psychische Ursachen – wie zum Beispiel Stress – können eine Allergie beeinflussen. Im Folgenden wird allerdings das Augenmerk vor allem auf jene Faktoren gerichtet, die auf der körperlichen Ebene eine Rolle spielen.

Allergene sind nur die Spitze des Eisbergs

Eine Allergie kann auf verschiedenste Substanzen bestehen, zum Beispiel Katzenhaare, Heustaub, Erdbeeren usw. Alle diese Allergien, die in Hauttests oder IgE-Bluttests nachgewiesen werden können, sind aber in Wirklichkeit immer nur Sekundärallergien. Sie haben ihre Basis in Grundallergien sowie in schwer gestörten Schleimhäuten und einem gestörten inneren Milieu. Das Meiden der sekundären Allergene, die scheinbar die allergische Reaktion auslösenden Substanzen, ist daher nur von vorübergehendem Erfolg.
So ist es auch unsinnig, große Umgebungsveränderungen, beispielsweise Haussanierungen bei vermeintlichen Stauballergien, durchzuführen. Mit der Beseitigung der eigentlichen auslösenden Faktoren kann nämlich ein viel größerer und nachhaltigerer Erfolg erzielt werden. Das Grundallergen ist dabei meist in Grundnahrungsmitteln zu suchen, die schon im Säuglingsalter verabreicht wurden. Bei den meisten Allergien handelt es sich also um die Folgen einer Nahrungsmittel-Eiweiß-Empfindlichkeit, die ihrerseits nicht direkt bemerkt wird.

Der Ursprung vieler Allergien liegt im Säuglingsalter

Die Primärallergie oder Basisallergie auf Nahrungsmittel entsteht in aller Regel dann, wenn dem Säugling tierische Fremdeiweiße verabreicht werden, die er mit seinem Darmschleimhautsystem noch nicht verarbeiten kann. Auf diese Weise werden zum Beispiel Kuhmilcheiweiße vom Körper ungenügend abgebaut aufgenommen und wirken dort als Fremdeiweiße allergen und erzeugen eine Immunantwort in den Peyer'schen Plaques, dem Immunsystem, welches sich entlang dem Darm befindet. Wenn später weiter Kuhmilch eingenommen wird, reagiert der Organismus ständig mit einer Immunantwort, was zur Erschöpfung des Immunsystems, der typischen Infektanfälligkeit und anderen Folgekrankheiten führen kann. Symptome und ausführliche Erklärungen zu Nahrungsmittelallergien: siehe Kapitel 13.

Wichtige Hinweise zur Erkennung einer Basisallergie geben die Symptome und Krankheiten in der Vergangenheit. Danach sollte bei einem Allergiker immer gefragt werden. Wenn mehr als 3 Fragen positiv beantwortet werden, so liegt mit großer Wahrscheinlichkeit eine Basisallergie vor. Die Behandlung der aktuellen Allergie ist dann nur erfolgreich, wenn auch die Basisallergie und das «innere Milieu» mitbehandelt werden.

Symptome der Basisallergie

Im Säuglingsalter	– Kopfschuppen, Milchschorf – Säuglingskrämpfe (3-Monats-Krämpfe) – Schniefen, Pilzneigung
Im Kindesalter	– Infektanfälligkeit – Sekundärallergien wie Heuschnupfen, Asthma usw. – Neurodermitis, Ekzeme – Tonsillenvergrößerung, Blinddarmreizungen, beides als Ausdruck der Lymphsystemüberlastung
Im Erwachsenenalter	– Infektanfälligkeit – Asthma – chronische Krankheiten, z. B. Arthritis – Darmstörungen, Colitis, Crohn'sche Krankheit – Immunstörungen und Immunkrankheiten – Hautkrankheiten

Diagnose der Allergien und Basisallergien: Untersuchungsmethoden
Das Wichtigste ist die Erkennung der auslösenden Faktoren. Diagnosemöglichkeiten aus ganzheitlicher Sicht sind:

- klinische Untersuchung und Befragung
- Thermoregulationsdiagnostik nach Prof. Rost
- feinenergetische Testungen: Vegatestung, Bioresonanztestung, Biotensor usw.
- Blutuntersuchungen auf Immunglobuline, auch spezifische IgE, IgG und IgG4
- IgE total, Histamin, evtl. Serotonin
- große Stuhlanalysen, Bakterien, sekretorisches IgA, Calprotektin, EPX (eosinophiles Protein X; gibt Hinweise auf die Intaktheit der Darmflora und der Schleimhaut sowie auf entzündliche Vorgänge)

Um das innere Milieu zu bestimmen:

- Dunkelfeldmikroskopie des Vitalblutes, Dryed-layer-Test des Vollbluts
- Schwermetalltestungen im Urin, nach Ausscheidungs-Stimulation mit DMPS (gibt Auskunft über die Körperbelastung mit Schwermetallen)
- Darmfloraunteruchungen, Säure-Base-Tests
- Hauttests (zeigen meist nur Sekundär-, nicht Primärallergien)

Details zu Testmethoden: siehe Register mit Seitenhinweis.

Dunkelfeldmikroskopie des Vitalblutes

Diese Untersuchung schätzen wir in der Abklärung des Allergikers sehr, vor allem bei Kindern. Sie zeigt uns das innere Milieu , insbesondere aber die überhöhte Reaktivität des Organismus und der weißen Blutkörperchen. Oder andernfalls liefert sie Hinweise auf Pilz-Belastungen wie Aspergillus oder Candida (siehe Bild).

Patientin, Jahrgang 1947

Überaktive Leucocyten, «Wattebausch»-artige Formen als Zeichen von Pilzbefall. Überreaktive Phase, Medikamentenallergie mit starken Fibromyalgien

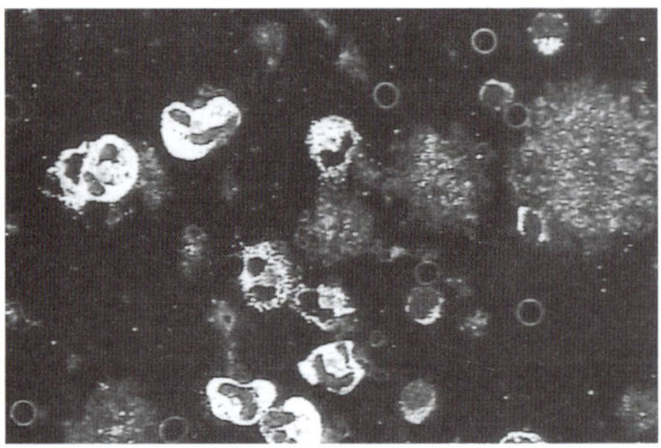

Haarmineralanalysen bei Allergikern

Sehr wertvolle Diagnostik mit Aussagen über Spurenelemente, aber auch über toxische Belastung mit Schwermetallen. Bei Allergikern zeigen sich oft Zinkverminderungen und Selenmängel, aber auch hohe Werte an Phosphor, Magnesium und Kalzium (Ausdruck der Gewebeübersäuerung). Hohe Aluminiumbelastungen sind bei Allergien häufig. Blei- und Quecksilberbelastungen blockieren die weißen Blutzellen und stören damit die Immunreaktionen. Haarmineraltests sind daher gute Milieu-Untersuchungen.
Die Haarmineralanalyse zeigt auch ein typisches Muster bei chronischer Darmallergie, bei welcher die Darmschleimhaut chronisch gestört und dadurch für Spurenelemente, aber auch für Schwermetalle anders durchlässig ist.

Schwermetallbelastungen werden immer häufiger und können teilweise mit der Haarmineralanalyse nachgewiesen werden, insbesondere Aluminium- und Bleibelastungen. Die Quecksilberbelastung wird in den Haaren nicht nachgewiesen, weil Quecksilber Binde- und Nervengewebe befällt und kaum über die Haut ausgeschieden wird.
Platin in den Auto-Katalysatoren führt immer häufiger zu Platinbelastungen, während andererseits Bleivergiftungen zurückgehen, weil das Autobenzin kein Blei mehr enthält.

Einmal mehr: Es ist von allergrößter Wichtigkeit, Säuglingen bis zum Alter von ungefähr 12 Monaten strikte keine Kuhmilchprodukte, keine Hühnereier und keine Nüsse zu füttern, da sie eine allergene Wirkung haben können. Die meisten Trockenpulver in der Säuglingsernährung werden mit Kuhmilch hergestellt und führen folglich bei entsprechend veranlagten Kindern zu einer hohen allergenen Gefahr. Säuglinge sollten in den ersten 12 Monaten nur Muttermilch oder Sojamilchfläschchen erhalten (Mamina Soja von Galactina oder Milupa Som). Es gibt Untersuchungen an Kindern, deren Eltern selbst Allergiker sind oder waren: die Häufigkeit von Asthma im Kindesalter beträgt ca. 40%, wenn beide Elternteile Allergien haben oder hatten (so genannte «Atopiker-Familie»). Werden diese Kinder aber bis 18 Monate ausschließlich gestillt oder mit pflanzlichen Eiweißträgern ernährt (Soja-Fläschchen), vermindert sich die Wahrscheinlichkeit, im Kindesalter Asthma zu bekommen, auf unter 12%.

Faktoren, die eine Allergie begünstigen

Übersäuerung

In einem übersäuerten Organismus haben Allergien eine stärkere Wirkung. Auch später, im Kindes- und Erwachsenenalter, steht die Ernährung in einem ursächlichen Zusammenhang mit einer Allergie. Dabei kommt dem Säure-Basen-Gleichgewicht besondere Bedeutung zu. Die Übersäuerung des Organismus – meist ernährungs-, aber auch stressbedingt – beeinträchtigt seine Regulationsfähigkeit. Das gilt auch im Hinblick auf Allergien. Eine besondere Rolle spielen dabei die so genannten Mastzellen, eine spezielle Form von Abwehrzellen in Blut und Gewebe. Sie lösen beim Allergiker bei Kontakt mit einem Allergen eine allergische Reaktion aus, indem sie sich entleeren und Histamin freigeben. In diesem Fall wirken natürlich die üblicherweise verabreichten Antihistamine, gehen aber die Leidensursache in keiner Weise an.

In einem übersäuerten Organismus reagieren die Mastzellen viel sensibler und stärker. Einer der wichtigsten Schritte in der biologisch-medizinischen Allergietherapie besteht deshalb darin, im Organismus ein basisches Milieu zu schaffen. Das bedingt eine Entsäuerung mittels Basepulvern über einen Zeitraum von 1 bis 2 Jahren sowie eine konsequente Ernährungsumstellung (keine oder wenig tierische Eiweiße, keine Milchprodukte und kein raffinierter Zucker, dafür umso mehr Gemüse, Früchte, Kartoffeln, Avocados, Kastanien). Histamine, die eine allergische Reaktion auslösen und begünstigen können, sind auch in manchen Nahrungsmitteln enthalten. Vor allem Fleisch, Fisch und Schalentiere, aber auch Tomaten sind sehr histaminreich. Das Meiden tierischer Eiweiße – insbesondere von Milchprodukten, Schweinefleisch, Wild, Fisch und Eiern – ist bei Allergikern auch aus diesem Grund wichtig.

Darmschleimhautveränderung und defekte Darmflora

Die Darmflora besteht aus vielen Billionen von Bakterien und bildet einen feinen Film auf der Innenseite des Darmrohrs. Alles, was wir an Nahrung aufnehmen, muss diesen «Bakterienrasen» passieren; er verändert und filtert die Stoffe. Die Bakterienbesiedelung ist mit dem Menschen so mitgewachsen, dass sie sich in Symbiose voll den Interessen des Gesamtorganismus angepasst hat.

Wenn die Darmflora nicht intakt ist – zum Beispiel wegen einer Antibiotika-Behandlung, wegen Nahrungsmitteln mit Antibiotika-Rückständen oder wegen Schwermetallen –, ist die Darmschleimhaut in ihrer Resorptionsleistung gestört. Es können dann zu große Eiweißmoleküle, die nicht vollständig abgebaut werden konnten, die Darmwand passieren und kommen im Innern in Kontakt mit den dahinter liegenden Lymphknötchen, welche diese Eiweiße als Antigene erkennen und darauf eine Immunantwort (eine unbemerkte allergische Reaktion) auslösen.

Über 80% des menschlichen Immunsystems liegt entlang dem Darm. So wird verständlich, dass das Immunsystem bei einer Darmstörung und einer Störung der Darmflora massiv überlastet wird und gegen sonst kaum störende Eiweiße «allergisch» reagieren kann. **Allergien sind daher meistens indirekt Darmschleimhauterkrankungen.** Dem Aufbau der Darmflora und der Darmschleimhaut muss deshalb bei Allergikern größte Beachtung geschenkt werden. Die Darmflora wird erneuert durch pflanzliche Kost mit hohem Rohkostanteil und durch das Meiden tierischer Eiweiße (inkl. Kuhmilchprodukte).

Toxine, Quecksilber und andere Schwermetalle

Es besteht ein direkter Zusammenhang zwischen Quecksilberbelastung und der Häufigkeit allergischer Krankheiten. Schwermetalle und Nickel blockieren die Funktion der Lymphozyten und der Makrophagen und dadurch das Abwehrsystem des Menschen. Dies wird in der Dunkelfeld-Untersuchung des Vitalbluts eindrücklich sichtbar. Als neue Untersuchung gibt es den «Lymphocyten-Transformations-Test», mit welchem bewiesen werden kann, dass beispielsweise eine Allergie durch eine Zahnlegierung ausgelöst worden ist.

Quecksilber kann schon durch Amalgamfüllungen in den Zähnen der Mutter auf den Säugling übertragen werden. Das Neugeborene hat zum Zeitpunkt der Geburt 3-mal so hohe Konzentrationen an Quecksilber wie seine Mutter. Später wird die toxische Belastung durch Zusatzstoffe in Impfstoffen (organische Hg-Verbindung Thiomersal), durch Umweltbelastungen (Blei und Aluminium) und durch Amalgamfüllungen und nickelhaltige Legierungen der Zähne massiv gesteigert.

Bei einer Allergiebehandlung muss immer auch nach der Schwermetall- und im Besonderen nach der Quecksilberbelastung gesucht und die entsprechende Ausleitung respektive Entgiftung gemacht werden. Nach intensiver Zusammenarbeit mit biologisch orientierten Zahnärzten und aufgrund langjähriger Erfahrungen konnte ein detailliertes System der Quecksilberausleitung entwickelt werden. Dieses zeigt frappante Erfolge bei der Behandlung von Neurodermitis oder Asthma, aber auch von Kinderallergien. Zur Behandlung und Bindung oder Ausscheidung der Schwermetalle werden Vitamine und Spurenelemente eingesetzt, beispielsweise Selen, Zink, Mangan, Vitamin E und Vitamin C.

Eine große Bedeutung haben bei der Allergieentwicklung auch alle synthetischen Stoffe in der Nahrung (z. B. viele der E-Stoffe).

Impfungen

Impfungen lösen recht häufig Allergien aus. Wir sehen immer wieder Kinder, welche nach Impfungen Ekzeme entwickeln. Bei diesen Patienten muss eine «Ausleitung» der Impftoxine und der Begleit-Allergene der Impfstoffe mit in die Therapie einbezogen werden (Erklärungen am Schluss des Kapitels 24, «Impfungen»).

Schimmelpilz und Candida

Zu den tiefer liegenden Ursachen einer Allergie gehört fast zwingend ein Pilzbefall (Mykose). Die meisten Allergiker leiden vor allem an Schimmelpilzbefall. Der Nachweis einer systemischen Mykose (meist Schimmelpilz oder Candida) ist allerdings schwierig, weshalb die Schulmedizin oft die Existenz eines Pilzes bezweifelt. Die Patienten haben nebst den typischen Allergien

meist diffuse Zeichen wie Müdigkeit, Infektanfälligkeit, häufige Blasen- oder Scheidenentzündungen, Konzentrationsstörungen, Neigung zu Depression, Augenstörungen, Schwindel und sonstige nervale Störungen. Die Antikörperbestimmung und Hauttestung ist zwar meist negativ, und trotzdem fühlen sich die Patienten äußerst krank.
Die Pilzbelastung erklärt sich auch durch das bei der Allergie häufig stark gestörte Stoffwechselmilieu des Patienten, welches für die Aufwärtsentwicklung der Pilzstadien sehr gute Voraussetzungen bietet. So können in einem fortgeschrittenen Stadium häufig auch Antikörper gegen Pilze und diverse Allergene gefunden werden. Die Behandlung muss deshalb die Belastung des Organismus mit Pilzvorstufen einbeziehen.

Besonders aktuell ist die Candida-Problematik. Candida (Hefepilz) wird oft als Ursache allergischer Krankheiten genannt oder in alternativmedizinischen Kreisen mit Allergien in Verbindung gebracht. Eine Candida-Besiedelung wird bei Allergikern tatsächlich gehäuft festgestellt, sowohl mit der Blut-Antikörperbestimmung als auch mit Stuhlkulturen. Aufgrund unserer Untersuchungen ist aber Candida nicht die Ursache der Allergie, sondern Ausdruck eines Fehlmilieus und häufig auch toxischer Schwermetallbelastungen. So wird mit der ganzheitlichen Allergiebehandlung meist auch die Candida-Problematik verbessert. Mit der antimykotisch-antibiotischen Candida-Behandlung (Nizoral® oder Diflucan® oder ähnlichen) hingegen wird die Darmflora noch mehr geschädigt, was das Darmmilieu zusätzlich verschlechtert und Allergien zusätzlich begünstigt.

Die biologische Therapie der Allergien

In der **Akut-Behandllung** muss das Allergen gefunden und gemieden werden. In dieser Phase unterstützt häufig die **Bioresonanz-Therapie** mit einem der Bioresonanzgeräte (Vegaselect Biocom oder Mora) die Therapie. Mit dieser feinstofflichen Behandlung werden Informationen des Allergens übertönt (man spricht von «invertiert» oder «umgedreht»), nicht aber gelöscht. Eine Bioresonanz-Therapie ist daher nie ausreichend, sondern immer nur als Zusatzmaßnahme zu betrachten. Es gibt jedoch auch andere feinstoffliche Methoden aus der **Kinesiologie** und aus der amerikanischen **Osteopathie,** die am vegetativen Nervensystem ansetzen und nach unseren Erfahrungen eine tiefer greifende Wirkung haben.

Als wichtigste Komponente in der Therapie von Allergien gilt die Einhaltung der **antiallergischen hypoallergenen Stoffwechseldiät nach Rau und Werthmann**
(siehe Kapitel 13, «Nahrungsmittelallergien» und Tabellen)
Dies gilt für die Akut- und chronische Phase der Therapie!

Allergie-Therapie mit orthomolekularen Medikamenten und biologischen Heilmitteln

Akute Phase

- In akuten Phasen, z. B. bei Heuschnupfen, kann mehrmals täglich **Ruberkehl** in die Nase und 2 x 8 Tropfen in den Mund geträufelt werden, lange einspeicheln, dann schlucken.
- Ein anderes Medikament, das wir in der akuten Phase gerne geben, ist das **Urtica-Sambucus comp.** von Ceres (Vertrieb durch Ebi-Pharm), ein hoch konzentriertes Pflanzen-Dynamisat; 3 x 4–5 Tropfen täglich, lange einspeicheln, dann schlucken.

Sehr wichtig ist die Therapie mit Vitaminen und Spurenelementen, entweder aufgrund der Haarmineralanalyse oder einfach eine übliche Therapie.

Grundbehandlung (während einem Jahr)

- **Selen** in Form von Natriumselenit, Trinkampullen, 100 µg täglich, oder Selenvital (organisches Hefe-Selen, Burgerstein), 1–2 Tabletten täglich, morgens und mittags
- **Zink** als Zinkvital von Burgerstein, 1–2 Tabletten abends
- **Vitamin C,** 1000–2000 mg täglich
- In akuten Fällen von Allergien kann man oft mit Histamin in homöopathischer Dosis helfen, z. B. mit **Histamin** C200, 10 Kügelchen.

Chronische Phase

Es ist wichtig, dass die Allergie über längere Zeit behandelt wird. Unsere Erfahrung: Im 1. Jahr kann ein akuter Zustand verbessert werden, die Allergie besteht aber nach wie vor. Im 2. Jahr ist der Zustand – auch in Zeiten, in denen normalerweise die Akut-Phase eingetreten ist – viel besser.

Im 3. Jahr besteht meist keine Allergie mehr. Das gilt nicht nur für Heuschnupfen, sondern auch für «Sonnenallergien», Insektenstich-Überreaktionen und Hautallergien.

Die Behandlung basiert auf verschiedenen Ansätzen: **Isopathische und immunbiologische Therapie:** Mit der isopathischen Pilztherapie mit Sanum-Medikamenten kann das innere Milieu des Allergikers beträchtlich verändert werden.

Isopathisches Grundschema

Medikamente von Sanum/Ebi-Pharm, lange einspeicheln.

- Beginn mit **Notakehl**, 2–3 x 10 Tropfen, während ca. 4 Tagen,
- dann Übergang auf **Pefrakehl** und **Fortakehl** , je 2 x 8 Tropfen, während 7 bis 10 Tagen
- anschließend langzeitig **Sankombi-Tropfen**, 2 x 10 Tropfen, während mehrerer Monate.

Diese Therapie baut nicht nur die Schleimhautflora des Darms auf, sondern wirkt auch nachhaltig gegen inneren Pilzbefall des Organismus. Das innere Milieu wird verbessert.

Häufig – besonders bei Erwachsenen – liegt beim Allergiker auch eine **Übersäuerung** vor, welche mit basischer (allergenarmer pflanzlicher Kost) angegangen wird.

- Als kurzzeitige Maßnahme wirkt sehr gut die Einnahme eines Basesalzes mit Mineralsalzen und vor allem Bicarbonat, z. B. **Alkala N** von Sanum, 2 TL täglich, in warmem Wasser auflösen, am besten um 10 und 16 Uhr trinken, dann, wenn normalerweise im Körper ein «Baseschub» erfolgen sollte.

Immunbiologische Therapie

Das Immunsystem wird mit Spurenelementen aufgebaut, insbesondere Zink, Selen, Magnesium und Mangan (**AntiOx-De-Tox**, Burgerstein) sowie mit Sanum-Medikamenten, welche das Immunsystem stimulieren.

- Bei Kindern: **Utilin-N-** und **Recarcin-N-Tropfen,** täglich 2 Tropfen in die Nabelgegend oder in die Ellbogenbeugen einreiben, während mehrerer Monate.
- Das lymphozytäre System kann gestärkt werden (Peyer'sche Plaques) mit dem Medikament **Rebas D4** (Kapseln), ebenfalls von

Sanum, zu Beginn 2–3 x 1 Kapsel täglich, während einer Woche, dann 1 Kapsel täglich. Die Kapsel wird geöffnet und der Inhalt dem Kind in den Rachen gestreut, während 2–3 Monaten.

– Bei Erwachsenen werden zur Verbesserung des Immunsystems folgende Kapseln über mehrere Monate verabreicht: **Utilin D6** und **Recarcin D6,** je eine Kapsel pro Woche an verschiedenen Tagen, nüchtern, spätnachts.

Zusätzlich können «Umstimmungsbehandlungen» gemacht werden mit Ameisensäure (Acidum formicicum) oder homöopathisierten Schlangengiften oder Insektengiften (Apis) und bei Kindern mit Katalysatoren des Zitronensäurezyklus (Heel).

Besonders gut wirkt die **Eigenbluttherapie.** Es handelt sich um eine spezielle Spritzentherapie, bei der Eigenblut des Patienten entnommen wird und in mehreren Stufen mit homöopathischen und isopathischen Heilmitteln vermischt und potenziert wird, nach den Regeln der Homöopathie. Auf jeder Stufe wird ein Teil der gewonnenen Lösung subkutan, intrakutan oder in spezielle Akupunkturpunkte gespritzt. Die Behandlung erfolgt in ein- bis zweiwöchigen Abständen. Sie hat eine erstaunlich nachhaltige Wirkung.

Die **Meidung der Allergene** ist häufig nicht möglich (man kann im Frühling einem Pollenflug bei Pollenallergie nur schlecht ausweichen, und bei so genannten «Hausstauballergien» kann der Staubkontakt ebenfalls nicht ausgeschlossen werden). Wir raten wohl dem geplagten Allergiepatienten, die Allergene zu meiden, dies ist aber bei der oben beschriebenen grundlegenden Behandlung meist gar nicht mehr nötig.

Nochmals muss darauf hingewiesen werden, dass wir immer wieder beobachten, dass Allergien und deren Folgekrankheiten wie Asthma erst bessern, wenn Schwermetalle, insbesondere Amalgam, aus dem Körper entfernt und die Gewebe entgiftet sind.

Die beschriebene Allergietherapie dauert 1 bis 2 Jahre und muss ohne Unterbruch durchgeführt werden, was gerade bei schweren allergischen Krankheiten wie Asthma, Neurodermitis, rheumatischen Störungen oder auch bei Candida-Befall von Patienten meist mitgetragen wird. Der Patient ist danach in vielen Fällen geheilt oder sein Zustand hat sich zumindest fast immer deutlich verbessert.

Kapitel 23 Die Infektanfälligkeit

Ursachen und Therapie

Milieu- und isopathische Gedanken zu einem häufigen Thema

Die große Infektanfälligkeit bei Kindern ist eines der häufigsten Probleme in der ärztlichen und allgemein medizinischen Praxis. In der Praxis sind wir damit bei über 30% aller behandelten Kinder konfrontiert. Die Definition der Infektanfälligkeit ist: Das Kind erleidet im Jahr mehr als vier fieberhafte und teils schmerzhafte Entzündungskrankheiten mit Allgemeinsymptomen, die man antibiotisch behandeln zu müssen glaubt. Wir stehen einer antibiotischen Behandlung kritisch gegenüber, wegen Nebenwirkungen zum einen, zum andern aber auch, weil es sich meistens ohnehin um virale Krankheiten handelt, bei denen Antibiotika nichts nützen. Und ein weiterer Grund unserer Zurückhaltung ist, dass Antibiotika auch die Darmflora vermindern und schädigen, mit allen Folgen (siehe Kapitel 12, «Darm, Ernährung und Gesundheit».

Bei Kindern sind die meisten Symptome der akuten Infektionskrankheit ohnehin nur Ausdruck von entzündlichen Regulationsvorgängen, die eigentlich erwünscht sind. Der Körper «wehrt» sich gegen die Viren, indem die Körpertemperatur steigt und die Lymphocyten aktiviert werden. Leider ist der Test, der für die Antibiotika-Abgabe gemacht wird, der CRP-Test, häufig auch bei Viren erhöht. Werden entzündungshemmende oder antibiotische Therapien gemacht, so werden möglicherweise die Symptome des akuten Infektschubes etwas schneller gemildert, aber das Leiden wird nicht ausgeheilt. Es sind nämlich nicht die «bösen» Bakterien, welche die Infekte erzeugen, sondern die Bakterien, die jedes Kind und jeden Erwachsenen besiedeln oder infizieren und die sich auf einem massiv gestörten inneren Milieu breit machen.

Das innere Milieu ist gestört, weil das Immunsystem des Patienten gestört ist und die Ernährung des Kindes falsch ist. Die Folge ist eine Störung der symbiontischen, «guten» Bakterienwelt, des Säure-Base-Haushalts des Gewebes und der Körperflüssigkeiten. Die Fehlernährung führt zu einer Veränderung des Eiweißgehaltes, aber auch zu einem erhöhten Gehalt an toxischen Lebensmittelbestandteilen. Häufig liegt eine Störung des Lymphsystems vor, die sich seit früher Kindheit fixiert und eingespielt hat und das Kind dann bis ins Erwachsenenalter immunologisch stört. Zu dieser Störung kommt es häufig wegen Nahrungsmittelempfindlichkeiten, Nahrungsmittelallergien und unverträglichen Stoffen in der Nahrung. Der Zusammenhang zwischen Nahrungsmittelempfindlichkeit/Allergie und Infektanfälligkeit sowie dem Lymphsystem soll im Folgenden erklärt werden, ist aber auch in den Kapiteln 12 und 13 ausführlich beschrieben worden.

Die Bedeutung des Darm-Lymph-Systems für die Immunität des Menschen

Das allermeiste, was der Mensch ab Geburt aufnimmt, wird durch den Darm aufgenommen. Wir haben daher auch eine riesige Darmschleimhaut (beim Erwachsenen 2000–3000 m^2), welche Stoffe absorbieren und verarbeiten kann. Dazu benötigt der Mensch entlang seiner Darmschleimhaut eine gigantische Menge von Darmbakterien (mehrere Billionen, also mehr Bakterien, als der Mensch eigene Zellen hat). Diese Darmbakterien verhindern einerseits die Besiedelung der Schleimhäute mit krankheitsauslösenden Bakterien und andererseits bilden sie einen feinsten Film über die gesamten Schleimhäute, wo Fremdstoffe erkannt werden und Fremdbakterien abgetötet werden. Diese Darmbakterien ernähren sich vorwiegend aus Zellulose, welche in der Rohkost enthalten ist, weshalb rohes Gemüse für den Aufbau des Immunsystems so wichtig ist.

Die Darmbakterien spalten teilweise auch Fremdeiweiße und vermindern dadurch ihre antigene Wirkung. Den Fremdeiweißen werden durch Spaltung ihre allergieauslösende Wirkung genommen. Die Darmflora ist also die erste Schranke und die wichtigste Voraussetzung für unser Immunsystem. Deshalb ist es so schädlich, bei Besiedelung des Körpers mit krankheitsauslösenden Bakterien gleich Antibiotika zu verabreichen, da dadurch die Darmflora massiv gestört und vermindert wird. Sie kann durch Antibiotika sogar völlig zerstört werden.

Werden nun durch den Darm trotzdem solche Fremdeiweiße aufgenommen, die das Immunsystem stören können (vorwiegend tierische Eiweiße, welche vom Menschen als körperfremd und daher allergen erkannt werden), so werden diese in der zweiten Schranke des Immunsystems gefiltert und verarbeitet, nämlich durch die Peyer'schen Lymphknoten auf der Innenseite der Darmwand. 80% des menschlichen Lymph- und Abwehrsystems liegen dem Darm entlang in Form allerkleinster Lymphknoten. Werden diese langzeitig durch Fehlernährung überlastet, so entsteht mit der Zeit eine Dekompensation des Lymphsystems und damit auch des gesamten Abwehrsystems. Der Organismus versucht dann, mit den übrigen Lymphknoten vermehrt zu reagieren, was zu den typischen Lymphknoten- und Mandelschwellungen führt. Auch Rachen- und Gaumenmandeln sind Lymphzellansammlungen, welche nur reagieren, wenn das Darmimmunsystem überlastet oder dekompensiert ist. Erst sekundär reagieren also die Schleimhäute und Lymphknoten der Gesichts- und Nasenregion mit Schwellung, immer wiederkehrenden Entzündungen und Empfindlichkeit. Je mehr dann antibiotisch behandelt wird, desto schlechter wird der symbiontische, bakterielle Abwehrrasen, und der Zustand verschlechtert sich, weshalb Kinder dann immer häufiger krank werden.

Eine erschreckende Statistik des Eidgenössischen Gesundheitsamtes aus den Jahren 2000–2004 besagt, dass ein städtisches Grundschulkind im Durchschnitt jährlich mehr als 3- bis 4-mal Antibiotika erhält. Wen wundert es, dass sich mit der Zeit Infektanfälligkeiten aufbauen und auch die Folgeerscheinungen wie Allergien und Asthma sich häufen? Auch jede weitere antibiotische Therapie eliminiert die Bakterien nicht. Nein, sie sind immer noch da: ihre Wände können nach wie vor antigen wirken und sind auch der mögliche Grund, dass immunologische Folgekrankheiten auftreten.
Wir brauchen in unserer Praxis mit 8 Ärzten und täglich zwischen 150 und 350 Patienten, viele davon mit akuten Leiden, praktisch keine Antibiotika, vielleicht ein Zehntel so viel wie eine normale Einzelpraxis. Obwohl auch wir viele Kinder mit Anginen und Mittelohrentzündungen und viele Frauen mit akuten Blasenentzündungen usw. zur Behandlung haben.

Die Bedeutung der Kuhmilch in der Entwicklung der Allergien und auch der Infektanfälligkeit

Ein großer Teil der infektanfälligen Kinder leidet an einer Kuhmilchallergie. Darüber wurde schon ausführlich im Kapitel über die Nahrungsmittelallergien geschrieben, wo auch die Therapie zum großen Teil beschrieben wurde.
Die Behandlung der Infektanfälligkeit muss daher eine Therapie des Lymphsystems und eine Diät beinhalten.

Die Infektanfälligkeit ist nur die Spitze des Eisbergs und nie die Krankheit an sich.

Es handelt sich immer um eine Immunstörung, die sich jedoch verschieden ausdrücken kann, so etwa mit den typischen Symptomen der Nahrungsmittelallergie bei Säuglingen und Kindern. Siehe Kapitel 13, «Nahrungsmittelallergie», und Kapitel 22, «Allergien – was nun?».

Diagnostik der Infektanfälligkeit

Die Diagnostik kann mit einer Kontrolle der Spurenelemente in den Haaren (Haarmineralanalyse) erfolgen, durch Blutuntersuchungen im Dunkelfeld-Mikroskop und durch die Beurteilung der Reaktionsfähigkeit des Körpers im Thermoregulationsdiagramm. Die üblichen in einer Praxis durchgeführten Blutuntersuchungen (Leucocyten, Hämoglobin, Blutsenkung) geben keine Hinweise auf die Infektabwehr.
In der **Dunkelfeld-Mikroskopie** wird das Blut direkt im lebendigen Zustand und die Beweglichkeit der Leucocyten untersucht, aber auch die Tendenz zur Bakterienentwicklung kontrolliert. Diese Untersuchung gibt Einblick in das innere Milieu und die Notwendigkeit der medikamentösen Stimulierung der Immunkraft. Wir sehen in unserer Klinik nach einer mehrwöchigen Immunstimulation und Behandlung des inneren Milieus im Dunkelfeld ganz beträchtliche Verbesserungen der Leucocytentätigkeit, was auch die verbesserte Abwehr des Patienten erklärt.

Die Therapie der Infektanfälligkeit

Die Therapie der Infektanfälligkeit, der Nahrungsmittelallergien und aller in diesem Kapitel genannten Krankheiten basiert auf vier Säulen. Mit der konsequenten biologischen Milieutherapie wird die Infektanfälligkeit kleiner; die wiederholten Infekte verschwinden innerhalb von 1 bis 2 Jahren. Die früher häufig kranken Kinder werden binnen 2 bis 3 Jahren die gesündesten der Klasse. Die vor allem zu Beginn der Therapie noch auftretenden Infekte nehmen an Intensität ab und werden immer seltener. Sie müssen unbedingt biologisch behandelt werden, damit nicht durch eine antibiotische Therapie ein Rückschlag provoziert wird. Der Entscheid über die Therapieform muss beim ganzheitlich tätigen Arzt oder beim versierten Heilpraktiker liegen.

<u>Die vier Säulen der Therapie bei Infektanfälligkeit sind</u>

- Diät
- Aufbau der Darmflora und Darmschleimhaut
- Immunaufbau
- Entfernung von darmschädigenden und immunschädigenden Giften

Diät bei Infektanfälligkeit

Die Ernährung des Säuglings muss ausschließlich mit Muttermilch erfolgen. Ist dies nicht möglich, muss der Säugling bis zum Alter von mindestens 12 Monaten mit Sojamilch ernährt werden. Das Sojaeiweiß ist bedeutend weniger allergen und wird schon von der kleinkindlichen Schleimhaut mit Proteasen gespalten und daher leichter in den Körper aufgenommen. Durch Ernährung mit Sojaprodukten (z. B. Mamina-Soja von Galactina) erwächst dem Säugling überhaupt kein Mangel. Kuhmilch ist für viele Säuglinge nicht geeignet und sollte bis zum Alter von 12 Monaten strikt gemieden werden, da der Darm des Säuglings erst zu diesem Zeitpunkt die allergen wirkenden Kuhmilcheiweiße spalten kann. Alle gängigen Produkte basieren auf Kuhmilchpulver und sind nicht empfehlenswert. Ein Ausweichen auf HA-Fläschchen (hypoantigen) ist möglich, aber meist nicht notwendig; sie wirkt nicht a-antigen, sondern nur vermindert (hypo)antigen.
Im Kleinkindes- und Schulalter ist die Diät die gleiche, wie im Kapitel 22, «Allergie», beschrieben. Wichtig ist wirklich, dass während des Infektes dem Kind keine Kuhmilchprodukte und gar keine zuckerhaltigen Speisen gegeben werden.
Bei akutem Infekt geeignet sind Karotten, Erbsen, Bohnen, Kastanien, Kartoffeln, Reis, eventuell wenig Trockenfleisch (z. B. Bündner Fleisch) und frisches Gemüse allgemein, aber auch Birchermüesli nach Rau (siehe Anhang).

Ernährung bei Infektanfälligkeit

Verboten sind (besonders in der Akutphase):
- alle Kuhmilchprodukte
- Hühnereier und eihaltige Produkte
- Nüsse
- Südfrüchte (Orangen, Mandarinen, Kiwis, Grapefruits)
- alle Getränke und Speisen mit weißem Zucker
- alle Kunst-Limonaden wie Sprite, Cola, Fanta, Eistee usw.

Empfohlen sind:
- alle Gemüse, Kartoffeln, Hülsenfrüchte, Reis, Getreideprodukte
- alle Früchte (mit Ausnahme der verbotenen; siehe oben), vorwiegend am Morgen und am Mittag gegessen
- Sojaprodukte, Maroni/Kastanien

Zum Darmaufbau und Aufbau der Darmflora

Der Darmaufbau erfolgt mit isopathischen Pilzprodukten der Firma Sanum. Bakterienprodukten aus der Sanum-Reihe sowie mit einer Kost aus zellulosehaltigen Produkten, insbesondere fein geraffelter Rohkost (Fenchel, Karotten, Kohlrabi usw.).

Aufbau der Darmflora mit Sanum-Isopathica: Kapitel 18, Der Aufbau der «Darmflora», und im folgenden Therapieschema.

Schema für Ispathische Therapie bei Infekanfälligkeit und Darmflora-Aufbau

1. Woche	2. Woche	3. Woche	4. Woche	5. Woche	6. Woche
tägliche Dosis: Notakehl D5 Tabl. 3x1 --- oder --- Notakehl D5 Tr. 3x10	tägliche Dosis: Notakehl D5 Tabl. 3x1 --- oder --- Notakehl D5 Tr. 3x10	tägliche Dosis: Notakehl D5 Tabl. 3x1 --- oder --- Notakehl D5 Tr. 3x10			
	tägliche Dosis: Pefrakehl D4 Kps. 1x --- oder --- Pefrakehl D5 Tr. 3x10	tägliche Dosis: Pefrakehl D4 Kps. 1x --- oder --- Pefrakehl D5 Tr. 3x10	tägliche Dosis: Pefrakehl D4 Kps. 1x --- oder --- Pefrakehl D5 Tr. 3x10		
		tägliche Dosis: Sankombi D5 Tr. 3x10	tägliche Dosis: Sankombi D5 Tr. 3x10	tägliche Dosis: Sankombi D5 Tr. 3x10	über mehrere Monate
wöchentliche Dosis: Utilin D6 Kps. 1x --- und --- Recarcin D6 Kps. 1x	wöchentliche Dosis: Utilin D6 Kps. 1x --- und --- Recarcin D6 Kps. 1x	wöchentliche Dosis: Utilin D6 Kps. 1x --- und --- Recarcin D6 Kps. 1x	wöchentliche Dosis: Utilin D6 Kps. 1x --- und --- Recarcin D6 Kps. 1x	wöchentliche Dosis: Utilin D6 Kps. 1x --- und --- Recarcin D6 Kps. 1x	über mehrere Monate
tägliche Dosis: Rebas D4 Kps. 3x1	tägliche Dosis: Rebas D4 Kps. 3x1	tägliche Dosis: Rebas D4 Kps. 3x1	nach 2 Monaten Pause wiederholen		
tägliche Dosis: Echinacea Ceres Tr. 3x5	PAUSE	tägliche Dosis: Echinacea Ceres Tr. 3x5	PAUSE	tägliche Dosis: Echinacea Ceres Tr. 3x5 wiederholen alle 2 Wochen während 2 Monaten	PAUSE

Immunaufbau mit immunbiologischen Medikamenten

- Dem Kleinkind in die Ellenbogenbeuge einreiben: täglich 2 Tropfen **Utilin N** abwechselnd mit **Recarcin N**.
- Für Schulkinder und Erwachsene einmal pro Woche je 1 Kapsel **Utilin** und **Recarcin**. Es handelt sich dabei um ein aus Bakterien hergestelltes Präparat, das vom Immunsystem als Bakterium erkannt wird, aber keine Krankheiten hervorrufen kann und eine spezifische Aktivierung der weißen Blutkörperchen auslöst.
- Zum Aufbau der **Peyer'schen Plaques** (Lymphsystem entlang dem Darm): **Rebas-Kapseln D4**, anfänglich 2- bis 3-mal 1 Kapsel täglich, während 7 Tagen, anschließend 1 Kapsel täglich. Bei akuten Infekten wieder steigern auf 3 x 1 Kapsel während ca. einer Woche.
- Größeren Kindern zusätzlich täglich 500–1000 mg **Vitamin C** geben, Kleinkindern **Sanddornsaft** .
- Großen Kindern, Adoleszenten und Erwachsenen geben wir zusätzlich 50–150 µg **Selen** täglich, z. B. Selenvital (Burgerstein), 1–3 Tabletten.
- Alle Noxen und immunbelastenden Stoffe müssen entfernt werden und als Gegenspieler dazu eine Spurenelement-Multimineralstoff-Therapie gemacht werden: **Multivitamin-Mineral-Tabletten Cela** (Burgerstein): 1 bis 2 Tabletten täglich.

Sämtliche Therapien sind während 1 bis 2 Jahren durchzuführen. Quecksilber in Amalgamfüllungen, Bleivergiftungen sowie Aluminiumbelastungen sind sehr häufig und können in einer Haarmineralanalyse oder in einem Quecksilberausscheidungstest (Dimavaltest) vom biologisch tätigen Arzt erkannt und entsprechend behandelt werden. Diese immunhemmenden Stoffe sind unbedingt auszuleiten. Bei infektanfälligen Kindern dürfen keinesfalls Zahnbehandlungen mit metallischen Stoffen gemacht werden, insbesondere keine Amalgamfüllungen.

Darmschleimhaut

Ideal wäre, mit Tests zu prüfen, ob die Darmschleimhaut intakt ist:

- großer Gesundheitscheck «Darm» (Stuhltest bei Labor Ganzimmun, Mainz, oder Ortho-Analytic, Rapperswil, Schweiz
- Test auf Leaky Gut Syndrome (Resorptionstests auf Lactulose und Xylose)

Weil das in den meisten Fällen zu aufwändig ist, empfehlen wir die Therapie zum Aufbau der Darmschleimhaut. Siehe auch Kapitel 15, «Das Syndrom des durchlässigen Darmes».

- **Mucosa-comp.-Tabletten** (Heel), 3–6 x täglich zwischendurch 1 Tablette lutschen. Das so genannte «Zellpräparat» dient informativ nach dem homöopathischen Prinzip dem Aufbau der Zellen des entsprechenden Organs. «Mucosa compositum» ist hergestellt aus Zellen verschiedener Schleimhautmembranen. Es wirkt auch bei wiederholten Schleimhautentzündungen, Nebenhöhlenentzündungen usw.
- Das zweite Heilmittel ist die nichtessentielle Aminosäure **Glutamin.** In einer Dosierung von 2 x 1–2 g dient sie, während mehrerer Wochen verabreicht, dem Aufbau der Darmschleimhaut.

Siehe «Schema für Isopathische Therapie bei Infektanfälligkeit und Darmflora-Aufbau», Seite 311

Therapie bei Infektanfälligkeit

Eine Therapie bei Infektanfälligkeit soll immer begleitet werden mit einer Ernährungsumstellung auf die **hpoallergene Stoffwechseldiät nach Rau und Werthmann.**

Siehe Kapitel 13, «Nahrungsmittelallergien», oder Buch «Ernährungsumstellung für chronisch Kranke und Allergiker» von Dr. med. K. Werthmann, Ebi-pharm-Verlag

Therapie mit Pilz- und Pflanzenpräparaten

Zwei der folgenden Präparate werden zusammen eingenommen:

- **Notakehl-Tropfen,** 3 x 8 Tropfen täglich vor den Mahlzeiten, während 7 bis 21 Tagen
- **Relivora-Komplex-Tropfen (Drosera comp.),** 3 x 10 bis 15 Tropfen täglich, während 7 Tagen oder
- **Echinacea-Ceres-Tropfen,** 3 x 5 Tropfen täglich, jeweils während 7 Tagen, dann 7 Tage Pause

Die folgenden Präparate werden ab dem 7. Tag eingenommen:

- **Pefrakehl-D5-Tropfen,** an geraden Tagen 2 x 8 Tropfen täglich vor den Mahlzeiten, während 20 Tagen
- **Fortakehl-D5-Tropfen,** an ungeraden Tagen, 2 x 8 Tropfen täglich vor den Mahlzeiten, während 20 Tagen
- **Sankombi-D5-Tropfen,** 2 x 8 Tropfen täglich vor den Mahlzeiten, während 3 bis 4 Monaten, und 2 x 2 Tropfen täglich über die Nase einziehen, während 3 bis 4 Monaten.

Begleittherapie mit immunbiologischen Präparaten

Die Therapie mit dem immunbiologischen Präparat wird parallel zur Therapie mit den Pilzpräparaten durchgeführt und mit der Einnahme der Notakehl-Tropfen begonnen.

- **Rebas-D4-Kapseln,** 1–2 x täglich 1 Kapsel vor den Mahlzeiten, während 20 Tagen
- **Utilin-D6-Kapseln** für Erwachsene: 1 Kapsel wöchentlich, 3–4 Stunden vor oder nach der letzten Mahlzeit einnehmen, oder
  Utilin-N-Tropfen für Kinder: täglich 2 Tropfen in die Ellenbogenbeuge einreiben, an einem Tag in die rechte, am andern Tag in die linke Ellbenbogenbeuge.
- **Recarcin-D6-Kapseln** für Erwachsene: 1 Kapsel wöchentlich, 3–4 Stunden vor oder nach der letzten Mahlzeit einnehmen, oder
  Recarcin-N-Tropfen für Kinder: täglich 2 Tropfen in die Ellenbogenbeuge einreiben, an einem Tag in die rechte, am andern Tag in die linke Ellbenbogenbeuge.

Bei auftretenden Rezidiven soll die Behandlung unterbrochen und wieder von vorne begonnen werden.

Kapitel 24 Grippe und andere virale Erkrankungen

Die biologische und isopathische Therapie infektiöser Winterkrankheiten

Einführung

«Herr Doktor, ich hatte während des ganzen Winters keine Erkältung und bekam auch die schwere Grippe nicht. Früher war ich immer der erste, der erkrankte, und ich litt unter den lästigen Symptomen während Monaten».
Solche Kommentare höre ich sehr häufig von Patienten, die wir während des Winters wegen anderer Krankheiten biologisch aufbauend behandelt hatten. Was hat nun das Ausbleiben der Grippe mit den übrigen Behandlungen zu tun, wo wir doch gar nichts gegen das vermeintlich böse Grippevirus unternommen haben? Um dies zu verstehen, muss grundlegend umgedacht werden: Wir behandeln niemals gegen das Virus oder gegen Bakterien oder eine spezifische Krankheit, sondern immer die Regulationsfähigkeit und das innere Milieu eines Patienten.
Alles am Menschen ist Anpassung, Reaktion und Ausgleich eines sich verändernden Milieus. Diese Fähigkeit zu reagieren, drückt sich auch aus in der Widerstandsfähigkeit gegenüber Bakterien und Viren. Der Mensch ist ununterbrochen Bakterien, Viren und Pilzen ausgesetzt, auf welche er gezielt oder auch unspezifisch reagiert und sie verarbeitet. So ist es auch verständlich, dass die meisten Menschen, solange sie ein gutes Regulationssystem haben, an Viren, Bakterien und anderen Erregern nicht erkranken, sondern damit sogar ihre Abwehrkraft stärken können.

Die Abwehrkraft gegen virale Krankheiten gründet auf verschiedenen Komponenten der Lebenskraft:

- Leucocyten (weiße Blutkörperchen) mit Makrophagen (Fresserzellen) und Gedächtniszellen
- der eigenen Darmflora
- den Enzymsystemen und der Antikörperbildung

Die Leucocytentätigkeit kann langfristig angeregt werden. Die Zahl der Leucocyten lässt sich mit Mistelpräparaten, immunbiologischen Bakterienpräparaten der Firma Sanum (z. B. Utilin, Recarcin und anderen) stimulieren. Die aktiven Substanzen, die in den Leucocyten produziert werden, sind: Interferon, Interleukin, eiweißauflösende Enzyme. Im Falle einer viralen Entzündung müssen diese Enzyme aus den Leucocyten abgegeben werden, womit das Wachstumsmilieu des Virus verändert wird und es seine Lebensfähigkeit verliert. Nicht das Virus oder das Bakterium sind die Ursache der Erkrankung, sondern das veränderte Zell- und Gewebemilieu des Patienten, welches ein Wachstum von Viren begünstigt. Es muss daher allein am Milieu gearbeitet werden, damit die Viren und Bakterien ihre Pathogenität (krankheitsauslösende Fähigkeit) verlieren.

Darmflora: Der Mensch benötigt im Darm, seinem bei weitem größten Organ, Billionen von Bakterien verschiedenster Art, welche genau auf ihn und seine pflanzliche Idealkost abgestimmt sind. Die Bakterien selbst haben antivirale Fähigkeiten, sie bilden protolytische Enzyme und verhindern in der Art eines Konkurrenzverhältnisses das Wachstum schädlicher Bakterien oder Viren. Sie gewährleisten auch die innere Abdichtung der Darmwände und vermindern damit das Eindringen von Bakterien und Viren, welche über die Atmung und damit über den Speichel in den Gastrointestinaltrakt gelangen oder auch mit der Nahrung aufgenommen werden.
Die Intaktheit der Darmflora ist also von allergrößter Bedeutung für das Immunsystem, und deshalb muss dauernd daran gearbeitet werden, die Darmflora gesund zu erhalten.

Der Aufbau der Darmflora mit Diät

Die menschliche Verdauung ist auf pflanzliche Kost eingestellt. Die normale Darmflora ist daher eine Gärungsflora mit Streptococcus, Enterococcus und Bifidus. Bei regelmäßigem Fleischgenuss vermehren sich aber die Fäulnis-, anaeroben und anderen krankhaften Bakterien, welche Toxine produzieren können, aber auch der Entwicklung anderer Bakterien und Viren Vorschub leisten (dies wurde vom deutschen Forscher Prof. Enderlein nachgewiesen). Krankhafte Bakterien können alsdann schädlich wirken und Viren können sich im Menschen selbst aufwärts entwickeln.

Mit einer speziellen Methode kann die Darmflora instilliert, aber auch diagnostisch die endobiontische Welt des Blutes beobachtet werden (Dunkelfeldmikroskopie).

Diät zur Vorbeugung von Infektionskrankheiten
(besonders wichtig für Kinder und ältere Menschen)

- täglich fein geraffelte Rohkost in Form von Salat
- morgens einheimische Früchte, geschält (am Abend keine Früchte!)
- Kohlehydrate sind erlaubt in Form von Kartoffeln, Hartweizennudeln, Mais, Reis, Getreideprodukten, Maroni/Kastanien, Avocado
- Fleisch maximal einmal pro Woche, aber nur Fisch und Geflügel
- keine Kuhmilchprodukte, auch keinen Jogurt (verändert Darmflora)
- keine Zuckerspeisen (raffinierter Zucker begünstigt das Pilzwachstum)
- Zufuhr des nötigen Eiweißes mit Bohnen, Reis, Mais, Erbsen, Sojaprodukten und Nüssen.

Zur zusätzlichen Haus-Behandlung bei Grippe

- viel heiße Getränke, z. B. Lindenblütentee (fördert das Schwitzen und die Entgiftung), eventuell mit Zitronensaft und Honig
- Diät ohne tierische Eiweiße (siehe oben), eventuell Fasten während 2–3 Tagen
- äußerst wirksam sind Hitzebäder zur starken Schweißproduktion (siehe Aufsteigendes Wärmebad , Seite 319)
- Fieber nicht bekämpfen. Es hat bis 40 °C eine heilende Wirkung.
- Bei Husten und starker Verschleimung: Zwiebelsaft (siehe Elisabeths Zwiebelrezept , Seite 320)

Medikamente bei akuter Grippe/Erkältungskrankheit

- Kombinationspräparat **Relivora-Complex-Tropfen (Drosera comp.)** (Sanum) oder **Echinacea Ceres,** 3 x 5 Tropfen täglich
- **Rebas-D4-Kapseln,** öffnen und in den Mund streuen, lange einspeicheln, dann schlucken, 2- bis 3-mal täglich
- **Notakehl-D5-Tablette:** im akuten Zustand während etwa 1 Woche 3 x 1 Tablette täglich, zusätzlich mehrmals täglich einige **Notakehl-D5-Tropfen** in die Nase einziehen
- bei Kopfschmerzen, Gliederschmerzen: **Traumeel-Tabletten (Arnica comp.)** (Heel) oder **Gripp-Heel-Tablette,** täglich 6–8 Tabletten lutschen
- **Engystol-Tabletten** (Heel), 4–6 x täglich 1 Tablette lutschen, oder **Euphorbium comp. Nasalspray** (Heel), mehrmals täglich 2 Hübe in die Nase sprayen.
  Neuraltherapie an Tonsillen, z. B. mit **Echinacea comp.** oder Tonsilla comp., bei starker Schwellung; zusätzlich **Lymphomyosot (Myosotis comp.), Formisan Amp.**
- **Alkala N,** 2- oder 3-mal 1/4 oder 1/3 TL in heißem Wasser
- als einziges schulmedizinisches Medikament empfehlen wir bei starken Schmerzen/Kopfweh das sehr bewährte **Aspegic 500** (Kinder 250 mg), 1–3 x täglich (Acetylosalicytsäure = Aspirin)

Das aufsteigende Wärmebad

Ein wunderbares Mittel bei Winterinfekten

Das aufsteigende Wärmebad ist ein altbewährtes Rezept bei Infektionskrankheiten. Es führt zu einer Verbesserung der Fieberproduktion und damit zu einer Aktivierung der weißen Blutkörperchen und der Zirkulation.
Immer unter Kontrolle einer anderen Person machen.

Vorbereitung

Man bereitet 2 Liter heißen Lindenblütentee zu, mit nur wenig Honig oder reiner Fructose (Fruchtzucker) gesüßt, und Saft von 1 bis 2 Zitronen.
Man legt ein großes Frottee- oder Badetuch (Schwitzen) und Wolldecken sowie ein Thermometer zur Temperaturkontrolle bereit.
Man trinke schon vor dem Bad ½ Liter Lindenblütentee.

Das Wärmebad

In die Badewanne heißes Wasser einlaufen lassen, 15–20 cm hoch, so warm, dass man eben noch hineinsitzen kann, normalerweise um die 37 °C. Man setzt sich in die Badewanne und lässt heißes Wasser einlaufen, immer so heiß, wie man es eben noch erträgt. Die Temperatur wird kontinuierlich gesteigert, meist bis 42 °C. Die Wassermenge wird bis zum Vollbad erhöht – und die Temperatur konstant gehalten oder gar gesteigert.
Man schwitzt enorm in das Wasser hinein, die Körpertemperatur beginnt zu steigen, bis gegen 38,5 °C. Man bleibt so lange im Wasser, bis die Körpertemperatur bei maximal 39 °C liegt, maximal aber 45 Minuten.
Die Wirkung des Bades kann noch verstärkt werden, wenn man ein Bade-Basesalz dazugibt, das den Körper entschlackt und basischer macht.
Während des Bades trinkt man nochmals ca. ½ Liter des Tees, mit Zitrone.
Nach dem Bad steht man vorsichtig auf (Kollapsgefahr!) und frottiert sich. Ein kurzes kühles Abduschen ist erlaubt – und dann geht man gleich ins Bett.

Nach dem Bad

Man legt sich ins Bett und schlägt sich in das Badetuch und zwei Wolldecken ein, damit ein intensives Schwitzen erfolgen kann. Man bleibt so ½ bis 2 Stunden und trinkt nochmals 1 Liter des Tees mit viel Zitrone – und schwitzt.
Die Temperatur wird langsam sinken, kann aber noch einen Tag leicht erhöht sein, was man ja eigentlich will.

Fieber ist heilsam!

Elisabeths Zwiebelrezept gegen Husten und Verschleimung

Während wir vom Genuss von Zwiebeln abraten, weil sie verschleimen und «kühlen», bewirkt dieses Rezept genau das Gegenteil und wirkt besonders gut gegen trockenen und produktiven Husten wie auch gegen Verschleimung jeder Art bei Infektionen.

Rezept
1 große frische Zwiebel
4 dl/400 ml Wasser

Zwiebel schälen und fein hacken.
Gehackte Zwiebeln und Wasser in eine Pfanne geben, aufkochen, bei schwacher Hitze 8 Minuten köcheln lassen.
Pfanne von der Wärmequelle nehmen. Zugedeckt 15–20 Minuten ruhen lassen.
Den Pfanneninhalt in ein Sieb abgießen, den Saft auffangen, die Zwiebeln mit einem Löffel gut ausdrücken.
Zwiebelsaft nach Belieben nur leicht mit Honig oder reinem Fruchtzucker süßen.

Zugedeckt und gekühlt, ist der Saft während mehrerer Tage haltbar.

Anwendung
4–6 x täglich 2–3 EL schlucken (kühl).

Weshalb keine Milchprodukte als Vorbeugung gegen Grippe und andere Infektionskrankheiten?

Kuhmilcheiweiß ist ein tierisches Produkt, auf das sehr viele Menschen mit Produktion von Antikörpern, Histaminausschüttung und lymphozytärer Belastung der Darmwand (Peyer'sche Lymphdrüschen entlang der Darmwand) reagieren. Eine Immunbelastung stört den Körper und vermindert seine Fähigkeit, auf andere fremde Stoffe, z. B. Viren, zu reagieren. Veränderungen der Darmschleimhaut und der Darmflora und vor allem eine Immunverminderung sind häufige Folgen der Nahrungsmittelallergie.
Kinder reagieren mit Vergrößerung der Begleit-Lymphsysteme wie Mandeln und Rachenmandeln, Haut und Ekzemen. Erwachsene spüren meist nichts, sondern reagieren mit Infektanfälligkeit und Resistenzverminderung. Es ist in vielen Fällen frappant, was allein die völlig milcheiweißfreie Ernährung und

die drastische Verminderung des Fleischgenusses für die Resistenzentwicklung des Menschen bewirken.

Die diätetische Prophylaxe gegen Infektkrankheiten ist bei alten Menschen besonders wichtig. Vor allem in Altersheimen sollte strikter auf die Ernährung geachtet werden: Große Flüssigkeitsmenge, täglich 2 Liter ungezuckerten Tee. Teesorten abwechseln, z. B. Kräutertees, etwa Lindenblüten- oder Pfefferminztee (wirkt entsäuernd) oder Fencheltee (gut für die Darmschleimhaut). Auf zuckerhaltige Cremes und Desserts sowie Jogurt ist zu verzichten, besser ist Kompott. Keine Wurstwaren, sondern Gemüse und Kartoffeln, dazu täglich mehrere Salate.

Antikörperproduktion: Für die Bildung von Antikörpern braucht es hochwertige Eiweiße, Enzyme und Spurenelemente. Vor allem Eisen, Zink und Mangan sind wichtige Katalysatoren, ebenso Enzyme. Sie werden durch den Konsum von Früchten und Gemüse zugeführt, bei Infektanfälligkeit zusätzlich mit Medikamenten. Spezielle Mineralstoffgemische, kombiniert mit hochwertigen pflanzlichen Bestandteilen aus biologischem Anbau (Eveliza), sind für Patienten im BioMed Center Sonnenberg erhältlich. Zinktabletten, Vitamin E und weitere Mineralstoffe sind auch in Tablettenform in der Apotheke erhältlich (Burgerstein-Präparate).

Grippen, Vogelgrippen, virale Krankheiten – Gefahr oder Hysterie?

Erläuterungen von naturheilkundlichen Ärzten zu viralen Infektionen

Man spricht von Epidemien, wenn Infektionskrankheiten in kurzer Zeit viele Menschen erfassen. Diese Krankheiten können durch Viren oder Bakterien mitbedingt sein. Mit dem Begriff wird auch oft suggeriert, dass diese Krankheiten gefährlich seien und viele Menschen ernsthaft oder sogar tödlich daran erkranken könnten. Der Begriff der Pandemie bezieht sich auf eine weitere, also weniger lokale Verbreitung und auch meist eine sich weniger schnell ausbreitende Seuche.

So weit die Medizingeschichte auch zurückschaut, immer gab es Epidemien: Pest, Lepra und andere. Im letzten und vorletzten Jahrhundert hatte die Tuberkulose eine pandemische Ausbreitung («Schwindsucht» oder «englische Krankheit»).

Im letzten Jahrhundert traten erstmals **virale Epidemien und Pandemien** auf: in den Jahren 1917–1919 die **«Spanische Grippe»,** an der europaweit an die 50'000 oder sogar mehr Menschen starben.
In den Jahren 1946–1953 trat die **Kinderlähmung** in Europa pandemisch auf und erfasste sehr viele Menschen. Sie führte zu Dauerschädigungen oder sogar tödlichen Komplikationen bei tausenden von Kindern.

Aus dieser kollektiven Erfahrung schwerer Epidemien entspringt verständlicherweise eine manifeste oder auch nur unterschwellige Angst des Menschen, selbst Opfer zu werden. Diese Angst wird immer häufiger auch gezielt geschürt, indem Gefahrenmeldungen über «neue Krankheiten» und mögliche Pandemien verbreitet werden. Ob dies gezielt aus wirtschaftlichen Interessen oder aus Unkenntnis geschieht, sei dahingestellt.

Der Mensch unserer Zeit wird je länger je mehr darauf trainiert, dass nicht er, sondern die Obrigkeit oder irgendeine Instanz die Gefahren im Griff halten müsse. Die Eigenverantwortung des Einzelnen tritt immer mehr in den Hintergrund. Wir werden erzogen, Maßnahmen brav zu befolgen und zu tolerieren, welche uns zur «Prävention» befohlen werden. Sei es nun das Einsperren von Geflügel, auf dass es zu einer noch unnatürlicheren Lebensweise gezwungen werde. Oder die Ausrottung von tausenden von Kühen wegen der Maul- und Klauenseuche, oder die Chlorierung von Trinkwasser, die mehr Schaden als Nutzen erzeugt, u.a.m.

Seit Jahrzehnten gibt es alljährlich die **Grippeepidemien,** mit meist neuen Virusformen. Viele Menschen erkranken daran, und alljährlich gibt es Todesfälle, meist handelt es sich um alte oder geschwächte Menschen. Die wohl folgenreichste Pandemie ist die **HIV- oder Aids-Epidemie,** welche vor allem in den armen Ländern Afrikas verheerende Folgen hat und Millionen von Opfern fordert. Eine andere, weniger bekannte Endemie ist **Hepatitis C,** eine Viruskrankheit, die in allen Ländern stark zunimmt.

Betrachtet man diese und auch andere Epidemien, aber auch neue Krankheiten, so stellt man Folgendes fest:

- Virale Krankheiten nehmen zu.
- Nahezu alle Pandemien der neuen Zeit sind viraler Art.
- Bakterielle Krankheiten verlieren an Schrecken und Bedeutung. Bakterielle Epidemien wie Scharlach, Syphilis und Tuberkulose gibt es in der westlichen Welt kaum mehr; sie verlieren stark an Schweregrad.

- Bedeutende virale Pandemien und Epidemien traten immer dann auf, wenn die Bevölkerung aus anderen Gründen massiv geschwächt war, etwa in England, Frankreich und Deutschland nach dem schrecklichen Ersten Weltkrieg (1914–1918). Tuberkulose und vor allem Poliomyelitis grassierten nach dem Zweiten Weltkrieg.
- HIV (Aids) wütet in den ärmsten Ländern, und dort vor allem unter den Menschen mit Mangelernährung. Die Schwere der Erkrankung hängt in großem Maße von der Widerstandskraft des infizierten Menschen ab.
- In Ländern des Fernen Ostens, in Südamerika und in Afrika sind Krankheiten endemisch, die sich bei uns auch nach Einschleppung nicht ausbreiten. Dies deshalb, weil das durchschnittliche «innere Milieu» des Europäers anders ist und dem Virus nicht die gleichen Ausbreitungsmöglichkeiten gibt.
- **Längst nicht alle mit dem Virus Infizierten bekommen die Krankheit!**
- Virale Krankheiten bekommt vermehrt, wer ein schwaches Immunsystem hat. Das Immunsystem wird bestimmt durch intakte Darmbakterien und eine intakte Darmschleimhaut. Rund 80% der Lymphozyten, also der Immunzellen, befinden sich in der Darmwand.
- Untersucht man infektanfällige Menschen auf die Darmflora, kann man praktisch immer eine massive Verminderung der lebensnotwendigen Darmbakterien feststellen, besonders der Bifidus-, Bacteroides- und Lactophilus-Bakterien. Eine Umstellung der Ernährung und der Aufbau der Darmflora machen den Menschen jeweils viel weniger infektanfällig, besonders Kinder.

Die Tatsache, dass längst nicht alle Infizierten die Krankheit bekommen, ist das Wichtigste. Es ist nie nur das Virus, was eine Krankheit ausmacht. Eine weit größere Rolle spielen die Begleitbedingungen. In der ganzheitlichen Medizin werden diese Begleitbedingungen «das innere Milieu» genannt. In der Schulmedizin wird die Tatsache der Resistenz vage mit dem «Immunsystem» in Zusammenhang gebracht. Das «innere Milieu» eines Menschen, und damit seine Abwehrkräfte, werden mitbestimmt durch:

- die Ernährung
- den Säure-Basen-Haushalt (Übersäuerung reduziert die Abwehrkräfte)
- Versorgung mit Vitaminen und Spurenelementen
- Schwermetalle (diese fördern die Ausbreitung von Viren und Pilzkrankheiten und schädigen die Darmflora)
- die psychische und emotionale Situation
- die Lebensweise und der Einfluss schädigender Faktoren wie elektromagnetische Belastungen

Von der alljährlichen Grippe ist bekannt, dass fast ausnahmslos jeder Mensch mit dem Virus infiziert wird, aber nur ganz wenige ernsthaft daran erkranken. Dasselbe galt für die Tuberkulose.

Die Wirkung der Impfung ist umstritten. So ist z.B. bekannt, dass die schreckliche Poliomyelitiswelle nicht wegen der 1952 entdeckten und ab 1956 breit eingeführten Poliomyelitis-Impfung zurückging, sondern dass die Spitze der Häufigkeit schon vier Jahre vor der Einführung der Impfung überschritten war. Und die Krankheitshäufigkeit nahm trotz Impfung in dem Maß ab, wie es von jeder Epidemie erwartet werden kann, auch wenn nicht geimpft worden wäre.

Beobachtet man rückblickend die Vogelgrippe und die damit produzierte Publizität, so hat sich gezeigt, dass in keiner Weise die «Präventivmaßnahmen» geschützt haben, sondern dass es sich um eine Abart eines Virus gehandelt hat, das wahrscheinlich «unfallartig» durch Einfluss auf Milieu und Viruskulturen entstand und sich verbreitete. Es kommt doch wenigstens der Verdacht auf, dass wirtschaftliche Interessen bestanden, die Publizität der «Epidemie» dermaßen hochzuspielen. Es stellt sich die Frage, ob nicht die millionenweise eingenommenen Medikamente weit mehr Nebenwirkungen und möglicherweise gar Todesfälle bewirkt haben als die Vogelgrippe selbst. Tote Zugvögel an Landeplätzen und Durchflugstrecken werden schon seit Generationen beobachtet. Sicher handelt es sich jeweils um geschwächte Individuen, die vielleicht sogar durchaus eine virale Infektion in sich tragen.

Ich will an dieser Stelle nicht gegen die Impfungen sprechen, sondern einfach erinnern, dass es andere Faktoren sind, die ein Virus aufkommen lassen, und auch andere Faktoren bestimmen, ob jemand daran erkrankt – und wie schwer er daran erkrankt (siehe auch Kapitel 25, «Impfungen»).

Liest man die Zeitungsberichte über die potentielle Gefahr der Grippe und insbesondere der Vogelgrippe, so vermisst der ganzheitliche Arzt den Hinweis, was der Mensch **selber** gegen eine Erkrankung tun kann.

Impfungen und Medikamente mögen eine Wirkung haben. Sie verleiten aber auch zu einer Art fatalistischer Passivität: Vater Staat soll genügend Tamiflu und möglichst schnell eine Impfung anbieten. Die Vögel sollen naturfremd in Ställe gesperrt werden, damit sie nicht mit dem bösen Virus infiziert werden! Was für eine passive Einstellung! Und vor allem: was für eine mechanistische Einstellung!

Ein Virus kann sich nicht pandemisch und schon gar nicht epidemisch ausbreiten, wenn das Volk ein gesundes «inneres Milieu» hat. Weil der eigentliche Schutz des Menschen nämlich in seinem Immunsystem ruht. Und das Immunsystem wird von vielen Faktoren bestimmt. Die wichtigsten sind:

- Intakte Darmflora: Die Darmflora ist auf dem Boden der Darmschleimhaut wie ein Rasen und schützt den Darm vor Übersäuerung mit falschen Bakterien oder Viren. Die Darmflora kann gezielt aufgebaut werden mit richtiger Ernährung und durch Meiden von Nahrungsmittelallergenen. Wichtig ist auch das Meiden von Konservierungsstoffen in der Nahrung, welche die Darmflora ebenfalls schädigen.
- Weiße Blutkörperchen: Deren Aktivität bestimmt, ob Viren oder Bakterien durch den Darm in den Körper gelangen und sich dort vermehren können. Die Aktivität der weißen Blutkörperchen (Granulocyten und Lymphocyten) wird durch toxische Stoffe und vor allem durch Schwermetalle blockiert.
- Intakte Darmschleimhaut: Auch hier sind die Nahrungsmittelallergene die schlimmsten Darmfeinde. Besonders heimtückisch ist, dass diese vom Patienten meist nicht erkannt werden. Es gibt aber sehr gute Bluttests, um Allergene nachzuweisen. Betrachtet man die Großzahl der Menschen, so finden sich bei 90% aller Darmgeschädigten und Immungeschädigten Empfindlichkeiten auf Milchprodukte, Nüsse oder Weizen, etwas weniger häufig auf Hühnereier. Deshalb sollten diese Produkte in geringer Menge eingenommen werden. Tests zeigen aber spezifisch den Grad der Intaktheit des Darmes und die Allergien. Es ist erstaunlich, wie schnell die Infektanfälligkeit verschwindet, wenn die richtige Nahrung gegessen und das «innere Milieu» aufgebaut wird.

Aus diesen Zusammenhängen wird klar, dass die **Prävention gegen virale und bakterielle Krankheiten** auf der Ebene der weißen Blutkörperchen, des inneren Milieus, der Ernährung und der Darmflora spielen muss.

Man kann viel tun, damit man virale Infektionen gar nicht erst bekommt. Es werden Präventionskombinationen, in Sprayform, Kapsel- und Tropfenform angeboten, welche einerseits klassische immunstimulierende Homöopathika enthält und anderseits isopathische Heilmittel, aber auch die neuen, aus Bakterienlösungen hergestellten Mittel zur Stimulation der weißen Blutkörperchen (Immunbiologica der Firma Sanum). Von der konventionellen Grippe-Impfung raten wir ab, weil sie in mehreren Jahren das richtige Virus nicht «getroffen» hat und ihre Wirkung gerade bei den gefährdeten Menschengruppen nicht nachgewiesen werden konnte.

Wenn der Mensch bereits erkrankt ist, kann der Verlauf mit folgenden Maßnahmen bedeutend verbessert werden:

- Alle Milchprodukte meiden, bis man wieder gesund ist. Chinesische Medizin: «Die Milch verklebt die Lymphe, produziert Schleim und macht den Körper kalt.»
- Zucker strikte meiden
- Nur warme Getränke trinken, 3–4 Liter täglich. Lindenblütentee mit Zitronensaft, anfänglich wenig Kamillentee. Salbeitee, Erkältungstee-Mischung
- Aufsteigende Wärmebäder nehmen (Schwitzbäder), Seite 319
- Heilmittel der Firma Sanum (**Isopathica** und **Immunbiologica**)
- Zufuhr von Zellpräparaten, welche die Lymphozyten stimulieren (z. B. **Peyer'sche Plaques**)
- **Echinacea-Präparate** (z. B. Echinacea-Ceres-Tropfen, 3–4 x 5 Tropfen täglich).
- **Vitamin C,** 1–3 g täglich, am Morgen; Selen (150 µg) und Zink 30 mg) am Abend
- Lokale Symptome der entsprechenden viralen Krankheiten durch naturheilkundlich arbeitenden Arzt behandeln lassen

Eine Schlussbemerkung: Warum keine Grippe-Impfung?

Das Grippevirus verändert sich von Jahr zu Jahr, und es sind verschiedene Grippeviren, die eine Influenza erzeugen. Dazu erzeugen sie nur eine der vielen möglichen Grippeformen. Was wir «Grippe» nennen, nämlich die uns bekannte winterliche Form der Erkältung, die uns einige Tage Bettruhe aufzwingt, wird häufig von ganz anderen Viren oder von Bakterien ausgelöst. Die Impfung ist äußerst spezifisch auf drei dieser Viren abgestimmt. Der Impfstoff muss natürlich vor Eintreffen des Virus produziert werden und ist jedes Jahr neu. Meist ändert sich das Virus aber in seiner epidemischen Ausbreitung von Osten nach Westen und entspricht, wenn es zu uns kommt, nicht mehr genau dem Impfstoff. Daher ist sein Nutzen oft gering. Unsere Hauptbedenken gehen aber dahin, dass mit der Impfung nicht die allgemeinen Immunkräfte stimuliert werden, sondern nur die Antikörperproduktion gegen ein spezifisches Virus (beziehungsweise drei, je nach Impfstoff).

Vorbeugende Medikamente gegen bakterielle und virale Infekte

- **Utilin D4 und Latensin D4** (Leucocytenstimulation durch Bakterien, welche beim Menschen keine Krankheit hervorrufen können), Sanum, 1 Kapsel 1-mal wöchentlich 2–3 Monate lang.
  Tropfen für Kinder: in Potenzierung D5 im Wechsel 2 Tropfen täglich in die Ellenbogenbeuge einreiben.
- **Spurenelemente,** vor allem Zink; Zinkvital Burgerstein, 2 Tabletten abends; evtl. Selenvital (Burgerstein), 1–2 Tabletten
- **Alen** oder **Anti Ox de Tox** (Burgerstein), 1–2 Kapseln täglich
- **Vitamin C,** 1–2 g täglich
- Aufbau der Darmflora mit Diät und **Sankombi,** 2 x 8 Tropfen täglich während mehrerer Monate. Diese können durch die Nase oder den Mund aufgenommen werden.
- **Rebas D4,** 2 x 1 Kapsel täglich während einiger Wochen, stärkt das lymphocytäre System
- **Relivora Complex (Drosera comp.),** 2 x 20 Tropfen täglich (Echinacea, Juglans, Drosera)

Unsere Therapie setzt breiter an und nützt gegen alle in den Wintermonaten vorkommenden bakteriellen und viralen Belastungen. Die Immuntherapie stärkt ganzheitlich, mit der Impfung wird man eventuell gegen das falsche Virus antikörpergeschützt. Mit der Grippe-Impfung setzt man sich zusätzlich in hoher Dosierung einem abgeschwächten Lebend-Virus aus, dessen Bedeutung und Langzeitwirkung man nicht kennt (gentechnologisch hergestellt? Auf welchen Trägereiweißen und mit welchen Zellmaterialien hergestellt?) Gerade jene Bevölkerungsgruppen, bei denen die Impfung mit großem Werbeaufwand propagiert wird (Altersheime, Chronischkranke, Diabetiker und Herzkranke), profitieren kaum von der Impfung, viel mehr aber von einer ganzheitlichen Immunstimulation und Lebensweise.

Wir haben eine Injektion zur Immunstimulierung zusammengestellt, welche wir nun schon seit über 10 Jahren an unseren Patienten anwenden. Sie hat sich enorm bewährt und wurde auch von Heilpraktikern und Ärzten in Deutschland und den USA erfolgreich übernommen:

Die «Grippe-Prophylaxe-Injektion»

Zu dieser Injektion raten wir den Patienten anstelle der eigentlichen Grippe-Impfung. Wir empfehlen 3 Injektionen im Abstand von je einem Monat, mit Start im Spätherbst, also dann, wenn die von der Werbung sensibilisierten Patienten an uns gelangen mit dem Anliegen, gegen Grippe geimpft zu werden.
Wir erklären unseren Patienten, dass unsere Impfung nicht die eigentliche Impfung «gegen» das Grippe-Virus sei, sondern dass sie die antivirale Abwehr allgemein verbessere.

Die Grippe-Prophylaxe

- **Echinacea comp.** (Heel), 1 Ampulle
- **Utilin D6** (Sanum), 1 Ampulle
- **Quentakehl** (Sanum), 1 Ampulle
- **Grippe-Nosode Injeel** (Heel), 1 Ampulle
- **Engystol N** (Heel), 1 Ampulle
- **Ancopir,** ½ Ampulle (Vitamin-B-Komplex Depot)
- **Lidocain 1%,** ½ Ampulle
- Alles zusammen intramuskulär, 1-mal alle 2–4 Wochen, insgesamt 3-mal

Kapitel 25 Impfungen

«Nein danke» oder ein Muss? – zwei Tricks für Reisende

Bei kaum einem Thema in der Medizin sind die Meinungen so kontrovers wie beim Impfen; und hinter dem so viele Interessen stehen wie hinter diesen «Immunisierungen». Für mich als konventionell ausgebildeten und schweizerisch diplomierten Arzt mit eigener Praxis und sogar einer Klinik, für die ich verantwortlich zeichne, ist eine kontroverse Meinung zu diesem Thema sehr heikel. Ich trage nicht nur die Verantwortung für den einzelnen Patienten, sondern in epidemiologischer Sicht in einem gewissen Maß auch für die Gesundheit der Allgemeinheit. Und ich habe mich auch an die Weisungen und Empfehlungen meiner Standesorganisationen zu halten, die ja nach reiflichen Überlegungen erlassen worden sind. Ich gebe aber auch zu bedenken, dass die meisten Ärzte ihre Informationen über die offiziellen Verlautbarungen der Gesundheitsbehörden bei den Impfstoffherstellern beziehen.

Ich bitte den Leser zu verstehen, dass ein Arzt den Eid geleistet hat, nur das Beste für seinen Patienten zu tun. Dies beinhaltet auch die Pflicht, sich nach bestem Können zu informieren und das zu tun und zu empfehlen, was dem Patienten und der Gesellschaft nützt. Ich werde daher versuchen, in meinen Ausführungen möglichst objektiv zu bleiben und jede Art der Polarisierung und der Polemisierung zu vermeiden.

Der biologisch-medizinische Arzt erwartet von einem differenziert denkenden Patienten, dass er sich auch selbst informiert. Man beschafft sich selber Informationen – aber vielleicht nicht nur über Publikationen von Gesundheitsämtern, die mit Geldern der Impfstoffhersteller mitfinanziert wurden. Ich muss leider auch als Arzt sagen, dass es selbst für mich schwierig ist, neutrale Informationen zu diesem Thema zu finden. Das Internet ist ein mögliches Instrument. Oder man wendet sich an Organisationen, die sich mit dem Thema beschäftigen.

Es gibt eine Organisation, welche in Deutschland, Österreich und der Schweiz sehr aktiv ist und neben Literaturlisten kritische Informationen publiziert: «Aegis». Unter gleichem Namen erscheint seit Jahren die Zeitschrift: «Aegis Impuls». Internet: www.aegis-deutschland.de, www.aegis.ch, www.aegis.at.

In der Praxis vergeht kein Tag, an dem wir nicht gefragt werden, was wir vom Impfen halten. Deshalb möchte ich unsere Gedanken zu einigen Impfungen darlegen. Und wir erlauben uns, einen gemäßigten Vorschlag zum Impfen zu machen.

Wichtig: Impfen ist eine sehr individuelle Angelegenheit, und jedes Kind und auch jeder Erwachsene ist anders und benötigt auch ein anderes Vorgehen.

Wenn ich auf meine 25 Jahre Praxistätigkeit zurückblicke, so stelle ich fest, dass es mehrere Impfungen gegeben hat, die einmal als unverzichtbar angesehen wurden und heute nicht mehr gemacht werden oder wegen Nebenwirkungen vom Markt genommen worden sind.
So etwa die Schluckimpfung gegen Poliomyelitis (Kinderlähmung). Man hat erst nach Jahren erkannt, dass sie selber virale Krankheiten hervorrufen kann. Oder die Tuberkulose-Impfung. Sie hat nicht etwa bewirkt, dass die Tuberkulosehäufigkeit zurückging, sondern sie hat – vor allem in den letzten Jahren – mehr Schaden angerichtet als Nutzen, indem «Impf-Tuberkulosen» erzeugt wurden. Ähnlich die Pockenimpfung, welche «Impfpocken» erzeugen konnte. Diese Impfungen sind still vom Markt genommen worden, nachdem sie während Jahren als unproblematisch und notwendig erachtet worden sind.
In meiner ganzen Ausbildung und auch in meinen Jahren als Spitalarzt wurde ich nie, nicht einmal im Universitäts-Kinderspital, darüber informiert, dass in den meisten Impfstoffen eine hoch toxische organische Quecksilber-Verbindung als Stabilisator eingesetzt wird – und in mehreren Impfstoffen heute noch. Diese Verbindung, **Thiomersal,** wäre selbst als Inhaltsstoff nicht einmal deklarationspflichtig. Jahrelang wurde von den Herstellern deren Unbedenklichkeit beteuert. Bis der Inhaltsstoff dann auf Druck von Laien und Opfern und nichtärztlichen Kreisen aus den Impfstoffen genommen wurde.
Das Argument, die Konzentration sei unbedeutend, war geradezu fahrlässig, da die Neugeborenen durch die Vielfachimpfungen in den ersten 6 Monaten ihres Lebens Konzentrationen an Quecksilber erhielten, welche 10- bis 60-mal über den erlaubten Mengen lag. Das Problem waren die Vielfachimpfungen, auf welche ich noch eingehen werde. Wenn für solche Impfungen von Staates wegen in Vierfarbenprospekten Werbung gemacht wird, scheint mir dies schon bedenklich. Das ist die eine Seite. Man könnte sie allenfalls noch tolerieren, wenn die Wirkung der Impfungen wirklich nachgewiesen wäre.
Es gibt große epidemiologische Untersuchungen bezüglich Wirkung verschiedener Impfungen (zusammengestellt in den Büchern von Dr. Buchwald, erhältlich über Aegis).
Die statistischen Studien zeigen anhand der Tuberkulose und der Kinderlähmung, dass die Krankheitshäufigkeit nicht wegen der Impfung zurückging, sondern unabhängig von der Impfung. Es sind Krankheiten, die wellenförmig an Häufigkeit zu- und abnehmen. Die fürchterliche Poliomyelitis-Epidemie

der 40er und 50er Jahre verminderte sich ab 1952, und die Häufigkeit der Erkrankten nahm schnell ab. Die Sabin-Impfung gegen die Kinderlähmung kam aber erst 1956 breit zur Anwendung; ähnlich die Tbc-Impfung (BCG-Impfung). In Ländern, wo nicht oder nur wenig geimpft wurde (z.B. in England), ging die Häufigkeit der Erkrankung gleichermaßen zurück.
Vor rund vier Jahren gab es in Süditalien eine kleine Epidemie mit Masernkrankheit, an welcher einige Menschen ernsthaft erkrankten. Es wurde bei uns dann informiert, dass leider eine schlechte Impf-Disziplin in diesem italienischen Gebiet bestanden habe und diese Epidemie deshalb ausgebrochen sei. Nachträgliche Untersuchungen zeigten aber, dass 80% der schwer erkrankten Menschen gegen Masern geimpft waren. Der Impfschutz hatte also versagt. Oder, und das wird heute immer häufiger, das Masernvirus hat seinen Typus verändert, hat eine Mutation durchgemacht und ist virulenter gewoden. Dieses Phänomen ist von verschiedenen Viren bekannt: Influenza-Virus (Grippe), HI-Virus (Aids) oder Hepatitis-B- und -C-Virus.

Man setzt also eine große Bevölkerungsgruppe einem potentiell problematischen Verfahren aus, den Impfungen gegen bakterielle und Viruskrankheiten, deren Wirkung gar nicht sicher nachgewiesen ist. Das scheint mir bedenklich. Mir kommt wieder der hippokratische Eid in den Sinn, in welchem ich unter anderem geschworen habe, die oberste Maxime sei, nicht zu schaden.

Wir Ärzte für Biologische Medizin versuchen, gemäßigte Impfempfehlungen abzugeben.

Was man bei Impfungen beachten sollte

- Sich nie impfen lassen, wenn man krank ist.
  Auch nicht, wenn sich eine Krankheit anzubahnen scheint. Die Komplikationsgefahr hinsichtlich der Krankheit und der Impfung ist viel größer! Insbesondere bei Kindern mit Neigung zu Fieberkrämpfen enorm vorsichtig sein. Eine Impfung ist nie dringend.
- Säuglinge – wenn überhaupt – ganz behutsam impfen und nicht in einem Alter unter 6 Monaten beginnen.
  Das Säuglingsgehirn ist bis mindestens im Alter von 6 Monaten sehr empfindlich auf alle toxischen Einflüsse. Es bildet sich dann erst richtig aus. Das mütterliche Immunsystem wirkt aber noch so lange – und wenn das Kind gestillt wird sogar länger.

- **Sich vergewissern, dass es Thiomersal-freie Impfstoffe sind.**
  Ist der Impf-Arzt darüber nicht informiert, so könnte es sein, dass er über die Zusammenhänge nicht informiert ist. Kritisch sein – es geht um die Gesundheit.
- **Immer gestaffelt impfen. Nur einen Impfstoff aufs Mal!**
  Wir raten von Vielfach-Impfungen ab. Die Gefahr der Impfkomplikation potenziert sich, wenn mehrere Impfstoffe zusammen gegeben werden. Es gibt eigentlich alle Impfstoffe auch einzeln. Man kann diese dann im Abstand von 6 Wochen, evtl. auch in größeren Abständen, verabreichen. Die Wiederholungsimpfungen müssen nicht unbedingt in einem genauen Rhythmus gegeben werden.
- **Allergiker und Ekzematiker sollten sich nicht oder nur mit größter Zurückhaltung impfen lassen!**
  Impfstoffe gegen Tetanus und Keuchhusten haben eine hohe Allergisierungstendenz. Gut vorbereiten, sofern man überhaupt impft: im Vorfeld zum Schutz hypoallergene Kost, Zinktabletten sowie Vitamin C und E geben.
- **Menschen mit neurologischen Leiden nicht impfen, insbesondere bei übermäßiger Krampfbereitschaft (Fieberkrämpfe, Epilepsie, Neuralgien usw.)**
  Vor allem die Impfstoffe gegen Virus-Krankheiten, in gewissem Maß aber auch gegen Starrkrampf (Tetanus) sind neurotrop, d. h. sie wirken auf das Nervensystem und die Hirnzellen. Sie können dort eine Reizung verursachen und sogar eine Erkrankung hervorrufen (siehe Kapitel 33, «Multiple Sklerose»).
  Virus-Krankheiten, gegen die Impfungen existieren: Poliomyelitis (Kinderlähmung), Mumps (Parotitis), Masern (Morbilli), Röteln (Rubeolen), Hepatitis B, Hepatitis A, Gelbfieber, FSME (Zeckenenzephalitis), Pocken (Variola), Grippe (Influenza)
- **Sich nicht von Behörden (Schule, Ämter, Militär, Auslandsbotschaften usw.) unter Druck setzen und verängstigen lassen. Sich vor jeder Impfung genau informieren.**
  Das immer häufiger gehörte Argument, man müsse auch impfen, um nicht andere Menschen anzustecken, ist eine reine Druckmacherei. Das Virus ist ohnehin vorhanden und steckt die Menschen an. Ob diese erkranken, hängt von ihrem Immunsystem ab. Auch in bestens durchgeimpften Bevölkerungsgruppen treten die Virusinfektionen dennoch auf.
- **Sich überlegen, ob die Krankheit, gegen die man zu impfen in Betracht zieht, überhaupt ein nennenswertes Risiko für sich selber, sein Kind oder seine Altersgruppe darstellt.**
  Beispiel: die Impfung der Säuglinge und Kinder gegen Hepatitis B ist unsinnig, da diese Krankheit für ihr Alter keine eigentliche Gefahr darstellt. Bis sie ins «gefährdete» Alter kommen, ist der Impfschutz kaum mehr wirksam und hat man vielleicht auch erkannt, dass die Impfung gefährlich ist, und rät davon ab.

- Es gibt gute homöopathische und biologische Heilmittel, mit welchen man die Impfungen besser verträglich machen kann.
  Es gibt auch biologische Heilmittel und Therapieverfahren, mit welchen man bei Verdacht auf Impf-Nebenwirkungen behandeln kann. Je früher, desto besser.

Menschen, welche sich nicht impfen lassen, tragen dafür die Verantwortung selber. Menschen aber, welche impfen, tragen sie auch selber.

Es ist fast nicht möglich, Impfkomplikationen nachzuweisen, und man wird in solchen Fällen leider nur schwer Hilfe bekommen. Dasselbe gilt für den Fall einer Krankheit, wenn sie trotz Impfung doch ausbrechen sollte. Es liegt also, wie schon erwähnt, in der eigenen reifen und wohlabwägenden Entscheidung, was man tut.

Es gibt feinstoffliche Untersuchungsmethoden, mit welchen man die Impfkomplikation nachweisen kann. Diese sind für die allfällige Therapie mit homöopathischen Heilmitteln wichtig (Ausleitungsverfahren), aber von der Schulmedizin nicht anerkannt.

Wir empfehlen den Menschen, sich auf andere Art vor Infektionskrankheiten zu schützen: Mit richtiger Ernährung, mit vorbeugenden Maßnahmen gegen virale Krankheiten usw. (siehe Kapitel 23, «Infektanfälligkeit», Kapitel 17, «Immunaufbau», Kapitel 24, «Grippe und virale Erkrankungen».)

Wir dürfen in unserer Klinik sehr viele Familien betreuen, welche aus verschiedensten Gründen die Kinder und sich selbst nicht impfen lassen wollen. Wir hatten in den 15 Jahren, seit ich mit meinem Arzt-Partner Dr. V. v. Toenges (Kinderarzt und anthroposophischer Arzt) die Klinik leite, noch nie einen einzigen ernsthaften Fall von Krankheit, gegen die man sonst zu impfen empfiehlt. Aber: wir informieren die Menschen, dass sie sich im Falle von Krankheiten richtig verhalten und geben ihnen natürliche Heilmittel nach Hause, welche sie in einem solchen Fall verabreichen können. Wir haben in den 15 Jahren sehr viele Fälle gesehen, die fast sicher oder mit einer gewissen Wahrscheinlichkeit auf Impfkomplikationen zurückzuführen waren.

Impfkomplikationen: Darüber gibt es ganze Bücher, und ich möchte deshalb auf die einzelnen Komplikationen nicht oder nur bei der Kurzbesprechung der einzelnen Impfungen eingehen. Am meisten wird diskutiert über Komplikationen bei den Impfungen gegen Masern, Hepatitis B und gegen Zeckenenzephalitis (FSME). Bei allen handelt es sich um Virus-Impfungen, bei denen abgeschwächte Lebendviren oder Virusbestandteile injiziert werden. Diese können selber eine krankmachende Wirkung entfalten. Zudem wurden sie auf Lebendzellen gezüchtet. Deren Reinheit kann ebenfalls problematisch sein oder sie können eine allergene Wirkung haben (z. B. Hühnerei-Zellen). Die Komplikationen oder möglichen Komplikationen, die wir gesehen haben, stellten sich vor allem nach Impfungen gegen Viruskrankheiten ein, zudem bei Kleinkindern, aber auch bei Impfungen gegen Keuchhusten und Tetanus.

- Hautprobleme: Ekzeme, Verschlechterung diverser Hautkrankheiten
- Neurologische Probleme sind recht häufig, angefangen bei Kopfschmerzen und starken grippalen Erscheinungen bis zu cerebralen Problemen und Krampferscheinungen bei Erwachsenen und Kindern. Über Fälle von Multipler Sklerose und schweren Neuralgien wurde berichtet. Ein Zusammenhang zwischen der Multi-Impfung bei Kleinkindern und Autismus wird intensiv diskutiert und ist in den USA recht verlässlich nachgewiesen. Wahrscheinlich ist der Impfstoffanteil gegen Masern der problematische.
- Gastrointestinale Probleme: lang dauernde Übelkeit, Colitis.
- Infekte nach Impfungen: Patienten berichteten, dass nach Impfungen lang dauernde Infekte auftraten, die sie früher nie hatten. Der Zusammenhang mit den Impfungen lässt sich in solchen Fällen natürlich kaum nachweisen.
- Der größte Teil der von uns beobachteten Impfprobleme entstand bei Wiederholungsimpfungen und Mehrfachimpfungen.

«Herr Doktor, was raten Sie mir? Soll ich mein Kind impfen lassen? Soll ich mich selbst impfen lassen?» (z. B. gegen Hepatitis B).

Die Antwort ist immer: Das kann nur individuell beantwortet werden. Wogegen sind Sie schon geimpft? Die meisten Wiederholungs- oder Auffrischimpfungen sind fragwürdig indiziert.
Beachten Sie strikt «Was man bei Impfungen beachten sollte», Seite 331. Besser als jegliche Impfung wird eine dauernde Unterstützung des Immunsystems nützen. Dann ist auch das Risiko stark vermindert, eine der Krankheiten zu erleiden.

Impfungen meiden, bei denen die Komplikationsrate hoch ist, sowie Impfungen gegen Krankheiten, bei denen das Risiko der Erkrankung sehr gering ist (FSME, Hepatitis B, Masern bei Erwachsenen) oder die nicht wirklich gefährlich sind (Grippe). Impfungen ablehnen, die geringen Nutzen bringen und wahrscheinlich eine hohe Nebenwirkungsrate haben.

Kommentare zu einzelnen Impfungen

Hepatitis-B-Impfung

Im Folgenden zitiere ich eine Stellungnahme, welche wir zur Impfung gegen Hepatitis B verfasst haben. Es ist zu erwähnen, dass der zur Diskussion stehende Impfstoff bereits vom Markt genommen wurde. Der Artikel hat aber dennoch seine Gültigkeit.
In letzter Zeit ist allen Schulkindern der Oberstufe eine Informationsschrift abgegeben worden, worin empfohlen wird, sich gegen Hepatitis B impfen zu lassen.

> Ähnliche Impfaktionen wurden bereits in Frankreich und in den USA sowie in anderen Ländern durchgeführt. Aufgrund der großen Zweifel, die seitens der Spezialisten der ganzheitlichen Medizin, aber auch seitens der Bevölkerung auftraten, ist in Frankreich die Impfaktion unterbrochen worden, und in den USA wurde das Impfobligatorium aufgehoben. Dies zeigt, dass die Bedenken berechtigt sind. In verschiedenen Armeen ist man von der routinemäßigen Impfung gegen Hepatitis B abgekommen.
> Beim Hepatitis-Impfstoff handelt es sich um Virus-Teile (Surface-Antigene der Hepatitis-Viren), die auf Lebendzellkulturen (Blutplasma oder beim MSD-Impfstoff auf Hefe) hergestellt werden, die zuvor durch Genmanipulation verändert wurden. Die Langzeitwirkung kann noch nicht abgeschätzt werden, weil solche Impfstoff-Herstellungstechniken erst seit ca. 10 Jahren bestehen und weil bei Impfstoffen Langzeitprobleme generell erst nach 15–20 Jahren abgeschätzt werden können. Die Impfstoffe werden wohl als «nicht-infektiös» beschrieben, enthalten aber verändertes Virusmaterial und Teile der Trägerzellen, welche sich im menschlichen Körper mit gesunden Zellen vereinen. Die Impfstoffe enthalten als Adjuvans 0,25–0,5 mg Aluminium und hoch giftiges quecksilberhaltiges Thiomersal. Hauptunsicherheitsfaktor sind die an die Verunreinigungseiweiße der Trägerzellen (1%) sonst noch gebundenen Toxine, Gene oder Viren.
> Bei den zur Impfstoffherstellung verwendeten Zellkulturen handelt es sich um Kulturen, deren Reinheit und Unbedenklichkeit nicht garantiert werden kann. Es wurde deshalb im Ausland vermutet, dass mit den Hepatitis-Impfstoffen sogar andere Viren, die nicht nachweisbar sind, mitübertragen wurden. In den USA wird sogar diskutiert, die Verbreitung von HIV (Aidsvirus) stehe mit diesem Impfstoff und anderen Lebendviren-Impfstoffen (Polio) in Zusammenhang. Auf jeden Fall ist aber von anderen Impfstoffen bekannt, dass sie zu Allergisierungen auf Eiweiße der Trägerzellen führen können, was z.B. zu Hefe- oder Tierallergien führte, mit

Hautproblemen, Asthma usw. (besonders bekannt bei Diphtherie- und Keuchhustenimpfungen).
Jede Lebendvirus-Impfung führt zu einer Infektion mit veränderten Viren, die eben nur ein unterschwelliges Krankheitsbild erzeugen, aber doch so stark wirken, dass eine Antikörperproduktion entwickelt wird.
Die Antigen-Impfungen (gewisse Hepatitis-B-Impfstoffe) provozieren eine langfristig veränderte Immunreaktion auf das entsprechende Virus. Das heißt also, dass durch das Impfvirus eine chronische, allerdings unterschwellige Infektion mit einem in seiner Langzeitwirkung noch nicht bekannten Virus erfolgt oder bei den Antigen-Impfstoffen das Krankheitsvirus einen veränderten Krankheitsausdruck erzeugt.
Es wurde festgestellt, dass es bei anderen, ähnlich produzierten Virusimpfstoffen (Masern, Kinderlähmung, Mumps) zu bedenklichen Langzeitinfektionen in erhöhter Häufigkeit kam, welche sich alle erst nach vielen Jahren manifestierten, vorwiegend in Form chronischer Hirnprobleme, Störungen des Zentralnervensystems oder allergischer Krankheiten.
Über diese Risiken ist aber noch zu wenig bekannt, sodass wir finden, man müsse mit Impfempfehlungen noch sehr zurückhaltend sein. Es muss bei neutraler Prüfung bezweifelt werden, dass die Krankheitsrisiken von Hepatitis B für Jugendliche größer sind als die Impfrisiken.
Wir denken, dass das Hepatitisvirus eine potentielle Gefahr bei immunschwachen Menschen und bei sonstigen Begleiterkrankungen darstellen kann, die Infektion sich aber in den meisten Fällen nicht als Krankheit ausdrückt, sondern vom Immunsystem des Menschen verarbeitet wird.
Das Risiko einer schweren Hepatitis-B- oder -C-Erkrankung ist für einen Jugendlichen verschwindend klein, und bei fachgerechter, aufbauender, biologischer Behandlung kann die Virusinfektion in den meisten Fällen ohne Spätfolgen ausgeheilt werden. Wir finden, die derzeitige Impfaktion ist zu stark auf Angst aufgebaut.
Weil das Hepatitis-B-Virus gleich übertragen wird wie das Aids-Virus, empfehlen wir, die gleichen Schutzmaßnahmen gewissenhaft zu befolgen (geschützter Geschlechtsverkehr), womit man sich viel wirksamer gegen Hepatitis B und C schützt. Wir geben auch zu bedenken, dass die Impfung nur gegen Hepatitis B schützt, nicht aber gegen Hepatitis C, A oder Mononucleose-Hepatitis. Geimpfte dürfen sich nicht in einer falschen Sicherheit wähnen.
Eine bisher nicht widerlegte Problematik trat im Großraum Paris auf, wo ca. 450'000 Kinder und Adoleszente geimpft und in dieser Gruppe innerhalb zweier Jahre 578 Fälle von MS-artigen Erkrankungen festgestellt wurden, also ein 80-mal häufigeres Auftreten zu beobachten war, als in

einer normalen Bevölkerungsgruppe. Diese Begleitkomplikationen führten daher auch dazu, dass die Hepatitis-B-Impfaktion im Großraum Paris unterbrochen wurde. Die Studie dazu ist nicht abgeschlossen und die Widerlegungen der Zusammenhänge sind noch nicht gesichert. Es scheint uns daher eindeutig verfrüht, in der Schweiz mit dem gleichen Impfstoff eine Impfaktion durchzuführen.

Wir raten von einer Impfung gesunder Kinder «gegen» Hepatitis B entschieden ab, weil die Gefahren noch nicht überblickbar sind und das Erkrankungsrisiko unseres Erachtens in keinem Verhältnis zum Impfrisiko steht.

Die antiviralen Immunkräfte eines Kindes können mit anderen Mitteln ganz beträchtlich gestärkt werden, was auch gegen andere virale Erkrankungen schützt.

Zeckenenzephalitis (FSME)

Einen ausführlichen und mit Literaturangaben belegten Artikel kann man nachlesen in der Zeitschrift «Aegis-Impuls», Nr. 10, 2002, S. 15–19), erhältlich über info@aegis-schweiz.ch.

Die Nebenwirkungen der Impfung sind zahlreich. So zahlreich und teilweise so schwer, dass schon Impfstoffe vom Markt genommen wurden (Trico-Vac und Enzpur K).

Die neuen Impfstoffe enthalten immer noch abgeschwächte FSME-Viren, zudem Stabilisatoren wie Aluminiumhydroxid, Formaldehyd, Thiomersal und Antibiotika. Die Züchtung der Viren erfolgte auf Hühner-Fibroblasten-Kulturen. Der Impfstoff besitzt dadurch und wegen der Zusatzstoffe eine hohe allergene Potenz.

Es ist für keinen Virus-Impfstoff mit Sicherheit nachgewiesen, welche Wirkung die abgeschwächten Viren haben. Viren sind Partikel, die kein eigentliches Eigenleben haben, sondern sich in Zellen einnisten und deren Gensubstanz verändern. Wissen wir, was ein künstlich erzeugtes, «abgeschwächtes» Virus in der Zelle des Empfängers bewirkt?

Die Nebenwirkungen sind so mannigfaltig und teilweise so gravierend und anscheinend so häufig, dass wir unsere großen Bedenken haben.

Auf der anderen Seite steht eine Krankheit, die **Zecken-Enzephalitis** (auch FSME genannt). Diese Krankheit ist extrem selten. Die allermeisten Fälle verlaufen problemlos und heilen ganz aus. Gewiss, es gibt vereinzelt sehr schwere Fälle von Hirnhautentzündungen. Leider kommen diese auch bei Geimpften vor, möglicherweise sogar weit häufiger.

Wir raten den Menschen, sich gegen FSME nicht impfen zu lassen. Dies gilt auch für Wald-Jogger, Förster und Hundehalter. Man schütze sich im Wald gegen Zecken etwa mit langärmeligen Hemden oder Kontrollen nach Waldaufenthalt.

Und nun noch etwas Wichtiges:

Die Zecke überträgt zwei Krankheiten. Tausendfach häufiger als die FSME ist die **Borreliose.** Diese Krankheit, die als Hautentzündung auftreten kann, 1 bis 3 Wochen nach Zeckenbiss, oder später im Stadium 2 als Gelenkkrankheit (wie Arthritis), wird durch ein Bakterium übertragen, die Borrelia burgdorferi. **Die FSME-Impfung schützt gegen diese häufige Zeckenbisskrankheit nicht!**

Wenn Sie also auf der Werbung sehen «Schützen Sie sich gegen die Zeckenbisskrankheit», dann ist das eine Irreführung des Konsumenten. Die Impfung schützt nicht gegen die Borreliose, die eigentliche «Zeckenbisskrankheit».

Masernimpfung

Sie ist eine der weltweit am häufigsten durchgeführten Impfungen. Es bestehen sehr große Erfahrungszahlen betreffend Wirkungen und Nebenwirkungen.

Die Krankheit verläuft in den allermeisten Fällen problemlos. 10–20% der Krankheitsfälle verlaufen langwieriger: Das Kind hat während längerer Zeit hohes Fieber und Husten und fühlt sich 1 bis 2 Wochen lang sehr krank und müde. Häufig beginnen sich dann Eltern und Ärzte zu ängstigen und geben Antibiotika; was kontraproduktiv ist.

Mit biologischen Heilmitteln und konservativen Therapien lassen sich die Verläufe deutlich bessern.

Alte Kinderärzte, welche Masern noch häufig gesehen haben, berichten, dass die Kinder in der Regel nach den Masern einen bedeutsamen Schritt in ihrer Persönlichkeitsentwicklung und Immunität gemacht haben. Wir glauben, dass dies bei vielen natürlichen viralen Krankheiten und ihrem «Überstehen» der Fall ist, für Masern aber ganz besonders.

Die Masernimpfung wird propagiert, weil in extrem seltenen Fällen (weniger als ein Fall auf eine Million) eine Masern-Enzephalomyelitis entsteht. Dies ist eine fatale, zu schwersten cerebralen Schäden führende Krankheit, welche auch zum Tode führen kann.

Breite Untersuchungen in den USA machen nun aber glaubhaft, dass auch die Masernimpfung selbst eine solche Krankheit erzeugen kann. Aber –

und das scheint uns schwer wiegender – auch andere cerebrale Probleme: den **Autismus.** Das ist eine schreckliche Krankheit des Gehirns, die zum Rückzug des Kindes in die Abgeschlossenheit führt, mit fehlender Kontaktfähigkeit und gestörter geistiger und körperlicher Entwicklung. Untersuchungen in den USA haben gezeigt, dass jedes Hundertste der gegen Masern geimpften Kinder in stärkerer oder schwächerer Form an dieser Erkrankung leidet (1:100), gegenüber einer Quote von 1:5000 bis 1:10'000 bei nicht geimpften Kindern. Die Zahl der Knaben ist deutlich höher als die der Mädchen, und die beiden Gruppen waren nicht korrekt vergleichbar. Der sehr große Unterschied in den Prozentzahlen lässt aber doch einen Zusammenhang als wahrscheinlich erscheinen. Es gibt in den USA auch bereits Schadenersatzklagen, die von den Gerichten gutgeheißen worden sind.
Die Statistiken deuten darauf hin, dass die durch die Masernimpfung erzeugten cerebralen Probleme weit häufiger sind als die durch die Masern selbst erzeugte Enzephalitis!

Wir empfehlen, auf die Masernimpfung zu verzichten, oder sie – wenn schon – strikte nur als Einzelimpfung und mindestens 6 Wochen vor oder nach jeder anderen Impfung machen zu lassen.

Grippe-Impfung

Ich verweise auf das Kapitel 24, wo wir die Immunstimulation und unsere Methode der Grippe-Prävention beschreiben. Die Grippe-Impfung, welche alljährlich propagiert wird, können wir nicht empfehlen.

Impfung gegen Tetanus (Starrkrampf)

Wir sind nicht gegen diese Impfung. Es gilt aber immerhin zu bedenken, dass der Impfstoff auch mit Hilfe von Zellen aus Hühnereiern hergestellt wurde und mit Aluminiumhydroxid stabilisiert ist. Er hat also eine recht hohe Allergisierungspotenz.
Es ist auf der ganzen Welt kein Fall bekannt, wo ein Mensch, der irgendwann in seinem Leben geimpft worden war, an Starrkrampf erkrankte.
Der Impfstoff enthält keine Bakterien oder Viren. Es handelt sich um einen Toxoid-Impfstoff.
In biologisch-medizinischen Kreisen hört man immer wieder von Nebenwirkungen der Impfung: Allergien, Krampfanfälle, Kopfschmerzen, Muskel- und Gelenkprobleme.

In der westlichen Welt hat es sich eingespielt, dass man nach einer Verletzung, vor allem wenn die Wunde verschmutzt ist, eine Tetanus-Impfung vornehmen soll. Dies entbehrt jeder rationalen Begründung: Die aktive Tetanus-Impfung wirkt erst ab ca. 6 Wochen nach der Impfung. Dann wäre der Starrkrampf schon ausgebrochen. Die Weisung, in solchen Fällen zu impfen, nützt bestenfalls (wenn überhaupt) langfristig.
Es gibt auch einen epidemiologischen Hintergrund: Der Patient geht in der irrigen Meinung zum Arzt, dass er sich mit der Tetanusimpfung gegen einen Starrkrampf schütze, mit dem er sich soeben infiziert habe. Das ist gut so, weil er nun mit seiner Verletzung wenigstens unter Kontrolle ist. Es ist auch aus epidemiologischer Sicht gut: so wird in der Bevölkerung ein hoher Durchimpfungsgrad gegen Starrkrampf erreicht.

Röteln (Rubeolen)

Röteln sind eine harmlose Krankheit. Die meisten Kinder machen sie fast unbemerkt durch und sind dann lebenslänglich immun. Gefährlich wird die Krankheit nur, wenn eine Frau in den ersten drei Schwangerschaftsmonaten Röteln bekommt. Dann kann das Virus beim Kind schwere Entwicklungsstörungen und einen bleibenden Schaden zur Folge haben. Die junge Frau muss also gegen Röteln immun sein, bevor sie erstmals schwanger wird.
Es gibt einen einfachen Bluttest, mit welchem man die Röteln-Antikörper nachweisen kann. Wir empfehlen, diesen Test bei Mädchen im Alter von 14–17 Jahren durchzuführen. Sind sie auf natürliche Weise oder noch von der Impfung als Kind immun, dann ist es gut. Wenn nicht, dann empfehlen wir die Einzel-Impfung gegen Röteln (unter Berücksichtigung der genannten Punkte). Der Impfstoff ist harmlos; Nebenwirkungen kennt man kaum.

Mumps (Parotitis epidemica)

Das ist ebenfalls eine harmlose, aber zuweilen 1–2 Wochen dauernde und auch schmerzhafte Krankheit mit Schwellung der Ohrspeicheldrüsen und eventuell auch der Bauchspeicheldrüse. Sie führt in extrem seltenen Fällen zu einer viralen Meningitis. Die Krankheit heilt praktisch immer vollständig aus. In seltenen Fällen kann eine Hodenentzündung (Orchitis) auftreten, die in seltenen Fällen zur Sterilität führt. In der Praxis haben wir schon Fälle von Orchitis gehabt, obwohl der Patient geimpft war. Es handelt sich also um eine Impfung, deren Nutzen fraglich ist.

Wir finden, dass gerade bei den Impfungen die Indikationen oft sehr unklar sind. Wenn man bedenkt, wogegen sich die Impfungen richten und welche potentiellen Nebenwirkungen sie haben, werden sie oft fragwürdig. Ganz besonders, wenn man bedenkt, dass bei den meisten Impfstoffen die Wirkung am Menschen gar nicht nachgewiesen ist. Ein Feld also, wo die Relation zwischen Wirkung/Nutzen und Gefahr sehr zweifelhaft ist.

Kinderlähmung (Poliomyelitis)

Wir sind nicht gegen die Impfung. Sie ist aber auch nicht unproblematisch. Dies geht auch daraus hervor, dass wegen der Häufung von Nebenwirkungen vom oralen Schluck-Impfstoff auf den Spritzen-Impfstoff übergegangen wurde. Dies deshalb, weil das Poliomyelitis-Virus normalerweise eine meist harmlose gastrointestinale Krankheit (Krankheit des Magen-Darm-Traktes) hervorruft und das abgeschwächte Virus möglicherweise selbst für eine gastrointestinale Infektion verantwortlich war. Wenn man sich für eine Impfung gegen Poliomyelitis entscheidet, dann unter den erwähnten Voraussetzungen. Man darf sich nur impfen lassen, wenn das Darmsystem gesund ist!

Abgeschwächte Impfviren sind allgemein ein Problem. Man kennt ihre Langzeitwirkung nicht. Sie müssen ja eine unterschwellige Infektion auslösen und lange Zeit im Körper bleiben, sonst würden sie keine lang dauernden Immunglobuline produzieren (die IgG zeigen im Blut positive Titer, als Nachweis der noch bestehenden Impfimmunität).
Ob diese Viruspartikel sich im Menschen nicht mit anderen bakteriellen oder viralen Partikeln verbinden können und neue Erreger daraus entstehen, ist noch nicht geklärt, wird aber intensiv diskutiert (Aids-Virus im Zusammenhang mit Polioimpfstoff oder Vogelgrippe-Virus im Zusammenhang mit Influenza-Impfvirus).

Allgemein empfehle ich, die Frage mit einem ganzheitlich arbeitenden Arzt oder Homöopathen zu besprechen und sich auch selber zu informieren.

Impfungen vor Tropenreisen: siehe Kapitel 26.

Die Behandlung von Impfkomplikationen

Impfkomplikationen können nur anamnestisch vermutet oder feinenergetisch getestet werden. Die Krankheitsbilder sind sehr vielfältig und unterschiedlich, weshalb es auch keine eigentliche klinische Diagnostik gibt. IgG- und IgM-Tests (Immunglobuline) sind ohnehin positiv, weil der Patient gerade geimpft wurde.

So müssen wir uns auf andere Zusammenhänge konzentrieren:

- Ein Großteil der Impfkomplikationen ist durch die Zusatzstoffe bedingt: Formaldehyd, Thiomersal, Aluminiumhydroxid, Phosphate, Tetracyclinverbindungen usw. Diese werden ausgeleitet, wie im Kapitel 10, «Die Schwermetallkrankheiten» beschrieben.
- Ein Teil der Wirkung kommt vom Virus selbst. Es handelt sich um einen so genannten «long acting viral agent», welcher mit den Zellorganellen zu einer Reaktion führt. Es kommt zu mitochondrialen Blockierungen oder sonstigen Zellstörungen, vor allem von Nerven- und Hirnzellen. Die Behandlung dagegen erfolgt durch Verbesserung der Zellatmung: Ozontherapie, Katalysatoren des Zitronensäurezyklus, Isopathica und immunbiologische Therapien von Sanum.
- Nach unserer Erfahrung kommt es am ehesten zu einer verminderten Zellfunktion der befallenen Organe. Diese werden mit einer Zelltherapie (Vitorgan oder Heel, lang dauernd) behandelt.
- Fast immer liegt eine Koinzidenz mit anderen Viren vor, weil sich die Viren offensichtlich gegenseitig verstärken. Deshalb empfehlen wir auch so strikte, während einer Krankheit nie zu impfen.

Wir suchen daher serologisch nach anderen Viren. Je nach befallenem Organ nach jenen Typen von Viren, die das entsprechende Organ auch befallen können: Bei Hirnsymptomen suchen wir nach «neurotropen» Viren, bei Befall des Lymphsystems nach «lymphotropen» oder «mononucleoseartigen» Viren usw. Diese in IgG- und IgM-Tests gefundenen Viren werden mit Nosoden und spezifischen Ausleitungsmitteln behandelt.

- Wir leiten eine lang dauernde antivirale Therapie ein mit Isopathica und Homöopathica und hoch dosierter orthomolekularer Therapie.

Für den Fachmann: Es werden Mittel von Sanum (Propionibacterium avidum, Quentakehl, Grifokehl, Utilin S, Citrokehl) und von Heel (alle Katalysatoren des Zitonensäurezyklus, Engystol, Galium, Echinacea comp., alle in Ampullenform) verwendet.
Orthomolekular hoch dosierte B-Vitamine, Lysin in ebenfalls hoher Dosis, und lang dauernd Vitamin C, 2–10 g pro Tag!

- Die Entgiftung des Körpers muss unterstützt werden; dazu dienen: **Colon-Hydrotherapie, Gallestimulation.**
  Infrarot-Sauna: Eines der allerbesten Unterhaut-Ausscheidungsmittel; sie entgiftet die fettlöslichen Toxine in der Subcutis!
  Lebertherapie: Carduus marianus (Ceres), Muscarsan (Sanum) usw.
  Homöopathica individuell: oft Thuja (Hochpotenz), evtl. Luesinum, evtl. Nux vomica.
- Die geschädigten Organe müssen über längere Zeit stark unterstützt werden: Dazu eignen sich vor allem **ungesättigte Fettsäuren** und **Phospholipide.** Wir haben sehr gute Erfahrungen gemacht mit Phosphatidylcholin, 2–3 g pro Tag über Monate. Zusätzlich hochdosierte essentielle Aminosäuren.
- Eine **feinenergetische Inversionstherapie** kann zusätzlich guten Nutzen bringen, nicht aber allein:
  Bioresonanztherapie
  Nosodentherapie (hochdosierte Homöopathica der entsprechenden Viren und Impfstoffe)

Im BioMed Center Sonnenberg wird eine spezielle Methode zur Zubereitung von hoch potenzierten Nosodenpräparaten in Tropfenform angewendet, welche den Patienten in schubartiger Therapie verabreicht werden.

In vielen Fällen kann den Patienten mit Impfkomplikationen sehr gut geholfen werden. Wir haben sogar Fälle schwerer Neuralgien und eines schweren Autismus ganz beträchtlich bessern können.
Die Behandlung von Impfkomplikationen dauert lange, mindestens 6 Monate bis zwei Jahre. Sie gehört in die Hand erfahrener biologisch-medizinischer Ärzte!

Kapitel 26 Tropenreisen – einige Tipps zu Medikamenten und Prävention

Malaria und andere bakterielle und parasitäre Krankheiten

Die üblichen Malariaprophylaxen mit Resochin und Lariam o.ä. sind antibiotische Therapien. Sie sind mit potentiellen Nebenwirkungen behaftet, wirken nicht 100% und gar nicht gegen andere tropische Krankheiten. Unsere Empfehlung ist, das Immunsystem zu stärken, damit es mit parasitären Erregern fertig wird:

- **Utilin D6,** 1 Kapsel wöchentlich, und zwar während der ganzen Reisezeit, angefangen 3–4 Wochen vor der Abreise und 2–4 Wochen nach der Rückehr
- **Okoubasan,** 4 x 15 Tropfen täglich, während der ganzen Reisezeit, schützt auch vor der üblichen Reise-Diarrhö.
- **Notakehl D5,** 2 Tabletten täglich, lange einspeicheln und dann schlucken, während der ganzen Reisezeit
- Polyvitamine mit hoher B-Dosierung, schützen teilweise vor Mückenstichen und wirken als Antioxidativum: **Multivitamin Mineral B75** (Burgerstein) eine Tablette täglich.

Diese Infektprophylaxe wirkt auch vorbeugend gegen viele unspezifische tropische Krankheiten, die zu Fieber, Schwäche, Durchfall und Erbrechen führen können. Diese Prophylaxe, die eigentlich vorwiegend eine Immunstimulation darstellt, befreit nicht von den üblichen Infekt-Vorsichtsmaßnahmen, die in tropischen Ländern beachtet werden müssen.

Hepatitis A und B

Wir empfehlen, nicht zu impfen, weil es sich um Impfungen mit lebendem Virusmaterial handelt, das sehr viele Nebenwirkungen haben kann, vor allem langzeitig. Es wurde immer wieder über schwere neuronale Krankheiten nach Impfung mit Hepatitis-B-Impfstoff berichtet. Die Immunstärkung wirkt teilweise auch gegen diese Krankheiten, und andererseits schützt die Impfung auch nur teilweise gegen sie.

Poliomyelitis und Tetanus

Darauf achten, ob man von früher einen Impfschutz hatte; Wiederholungsimpfungen lange vor der geplanten Reise machen. Wir empfehlen, stets Einzelimpfungen zu machen, also nie kombinierte Impfungen. Das Immunsystem wird nämlich durch die Impfung erschüttert und für einige Zeit stark beansprucht. Wer einmal gegen Tetanus durchgeimpft worden ist, hat lebenslänglich einen Restschutz; dies gilt ebenso, wenn auch in geringerem Maße, bei Polio.

Empfehlungen für Reisen in ferne Länder

Ich rate vor Impfungen unmittelbar vor der Reise ab, weil sie die Immunkraft vermindern und sowieso erst 3 bis 6 Wochen später wirken. Falls ein Schutz gegen Hepatitis A, Polio und Tetanus besteht, ist das sicher gut. Wichtig ist vor allem, zuvor die eigene Immunkraft mit den Vitaminen C und B und Selen aufzubauen, aber auch durch das Meiden von zuckerhaltigen Getränken und Speisen sowie von Kuhmilchprodukten!

Malariaprophylaxe

Eine wirklich nennenswerte Malariagefahr besteht fast nur in Kenia und Tansania, bedeutend weniger in Indonesien, auf den Philippinen und in anderen Ländern. Trotzdem empfehlen wir keine Malaria-Prophylaxe mit den üblichen antibiotischen Malaria-Mitteln wie Lariam oder Fansidar. Sie können für den Fall einer wirklichen Erkrankung solche Medikamente in Reserve mitnehmen (eine Originalpackung für den Therapiebeginn genügt).

Wir sind gegen die heute übliche «Prophylaxe» mit Lariam, weil sie vergleichsweise sehr häufig zu toxischen Wirkungen im Zentralnervensystem und zu Sensibilisierungen der Haut führt, mit teils schweren neurologischen, psychischen und muskeldystrophen Wirkungen. Mefloquin (Lariam) führt anscheinend in einem Drittel der Fälle zu Nebenwirkungen, in ca. 3–5% der Fälle zu deutlichen neuropsychologischen Störungen, die bis zu psychotischen Zuständen, Angstträumen und Schlafstörungen gehen können. Diese Leiden können sogar länger anhalten. Das Phänomen ist als «Mefloquin-Syndrom» bekannt.

Wichtig ist, sich mit Langarm-Hemden und Moskitonetzen gut vor Insekten zu schützen; abends im Zimmer kein Licht machen, da es Insekten anzieht!

Wichtig sind auch Insektenschutz und Vitamin-B-Komplex-Präparate, hoch dosiert, z. B. Multivitamin Mineral B75 (Burgerstein), 2 x 1 Tablette täglich.

Medikamente und Hygiene

Wir empfehlen, folgende Medikamente und Präventionsmittel mitzunehmen:

- **Vitamin C**, 1000 mg pro Tag, schon einige Tage vorher mit der Einnahme beginnen
- **Vitamin B:** Polyvitamin-B-Tabletten, z. B. Multivitamin B75 Burgerstein, 1 x täglich

  Vitamin B in hoher Dosierung ist auch ein sehr guter Schutz gegen Mückenstiche (repellent).
- **Aspirin-Brausetabletten** 500–1000 mg (z.B. Aspegic 500) gegen alle Zustände von Fieber, Entzündungen und Schmerzen
- **Kohletabletten**
- evtl. Imodium bei starkem Durchfall, nach eigenem Ermessen, besser aber Kohlepräparate wie Carbo-Levure
- **Darmflora-Aufbau-Präparate,** z. B. Lactobact oder Bioflorin
- zur Sicherheit: Doxycyclin-Antibiotikum, 100 mg, 5–8 Kapseln (wird sehr wahrscheinlich nicht benötigt).
- Seife in eigenem Seifenschälchen – und ein Hand-Desinfektionsmittel
- **Okoubasan-Tropfen** (Firma Sanum, Hoya, Deutschland): bestes Präventionsmittel gegen Magen-Darm-Verstimmungen jeder Art

  zur Prävention 3 x 10 Tropfen täglich, lange einspeicheln, dann schlucken; zur Behandlung von Blähungen, Übelkeit und Bauchweh: bis 8 x 15 Tropfen täglich.
- Kochsalz oder besser **Himalajasalz** in Salzspender: ½ TL täglich in Schwarz- oder Pfefferminztee, bestes Desinfektionsmittel, das es gibt (ein alter Missionarentrick). Daher Teebeutel (Kamille, Pfefferminze, Schwarztee) mitnehmen. Der sonst «verpönte» Schwarztee hat eine stark stopfende und gerbende Wirkung und ist geeignet bei Durchfall und Darmverstimmungen. Er wirkt auch stimulierend und Nebennieren-aktivierend im Falle von Erschöpfung oder sonstiger Krankheit.
- Reise-Tauchsieder, um selber Tee zubereiten zu können
- **Notakehl D5** (Sanum), präventiv jeden Morgen 1 Tablette im Munde zergehen lassen (homöopathisches «Antibiotikum»)
- die eigenen Medikamente
- Sonst noch empfehlenswert: Hygiene-Tüchlein oder Kleenex oder Küchenpapierrolle. Eine elastische Binde und Pflaster. Insektenschutzmittel. Ein Schweizer Messer (nicht im Handgepäck!).

Tropenreisen – leicht gemacht

Die folgenden Ratschläge dienen als Prävention bei Reisen in tropische Länder oder in Länder, in denen das Risiko für Infektionskrankheiten erhöht ist. Die Therapie beginnt mit der Abreise und wird bis zur Rückkehr durchgeführt. Von präventiven Impfungen raten wir eher ab, insbesondere von Impfungen gegen Viruskrankheiten.

Ein bewährter **Trick der Missionare in Afrika,** zur Vorbeugung gegen Magen-Darm-Krankheiten: Man nimmt einen Tauchsieder mit und kocht sich täglich eine Tasse Schwarztee, in den man etwas Zitrone gibt. Statt Zucker fügt man 1/4 TL Salz bei. Den Tee morgens trinken.

Biologische Heilmittel, die während der Reise regelmäßig eingenommen werden:
Okoubasan (Sanum), 3 x 10 Tropfen täglich direkt auf die Zunge geben und lange einspeicheln, dann schlucken.
Bei Auftreten von Magen- oder Darmsymptomen, aber auch bei Fieber sofort die Dosierung auf 8 x 15 Tropfen täglich erhöhen.
Notakehl D5 (Sanum): 1 Tablette vor den Mahlzeiten im Munde zergehen lassen. Bei akuter Krankheit massiv steigern, bis 6 x 1 Tablette täglich.
Für die allgemeine Prävention und auch gegen Mückenstiche nimmt man ein **B-Komplex-Präparat mit Vitamin C** sowie sonstigen Antioxidantien: z. B. **Multivitamin Burgerstein B75,** 1 Tablette täglich.
Diese starke Antioxidantienmischung wirkt auch vorbeugend gegen parasitäre Infestationen.
Für die Immunstimulation empfehlen wir – schon 2–4 Wochen vor der Abreise – 1 Kapsel Utilin (bacillus subtilis D6) wöchentlich, nüchtern einnehmen.

Fußpilz – mit Sanum beheben

Interdigitale Fußpilze sind hartnäckig und begleiten den Patienten oft jahrelang. Auf Reisen ist man besonders gefährdet. Pilzsalben nützen, aber das Problem kommt schnell wieder zurück. In solchen Fällen hilft:

> Man macht täglich Fußwaschungen mit kaltem Wasser. Zusätzliches Einreiben mit Meersalz oder Alaya-Himalajasalz verbessern die Wirkung. Man reibt täglich zwischen den Zehen eine Paste ein, die wie folgt hergestellt wird: **Pefrakehl-Salbe** (Sanum) und **Alkala-Pulver** im Verhältnis 1:1 mischen.
> Das Einreiben führt zu einer Austrocknung und Verdickung der Fußhaut und bewährt sich ganz besonders bei Menschen mit eher feuchten und feinhäutigen, empfindlichen Füßen. Daran denken: Wer zu Pilzen neigt, darf keinen Zucker einnehmen.

Kapitel 27 Osteoporose – die falsch verstandene Volkskrankheit?

Osteoporose (Knochenschwäche/Knochenbrüchigkeit) wird fälschlicherweise meist gleichgesetzt mit Kalkmangel und auch entsprechend behandelt. Die Resultate der konventionellen Behandlung sind aber eher schlecht, da eben an diesem Ausgangspunkt der vermeintlichen Kalkarmut angesetzt wird und die wahre Ursache der Osteoporose nicht behandelt wird. Es handelt sich bei der Osteoporose um eine Verminderung der Knochenbälkchen, also um einen verminderten Umsatz beim Aufbau der organischen und anorganischen Knochenmasse.

Der Knochen ist aus Knochenbälkchen aufgebaut, welche aus Bindegewebsfasern mit eingelagerten Knochenzellen bestehen, also der organischen Substanz des Knochens. Um diese Bindegewebsfasern herum und zwischen den Zellen wird Kalksubstanz (Kalziumphosphat und Kalzium-Hydroxy-Apatit) eingelagert. Dies ist der anorganische Teil der Knochensubstanz.
Knochenaufbauende **(Osteoblasten)** und knochenabbauende Zellen **(Osteoklasten)** halten sich in ihrer Aktivität im Gleichgewicht.
In der Jugend überwiegen die Aufbaukräfte, der Stoffwechsel des Kindes ist basisch, die Durchblutung des Knochens ist lebhaft. Der Knochen ist beim Kind und beim Jugendlichen elastisch, was auf die hohe Menge der bindegewebeartigen und elastischen Fasern im Knochen zurückzuführen ist. Der Anteil an anorganischem Kalk ist beim elastischen, gesunden Knochen im Verhältnis zur organischen, bindegewebeartigen zellulären Substanz gering. So ist der Knochen zwar wohl hart und druckfest, aber auch leicht elastisch. Mit zunehmendem Alter wird der Knochen spröder, was auch dadurch bedingt ist, dass weniger bindegewebeartige Anteile, die zudem ständig erneuert werden müssen, gebildet werden, der Anteil der Knochenbälkchen vermindert wird und der relative Anteil des Kalkes zunimmt. Die Knochen werden schwächer, aber vor allem viel brüchiger. Bei der Osteoporose, vor allem in den frühen Phasen der Krankheit, ist der organische Teil vermindert. Die Knochenbälkchenstruktur ist so, dass sich um die deutlich verminderten Bälkchen mehr Kalk ablagert, was die Brüchigkeit erklärt.

Wohl sieht man in der heute häufig durchgeführten **Osteodensitometrie (Messung der Knochendichte)**, dass die Knochen geschwächt und vermindert kalkhaltig sind. Mit dieser Untersuchung wird nur die Dichte, nicht aber die Anzahl der Knochenbälkchen gemessen, welche die eigentliche Knochenfunktion gewährleisten. Das führt zur allgemein irrtümlichen Ansicht, der verminderte Kalkgehalt sei das Problem der erhöhten Knochenbrüchigkeit im Alter. Die Knochendichtemessung sagt aber nichts aus über die Funktion des Knochens.

Zur Knochendichtemessung ist zusätzlich auch noch zu erwähnen, dass bei leptosomen, groß gewachsenen Patientinnen die Osteodensitometrie keine signifikanten Ergebnisse liefert. Diese Patientinnen fallen aus der Norm, weil sie konstitutionell einen schlankeren Knochenbau haben, bei dem die Längsbälkchen im Verhältnis zu den Querbälkchen überwiegen. Trotz einer intakten Knochenstabilität liegen sie bezüglich Dichte unter dem Durchschnitt gleichaltriger und gleichschwerer Probandinnen. Gerade diesen häufig grazil-sehnigen Patientinnen wird dann oft die Osteoporose «an-diagnostiziert».

Die heute übliche Knochendichtemessung misst mit Ultraschall- oder Röntgentechnik die Absorption des Strahls im Knochen. Der gemessene Wert wird dann mit dem «Normalwert» verglichen. Das Problem ist hier der «Normalwert», der in den USA ermittelt wurde. Normalwerte und Toleranzwerte wurden anhand einer großen Kontrollgruppe von Frauen verschiedenen Alters ermittelt. In diesen Kontrollgruppen waren, wie in den USA üblich, 30–50% dunkelhäutige Frauen mehrheitlich afrikanischer Abstammung. Schwarze Frauen haben deutlich dichtere und festere Knochen und einen ganz anderen Körperbau. Sie neigen viel weniger zu Osteoporose. Zudem ist das Durchschnittsgewicht einer amerikanischen Frau deutlich höher als das einer Mitteleuropäerin.

So wird also die Probandin bei der Densitometrie mit einer falschen Kontrollgruppe verglichen. Ist die Patientin dann noch eine grazile, feingliedrige Frau, entbehrt der Vergleich jeglicher Grundlage.

In vielen Interpretationen wird auch das Alter der Patientin nicht berücksichtigt, sondern sie wird mit einem «Ideal»-Alter oder «Ausgangs-Alter» von ca. 45 Jahren verglichen. Das gibt bei älteren Frauen noch schlechtere Werte. Wird nun aufgrund dieser falschen Werte eine teure und oft auch nebenwirkungsreiche Therapie verschrieben (Biphosphonate oder Calcitonin), dann scheint uns das doch etwas problematisch.

Die Normwerte gleichaltriger Patientinnen entsprechen nicht den densitometrischen Idealwerten leptosomer Patientinnen und schon gar nicht ehemals kachektischer Patientinnen; diese dürfen tiefere Werte haben.

Untersucht man das Gewebe mikroskopisch, sieht man, dass im Alter infolge einer massiven Umsatzstörung der Knochen weniger Knochenbälkchen vorhanden sind, welche einzeln normal, aber oft auch übermäßig verkalkt sind und dadurch spröde und brüchig werden.

Die **Therapie der Alters-Osteoporose** muss daher nicht am Kalkgehalt, sondern am Knochenumsatz und -aufbau ansetzen, also beim organischen Anteil des Knochens.

Weibliche Hormone und Osteoporose

Es ist bekannt, dass Frauen mehr zu Osteoporose neigen als Männer. Dies wurde zurückgeführt auf die **nach** der Menopause bestehende Östrogenverminderung. Dies ist aber nicht richtig. Die Verminderung der gesamten weiblichen Hormone, insbesondere des **Progesterons,** ist die Ursache des vermehrten Knochenabbaus bei Frauen um die Menopause und danach. Progesteron ist das Hormon, welches die knochenaufbauenden Zellen stimuliert (Osteoblasten).
Das Progesteron aber ist im Verhältnis zum Östrogen bei den Osteoporose-Frauen meist vermindert. Es konnte gezeigt werden, dass der vermehrte Knochenabbau um 1–2% der Knochenmasse pro Jahr bei Frauen bereits 5–10 Jahre vor der Menopause beginnt, also zu einem Zeitpunkt, wenn die Periode meist etwas unregelmäßiger wird (siehe Schema). Zu diesem Zeitpunkt ist aber die Östrogen-Hormonproduktion noch völlig normal; es sinkt vorerst nur die Progesteron-Produktion.

<u>Zum Zeitpunkt der Progesteronverminderung beginnt auch die Verminderung der Knochenmasse und damit auch die Osteoporose.</u>

Osteoporose und Progesteron

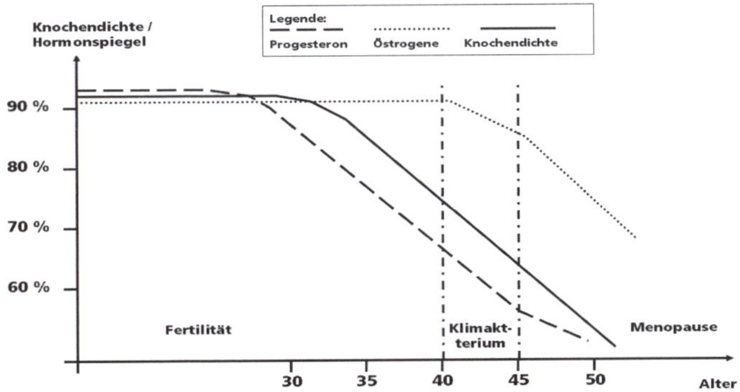

- **Knochendichte nimmt ab vor Östrogenspiegelabnahme**
- **Knochendichte nimmt ab bei Progesteronspiegelsenkung**

(ab irreg. Perioden, ca. 3-8 Jahre vor Menopause, konstant um 2% / Jahr)

Durch die Einnahme von Östrogen erreicht man deshalb höchstens ein Aufhalten der Osteoporose, nicht aber einen Rückgang. Ein Rückgang der Osteoporose kann nur erreicht werden durch Zufuhr von natürlichem Progesteron oder besser noch von Vorstufen des natürlichen Progesterons, aus welchem der Körper selbst seine Hormone bildet.

Eine aus der südamerikanischen Yams (Wurzel) hergestellte Diosgenin-haltige Salbe führt in dieser Beziehung zu erstaunlichen Erfolgen. Diosgenin ist eine Vorstufe der menschlichen Hormonsynthese und kommt in diversen Pflanzen vor. Mit der Salbe kann die körpereigene Hormonproduktion (Pro-Gest-Salbe) angeregt werden.

Hauptursache der Osteoporose ist einerseits ein verminderter Knochenstoffwechsel, bedingt durch Durchblutungsstörungen und Alterung, und andererseits die **Übersäuerung und Übereiweißung,** welche größtenteils ernährungsbedingt ist (siehe Kapitel 6, «Übersäuerung und Übereiweißung des Körpers»). Die wichtigsten Faktoren der Fehlernährung sind die Einnahme von Zucker und eiweißhaltigen Speisen, insbesondere tierischer Eiweiße.

Es konnte gezeigt werden, dass Völker mit vegetarischer Ernährung (Japan und Binnenländer Chinas und Afrikas) keine oder kaum Osteoporose bekommen. Ebenso haben Frauen dieser Völker kaum klimakterische Wallungen, die ebenfalls ein Ausdruck von Hormon-Fehlverwertung und Übersäuerung sind.

Eine zu eiweißreiche Kost führt zur Anreicherung nicht verwertbarer Aminosäuren, welche als Säure wirken. Der Durchschnittsschweizer nimmt täglich ca. 120 g Eiweiße zu sich, kann aber nur 40–60 g verstoffwechseln und einbauen, sodass ein gigantischer Überschuss entsteht. Diese Überschuss-Aminosäuren und -Eiweiße versucht der Körper zu binden, indem er sie mit Kalzium neutralisiert und irgendwo im Körper ablagert, was unter anderem zur Verhärtung des Bindegewebes, Einlagerungen in die Gewebe oder Arteriosklerose führt. Das dazu benötigte Kalzium wird aus den Knochen abgezogen (siehe Schema), und dies führt zur Entkalkung des Knochens. Gleichzeitig werden dem Knorpel und Knochen aber auch Magnesium und andere Spurenelemente entzogen, was zu Herz- und Arthroseproblemen führen kann (siehe Schema).

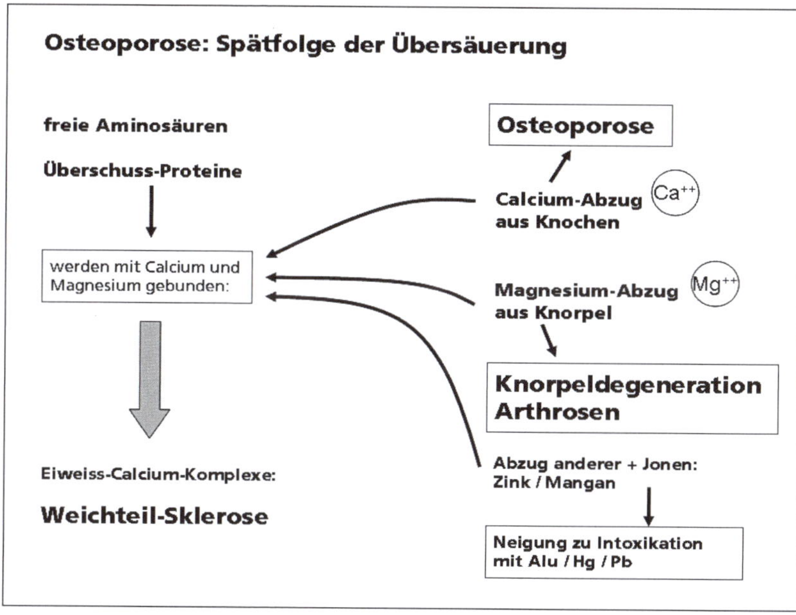

Risikofaktoren für Knochenschwäche

- **Konstitution:** Es gibt Menschen, insbesondere Frauen, die eine vererbte Anlage zur Knochenentkalkung haben oder konstitutionell in sich tragen. Es sind vorwiegend schlanke, sehnige, früh ergrauende Frauen, meist mit trockener Haut, Kälteempfindlichkeit, mit Neigung zu Kopf- und Rückenschmerzen und Verspannungen. Diese Menschen müssen auf ihre Stressbelastung (Fehlernährung, Rauchen, Hormone, Ärger) achten und Wärme zuführen, vorwiegend warme Speisen essen und Sport treiben.

- **Ernährung:** Je ärmer die Ernährung an frischem Gemüse, vor allem in roher Form (Rohkost), und je mehr tierische Eiweiße sie enthält, desto höher ist das Risiko, an Osteoporose zu erkranken.

- **Hormone:** Kinderlose Frauen haben ein erhöhtes Osteoporose-Risiko. Gleiches gilt für Frauen, die im gebärfähigen Alter lange Zeit die Antibaby-Pille geschluckt haben. Dadurch ist die eigene Östrogen- und Progesteronsynthese etwas vermindert, und durch die Zufuhr von Östrogenen können auch die Schilddrüsenhormone zellulär weniger gut verwertet werden.

Osteoporose-Paradigmen

- Osteoporose ist ein organisches Struktur-Problem
- Kalzium steht im Hintergrund
- Osteoporose ist ein Gestagen-Problem, nicht ein Östrogenthema
- Osteoporose ist ein Problem der Übereiweißung und Übersäuerung

– **Rauchen:** Rauchen übersäuert den Körper und erhöht das Risiko für Osteoporose ganz wesentlich. Die Knochendurchblutung wird bei Nikotingenuss massiv vermindert, was den Stoffwechsel des Knochenumbaus beeinflusst.

– **Sport/Bewegung:** Je weniger Bewegung, desto höher das Osteoporose-Risiko. Tägliche Bewegung, «inneres Warmwerden» und die Kreislaufanregung sind daher sehr wichtig.

– **Zustand der Darmflora und Mineralstoffaufnahme:** Der Mensch hat im Darm mehr Bakterienzellen, als er im ganzen Körper eigene Zellen hat. Diese Bakterien haben einen sehr intensiven Stoffwechsel und bereiten die Nährstoffe in eine Form auf, in welcher sie auch aufgenommen werden können. Die Mineralstoffe werden durch die Darmflora in organische Verbindungen gebracht. Und in dieser organischen Bindung wird Kalzium später vom Knochen auch gebraucht. Die Darmbakterien binden aber auch Toxine und Schwermetalle, welche im Körper auf die Zellerneuerung blockierend wirken würden.
Es zeigt sich aufgrund neuer Forschungen immer deutlicher, dass eine intakte Darmflora für die Kalziumaufnahme von allergrößter Bedeutung ist. Eine neue Erkenntnis ist, dass das Vitamin K (wichtig für die Blutgerinnung) ebenfalls für den Knochenbau und die Aufnahme von Kalzium aus dem Darm sehr wichtig ist. Die Darmflora produziert Vitamin K, welches diese organischen Bindungsvorgänge unterstützt. Vitamin K kann aber auch als Heilmittel zusätzlich verabreicht werden.

Nur bei guter, intakter Darmflora kann genügend Kalzium aufgenommen und in den Knochen eingebaut werden, weshalb ein äußerst wichtigter Teil der Osteoporosetherapie der Aufbau der Darmflora ist.

– **Mineralstoffe**: Die organische Knochensubstanz braucht für den Aufbau nicht vorwiegend Kalzium, sondern andere Mineralstoffe. Insbesondere Zink und Silizium, aber auch Magnesium sind sehr wichtig. Daher sollte man diese und auch andere Mineralstoffe und Spurenelemente zuführen. Ferner werden diese Elemente in basischem Milieu besser in den Knochen eingebaut. Deshalb ist die Basebehandlung sehr wichtig, aber auch die Verabreichung aller nötigen Mineralstoffe.
Dazu gibt es ein sehr gutes basisches Mineralstoffpulver, das Pro Base von Burgerstein. Oder man nimmt das Kalzium Plus von Burgerstein in Tablettenform, das die Mineralstoffe ebenfalls enthält. Ein «Schlüsselelement» ist das **Silizium,** welches die Strukturierung der Bindegewebsfasern in ihrer typischen linearen Anordnung fördert. Silizium ist schwierig aufzunehmen und wird deshalb am besten in organisch gebundener Form zugeführt. Dies ist möglich durch eine Pflanze, welche Silizium in außerordentlich hoher Menge enthält: **der Schachtelhalm** (Equisetum arvense). Diese Pflanze hat einen ganz besonderen, enorm strukturierten röhrenförmigen Aufbau, welcher dem Prinzip der größten Stabilität bei

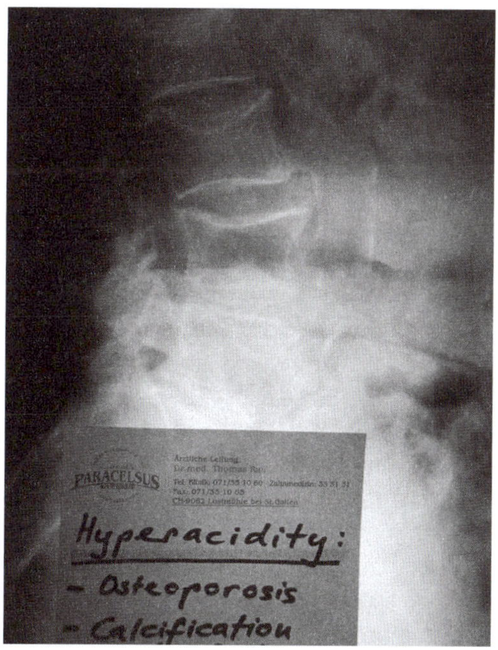

Osteoporose mit Fischwirbelbildung. Die Knochen sind entkalkt, da die Anzahl der organischen Knochenbälkchen vermindert ist.
Der Körper hat keinen Kalkmangel, sondern verkalkt seine Weichteile und Gefäße. (Im Bild Arteriosklerose und Längsbandverkalkung)

kleinster Masse entspricht. Die Signatur der Pflanze widerspiegelt sich in sehr schöner Weise im menschlichen Knochen. Equisetum arvense (CERES) geben wir daher den meisten Osteoporose-Patienten in einer Dosierung von 3 x 5 Tropfen täglich, langfristig verabreicht.

Die Therapie der Osteoporose

Entsäuerung: Tiereiweißarme Ernährung. Maximal 2-mal wöchentlich Fleisch oder Fisch. Möglichst wenig Milchprodukte, da diese übermäßig eiweißhaltig sind. Insbesondere Jogurt, Quark und Käse meiden. Milch höchstens als Zusatz zum Kaffee, welcher auch eher selten genossen werden sollte. Das Kalzium, welches in der Milch in hohem Maße vorhanden ist, wird nur sehr schlecht resorbiert. Viel Gemüse essen.
Zur Entsäuerung regelmäßig ein Basepulver einnehmen: Alkala N (ebipharm) oder – etwas weniger stark wirkend – ein anderes Basepulver. Besonders empfehlenswert ist das Pro Base (Burgerstein). Dosierung 2-mal täglich 1 TL in warmem Wasser, zwischen den Mahlzeiten, die ideale Zeit ist 10 Uhr und 16 Uhr.

Reduktion der Risikofaktoren: Nicht mehr rauchen. Tägliche Bewegung wie Sport, Spazierengehen, Wandern, Fahrradfahren. Durch Bewegung werden Zirkulation und Stoffwechsel angeregt, was sehr wichtig ist. Das heute so moderne «Nordic Walking» ist sehr geeignet, da es auch gelenkschonend ist.

Weingenuss: Alkoholische Getränke übersäuern den Organismus. Mehr als ein Glas Wein pro Tag belastet die Leberfunktion. Die Leber verstoffwechselt die Östrogene und hat indirekt Einfluss auf den Knochenumbau. Menschen mit regelmäßigem Alkoholgenuss neigen mehr zu Osteoporose. Bei Männern ist neben der Getreideallergie ein übermäßiger Alkoholgenuss die häufigste Ursache der Osteoporose.

Anregung des Stoffwechsels: Der wichtigste Therapieansatz (nebst strikter Entsäuerung und Diät) besteht in der Anregung des Knochenstoffwechsels mit Schröpfen und Massagen, vor allem entlang der Wirbelsäule. Medikamente, welche stoffwechselsteigernd und knochendurchblutend wirken: Mit der von uns entwickelten **neurovegetativen Injektionstherapie** (eine Weiterentwicklung der Neuraltherapie) werden entlang der Wirbelsäule mit subkutanen Injektionen Kalzium fluoratum, Siliceaprodukte, Latensin (Sanum) und Mistelpräparate gespritzt, aber auch Zelltherapie-Produkte (meist Heel). Alle haben einen aufbauenden Effekt auf die Knochenbälkchen und führen so zu einer Stärkung und Elastizitätsvermehrung der Knochen. Die bei Osteoporose meist starken Schmerzen gehen bei dieser Therapie normalerweise innerhalb einiger Wochen vollständig zurück.

Natürliche Progesterone/natürliche Hormone: Es gibt Salben, aus Jams und anderen phytoöstrogenhaltigen Pflanzen hergestellt, aus denen der Körper seine körpereigenen Gestagene (Progesteron) bilden kann. Nach mehrwöchiger Anwendung normalisiert sich der Hormonstoffwechsel meist, was den Knocheneinbau begünstigt. Natürliche, in Pflanzen enthaltene Vorstufen von Östrogenen und Gestagenen sind in vielen Pflanzen enthalten. Diese Therapie führt nicht nur zur Verbesserung der Knochenstruktur, sondern beseitigt in den meisten Fällen auch die bei menopausalen Frauen äußerst lästigen Wallungen, welche meist auch auf einem Mangel an körpereigenen Progesteronen beruhen.

Wir verfügen über sehr gute hormonelle Testmethoden, welche zeigen, wo die Patientin hormonell steht und auch, wie hormonell ihr Brustkrebsrisiko steht, ob man also Hormone geben darf oder nicht.

Für den Fachmann: Verhältnis Progesteron/Östrogen, Verhältnis krebsfördernder 3-OH-Estradiole zu krebshemmenden 16-OH-Estradiolen. Funktion und allfällige Überstimulierung der Hypophyse: FSH/LH und dessen Verhältnis. Hydroxyprolin im Urin. Parathormon. Osteocalcin.
Sexualhormonbindendes Globulin (SHBG) gibt Hinweis darauf, ob körperfremde Hormone zu stark wirken – und ob eine Hormontherapie wirksam wäre.

Wir stellen fest, dass in den meisten Fällen Hormone oder Biphosphonate ohne solche Untersuchungen empfohlen werden. Wildwest-Methoden sind in der Medizin sehr verbreitet: Man schießt aus der Hüfte. Dies trifft aber leider sowohl in der Naturheilkunde-Medizin wie auch in der konventionellen Medizin zu.

Leider sind die natürlichen Hormone aus den USA in den meisten Ländern Europas aus Kartellgründen nicht zugelassen, und wir dürfen diese hervorragenden Mittel auch nur auf Einzelrezept an unsere eigenen Patientinnen abgeben. Es gibt aber die ähnlich wirkenden Vorstufen von Hormonen in Kapselform: Phyto-Soja. Wie der Name sagt, ein Soja-Extrakt-Produkt. Seit mehreren Jahren haben wir (nur für unsere Patientinnen) die **natürlichen Hormone zur oralen** Einnahme auch in Kapselform.

Sie haben exakt die organische chemische Formel wie die körpereigenen Hormone und führen daher eben nicht zur Unterdrückung der natürlichen Hormonfunktion. Sie stimulieren die knochenaufbauenden Osteoblasten (knochenbildenden Zellen). Diese Phytohormone sind in den USA seit Jahren sehr verbreitet und haben sich bestens bewährt. Ihr großer Vorteil ist, dass sie das weibliche Krebsrisiko nicht erhöhen, sondern senken, weil sie die krebshemmenden natürlichen Estriole und Progesterone enthalten. Der Effekt auf die Knochenbildung ist frappant. Wir machen die Erfahrung an Osteoporose-Patientinnen, dass diese auch im fortgeschrittenen Stadium binnen einiger Monate sehr gut auf die beschriebene kombinierte Behandlung ansprechen. Binnen weniger Wochen vermindern sich normalerweise die Knochenschmerzen. Und binnen 1 bis 2 Jahren nimmt der Knochen wieder an Dichte zu.

Kalk

Theoretisch benötigt der Mensch ½ bis 1 Gramm Kalzium pro Tag. Die Zufuhr ist aber meist nicht das Problem (sie ist leicht zu erreichen), sondern die Aufnahme und der Einbau in den Knochen. Die Einnahme von Kalzium ist höchstens von Vorteil, wenn es aus organischer Struktur gewonnen wurde: Kalzium aus Meermuscheln, z.B. Weleda-Aufbaukalk, oder die heute überall angepriesenen Muschelkalke. Dieser kann viel besser in die Knochen eingebaut werden als das anorganische Kalzium.

Zur Verbesserung des Knochenaufbaus muss aber vor allem Silicea z. B. aus Schachtelhalm (Equisetum) verabreicht werden, das organische Strukturmittel der Mineralstofftherapie und Homöopathie. Gemäß homöopathischem Denken gibt es drei Substanzen, die den Knochenaufbau begünstigen: Kalzium floratum (Aufbau in die organische Struktur), Kalzium phosphoricum (Strukturierung der anorganischen Kalkmasse) und Silicea, welches oben beschrieben wurde.

Kalzium sollte man sich aus Pflanzen zuführen. Viel Grüngemüse, Flocken, Sesamsamen usw.(siehe Tabelle, Seite 366). Kalzium allein darf in anorganischer Form eingenommen werden, z. B. als Dolomit, 2-mal 1–2 Tabletten täglich (Kombination von Magnesium und Kalzium, Burgerstein).

Von der früher empfohlenen Einnahme von Fluor für Osteoporose raten wir dringend ab. Es begünstigt die Aufnahme des toxischen Aluminiums.

Die Resorption von Kalzium wird verbessert durch **Vitamin D;** wir empfehlen 500–800 IE pro Tag. Wir empfehlen aber auch die Einnahme von **Vitamin K,** 3–10 mg pro Tag.

Darmflora und Kalziumaufnahme

Es geht bei der Osteoporose-Therapie nicht um die Kalziumzufuhr, sondern um die Mineralstoffaufnahme in den Körper und den Kalziumeinbau in die organische Knochenstruktur. Diese «organische» Aufnahme wird maßgeblich von der Darmflora beeinflusst. Es ist daher von größter Wichtigkeit, die Darmflora aufzubauen:

- Die Darmflora ernährt sich von zellulosereicher Kost: **Rohkost,** sehr fein geraffelt.
- Die Darmflora wird gestärkt durch **Vitamin K** (Kanavit, 3–10 mg/Tag).
- Es gibt eigentliche **Darmflora-Aufbaupräparate:** Isopathica wie Sankombi, Fortakehl usw. und **Bakterienpräprate:** Symbioflor 1 und 2 (Symbiopharm), Bioflorin oder Vitabiosa.

Eine hervorragende Verbesserung der Osteoporose wurde in den USA bei Abgabe von **Vitamin K** beobachtet, das bisher nur bei Gerinnungsproblemen eingesetzt wurde. 10 mg Kanavit (10 Tropfen) täglich, während eines Jahres eingenommen, hat in Studien die durchschnittliche Knochendichte um 3% verbessert.

Tabelle «Aufnahme und Bioverfügbarkeit des Kalziums», Seite 367

Biologische Medikamente zur Behandlung der Osteoporose

Die Therapien müssen während längerer Zeit durchgeführt werden. Im Vordergrund stehen die orthomolekularen Mittel und die Basetherapie:

- **Kalzium Plus** (Burgerstein) und **Zinkvital** (Burgerstein)
- **Alkala Basepluver** (Sanum) oder **Pro Base** (Burgerstein)
- **Equisetum Ceres,** eventuell Weleda-Aufbaukalk

  Ferner isopathisch-immunbiologische Reihe; verbessert die Durchblutung und fördert die Darmflora:
- **Latensin D6**, 2 x 1 Kapsel pro Woche
- **Nigersan D5**, 1–2 Tabletten täglich
- **Citrokehl**, 2–3 x 30 Tropfen täglich

- **Aufbaumittel allgemein:** Eveliza 2 x 1 Beutel täglich; oder gezielt Aminosäuren täglich, wie Prolin/Leucin, Carnitin usw.
- **Katalysatoren des Zitronensäurezyklus** (verbessern Zellstoffwechsel): Ubichinon-comp.-Tabletten, 4 x 1 Tablette täglich

- **Hormone:** Phyto-Soja, 2 x 1 Kapsel täglich zu Beginn, nach 6 Monaten auf 1 Kapsel täglich reduzieren.
  Alternative: natürliche Hormone, werden aber nur individuell nach Blut-Analysen abgegeben.

Kommentar zur **schulmedizinischen Begleitbehandlung der Osteoporose:** Sehr viele Patienten nehmen **Biphosphonate (Fosamax** oder ähnliche). Diese sind sehr teuer und haben recht oft Nebenwirkungen. Sie dürfen weiter eingenommen werden. Unsere Therapie unterstützt deren Wirkung sehr gut. Wir empfehlen sie aber im Allgemeinen nicht.

Kalzium ist erlaubt und eigentlich eine orthomolekulare Maßnahme. Mehr als 1000 mg empfehlen wir nicht, weil dies zu Verkalkungen in anderen Organen führt. Wichtig ist die Analyse des Vitamin D im Blut, welches sehr häufig vermindert ist und in diesem Fall in Form von Kapseln eingenommen werden sollte.

Calcitonin (Miacalcic® oder ähnliche) empfehlen wir nicht. Es hat einen zu starken Einfluss auf den Hormonhaushalt und auch starke subjektive Nebenwirkungen. Unsere Therapien führen zu Verbesserung des körpereigenen Calcitonins.

Hormone: Wir raten dringend von synthetischen Hormonen ab. Sie beeinträchtigen den Hormonhaushalt zu stark und haben zudem zu starke Nebenwirkungen und Risiken bezüglich Thrombosegefahr und Krebsentstehung. Der natürliche Zugang ist aus unserer Sicht wirksamer.

Sonstige Therapien zur Verbesserung des Knochenstoffwechsels

Zu Beginn der Behandlung und bei schweren Fällen wenden wir zusätzliche Therapien an, welche alle den Knochenzellstoffwechsel und die Durchblutung beeinflussen. Sie wirken auch hervorragend bei Schmerzzuständen, welche bei Osteoporose entstehen können. Mit unserer Therapie benötigen wir nur ganz selten synthetische Schmerzmittel.

Magnetfeldtherapie

Wir empfehlen das energetisch starke pulsierende Magnetfeld. Dieses wird täglich 20 Minuten angewendet. Es «vitalisiert» die Zellen und wirkt sehr gut bei Schmerzen, vor allem bei Rückenschmerzen.
Wir erachten die Geräte (Elec-System) mit hoher Energie für die Osteoporosetherapie als besser als die niederenergetischen Magnetfeldmatten (Bemer, Vita Life). Sie haben aber eine andere Wirkung.
Von statischen Magnetfeldern (z. B. Nikken) raten wir für Langzeittherapien ab. Sie können kurzfristig gut wirken. Wir sind uns aber wohl bewusst, dass sowohl für Magnetfeldmatten wie auch für statische Systeme sehr gute subjektive Berichte vorliegen.

Magnetfeldtherapie

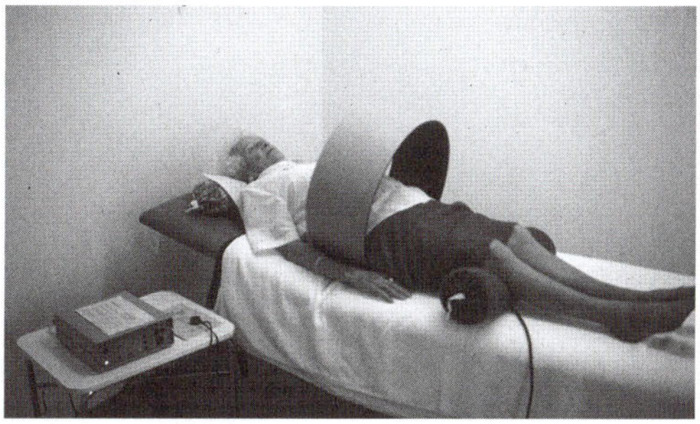

Schröpfen, Braunscheidtieren, lokale Wärmetherapien

Mit diesen wunderbaren lokalen Methoden kann die lokale Durchblutung aktiviert und die Muskeln entspannt werden. Sehr empfehlenswert.

Schröpfen
(petechiale Schröpfmassage)

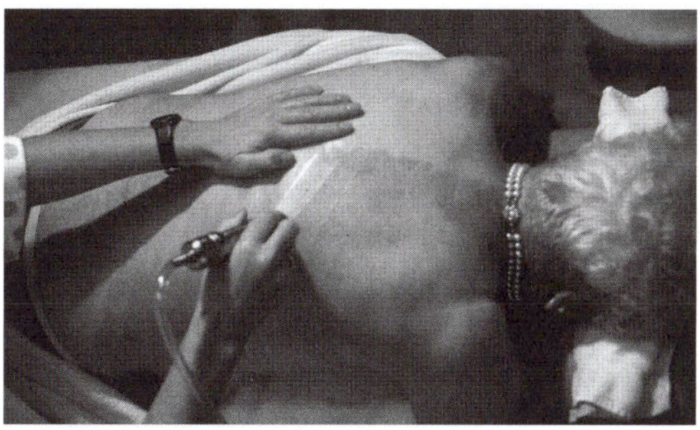

Neuraltherapie

Diese Therapie, beziehungsweise die daraus entwickelte neurovegetative Injektionstherapie, wurde schon erwähnt. Sie wird bei allen Osteoporosepatienten angewendet. Ideal sind Behandlungen in 5- bis 14-tägigen Intervallen.

Neuraltherapie

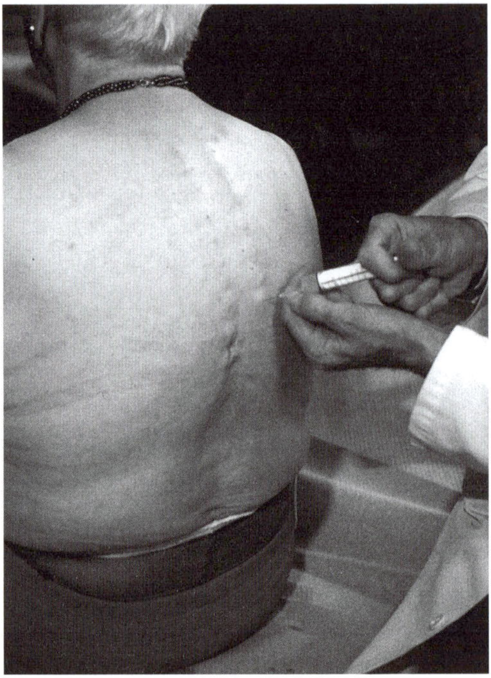

Die Osteoporose-Therapie
• basische Ernährung
• nicht rauchen, wenig Alkohol
• genügend Bewegung
• Base- und Mineralsalze
• Mineralstoffe und Spurenelemente
• Aufbau der Darmflora
• homöopathische Therapien, eventuell mit Injektionen
• natürliche Hormone (Progesteron)
• Magnetfeldtherapie und Hyperthermie
• Naturheilverfahren: Schröpfen, Neuraltherapie

Kapitel 28 Kalzium – von der Kindheit bis ins Alter

Kalzium ist in den letzten Jahren stark ins Blickfeld des Laien gerückt, großteils durch die Werbung und «Aufklärung» der Milchwirtschaftsverbände, aber auch der «Interessengruppen» für Osteoporose, hinter denen meistens die Pharmaindustrie (Hormone und Osteoporose-Medikamente) als Geldgeber steht.
Kalzium, ein Mineralstoff, der im Boden in größerer Menge vorkommt, ist auch beim Menschen für sehr viele körperliche Funktionen wichtig und essentiell (d. h. es muss von außen zugeführt werden).
Vor allem die Knochen enthalten Kalzium (chemisches Zeichen Ca), teils in anorganischer, teils aber auch in organisch gebundener Form: Kalziumphosphat, Kalziumapatit, Kalziumkarbonat. Kalzium ist das im Körper in der größten Menge vorkommende Mineral. Es bestimmt teils die Härte des Knochens, aber nur in Verbindung mit den elastischen organischen Bindegewebsfasern. Kalzium allein wäre zu hart, zu splitterig, wie Gips; nur als Einlagerung in die organische Struktur des Knochens stärkt es diesen.

Rachitis beim Kind und Osteomalazie beim Erwachsenen sind Krankheiten, bei denen das Kalzium in den Knochen nicht eingelagert wird. Glücklicherweise kommen beide nur noch sehr selten vor. Die Knochen haben in diesem Fall einen zu großen Anteil organischer Strukturen, sie sind zu biegsam und zu wenig hart, brechen aber nicht.

Anders verhält es sich bei der Osteoporose des alternden Menschen, vor allem der alternden Frau.
Hauptursache des Kalziummangels in den Knochen – oder, besser gesagt, der Kalziumverschiebung im Körper – ist die Übersäuerung des Organismus: ein Überschuss an Säure-Äquivalenten im Körper, vor allem in Form freier, nicht einbaubarer Aminosäuren aus einer Eiweiß-Überernährung, aber auch ein Überschuss an organischen Säuren wie Phosphate, Gluconate, Citrate oder Lactate. Diese sind in großer Menge enthalten in konservierten Lebensmitteln, aber auch in Milchprodukten, die unsinnigerweise zur Behandlung der Knochenentkalkung empfohlen werden. Kalzium ist ein sehr wertvoller Basebildner, da es sich an die Stelle des H^+-Ions setzt, also des Säureions, und dieses ersetzt, ähnlich wie Magnesium, Zink und Kalium.
Wird im Körper zu viel Kalzium für diese Säure-Kompensation verwendet, führt dies zur Verkalkung – der so genannten Sklerose – der Gefäßwände (Verkalkungen), der Sehnen, des Bindegewebes (Weichteilrheuma) und der Bandscheiben (Rückenprobleme, Diskushernien usw.). Es ist also falsch, zu

meinen, dass man dem Alterungsprozess mit der Einnahme von Kalzium begegnen kann. Man begegnet ihm vielmehr mit richtiger Ernährung und mit Bewegung.
Kalzium hat aber noch ganz andere wichtige Funktionen: es ist Katalysator vieler Stoffwechselvorgänge und Austauschion für die Zelltätigkeit. Die Vitalität der Zellen, d. h. das an ihnen bestehende elektrische Membranpotential, wird aufgebaut durch einen Austausch von Magnesium und Kalzium an der Zellwand. Kalzium und Magnesium regulieren zudem auch die Herztätigkeit sowie alle unbewussten vegetativen Funktionen, dies in Zusammenarbeit mit Kalium und Natrium, welche ebenfalls im Gleichgewicht sein müssen. Und schließlich ist Kalzium auch nötig für die Blutgerinnung.
Der Kalziumaustausch im Körper folgt einem sehr komplizierten hormonellen Regelkreis von Parathormon (in den Nebenschilddrüsen gebildet) und Calcitonin.
Der «zivilisierte», meist übersäuerte Mensch hat oft einen Mangel an Magnesium, der bei unsinniger Kalziumaufnahme nur noch schwerer wiegt. Er hat aber auch oft ein Übermaß an Natrium (aus Salz und Fleisch) und einen Mangel an Kalium.

Einzig pflanzliche Kost (davon möglichst ein bis zwei Drittel als Rohkost) versorgt den Körper mit allen diesen notwendigen Mineralien in der richtigen Zusammensetzung.

Milch und Milchprodukte sind wohl sehr kalziumhaltig; dieses Kalzium nützt aber nichts, da ein Übermaß an Phosphor und vor allem ein starkes Übermaß an Milcheiweiß das Kalzium bindet und daher für die Zelle und den Knochen inaktiv macht.
Milch und Milchprodukte sind also zur Behandlung der Osteoporose und der ihr zugrunde liegenden Übersäuerung nicht geeignet. In der Chinesischen Medizin gilt Milch als Lymphe-verschlackend und als ansäuernd. Wir wissen, dass heute über die Hälfte (gewisse Autoren sagen, zwei Drittel) der westlichen Menschen auf Milcheiweiße in einer Form allergisch reagieren. Auch gilt zu bedenken, dass eine Hochleistungs-Milchkuh 3-mal soviel Milch gibt wie vor 40 Jahren die «Spitzenkühe». Diese Milch ist aber bei weitem nicht mehr so gehaltvoll wie früher und sehr problematisch, da die armen Kühe artfremd mit «Kraftfutter» ernährt werden, das häufig tierische Kadavermehle enthält, die erregerfördernd wirken können.

Als Getränk empfehlen wir Tee oder einfach Wasser, keinesfalls künstliche Süßgetränke, da sie Phosphate enthalten und das Kind unruhig, aber vor allem säurelastiger machen können. Die «Light»-Getränke, bei denen Zucker durch Aspartam (einen künstlichen Süßstoff) ersetzt werden, sind eher noch schlimmer.

Wenn der Körper entsäuert ist (anfänglich das Basepulver Alkala N von Sanum nehmen), bekommt er Kalzium in ausreichender Menge durch Gemüse, die auch die anderen Mineralstoffe enthalten, welche in der Milch ohnehin nicht in richtiger Form enthalten sind.

Empfehlenswerte Nahrungsmittel sind
- Karotten, Bohnen, Leinsamen, Sojaspeisen, Vollkornbrot, Spinat, Brokkoli, Salate, Sauerkraut, Linsen
- Mandeln, Haselnüsse, Cashewkerne, Makadmia-Nüsse, Dörrfrüchte
- Eier
- Beim Käse empfehlen wir den nicht allergenen Schafmilchkäse, der auch mineralstoff- und kalziumhaltiger ist; Spitzenreiter: Pecorino, etwa 1- oder 2-mal pro Woche 50–100 g.

Es ist wichtig ist zu wissen, dass alle phosphathaltigen, säurelastigen Nahrungsmittel die Kalziumaufnahme vermindern: Wurstwaren, Zuckerspeisen, Süßgetränke, Ketchup, Schmelzkäse, Schokolade, Fertigprodukte.

Nicht der Kalziumgehalt ist entscheidend, sondern das Mineralstoffverhältnis und die Baselastigkeit. Die Kalziumaufnahme ist (ähnlich wie beim Eisen) das Problem und nicht die Kalziumzufuhr! (Es käme auch niemandem in den Sinn, bei Eisenmangel Eisenspäne zu essen, da diese nicht aufgenommen würden.)
Die **Aufnahme des Kalziums in den Körper** hängt ab vom Vitamin D und im Darm von den Darmbakterien. Bei intakter Darmflora – wiederum gefördert durch pflanzliche Rohkost – ist die Kalziumaufnahme ins Blut viel besser. Olivenöl, Cashewkerne, aber auch Seefisch, Weizenkeimöl, Flachssamenöl u. a. enthalten sehr viel Vitamin D und – das ist speziell für Kinder und deren Hirnnervenzellaufbau sehr wichtig – ungesättigte Fettsäuren sollten immer in recht großer Menge verzehrt werden.

Pflanzliche Nahrungsmittel mit hochwertigem Kalzium			
Nahrungsmittel	**mg/100 g**	**Nahrungsmittel**	**mg/100 g**
Braunalgen	1000	weiße Bohnen	105
Sesamsamen	783	Fenchel	100
Amaranth	490	Sonnenblumenkerne	100
Kohl, getrocknet	375	Vollkornbrot	95
Leinsamen	260	Spinat	85
Karotten	255	Aprikosen, getrocknet	80
Mandeln	250	Linsen	75
Haselnüsse	225	Baumnüsse/Walnüsse	70
grüne Bohnen, gedörrt	195	Weizenkeime	70
Sojamehl	195	Brokkoli	65
Feigen, getrocknet	190	Haferflocken	65
Zwiebeln, getrocknet	160	Tomaten	60
Petersilie	145	Knäckebrot	55
Schnittlauch	130	Meerrettich	55
Kakao	115	Sauerkraut	50
Grünkohl	110	Knollensellerie	50
Tierische Nahrungsmittel zum Vergleich			
Parmesan	1225	Eier	125
Hartkäse	790–830	Diät-Kurmolke	120
Weichkäse	500	Rahm/Sahne	110
Camembert	380	Molke-Kwass	108
Kuhmilch/Roh-Vollmilch	160	Doppelrahmfrischkäse	65
Vollmilchjogurt	150	Heilbutt	11

Die Kalziumverwertung ist von Mensch zu Mensch verschieden und hängt von vielen Faktoren ab.

Aufnahme und Bioverfügbarkeit des Kalziums	
Bioverfügbarkeit steigern	**Präparat**
Vitamin D	Vitamin A/D Burgerstein
Vitamin K	Kanavit oder Kalzium Plus Burgerstein
Magnesium, Kalium, Zink, SELEN!, Mangan!	verschiedene
Basemischungen (wirken vor allem durch verminderte Kalzium-Ausschwemmung über die Nieren)	Alkala oder Pro Base Burgerstein
Apfel- und Zitronensäure	Apfelessig
pflanzliche Eiweiße, essentielle Aminosäuren	Diät, Eveliza
Progesteron/Testosteron (steigern auch Osteoblastentätigkeit)	Diosgenin, Phyto-Soya, natürliches Testosteron Deca-Durabolin
ungesättigte Fettsäuren und Olivenöl verbessern Ca-Bindung, nähren Darmbakterien	
Bioverfügbarkeit vermindert	
Alkohol	
Koffein/Teein	
Nikotin	
alle Säurebildner, siehe Tabellen Seite 501 ff.	Diät
Phytinsäuren (Getreide)	
Nahrungsmittelallergien (Getreide, Milch usw.) mit Darmzottenatrophie	Diät, Allergenkarenz Rebas®, Okubasan®
geschwächte Darmflora, Dysbiose	Sanumtherapie, Diät

Kapitel 29 Fibromyalgie: Eine chronische Krankheit des Bindegewebes und der Zwischenzellsubstanz der Weichteile

Diese Krankheit ist eine Domäne der Biologischen Medizin. Sie ist in der schulmedizinischen Literatur kaum zu finden, da es eigentlich eine «neue» Krankheit ist, wie auch das **Chronische Müdigkeitssyndrom** oder das **«Leaky Gut Syndrome»,** die immer sehr multikausal sind. Das heißt, sie haben viele Teilursachen, eine Besserung tritt erst ein, wenn möglichst viele behandelt werden. Die Krankheiten haben ihre Ursache in Toxizität, vor allem mit Schwermetallen, Bakterientrümmern und organischen Substanzen aus der Umwelt.

Fibromyalgie
«Alles tut mir weh, keiner weiß weshalb – niemand nimmt mich ernst!»

Die **Ursache** ist aus schulmedizinischer Sicht nicht bekannt. Die Vielfältigkeit der Beschwerden rührt daher, dass eine diffuse Beteiligung aller Weichteile und Nervenendigungen vorliegt. Jeder Patient, jede Patientin hat typischerweise häufig wechselnde Beschwerden, und diese sind kaum objektivierbar. So wird die Krankheit häufig den psychosomatischen Leiden zugeordnet. Dies ist aber nicht richtig, und man tut den Patientinnen damit Unrecht. Oft kommt es allerdings zu einer sekundären psychischen Überlagerung, da den Patienten wegen der langen Leidensgeschichte und trotz mannigfaltiger Therapie kaum Hoffnung gemacht wird. Frauen sind stark übervertreten, mit über 90% der Erkrankten. Menopausale und prämenopausale Frauen sind ebenfalls stärker vertreten, weswegen hormonelle Zusammenhänge, insbesondere ein relativer Progesteronmangel, als Mitursache vermutet werden.

Die Symptome

Diffuse, in ihrer Intensität wechselnde, brennende Schmerzen in Muskeln und Unterhaut, die oft auch etwas «teigig» ist und eine verminderte Spannung hat. Übermäßige Müdigkeit bei körperlicher und länger dauernder Belastung, auch wenn sie gering ist. Die eigentliche Kraft ist nicht vermindert, es sei denn wegen des verminderten Trainings. Haut und Unterhaut sind übermäßig druck- und schlagempfindlich.

Bei den Betroffenen handelt es sich meist um Frauen mittleren Alters. Sehr häufig ist ihre hormonelle Situation verändert, und oft haben sie jahrelang die «Pille» eingenommen, mit der sie sich auch gut gefühlt haben. Libidoverlust ist eine häufige Begleiterscheinung, aber nicht primär wegen der Schmerzen, sondern wohl eher aus hormonellen Gründen.
Die Symptome sind immer sehr wechselnd, und die Patientinnen sind häufig sensibel auf Zusatzbelastungen. Häufige Begleitsymptome sind lumbale Rückenschmerzen, periodisches Brustspannen und Brustschmerzen sowie Neigung zu knotiger Brustdrüse, Teleangiektasien (feine, kleine Besenreiser-Venen), Schlafstörungen, erhöhte Neigung zu Kopfschmerzen.

Typischerweise ist der Krankheitsverlauf schleichend. Die Beschwerden entwickeln sich meist langsam. Oft aber beschleunigt sich der Krankheitsverlauf nach gewissen Ereignissen, wie z. B. einer viralen Krankheit oder einem Unfall, aber auch nach einer Impfung gegen virale Krankheiten, nach einer toxischen Belastung – und leider auch oft nach einer unfachmännisch durchgeführten Amalgamentfernung. Auch reagieren die Patientinnen typischerweise anfänglich schlecht auf Therapien, vor allem wenn diese nicht breit und ganzheitlich ansetzen. Auf Cortisontherapien reagieren die Patientinnen anfänglich oft gut, später aber mit Verschlechterung.

Krankheitsverlauf und Symptombild der Fibromyalgie

- Muskelschmerzen
- Anfängliche Besserung der Beschwerden bei Bewegung, aber Verschlechterung am Folgetag
- wechselhafte Gelenkbeschwerden, ohne Schwellung
- Depressivität
- diffuse neurologische Symptome wie Nebelgefühl, Schwankungen in der Aufmerksamkeit, variable Vigilanz, vermehrte Müdigkeit
- Empfindlichkeit von Haut und Muskulatur auf Berührung
- wechselhafte Stauungsgefühle
- Libidoveränderungen
- Brustspannen
- Rückenprobleme
- langsamer Krankheitsverlauf
- anfänglich schlechtes Ansprechen auf Behandlung

Die **psychischen «Auffälligkeiten»** vieler Patienten sind auf eine massive Schwäche des parasympathischen Nervensystems zurückzuführen. Die Folge sind Resignation, Verspannungen und Schlafprobleme bis hin zu sekundärer Depressivität.

Die Bedeutung des vegetativen Nervensystems

Das Verhältnis zwischen dem Tonus (dem spontanen Spannungszustand) des Parasympathicus und seinem Gegenspieler Sympathicus ist stark verschoben. Dies können wir mit einer neuen Testmethode, dem Heart Rate

Typisches Untersuchungsresultat eines Heart-Rate-Variability-Tests (HRI oder ANSA):

Geringe Reaktionsfähigkeit des allgemein hypotonen Parasympathicus und des meist besser reagierenden und leicht hypertonen Sympathicus. Ist auch der Sympathicus schwach, so ist der Therapieverlauf meist komplizierter.

Die adaptive Funktionskapazität liegt meist noch im Normbereich (functional reserve).

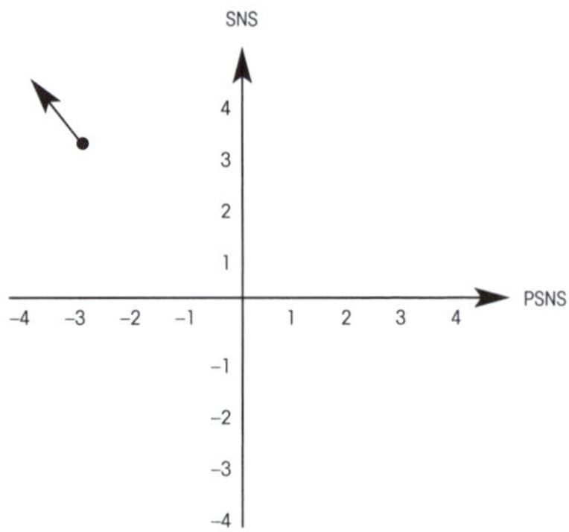

Typisches Bild bei chronischer Krankheit

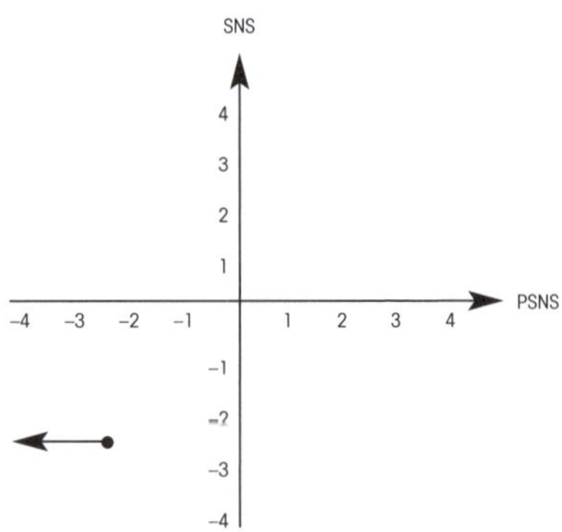

Dieses Bild wird häufig als Frühzeichen von Krebs gesehen (Erschöpfung des Sympathicus/der Nebenniere)

Variability Test, objektiv messen. Die Patienten sind durch das Ungleichgewicht in ihrem vegetativen Nervensystem, welches aber körperliche Ursachen hat, in einem dauernden Spannungszustand.
Der Vagus-Nerv, und damit das Darmsystem, ist der Träger des Parasympathicus. Die Fibromyalgie-Patientinnen benötigen einen Aufbau ihres Parasympathicus durch Neuraltherapien und vor allem durch den Aufbau der Darmschleimhaut (Vagus) und der Darmflora, welche Träger des Parasympathicus sind. Den Patientinnen wird keinesfalls geholfen durch eine antidepressive Behandlung, welche die Leberfunktion und damit die Entgiftung des Körpers nur vermindert. Antidepressiva schaffen nur ewige Patienten. Die Patientinnen sind nicht psychisch krank und nicht depressiv, sie befinden sich in einem sympathotonen Dauer-Spannungszustand durch die Verminderung des Parasympathicus. Magnesium, Kalium, Mangan, aber auch andere Spurenelemente bessern den Zustand.

Die Ursachen aus ganzheitsmedizinischer Sicht

Das Leiden «Fibromyalgie» ist wie ein Mosaik und hat viele Teilursachen. Wie bei einem Mosaik ist das Bild noch weitgehend vorhanden, auch wenn einzelne Steinchen entfernt werden. Je mehr Steinchen man aber entfernt, desto geringer wird das Leiden, und die natürlichen Kompensationskräfte des Körpers können möglicherweise weitere Ursachen noch selbst kompensieren. Die Teilursachen können bei jedem Menschen völlig unterschiedlich sein.

Ursachen der Fibromyalgie

- Übersäuerung
- Nahrungsmittelallergien mit Schädigung des Darms: Leaky Gut Syndrome (Durchlässigkeit für Nahrungsmitteltoxine)
- Schwermetall- oder toxische Metallbelastung: Hg, Pb, As, Al
- zellwandfreie Bakterien (Brucella, Mycoplasma usw.)
- Fettsäurenungleichgewicht, erhöhte Linolsäure, Arachidonsäure
- Spurenelementmängel (Zn, Se, Mn, Cr)
- Vitaminmängel (B_6, B_3)
- Delta-6-Desaturase-Mangel
- Zuckerkonsum mit Hyperinsulinismus und Lactatsteigerung
- Stoffwechselstörungen: Serotoninverminderung
- Endorphinverminderung möglich

Bei Fibromyalgie-Patientinnen bestehen Einlagerungen von Säuresubstanzen oder anderen freien Radikalen in die Zwischenzellsubstanz. Sehr häufig weist der Patient eine **«Übersäuerung»** und eine mesenchymale Übereiweißung auf, aber auch eine Vermehrung der nicht metabolisierten Fettsäuren im Fettgewebe (Erhöhung der Linolsäuren bei verminderter Delta-6-Desaturase). Erhöhte Histaminwerte und verminderte Serotonine verstärken die Problematik, weshalb auch sehr häufig versteckte **Nahrungsmittelallergien** als Begleitursachen mitwirken. Die Nahrungsmittelallergien führen zu Darmschleimhautatrophien. Diese ihrerseits bedingen die verminderte Serotoninproduktion in der Mucosa und eine verminderte Aufnahme von Vitamin B, was wiederum die Serotoninproduktion vermindert. Ein Teufelskreis!
Ohne individuelle und gezielte strikte **Ernährungstherapie** ist keine Besserung zu erreichen. Das ist auch der Grund, dass in den meisten Kurzentren kaum ein Erfolg erzielt wird. Nebst einer strikten **allergenarmen Diät** ist eine konsequente Entsäuerung notwendig.
Die **Ernährung** soll aus naturbelassenen Lebensmitteln bestehen und baselastig sein: täglich 5 Portionen Früchte oder Gemüse. Lebensmittel mit raffiniertem Zucker und Weißmehl müssen strikt gemieden werden, ebenso Fertigprodukte und Süßigkeiten.

Es zeigt sich, dass fast immer Basis-Nahrungsallergien vorliegen. Es sind überwiegend **IgG4- oder T-Zellen-bedingte Nahrungsmittelallergien,** welche den Patienten nicht bewusst sind, da sie nach Einnahme dieser Allergene nur verzögert eine subklinische zelluläre entzündliche Reaktion zeigen.
Die **relevanten primären Nahrungsmittelallergene,** welche gefunden werden, sind in abfallender Häufigkeit die folgenden:

- **Kuhmilcheiweiß** (Beta-Lactoprotein)
- **Nüsse** (vor allem Haselnüsse und Mandeln)
- **Weizeneiweiße** (häufig wird auch Vollgetreide nicht vertragen)
- **Hühnereier** (Eiweiß)

Die Bedeutung des Zuckers und des Hyperinsulinismus

Raffinierter Zucker enthält praktisch keine Mineralstoffe und Vitamine. Er wirkt im Gewebe säuernd. Zucker fördert den anaeroben Zellstoffwechsel und damit auch die Lactatbildung, also die Milchsäure-Überlastung der Zellen und der Gewebe, die so genannte Lactacidose.

Zucker führt zu einem Anstieg des **Insulins.** Das Insulin führt nicht nur zur Einschleusung der Glucose in die Zellen, sondern auch zur Umwandlung der überschüssigen Glucose in Fett. Ansäuerung und Gewebeverfettung führen zu einer Milieuveränderung im Gewebe, welche die Fibromyalgie verstärkt.
Bei Fibromyalgie-Patienten wird häufig ein Hyperinsulinismus gefunden. Es gibt auch einen Rückkoppelungseffekt zwischen Insulin und Serotonin: Hyperinsulinismus führt zu Verminderung des Serotonins. **Serotonin** ist ein Hormon, welches in der Dünndarmschleimhaut produziert wird und eine Bedeutung für das vegetative Nervensystem hat, aber auch die periphere Durchblutung und die Gemütslage beeinflusst. Depressive Menschen haben wie oft auch Fibromyalgiker vermindertes Serotonin. Daher neigen sie auch stärker zu Depressionen und sprechen – wenigstens kurzfristig – häufig gut auf Antidepressiva an, welche die Wirkung des Serotonins verbessern.
Viel besser ist es jedoch, die Produktion des körpereigenen Serotonins zu verbessern. Dies kann man mit Zink, Vitamin B_3 und B_6 sowie dem Aufbau der Darmschleimhaut erreichen. Der Neurotransmitter Serotonin wird im Körper aus der essentiellen Aminosäure Trytophan gebildet; zur Umwandlung braucht es Vitamin B_6 (Pyridoxin). Tryptophan ist in Cashewkernen, Sonnenblumenkernen, Haferflocken und Thunfisch enthalten.
Menschen mit hoher Eiweiß-Zufuhr, insbesondere Fleischesser, bräuchten mehr Vitamin B_6, führen sich dieses aber eben gerade weniger zu. Gleiches gilt für Tryptophan.

Die Fibromyalgie hat immer auch **orthomolekulare und diätetische Gründe:** Die **essentiellen Aminosäuren** sind untervertreten, dafür befinden sich zu viele freie Aminosäuren im Gewebe, welche H^+-Ionen binden (gebundene Säuren).

Die freien negativen Bindungsstellen der Aminosäuren binden auch Kalzium. Kalzium wird in die Weichteile eingelagert, was langfristig die Gewebe-Starrheit fördert und die Knochenentkalkung unterstützt. Das erklärt, weshalb Fibromyalgie bei Osteoporose-Patientinnen gehäuft auftritt.

Eine Therapie mit 10–20 g **essentiellen Aminosäuren** pro Tag erlaubt es dem Körper, die Schlacken-Eiweiße aus den Geweben zurückzumobilisieren und in die Zellen einzubauen. Die Ernährung des Fibromyalgie-Patienten sollte reich an essentiellen Aminosäuren und arm an Eiweiß sein. Die tierischen Eiweiße sind zu meiden, insbesondere die Kuhmilchprodukte. Zusätzlich muss der Patient auf Nahrungsmittelallergien abgeklärt werden. Wir empfehlen eine Testung der IgG4 im Serum, aber erst nach einer rund 3-wöchigen hypoallergenen Ernährung nach Rau.

Mineralstoffe, Spurenelemente, Vitamine

Die Abgabe von Spurenelementen mit positiver Ladung (Zink, Magnesium, Mangan) ist sehr wichtig, da meist ein Mangel besteht. Vitamin E gehört zur Therapie-Routine, 800 mg pro Tag. Die B-Vitamine werden bei uns ebenfalls in mittlerer bis hoher Dosierung abgegeben (25–50 mg der B-Vitamine täglich: Multivitamin ABC 25, Burgerstein, 2 Tabletten täglich.

Die **ungesättigten Fettsäuren im Blut,** die in der Schulmedizin praktisch nie Beachtung finden, aber von größter Wichtigkeit sind, haben einen grundlegenden Einfluss auf versteckte Entzündungsvorgänge im Körper. Häufig besteht ein massiver Mangel dieser hochwertigen Fette und ein starkes Überwiegen der entzündungsfördernden gesättigten oder Transfettsäuren aus falscher Ernährung.
Fast immer haben Fibromyalgie-Patienten einen absoluten oder relativen Mangel an **Omega-3-Fettsäuren,** etwas weniger an **Omega-6-Fettsäuren.** Die Erstellung eines Fettsäureprofils im Serum ist wichtig und liefert die notwendigen Daten für die Therapie und die Ernährung.
Die meisten Fibromyalgie-Patienten benötigen **Omega-3-Fettsäuren,** aus kalt gepresstem **Leinsamenöl** oder aus **Fischöl.** Die Omega-3-Fettsäuren wirken der Bildung der entzündungsfördernden Arachidonsäure entgegen und auch der Synthese der Prostaglandine vom Typ 2. Sie unterstützen die Bildung der entzündungslindernden Prostaglandine vom Typ 1. Dasselbe tut auch Vitamin E.

Endorphine

Es muss bei der Fibromyalgie ein Zusammenhang mit den **Endorphinen** (körpereigenen morphinartigen Substanzen) bestehen. Es gibt nämlich eine sehr interessante Therapie mit tiefst dosiertem Naltrexon, welche die körpereigenen Endorphine verbessern soll und in 30% der Fibromyalgien innert 4 bis 6 Wochen zu einer deutlichen Abnahme der Beschwerden führt (Dr. Bilhari, New York).
Ein weiteres Phänomen ist die bei uns beobachtete Verminderung des «Blutmagnetismus », also der verminderten Zellladung der Erythrocyten im Dunkelfeld. Diese kann mit strikter orthomolekularer Therapie, der Beseitigung neutralisierender elektromagnetischer Felder und einer Sauerstofftherapie (z.B Ozontherapie) verbessert werden. Je besser die Zellen mit Sauerstoff versorgt werden, desto geringer wird die Lactat-produzierende Azidose der Gewebe sein und desto geringer auch der «Säure-Schmerz».

Eine Therapie der unterschwelligen Lactacidose der Gewebe mit homöopathisierten organischen Säuren (Sanum-Heilmittel) kann die organischen Säuren vermindern oder beeinflussen (Sanuvis, Sanum).
Interessante, erst in jüngster Zeit erkannte Beziehungen bestehen zu den Polysacchariden im Mesenchym und an den Zellwänden, welche den osmotischen Spannungszustand dieser Gewebe bedingen: Es konnte gezeigt werden, dass das Bindungsverhalten von Glucosaminen durch Zucker und Lactosefreisetzung im Gewebe verändert wird. Durch die reine rechtsdrehende Galakose hingegen können die Glucosamin-Verbindungen wieder normalisiert werden, weshalb wir diesen Stoff in der Therapie gezielt einsetzen: 3 x 15–30 Gramm D-Galaktose täglich. So können die Schmerzrezeptoren im Gewebe verändert werden.

Toxische Belastungen

Schwermetalle, Pilztoxine, xenogene Hormone (SHBG):
Die initiale Untersuchung des Patienten muss immer die Messung der Schwermetallbelastung mittels intravenösem DMPS-Test umfassen. Diese zeigt die Belastung mit Quecksilber (Hg), Blei (Pb), Palladium (Pd), Kupfer (Cu), Aluminium (Al) und Arsen (As). Interessanterweise sehen wir bei den Fibromyalgie-Patienten fast immer eine Metallbelastung, insbesondere Hg und/oder As. Die Quecksilberbelastung geht einher mit neurologischen Symptomen und/oder rheumatischen Symptomen. Die Arsenbelastung führt meist zu nervlichen Spannungszuständen, Neuralgien, Gereiztheiten oder auch Magen-Darm-Problemen.

Eine seriöse Schwermetallausleitung dauert 6 bis 18 Monate und führt oft zur vollständigen Heilung der Fibromyalgie.

Chronische Viren und zellwandfreie Bakterien

Das Vorhandensein chronischer Viren ist wahrscheinlich eine weitere Komponente der Entstehung von Fibromyalgien. Wir testen daher im Serum auf IgG und IgM folgende Viren und Bakterien:

Die lymphotropen und myotropen Viren und Bakterien

- Coxsackie-Virus
- Chlamydia
- Toxoplasmose
- Epstein Barr
- Mycoplasma
- Borrelia burgdorferi (Lyme Disease)
- Streptococcus (Antistreptolysintiter)
- Staphylococcus

Recht häufig sehen wir positive Titer auf Mycoplasmen, Chlamydien und AST, aber auch auf anderen. Behandelt werden diese Belastungen mit gezielten Nosodentherapien und Sanum-Heilmitteln, den Haptenen.

Hormone

Ein Hormonstatus soll immer durchgeführt werden: Estradiol, evtl. Estrone, Progesteron, FSH und LH sowie DHEA und das Sexualhormon-bindende Globulin (SHBG).

Häufig wird bei Fibromyalgie-Patientinnen eine **Verminderung des Progesterons** beobachtet. Ist zusätzlich das LH der Hypophyse vermindert, muss an eine (meist toxische) hypophysäre Schwäche gedacht werden.

Sehr oft sind durch lang dauernde Hormoneinnahmen oder durch xenogene Hormone (Kunststoffe, Geschmackstabilisatoren usw.) oder synthetische Hormone (Antibabypille oder Menopause-Hormone) die SHBG stark erhöht und dadurch die körpereigenen Hormone in ihrer Wirkung vermindert. Diese Patienten benötigen **natürliche Progesterone** (50–100 mg/Tag) oder Phytosterole (Phyto-Soya) oder Phospholipide (z. B. Phosphatidylcholin, 1800 mg/Tag). Da die SHBG in der Leber gebildet und die xenogenen Hormone dort kumuliert werden, empfehlen wir bei hohen SHBG-Werten eine intensive Lebertherapie (Leberreinigungskur).

In den USA wird oft eine Behandlung mit DHEA oder sogar mit Somatotropin empfohlen. Wir sehen davon im Allgemeinen ab.

Die Behandlung der Fibromyalgien

Eine initiale stationäre Behandlung in einer ganzheitsmedizinischen Station (z. B. BioMed Center Sonnenberg in Schwellbrunn) von 1 bis 3 Wochen wird sehr empfohlen.

Während eines Aufenthaltes sind folgende Therapien durchzuführen:

- **Baseinfusionen** und gezielte Aufbauinfusionen mit Spurenelementen und Vitaminen, Antioxidantien (spezielle isotone Bicarbonatinfusionen)
- Strikte **Ernährungsumstellung** aufgrund der festgestellten Nahrungsmittelallergene
- Anregung der Galletätigkeit zur Entgiftung der organischen Toxine und der Xeno-Hormone
- **Infrarotsauna:** einziges Therapieinstrument, das tief ins Gewebe geht (bis ca. 8 cm) und die Ausleitung von Schwermetallen und Toxinen anregt. Spezielle langwellige Infrarotstrahlung, welche die Durchblutung, aber auch die Auflösung der fettlöslichen freien Radikale fördert, welche die Zellen irritieren.
- **Colon-Hydrotherapie** und Reflorisierung sind die intensivste Entgiftungstherapie und stimulieren das vegetative Nervensystem (Anregung des Parasympathicus)
- Ozontherapie (fakultativ)
- **Pulsierende Magnetfeldtherapie** oder **lokale Hyperthermie** (Indiba)
- **Mineralstofftherapie** und **Vitamine**
- Aufbau des inneren Milieus mit **Basemitteln** und **Isopathica.** Isopathica und Haptene sind wegen der häufig vorkommenden zellwandfreien, chronischen Bakterienformen im Gewebe sehr wichtig!
- In einigen Fällen ist eine natürliche Behandlung der **hormonellen Situation** erforderlich.
- Zahn- und andere Störherde liegen oft vor, ebenso **Schwermetallbelastungen.** Diese werden gesucht und in einer späteren Phase saniert.
- Gezielter Aufbau der körpereigenen, «weichmachenden» natürlichen Fettbestandteile der Zellen und Bindegewebe durch Zufuhr der richtigen **Phospholipide** und **Fettsäuren** (hochwertige pflanzliche Öle, je nach Fettsäureanalyse)
- In schwierigen Fällen kann eine wahre Umstimmung durch die Ganzkörperhyperthermie erreicht werden; der Patient wird in einen Fieberzustand um 39,5/40 °C versetzt.

- D-Galaktose-Therapie
- Myoreflextherapie, eine raffinierte osteopathische Therapie nach Dr. Mosetter. Sie stimuliert einerseits das vegetative Nervensystem und lockert andererseits aber auch ganz gezielt die Muskelspannungen, welche durch den Sympathicus-Tonus verspannt und daher schmerzhaft sind.

Erfolgsquote und Behandlungskosten

Die Fibromyalgie ist ein klassisches Beispiel für ein Leiden, das wegen erfolgloser Behandlung schulmedizinisch ungeheure Kosten verursacht. Innerhalb von 2 oder 3 Wochen stationärer Therapie und anschließender ca. 6-monatiger Therapie zu Hause kann in ca. 60% der Fälle eine weitgehende Beschwerdefreiheit erlangt werden. In 80–90% der Fälle sehen wir eine ganz beträchtliche Besserung der Beschwerden; weitergehende schulmedizinische Behandlungen oder Abklärungen sind nicht mehr nötig.
Die ambulante Therapie zu Hause umfasst eine einfache Ernährungsumstellung, biologische Heilmittel und eventuell weitere Entgiftungstherapien. Sie verlangt aber vom Patienten eine strikte Kooperation.
Es gibt keine kostengünstigere Therapie der Fibromyalgie als eine biologische Therapie nach der beschriebenen Vorgehensweise. Wir führen diese Art der Behandlung mittlerweile seit mehreren Jahren erfolgreich durch.

(Eine besonders effektive initiale Behandlung ist die Kombination mit der **Leber-Galle-Kur**, die wir wiederum mit einer osteopathischen Behandlung (Myoreflextherapie) verbinden: eine Woche intensive Kur, halbstationär im **BioMed Center Sonnenberg** in Schwellbrunn.

Kapitel 30 Das Chronische Müdigkeitssyndrom

Beim CFS handelt es sich nicht um ein definiertes Krankheitsbild. Es gibt zwar gültige Kriterien, sozusagen ein Punktesystem, das angewendet wird. Ich möchte dieses Punktesystem nicht auflisten, sondern nur einige wichtige Indikatoren erwähnen:

- Müdigkeit ohne Verminderung der geistigen Wachheit
- Müdigkeit, welche kommt und geht und plötzlich wie lähmend einfahren kann
- Müdigkeit, welche auch besteht, wenn man ausgeschlafen ist, also nicht müde sein sollte
- Neigung zu psychischer Müdigkeit: Motivationsmangel, Depressionen, vor allem am Morgen. Angst, Neues in Angriff zu nehmen. Libidoverlust
- Körperliche Symptome in Verbindung mit der Müdigkeit: Muskelschwäche, Muskelweh, Kopfweh, Erregtheit usw.
- Wenn der Müdigkeit nicht nachgegeben wird, tritt bleierne Müdigkeit ein, bis zur Unfähigkeit zu einfachen Handlungen
- Großer Schlafbedarf, bis 16 Stunden, aber dennoch Schlafstörungen
- Massive Verschlechterung des Zustands bei Krankheit jeder Art, grippalen Infekten usw., oft auch verbunden mit Infektanfälligkeit
- Verschlechterung des Leidens bei Ernährungsfehlern, insbesondere nach schwerer, leberbelastender Kost
- Verschlechterung bei Einnahme von Psychopharmaka
- Die üblichen Labortests ergeben keine Befunde, weshalb das Leiden auch immer wieder als psychosomatisch eingestuft wird.

Im Internet kann man Unmengen über dieses Problem lesen. Es werden auch immer wieder Einzel-Therapien angboten, wie bei vielen unklaren Krankheiten. Diese bewähren sich aber nie. Wir begehen seit Jahren den «naturmedizinischen» Weg und versuchen, neue Substanzen auch in unser Behandlungs-Programm zu integrieren, meist aber ohne nennenswerte Verbesserung der Therapie.

Das Chronische Müdigkeitssyndrom ist in den USA sehr häufig und wird dort auch «**Chronic fatigue syndrome**» genannt, abgekürzt **CFS.** Auch dort wird es allmählich von der Schulmedizin akzeptiert und ist in die offizielle Diagnoseliste der Krankenversicherungen aufgenommen worden. Es sind nur selten alle genannten Symptome vorhanden, aber mindestens drei müssen für die

Diagnose festgestellt worden sein, und ein wirklich erhärteter Verdacht besteht bei fünf positiven Punkten und mehr.
In den USA besteht dieses Krankheitsbild mit der erwähnten Bewertung schon bei über 10% der Frauen zwischen 30–55 sowie bei 5% der Männer ab 35. Da das Leiden bei Frauen häufiger auftritt, vermutet man einen Zusammenhang mit den weiblichen Hormonen.
In Europa wird das Problem ebenfalls immer häufiger und reiht sich in die Liste anderer Krankheiten ein, welche auch ähnliche Ursachen haben: **Fibromyalgie, Multiple Chemical Sensitivity, Burnout-Syndrom.**

Das Problem muss sehr breit und individuell angegangen werden!

Das Chronische Müdigkeitssyndrom ist ein klassisches multikausales Leiden. Aus ganzheitlicher Sicht hat es primär folgende Zusammenhänge, nach denen immer gesucht werden muss:

- **Yin-Schwäche der Leber:** Eine Leber-Stärkung ist immer nötig, d.h. die Leber und die Verdauungskraft müssen mitbehandelt werden: Mariendistel (Carduus marianus), Enzian (Gentiana CERES), Ernährungsumstellung. Einer der Gründe der Leberschwäche kann das «Leber-Virus» Epstein-Barr sein. Die Schwäche der Leberkraft erklärt auch, weshalb die Betroffenen Alkohol schlecht vertragen. Vor allem der chronische Konsum von geringen Mengen Alkohol (z.B. jeden Tag ein wenig Likör oder Bier oder ein Glas Wein) sind sehr ungünstig und sollten gemieden werden, obwohl der Patient oft das Gefühl hat, das tue ihm kurzfristig gut. Ich sage jeweils zu meinen Patienten: Wenn man einem alten oder schwachen Pferd die Peitsche gibt, läuft es auch schneller. Wenn man dies aber immer tut, schwächt man es nur noch mehr und es bewegt sich gar nicht mehr.

- **Epstein-Barr-Virus:** Es ist fast immer als «Long-acting virus» beteiligt und muss mit isopathischen und Milieu-Therapeutica sowie Nosoden behandelt werden. Es handelt sich dabei um das Virus des **«Pfeiffer'schen Drüsenfiebers»** (auch **Mononucleose** genannt). Dieses Virus kann durch eine serologische Untersuchung im Blut nachgewiesen werden, bzw. die Antikörper dagegen, die der Körper bildet: IgG, IgG EBNA und IgM.
  Fast immer finden wir die IgG- und sehr oft die EBNA-Werte deutlich erhöht. Dies heißt, dass eine chronische Immunantwort auf dieses Virus besteht, es also noch im Körper vorhanden ist.

Wahrscheinlich sind ohnehin die so genannten Long-acting viruses für dieses Leiden maßgeblich mitverantwortlich: Viren, die sich verändern und vom Immunsystem nur teilweise wahrgenommen werden. Sie verursachen schleichende Leiden, deren Symptome jenen des entsprechenden Ausgangsvirus nur ähneln. Beim Epstein-Barr-Virus verursacht das Virus normalerweise das akute Bild der starken Tonsillenentzündung der jungen Menschen, fast immer mit Leberschwellung und Erhöhung der Leberenzyme im Blut. Die jungen Menschen haben dann das Pfeiffer'sche Drüsenfieber und sind 1–2 Wochen sehr krank. Die Krankheit wird aber fast immer voll ausgeheilt. Es sollte nicht antibiotisch behandelt werden. Es wird heute sogar diskutiert, ob nicht eben gerade eine antibiotische Behandlung zu den Long-acting -Formen führt, welche dann später die Lymph- und Immunerkrankung CFS bewirkt.
Interessant ist aber auf jeden Fall, dass das akute Pfeiffer'sche Drüsenfieber immer mit einer Leberbeteiligung einhergeht. Auch dieses Leiden ist also ein Leberleiden .
Wir behandeln den Virus-Anteil der Krankheit immer mit Nosodentropfen sowie mit homöopathischen und isopathischen Heilmitteln. Und natürlich mit orthomolekularer Therapie.
Das Immunsystem ist bei CFS immer stark in Mitleidenschaft gezogen. Wahrscheinlich handelt es sich zum großen Teil auch um ein **Lymph- und Immunleiden.** Immunbiologische Therapien sind immer ein wichtiger Bestandteil der Behandlung: phasenweise Mistelpräparate, Immunbiologica der Firma Sanum (vor allem Utilin S und Utilin) und Lymphomyosot (Heel; Name in der Schweiz: Myosotis comp.). Das «innere Milieu» ist immer gestört und muss gezielt behandelt werden. Eine Diagnose des CFS muss daher auch eine Bestimmung des Säure-Base-Status und des Redoxpotentials von Blut, Urin und Speichel beinhalten (BeTeATest, im BioMed Center Sonnenberg durchführbar).

- Häufig sind es mehrere beteiligte Viren, welche das Lymphsystem beeinträchtigen. Diese werden serologisch im Blut gesucht und behandelt. Beispiele «lymphotroper» Viren sind Cytomegalie, Toxoplasmose-Virus, Chlamydia und eben Epstein-Barr.

- Praktisch immer sind auch Schwermetalle beteiligt, wobei häufig hohe Kupferbelastungen als Ausdruck der chronischen und oft leberlastigen Entzündlichkeit festzustellen sind. Sehr häufig sind aber wiederum Quecksilber-, Zinn- oder Bleibelastungen mitbeteiligt. Andererseits bestehen oft Spurenelementmängel, vor allem von Mangan, Molybdän, Zink und damit auch Eisen. Die Diagnose des CFS muss daher einen DMPS-Dimavaltest auf verschiedene Schwermetalle beinhalten und die Therapie die Ausleitung toxischer Schwermetalle (siehe Kapitel 10, «Die Schwermetallkrankheiten: Symptome, Testung und Therapien»).

Im Übrigen gilt für dieses Leiden praktisch alles, was im Kapitel 29, «Fibromyalgie», geschrieben steht. Die Leiden sind, wie schon erwähnt, sehr ähnlich. Nur ist bei der Fibromyalgie die Muskulatur oder das Bindegewebe betroffen und beim CFS das Lymphsystem. Wer das eine oder andere Leiden bekommt, ist wohl auch eine Frage der Konstitution.

Die Erklärungen zur Therapie gelten für beide Leiden. Die Therapie muss intensiv gemacht werden, das ist sehr wichtig. Und sie sollte orthomolekulare Mittel und Base-Infusionen beinhalten, mit hoch dosierten Vitaminen und gezielten Nosoden und Immunstimulantien.
Das CFS kann hervorragend behandelt werden und ist meist innerhalb von 6–24 Monaten (so lange dauert es!) ganz ausgeheilt, wenn die Faktoren Virus, Schwermetalle, Mineralstoffmängel und Immunsystem konsequent behandelt werden.

Patient mit Chronischem Müdigkeitssyndrom und unklaren neurologischen Ausfällen. Bisher als Simulant abgestempelt. Problem: sehr starke toxische Belastung

Name:
Street:
Place:

Paracelsus Klinik

Sex: m
Date of birth: 1967

Date: 08.08.2006
Ref. Nr.:

toxic element	reference range	analysis	
silver	0 - 1.2	0.09	
cadmium	0 - 0.12	0.03	
lead	0 - 3.3	0.63	
aluminium	0 - 12	1.4	
mercury	0 - 1.0	2.46	
arsenic	0 - 0.12	0.06	
beryllium	0 - 0.1	< 0.002	
gold	0 - 0.3	< 0.08	
platinum	0 - 0.6	< 0.19	
tin	0 - 1.2	< 0.19	
nickel	0 - 0.8	0.07	

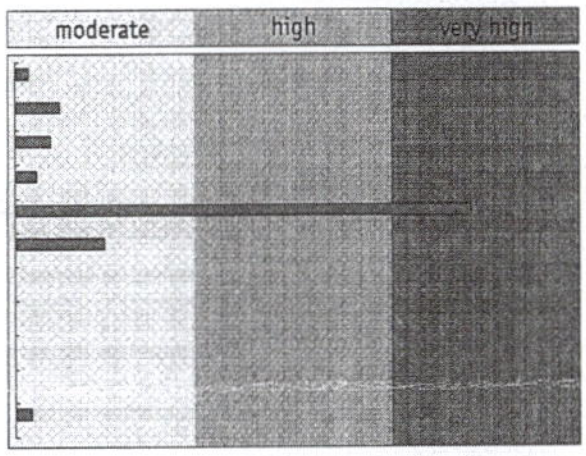

Hair mineral analysis
all results are expressed as ppm (parts per million)
Normal concentration range: Ortho-Analytic AG Nov 2005

Haarmineralanalyse: hoher Hg-Wert (Quecksilber)

Urinanalyse				
Creatinin (2)		107	mg/l	
Blei 2		12	mcg/l	(<70)
Blei 2/Creatinin	*	**112**	mcg/g	(<70)
Kupfer 2		165	mcg/l	
Kupfer 2/Creatinin	*	**1542**	mcg/g	(<500)
Cadmium 2		<2,5	mcg/l	(<4,5)
Aluminium 2		<3,0	mcg/l	
Quecksilber 2		27,80	mcg/l	
Quecksilber 2/Creatinin	*	**259,81**	mcg/g	(<50,00)
Zinn 2		<1,0	mcg/l	
Arsen 2		14,1	mcg/l	
Arsen 2/Creatinin	*	**131,8**	mcg/g	(<25,0)
Palladium 2		<2,0	mcg/l	

DMPS-Test: Blei, Quecksilber, Arsen

Sampled specimen: EDTA Blood (Genbestimmung aus EDTA-Blut)	
Genotyping	
cytochrome P450 2E1 normal activity	PstI: wild type (Gen normal vorhanden) DraI: wild type
glutathione S transferase M1 reduced activity	deletion (Gen völlig fehlend)
glutathione S transferase M3 normal activity	wild type
glutathione S transferase P1 partially reduced activity	**heterozygote**
glutathione S transferase T1 normal activity	wild type
interleukine 1α partially reduced activity	**heterozygote**
interleukine 1β+ normal activity	**wild type**
interleukine 1β– partially reduced activity	heterozygote
interleukine 1RN partially reduced activity	wild type
methylenetetrahydrofolate reductase	**A677V: heterozygote** **E1298A: heterozygote**
microsomal epoxide hydrolase normal activity	wild type
superoxiddismutase 1 normal activity	wild type
superoxiddismutase 2 partially reduced activity	heterozygote
tumor necrosis factor α normal activity	wild type

Gentest: fehlende Glutathion-S-Transferase und heterozygot verminderte Folsäure-Reduktase + Superoxiddismutase

→ der Patient kann Schwermetalle nicht spontan entgiften!

Kapitel 31 Das Burnout-Syndrom: Körperliche, emotionale und geistige Erschöpfung

von Michael Falkner

Parallel zur Entwicklung der modernen Industriegesellschaft läuft die Entfremdung des Menschen von der Natur und seiner sozialen und kosmischen Umwelt. Immer mehr gerät der Mensch unter Druck, sich an Systeme anzupassen, die seinen individuellen physischen und psychischen Bedürfnissen nicht gerecht werden. Eine wichtige Voraussetzung für die Gesundheit ist jedoch ein harmonisches Gleichgewicht zwischen Körper, Seele und Geist und unsere Beziehungen zur Umwelt. Je besser wir unsere konstitutionellen Grundbedürfnisse kennen und erfüllen lernen, desto stabiler wird unsere Gesundheit. Zu den krankhaften Erscheinungen unserer Zeit gehört eine Reihe von Zuständen, die mit unserem Energiehaushalt zusammenhängen.

Müdigkeit und Erschöpfung gab es schon immer und ist auch natürlich, aber Ende des 20. Jahrhunderts sind zwei neue Formen hinzugekommen: das **Burnout-Syndrom** und das **Syndrom der chronischen Müdigkeit.** Bei beiden liegt ein ernsthafter und lang dauernder Energieverlust vor.

Definition

Der deutsche Psychoanalytiker Herbert Freudenberger hat 1974 den Begriff «Burnout» geprägt. Er weist auf eine Problematik hin, die immer häufiger auftrat. Freudenberger beobachtete, wie engagierte, pflichtbewusste und aufopfernde Mitarbeiter häufig leicht reizbar waren, eine zynische Einstellung gegenüber den Kunden entwickelten und Symptome einer physischen und psychischen Erschöpfung zeigten. Diese Veränderung bezeichnete er als «Burnout», als Ausgebranntheit.
Das Burnout-Syndrom ist ein Zustand körperlicher, geistiger und emotionaler Erschöpfung, die in einer normalen Erholungszeit nicht behoben werden kann. Es handelt sich nicht um eine gewöhnliche Arbeitsmüdigkeit, sondern um einen Zustand, der mit wechselnden Gefühlen von Erschöpfung und Anspannung verbunden ist. Die Ursachen sind noch nicht bekannt, es gibt aber eine Häufung verschiedener Teilursachen.

Fragebogen von Freudenberger zur Feststellung des Burnouts

- Ermüden Sie immer leichter?
- Fühlen Sie sich müde anstatt energisch?
- Ärgern Sie Leute, welche Ihnen sagen: «Sie sehen in der letzten Zeit nicht so gut aus?»
- Arbeiten Sie härter und härter, aber erreichen Sie immer weniger?
- Sind Sie in zunehmendem Maße zynisch und desillusioniert?
- Sind Sie häufig ohne Grund traurig?
- Vergessen Sie Verabredungen, Stichtage oder persönliche Gegenstände häufiger?
- Sind Sie reizbarer geworden?
- Ärgern Sie sich öfter?
- Werden Sie immer öfter von Menschen in Ihrem Umfeld enttäuscht?
- Sehen Sie Familienmitglieder und enge Freunde weniger häufig?
- Sind Sie zu beschäftigt, um einfache Routinesachen wie telefonieren oder Reports lesen oder Karten an Freunde schicken zu erledigen?
- Haben Sie erhöhte körperliche Beschwerden (Muskelschmerzen, Kopfschmerzen, Dauererkältungen, usw.)?
- Sind Sie desorientiert, wenn der Tag zu Ende geht?
- Haben Sie Mühe, sich zu freuen?
- Fällt es Ihnen schwer, über einen Witz oder über Sie selbst zu lachen?
- Scheint Geschlechtsverkehr mehr Mühe zu machen, als er wert ist?
- Haben Sie sehr wenig zu sagen?

Dazu gehören auch Befindlichkeits- und Gesundheitsstörungen wie:

- Müdigkeit
- Verdauungsbeschwerden
- Gelenkschmerzen
- Muskelrheuma
- Konzentrationsstörungen
- Depressionen
- Infektanfälligkeit (insbesondere der Atemwege)
- Migräne
- Hautekzeme
- Nervosität und Hyperaktivität
- Unfruchtbarkeit bzw. Fehlgeburten
- Schlafstörungen, Schwitzen, Herzklopfen
- plötzlich einfahrende Müdigkeit
- Angst, selber gesetzte Ziele nicht zu erreichen; Ineffizienz

- Enttäuschung, Frustration, Sinnverlust bis zur Depressivität, Verlust des Mitgefühls, Zynismus
- sich durch die Übernahme zusätzlicher Aufgaben die ursprüngliche Leistungsfähigkeit beweisen zu wollen
- Zurückgezogenheit, Resignation, Apathie, ein tiefer Wunsch nach Ruhe
- Konsum von Medikamenten und Stimulantia wie Kaffee, Nikotin und Alkohol
- Abnahme der Belastbarkeit
- kreisendes Denken, welches das Loslassen und die Erholungsvorgänge blockiert

Die Stadien auf dem Weg zum Burnout nach Herbert Freudenberger sind:

1. der Zwang, sich zu beweisen
2. verstärkter Einsatz
3. Vernachlässigung eigener Bedürfnisse
4. Verdrängung von Konflikten
5. Umdeutung von Werten
6. Verleugnung der auftretenden Probleme
7. Rückzug
8. offensichtliche Verhaltensänderung
9. Entpersönlichung
10. innere Leere
11. Depression
12. Burnout-Syndrom

Hier wird klar, dass die zentralen Themen die Entpersönlichung und die Vernachlässigung der eigenen Bedürfnisse sind. Daraus leitet sich die einzige sinnvolle und langzeitig wirksame Therapie ab: Der Patient braucht Hilfe, um seine körperlichen, seelischen und geistigen Bedürfnisse wahrzunehmen, sie ernst zu nehmen und zu erfüllen.

Therapie: Aufbau

Bevor die Fragen thematisiert werden können, muss man den Patienten meist aus seinem degenerativen körperlichen Zustand befreien. Er benötigt vorerst eine Reihe medikamentöser und therapeutischer Maßnahmen aus der Praxis der Biologischen Medizin.

Nur mit einer **orthomolekularen Therapie** und einem **hormonellen Aufbau** kann der Patient wieder in eine normale Stoffwechselsituation gebracht werden, die es erlaubt, auch die Wesensprobleme anzugehen:

- Arztkonsultationen mit Neuraltherapien, bzw. Akupunktur und Moxa
- Infusionen (Base- und Vitamin-Infusionen) und Ozontherapie
- Abklärung und Aufbau der hormonellen Funktion: Hypophyse, Nebennieren, Schilddrüsen
- Darmbad (Colon-Hydrotherapie) mit der spezifischen Bakterien-Reflorisierung (Wiederaufbau der richtigen Darmflora)
- Orgon-Therapie, Vega-Audiocolor (feinenergetische Resonanztherapien)
- Sauerstofftherapien
- Heileurythmie und Myoreflextherapie zwecks Verbesserung der Neurotransmitter
- HRV-Biofeedback: Steigerung der Herzfrequenzvariabilität und Regulation des autonomen Nervensystems
- Medikation mit Vitaminen, Spurenelementen und natürlichen Hormonen
- Ernährungsumstellung: aufbauend und entgiftend, vegetarisch und vollwertig, mit gezielter Zufuhr von Mikro-Nährstoffen, essentiellen Aminosäuren und speziellen pflanzlichen Ölen

Therapie: Selbstregulation

Sobald der Patient anfängt, sich wie sein altes Selbst zu fühlen, ist es Zeit, sein bisheriges Verhalten zu thematisieren. Dies geschieht am besten in einer Gruppe von Burnout-Betroffenen, wo ein Gefühl von geschützter Geborgenheit unter Gleichen entstehen kann. Der Patient beginnt zu realisieren, dass das Leiden nicht nur «sein» Problem, sondern auch ein gesellschaftliches ist. Einzelgespräche mit einem Arzt oder Therapeuten sind ebenfalls wichtig und geben einen biografischen Rückblick. Selbstverleugnende Verhaltensweisen werden identifiziert und erläutert, wie:

- die eigenen körperlichen und seelischen Grenzen nicht wahrnehmen oder respektieren
- sich oder anderen keine erkennbaren Grenzen setzen
- sich ständig überfordern, um die eigenen Erwartungen oder die anderer zu erfüllen
- das eigene Selbstwertgefühl davon abhängig machen, wie gut man diese Erwartungen erfüllt
- nicht mehr wissen, wer man ist und was Freude macht
- nein sagen lernen, vor allem bei eigenen irrealen Erwartungen!

Wichtig ist die Frage: Woher kommt Energie? Was baut mich auf? Man muss lernen, Wünsche zu erkennen und zu artikulieren und Wege zu finden, sich diese zu erfüllen. Die Lösung für das Burnout ist nicht die Flucht aus dem Job oder der jetzigen Situation, sondern ein verändertes Management der Kräfte.

Trotz des psychischen Hintergrundes dürfen wir nicht vergessen: Das **Burnout-Syndrom ist ein körperliches Leiden.** Gerade dieses Leiden macht deutlich, wie wichtig für die psychische und emotionale Gesundheit ein stabiles «inneres Stoffwechselmilieu» ist.
Der Beginn der Behandlung umfasst immer eine ganz intensive organische Therapie von mehreren Wochen mit Infusionen, Ozontherapie, Entgiftungsmaßnahmen und vor allem einem Aufbau der Drüsentätigkeit (Nebennieren, Schilddrüsen, Gonaden). Erst dann wird der Patient wieder zu einem gesunden Seelen- und Geistesleben finden.
Der Burnout-Patient wird am Anfang professionelle Hilfe benötigen, um sich selbst wiederzufinden und in Harmonie mit Körper, Seele und Geist zu kommen.

Selbstregulations-Therapie

- Abklärung und Unterstützung der hormonellen Funktionen
- Suche nach körperlichen Belastungen, welche den Energiehaushalt blockieren, Ausleitung von Schwermetallen usw.
- Suche nach Nahrungsmittelallergien, welche die Kräfte rauben; Erklärung der individuellen Diät
- Infusionen mit Vitaminen und Spurenelementen
- Aufbau des Immunsystems
- gezielte homöopathische Therapie und kinesiologische Arbeit
- Einsatz des energetischen Heilers
- psychologische Einzel- und Gruppenarbeit
- Aufenthalt im Freien und Aufbau körperlicher Aktivitäten

Durch verbale und nonverbale Übungen (Atmung, Selbstbewusstsein und Bewegung) lernt der Patient, vermehrt in Kontakt mit seinen komplexen Bedürfnissen zu kommen – und wie man sie erfüllt. Dadurch werden die Gefühle des Wohlseins und der Lebenssinn wieder erweckt und gestärkt und die körperliche Gesundheit wiederhergestellt.
Die Erfolge dieser komplexen Therapie sind erstaunlich, indem praktisch alle Patienten sich schon nach 1 bis 3 Wochen beträchtlich besser fühlen und binnen einiger Wochen auch wieder in den Arbeitsprozess integriert werden können.

Diese Therapie ist auch wichtig für Menschen, die von ihrer Disposition her Burnout-Syndrom-gefährdet sind (siehe Fragenkatalog).

Kapitel 32 Epilepsie und andere cerebrale Krampfleiden

Dieses Kapitel ist ein in sich geschlossener Beitrag zum Verständnis cerebraler Krampfleiden. Epilepsie ist eine Form, das kindliche Hyperaktivitätssyndrom eine andere. Dasselbe gilt für gewisse Formen der Trigeminus-Neuralgien.

Ausgangslage und schulmedizinische Behandlung

Seit Jahren werden wir immer wieder angefragt, ob es ganzheitlich-natürliche Möglichkeiten gibt, Epilepsie zu behandeln. Meist werden wegen Nebenwirkungen bei der antikonvulsiven Therapie (Epilepsieedikamente) Alternativen gesucht. Leider sehen wir auch immer wieder Patienten, welche die antiepileptische Therapie von sich aus abgesetzt haben, weil sie die Risiken und Nachteile der Nebenwirkungen höher einschätzen als die Risiken allfälliger Krämpfe. Aus dieser Situation heraus scheint es uns dann doppelt wichtig, dem Patienten eine sichere und doch tragbare Therapie zu vermitteln. Dies ist nur möglich, wenn man versucht, das Wesen der Epilepsie und ihre multiplen Ursachen zu analysieren, was aus unserer Erfahrung bei den meisten Patienten zuvor nicht gemacht wurde.

Bei Epilepsie werden in großer Menge und schubweise zentralnervale Potentiale freigesetzt, welche zu Krampfanfällen führen können, aber auch zu kleinen motorischen oder sensorisch-nervalen Ausschlägen und Störungen. Je nachdem, wo im Hirn die Potentiale freigesetzt werden, können auch andere Symptome auftreten, z.B. Wesensveränderung, kleine Zuckungen, einschießende Kopfschmerzen, aber auch Ausfälle wie Sehstörungen oder Lähmungen usw. Elektroenzephalographisch sieht man ziemlich ähnliche Veränderungen typischerweise auch bei akuten Migräneanfällen.
Jedenfalls ist es so, dass bei Epileptikern Nervenpotentiale freigesetzt werden können, die übermäßig und unkontrollierbar sind.

Aus ganzheitlicher Sicht bestehen zwei Möglichkeiten:

- Die Reizschwelle der Nervenzellen ist vermindert, und es können daher schon geringe elektrische Potentiale im Hirn peripher wirksam werden, oder
- es bestehen Störfaktoren, welche elektrische Potentiale freigeben, die von den Hirnnerven übernommen werden oder im Hirn stören.

Die Schulmedizin nimmt einzig zur Kenntnis, dass pathologische Potentiale bestehen, die durch stark wirksame Medikamente (Antiepileptica) unterdrückt werden. Diese Unterdrückung vermindert aber auch die normale Nervenzellfunktion und kann zu Hemmungen der Hirnfunktion auch auf anderer Ebene führen, z.B. Müdigkeit, Konzentrationsstörungen, Koordinationsstörungen, Charakterveränderungen, Stumpfheit oder Störung der allgemeinen Vigilanz. Ein wichtiger Aspekt sind aber auch die metabolischen Nebenwirkungen der Antiepileptica, die sich meist in irgendeiner Form im Zellstoffwechsel auswirken: Zahnfleischwucherungen (Tegretol), Leberzellstörungen (Depakine/Tegretol) oder Blutbildungsstörungen.

Ursachen der Epilepsie aus ganzheitlicher Sicht

Aus ganzheitsmedizinischer Sicht wird versucht, die Ursachen der krankhaften Potentiale zu erkennen, welche meistens vielfältig sind.

Ursachen der herabgesetzten Reizschwelle

Spurenelementmangel: Gewisse Spurenelemente und Mineralstoffe stabilisieren die Nervenzellen: Magnesium, Zink, Mangan und andere. Diese Stoffe können im Blut oder im Urin nachgewiesen werden, aber auch mit der Haarmineralanalyse. Oft helfen bereits intensive Spurenelementabgaben sehr gut bei der Verminderung der Krampfhäufigkeit.

Vitaminmangel: Gewisse Vitamine haben eine die Zellmembran stabilisierende Wirkung und sind bei Epileptikern häufig stark vermindert: Vitamin E und Vitamin B, in geringerem Maß auch Folsäure. Einzelne Vitamine können wegen schwankenden Tageswerten im Labor schwer nachgewiesen werden.

Schwermetalle: Schwermetalle (Quecksilber, Palladium, Zinn, Blei, Kupfer), meist aus Zahnfüllungen, werden vom Körper aufgenommen und lagern sich an den Nervenzellen, im Gehirn oder an den Nervenganglien ab. Sie sind die Gegenspieler der Spurenelemente Mangan, Selen, Magnesium usw. und setzen dadurch die Nerven-Reizschwelle herab.

Toxische Produkte: Die meisten Epileptiker haben auch versteckte Darmstörungen und eine veränderte Darmflora, woraus Bakteriengifte entstehen, die vermehrt aufgenommen werden. Diese membran- und zelltoxischen Stoffe können ebenfalls eine Reizung verursachen. Die Darmtätigkeit kann durch das Aufdecken von Nahrungsmittelallergien und durch die Behandlung von bakteriellen Fehlbesiedelungen und Veränderungen der Durchlässigkeit des Darmes beträchtlich verbessert und dadurch die Giftbelastung des Körpers vermindert werden.

Die von uns individuell empfohlene **Diät** bei Epileptikern berücksichtigt diese Zusammenhänge, aber auch den hohen Bedarf an Vitaminen und Spurenelementen. Sie beinhaltet immer die Meidung der Nahrungsmittel-Allergene, aber auch die Meidung aller Nahrungsmittel, welche Konservierungsmittel enthalten («E-Nummern»). Auch von gebratenen und gegrillten Speisen wird abgeraten, da sie zelluläre Zerfallsprodukte, veränderte Fette und so genannte freie Radikale enthalten. Interessanterweise erweisen sich bei Epileptikern fast immer die Kuhmilchprodukte als unverträglich. Diese führen zur Belastung des Lymphsystems, zu einer verminderten Zellatmung und zur metabolischen Belastung der Gewebe.

<u>Alkohol und andere Nahrungstoxine/Nikotin:</u> Alkohol, Konservierungsmittel und Phosphate in Nahrungsmitteln können die Nervenzelltätigkeit verändern und Hirnnervenzellreizungen verursachen.

<u>Müdigkeit:</u> Bei Übermüdung des Körpers werden Stoffwechselprodukte nicht mehr vollkommen verarbeitet, die Melatoninausschüttung ist verändert und Nervenpotentiale können verstärkt zum Tragen kommen.

<u>Säure-Base-Haushalt/Übersäuerung:</u> Je stärker das Gewebe übersäuert ist, desto mehr Schwermetalle können freigesetzt und wirksam werden und desto geringer ist die Sauerstoffaufnahme der Gewebe und der Abtransport toxischer Produkte. Eine Gewebeübersäuerung führt auch zu einer Veränderung des pH-Wertes des Zwischenzellraums, durch welchen alle Zellabbaustoffe und Toxine abtransportiert werden und durch welchen die Zellen mit Nährstoffen versorgt werden. Es konnte wissenschaftlich nachgewiesen werden (Spektralanalysen und elektronenmikroskopische Untersuchungen durch Prof. Hartmut Heine), dass im interstitiellen Raum (Zwischenzellraum) Polysaccharidmoleküle mit hohem Molekulargewicht ein dichtes, gerichtetes Netzwerk bilden, entlang dem sich Stoffe bewegen. Im Zustand höherer Säurehaltigkeit der Gewebe werden H^+-Ionen (Säureionen) in die Zwischenzellflüssigkeit abgegeben und führen zu einer nadelfilzartigen Vernetzung dieser Polysaccharidmoleküle, so dass der Zwischenzellraum nicht mehr passage- und transportfähig ist.
Die Folge ist eine vermehrte Gewebe- und Zellvergiftung und eine verminderte «Zellatmung», da auch die Sauerstoffversorgung vermindert funktioniert. Die

Folge des sauerstoffarmen Zellstoffwechsels ist eine vermehrte Zellgärung zur Energiegewinnung mit Entstehung von mehr Lactat (Milchsäure), das erneut säurelastig wirkt.
Übersäuerung, großteils ernährungsbedingt, ist daher einer der wichtigen und auf verschiedenen Ebenen wirksamen Faktoren, dass die Epilepsie bestehen bleibt.
Die Übersäuerung kann am nachhaltigsten durch eine Diät behandelt werden, aber auch durch Zufuhr von Basemitteln, etwa Natrium-Bicarbonat und Mineralstoffen. Der Nachweis der Übersäuerung des Organismus ist heutzutage einfach zu erbringen durch die Messung des pH-Wertes, des elektrischen Widerstandswertes und des Redoxpotentials der Lymphe (Speichel), des Blutes und des Urins. Diese Untersuchung heißt «Bioterrain-Analyse» (BTAVega) und wird in modernen biologischen Arztpraxen wie dem BioMed Center Sonnenberg durchgeführt.

Erhöhte nichtnervale Reizfaktoren (Elektropotentialverstärkung durch exogene Faktoren)

Galvanische Ströme aus Zahnmaterialien: Mischmetalle aus Zahnersatzmaterialien setzen ähnlich wie eine Batterie galvanische Strompotentiale frei, welche im Milliampère-Bereich liegen können, so z. B. Nickel, Quecksilber oder Kupfer. Diese übertreffen die normalen Nervenpotentiale um den Faktor 1000 bis 100'000! So können Ströme freigesetzt werden, die vom Hirn registriert und im Sinne von epileptischen Potentialen umgesetzt werden. Ähnlich wirken auch Metallanteile von Wurzelstiften, ja sogar von röntgendichten **Wurzelfüllungsmaterialien,** die häufig metallionenhaltig sind. Immer wieder sehen wir Wurzelkanalfüllungen als Ursache epileptischer Anfälle, die oft erst Monate bis Jahre danach einsetzen, da sie oft noch recht lange toleriert werden können.

Bei Kindern wird häufig beobachtet, dass Epilepsie nach Einsetzen von Zahnspangen, vor allem wegen der Halteklammern an den Stockzähnen, verstärkt oder sogar ausgelöst wird. Insbesondere die oft kadmium- oder bleihaltigen Lötmaterialien setzen galvanische Ströme frei. Die Messung der Mundgalvanizität ist sehr einfach mit einem Ampère-Messer und einem Spannungsmesser (z. B. dem Galvanometer im Vega-Test-Gerät).

Elektromagnetische und elektrostatische Felder am **Schlafplatz** können ebenfalls, vor allem nachts, zu einer massiven Belastung und Erhöhung der körpereigenen Nervenpotentiale führen. Ähnlich kann auch eine vermehrte Belastung solcher Felder durch **Bildschirmarbeit** am Computer wirken. (Die modernen LCD-Flachbildschirme sind diesbezüglich viel besser.)
Elektromagnetische Belastungen, aber auch «geopathische» Belastungen (im Volksmund zu Unrecht «Wasseradern» genannt) führen zu einer Veränderung nicht nur der messbaren Nervenzellpotentiale, sondern auch der **vegetativen Nervenzellfunktionen** (Sympathicus und Parasympathicus), welche die Grundspannung des Organismus steuern. Bei Epileptikern wird häufig eine stark erhöhte Sympathicus-Spannung festgestellt, ein stressbedingter Grundtonus, was auch die Anfälligkeit der Epileptiker auf Zusatzstress erklärt. Auch diese Spannung kann heute durch fortschrittlich arbeitende biologische Ärzte objektiv gemessen werden durch die ANSA (Autonome Nervensystem-Analyse oder «Heart Rate Variability Test»), womit das wichtige Wechselspiel zwischen Spannkraft und Entspannungsfähigkeit des Körpers gemessen wird. Gerade Patienten mit epileptischen Anfällen zeigen oft seltsam verminderte Parasympathicus-Fähigkeiten.

Zahnstörherde, impaktierte Weisheitszähne und Zahn-Wurzelfüllungen
Toxisch-lokale Reizung: In jedem toten Zahn, auch bei «fachgerecht» durchgeführter **Wurzelkanalfüllung,** entstehen hochtoxische Leicheneiweiße und freie Radikale (Thioäther, Mercaptan, Indole, Katole, sogar Formaldehyde). Diese können chemisch, aber auch neuronal oder über das interstitielle System störend wirken. Bei jedem Patienten mit epileptischen Krampfanfällen ist daher unbedingt und ganzheitlich nach toten Zähnen und den mit ihnen verbundenen bakteriellen und chemischen Störfaktoren zu suchen.

Besonders impaktierte (= eingewachsene) Weisheitszähne haben energetisch einen Zusammenhang mit dem Großhirn und mit Krampfneigungen. Bei Adoleszenten und jungen Erwachsenen muss daher bei neu aufgetretenen epileptischen Anfällen immer an fehlerhafte Anlagen der Weisheitszähne gedacht werden. Der biochemische und physikalische Mechanismus dieser Zusammenhänge ist bisher leider noch nicht bekannt. Es ist aber nachgewiesen, dass in den Verläufen der Meridiane (Bahnen verminderten elektrischen Gewebewiderstandes) eine Veränderung der Membranpotentiale entsteht.

Mechanische, infektiöse und posttraumatische Ursachen

(auch der Schulmedizin bekannt)

Narbenbildungen im Gehirn, erhöhter Druck im Gehirn und entzündliche Zustände verändern die Elektropotentiale der Hirnströme durch lokale Reizung. Virale Entzündungen, aber auch zelluläre Zerfallsprodukte, können eine lokale Schwellung verursachen und auf diese Art reizen.

Zu wenig berücksichtigt werden die bei uns immer wieder gefundenen chronischen viralen Belastungen: Zustände nach manifesten oder unbemerkt durchgemachten viralen Infektionen des Gehirns (neurotrope Viren): Herpes simplex, Herpes Zoster, Cytomegalie, Parotitis-Virus, Poliomyelitis und vor allem auch das Masern-Virus.

Besonders bemerkenswert sind die **Impfviren,** welche fälschlicherweise als unschädlich betrachtet werden, aber eine chronisch unterschwellige Virusinfektion bewirken: Kinderlähmungs-Impfviren, Masern-Impfviren, Zecken-Enzephalitis-Impfvirus und sogar das heute allenthalben zur breiten Anwendung empfohlene Hepatitis-B-Impfvirus. Sehr viele dieser Virusbelastungen und früher durchgemachte virale Erkrankungen können heute mittels Blutuntersuchungen auf IgG und IgM (Immunglobuline) getestet werden, neuerdings sogar mit dem direkten Virusnachweis PCR (Polymerase-Chain-Reaction). Die Behandlung dieser Belastungen hat dann natürlich gezielt durch Nosodenpräparate und Zytokine zu erfolgen, was in die Hand des erfahrenen ganzheitlichen Arztes gehört.

Bei der großen Mehrzahl der von uns behandelten Epilepsiepatienten kann eine **Mischung verschiedener Ursachen** gefunden und durch Behandlung all dieser Faktoren eine beträchtliche Besserung erzielt werden, sofern die biologischen Heilmittel eingenommen werden und die individuell zusammengestellte Ernährung eingehalten wird. Antiepileptica werden in den meisten Fällen binnen einiger Monate nur noch in geringeren Mengen und längerfristig meist nicht mehr benötigt. Die Nervenpotentialstabilität wird erhöht, die Anfallshäufigkeit wird kleiner oder verschwindet ganz. Oft verschwinden die pathologischen elektrischen Potentiale im EEG (Hirnstromkurve) binnen 12–24 Monaten. Vor allem aber wird durch die Therapie das Wohlbefinden und die Lebensqualität wesentlich verbessert, da auch die Nebenwirkungen der schulmedizinischen Antiepileptika vermindert werden können.

Der Laie assoziiert Epilepsie häufig mit Unwiderruflichkeit und geistiger Eingeschränktheit. Gerade das ist nach unseren Erfahrungen nicht der Fall, wenn der Patient, zusätzlich zu einer vorsichtigen schulmedizinischen antikonvulsiven Behandlung, ganzheitlich behandelt wird. Meist verschwinden oder vermindern sich bei konsequenter Behandlung die erwähnten Faktoren,

sowohl was die Anfälle als auch die neurologischen und cerebralen Symptome betrifft. Es zeigt sich sehr häufig, dass die cerebralen Symptome durch Antiepileptica verstärkt wurden oder einen Ausdruck der toxischen oder dysbiotischen Grundbelastungen des Patienten darstellten.
Wir raten jedem Epileptiker, regelmäßig seine EEGs zu machen. Jede Reduktion der Medikamente aus der antikonvulsiven Therapie darf nur unter Kontrolle und sehr schonend und langsam durchgeführt werden. Ein plötzliches Absetzen der Medikamente kann zu Entzugskrämpfen führen und ist sehr gefährlich. Die Reduktion der Medikamente wird bei unseren Patienten immer sehr langsam und erst nach längerer biologisch-medizinischer Stabilisierung der Grundkrankheit begonnen. Der Blutspiegel wird regelmäßig kontrolliert.
Trotz der oft sehr erstaunlichen Wirkung der biologischen Behandlung haben wir immer wieder Patienten – etwa ein Viertel ist davon betroffen–, die nach wie vor Krämpfe bekommen, auch wenn sie sich subjektiv bedeutend besser fühlen. Speziell bei diesen Menschen ist eine konsequente ausgleichende und aufbauende Therapie sehr wichtig, weil damit die übermäßige Erregbarkeit der Nervenzellen auch langfristig stabilisiert werden kann.

Zwei von vielen Beispielen

O. E., 14-jähriger Junge

O. E. kommt in die Sprechstunde, weil die Antiepileptica starke Nebenwirkungen haben: Geschmacksstörungen, Müdigkeit, Interesselosigkeit, Leistungsabfall in der Schule, Gewichtszunahme. Zunehmend phlegmatisches Wesen. Schlechtes soziales Umfeld.
Die allein erziehende Mutter ist mit dem Knaben sichtlich überfordert. Sehr schnelles Wachstum in den letzten zwei Jahren, starkes Pubertieren. Ungesunde Ernährung, zu viel Süßigkeiten, viel Wurstwaren, Süßgetränke, fast ein Liter Milch täglich (weil so gesund). Regelmäßiger Fernsehkonsum. Anlässlich einer Schnupper-Anlehre mit körperlicher Arbeit erster Grand-Mal-Anfall, dem weitere folgten, anfänglich sogar bei antiepileptischer Therapie. Das EEG zeigte vorerst einen temporooccipitalen Herd rechts, später dann generalisierte epileptische Potentiale. Ein MRI (Magnetresonanz-Computer-Tomographie des Hirnes) zeigte keine Auffälligkeiten. Therapie mit Lamictal, zuerst sogar mit Phenobarbital!
Die ganzheitsmedizinische Untersuchung zeigte einen pastösen Habitus, dicke Zunge, blasse Haut mit großer Flüssigkeitseinlagerung, eher kalt. Calcium-carbonicum-Habitus.

Die **Dunkelfeldmikroskopie des Vitalblutes** zeigte völlig starre Leucocyten und Zeichen der Blutalkalinität, sonst eigentlich keine wichtigen Befunde.
Die **Thermoregulationsdiagnostik** zeigt eindeutige Zeichen einer Nahrungsmittelunverträglichkeit mit starker lymphatischer Reizung und «kalter» Blockierung der Dünndarmpunkte. Zähne normal. Auffällig hyperreaktive Herzpunkte!
Kommentar, Prozedere und Verlauf: Die pastige Calcium-carbonicum-Konstitution, verbunden mit dem klassischen Thermographie-Befund, ließ den Verdacht auf eine mesenchymale Verschlackung und Toxizität aufkommen. Das Hauptgewicht wurde daher auf Entgiftung, Förderung des Leberstoffwechsels und Diät gesetzt.

Therapieansätze: Darmflora-Aufbau mit isopathischen Produkten der Firma Sanum, enteraler Immunaufbau mit Peyer'schen Plaques (Rebas-D4-Kapseln von Sanum).
Strikt **kuhmilchfreie Diät, wenig Fleisch, keine Wurstwaren, keine säurebildenden Süßgetränke.** Säure vernetzt die mesenchymalen Polysaccharidnetze und verunmöglicht die Entgiftung. Deshalb **Basetherapie** mit Alkala N und Mineralstoffen (Multimineral-Tabletten von Burgerstein).
Neurotrope Hirnviren wurden keine gefunden. Das Zahn-Panoramabild zeigte, dass alle Weisheitszähne in sehr aktiver Entwicklung sind. Dies erhöht energetisch die Krampfbereitschaft, weshalb in der Pubertät eine höhere Krampfneigung besteht. Daher auch Magnesiumtherapie und Mucokehl, zwei Produkte, die wir dem Herzfunktionskreis zuordnen. Homöopathisch Calcium carbonicum D200 einmal pro Woche.
Der **Verlauf** war sehr gut. Da er vorher massiv unter seiner eigenen Wesensveränderung und dem sozialen Ausschluss gelitten hatte, war der Patient sehr kooperativ und hielt die vegetarische Diät strikte ein, machte seine Entsäuerung und nahm die Medikamente ein.
Trotz vollständiger stufenweiser Reduktion der antiepileptischen Therapie war der Junge binnen 6 Wochen frei von Anfällen. Mittlerweile ist er seit 6 Monaten Antiepileptica-frei und gesund. Die Schulleistung ist besser als früher.
Ursache war die Kombination einer darmbedingten Gewebetoxizität, einer vermehrten Krampfneigung (hormonell) und einer verminderten darmbedingten Spurenelementresorption. Die elektromagnetische Belastung durch den vielen Fernsehkonsum war vermutlich ein Begleitfaktor.

Wichtig: Bei Epileptikern Weisheitszähne, Spurenelementmängel, Schwermetallbelastungen und Enterotoxizitäten nicht vergessen!

C. F., 48-jährige Amerikanerin

Grazile Patientin, pflegebedürftig, spastische tetraplegische Lähmungen, seit Jahren zunehmend, generalisierte epileptische Anfälle, therapieresistent, trotz verschiedener antiepileptischer Medikamente.

Übliche Untersuchungen brachten nichts Konkretes. Typisch war die Regulationsthermographie mit thermographisch überregulierenden Dünndarmwerten. Das Zahnröntgenbild zeigte einen impaktierten Weisheitszahn und eine Weisheitszahnloge links unten mit Zustand nach Extraktion, aber einem noch in der Loge verbleibenden Wurzelknochenstückchen, sehr nahe dem Mandibularisnerv. Auf Anfrage bestätigten die Angehörigen, dass nach der Entfernung des Weisheitszahns die Anfälle häufiger geworden seien.

Die übliche, vorgängig beschriebene Anfangstherapie brachte keine Veränderung; die milchfreie und dünndarmschonende milde allergenarme Diät nach Rau verbesserte das Befinden.

Die bedeutende Umstimmung kam mit der Zahnsanierung: Trotz vermehrter epileptischer Anfälle wurde zuerst der impaktierte Weisheitszahn unten rechts entfernt. Nun hatte die Patientin andere Anfälle: Petit-Mal anstelle der bisher rechtsbetonten generalisierten Anfälle.

Bei Entfernung der impaktierten alten Weisheitszahnwurzel aus einem gelösknorpeligen Material und der vorsichtigen Freilegung des umwachsenen Mandibularisnervs hatte die Patientin nochmals einen starken Anfall, mit Spontanmiktion. Das war der letzte Anfall!

Während der Epilepsie-Therapie konnten binnen einiger Wochen die antiepileptischen Medikamente langsam abgesetzt werden.

Die Spastizität bildete sich leicht zurück, und die Patientin hellte emotional und kognitiv massiv auf.

Wichtig: Gestörte Weisheitszähne führen zu Störungen des Dünndarm-Herz-Funktionskreises und beeinflussen die generelle Krampfbereitschaft und die emotionale Stabilität.

Bei allen Leiden des Herz- und Dünndarm-Funktionskreises immer an Weisheitszähne denken, aber auch bei Epilepsie und Zycothymie (manisch-depressive Veranlagung).

Ganzheitsmedizinische Untersuchungen bei Epilepsie (vor Behandlung)

- Bei der klinisch-körperlichen Untersuchung werden Zunge, Parodontium (Zahnfleisch), Lymphknoten, Hautbeschaffenheit, Iris, Leber, Milz sowie Darmausgang untersucht.
  Die Untersuchung gibt einem erfahrenen biologischen Arzt nach den Kriterien der Chinesischen Medizin sehr viele Hinweise über Blockierungen, Stauungen, Leber- und Darmbelastungen. Man kann daraus den Grad der lymphatischen Toxizität und auch Hinweise für die Intaktheit des Darmsystems erhalten.
- Orthopan-Tomogramm (Zahnröntgenbild): Zeigt Wurzelstifte und tiefe Füllungen sowie eingewachsene Weisheitszähne oder sonstige Beherdungen im Kieferbereich.
- Schwermetalltestung mit intravenösem DMPS-Test: Zeigt das Vorhandensein von Schwermetallen und deren Ausscheidung über den Urin (Quecksilber, Zinn, Silber aus Amalgamfüllungen, Palladium und Kupfer aus Goldfüllungen, Nickel, eventuell auch Arsen, Blei und Kadmium aus Lot).
- Messung galvanischer Ströme im Mundbereich: Die sehr einfache Untersuchung, die jeder Arzt in seiner Praxis durchführen kann, zeigt die Freisetzung von Ionen und die Batteriewirkung der Zähne. Diese Messung ist Teil der klinischen Untersuchung jedes Patienten.
- Der ANSA («Heart Rate Variability Test» oder «Rhythmogramm»): Zeigt die Blockierung des vegetativen Nervensystems, meist eine Begleitursache der toxischen Belastung des Organismus.
- Dunkelfeld-Mikroskopie des Vitalblutes: Äußerst aufschlussreiche Untersuchung. Zeigt die toxische Belastung eines Organismus, das Vorhandensein eines Fehlmilieus und eine Übersäuerung. Die Übersäuerung ist nämlich mit eine wichtige Ursache zur Senkung der Reizschwelle.
- Beurteilung der Übersäuerung und des Mineralstoffgehaltes: Bioterrain-Analyse (BTA) und Urin-pH-Messungen.
- Haarmineralanalyse: Zeigt die toxischen Belastungen an und liefert wichtige Hinweise auf eine fehlerhafte Darmfunktion und erhöhte Durchlässigkeit des Darmsystems («Leaky Gut Syndrome»). Interessant ist, dass bei Krampfneigung als Ausdruck einer Gewebeübersäuerung und des durchlässigen Darmes häufig hohe Aluminium-Werte festgestellt werden.
- Eventuell Thermoregulationsdiagnostik zur Beurteilung von Nahrungsmittelallergien und bakteriellen Darm-Fehlbesiedelungen, aber auch zur Beurteilung der Bedeutsamkeit von Zahnbeherdungen und Schwermetallbelastungen, welche in der Thermoregulationsdiagnostik ein typisches Erscheinungsprofil zeigen.

Die biologische Therapie der Epilepsie

Primär muss die Belastungssituation verbessert werden. Damit wird meist langfristig die Epilepsie-Neigung derart verbessert, dass kaum mehr oder keine Anfälle mehr auftreten. Dies dauert aber meist mehrere Monate, während welchen die bisherige, meist ausschließlich chemisch-medikamentöse Therapie langsam ausgeschlichen werden kann.
Das Ausschleichen fruchtet aber meist wirklich nur, wenn gleichzeitig eine biologische medikamentöse und diätetische Therapie gemacht wird.

Die Therapie umfasst verschiedene Ansätze:

- **Diät**
- **Darmsanierung**
- **orthomolekulare Therapie: Spurenelementersatz, Vitamine**
- **entgiftende Therapie (Schwermetalle, Leber- und Darmtoxine)**
- **Störherdbeseitigung**
- **Änderung der Lebensweise**
- **Verbesserung des Hirnzellenmetabolismus (Isopathica, Katalysatoren, Milieutherapie)**

Die biologische Therapie von Epilepsie und Krampfneigung führt zu einer beträchtlichen Verbesserung der geistigen Regsamkeit, der Vigilanz und des allgemeinen Wohlbefindens.
Natürlich werden nie alle Therapien durchgeführt; insbesondere werden die biologischen Heilmittel je nach Fall und Ursachen kombiniert, aber eben nur einige der erwähnten. Die aufgeführten Therapien geben einen Überblick über die zahlreichen Möglichkeiten.

Diät

Sie soll den Stoffwechsel umstimmen und die Darmschleimhaut schonen. Das wird erreicht, indem die üblichen Darm-Allergene gemieden werden, die meist folgende sind:

- **Kuhmilchprodukte**
- **Südfrüchte mit Reizwirkung,** wie z. B.Orangen, Kiwi und Mandarinen und daraus gewonnener Saft
- **Schweinefleisch in allen Formen**

Die Diät soll **basisch** sein, viele **Mineralstoffe** enthalten und zur **Entsäuerung** führen: sie soll also viel Gemüse enthalten. Wichtig ist die Zufuhr von mehrfach ungesättigten Fettsäuren, aber auch von Glutaminsäure, Cholin, ebenso der Vitamine des B-Komplexes, von Antioxidantien wie Vitamin C, E, Beta-Karotin, Octocosanol, z. B. aus Weizenkeimöl, Alfalfasprossen und Bambussprossen.
Cholin ist enthalten in Lezithin, Fisch, Weizenkeimlingen, Weizenprodukten oder Soja. Tyrosin enthalten Bananen, Hefe, Avocados und Fisch.

Die hypoallergene, darmschonende Stoffwechseldiät nach Rau und Werthmann

Siehe auch Kapitel 13, «Nahrungsmittelallergien», und Kapitel 17, «Die hypoallergne Stoffwechsel-Diät nach Rau».

Verboten sind:

- **Kuhmilch und daraus hergestellte Produkte:**
  Milch, Jogurt, Käse, Quark, Butter, Cremes, Eis usw.
- **Hühnereier und daraus hergestellte Produkte:**
  Biskuits, Omeletts, Cremes, Mayonnaise usw.)
- **Schweinefleisch und daraus hergestellte Produkte (Wurstwaren usw.)**
  Schweinefleisch enthält Sutoxine, Histamin und Arachidonsäure
- **Fleisch von Säugetieren (Kalb, Rind, Kuh, Schaf, Ziege usw.)**
  Das Fleisch ist endobiontisch belastet mit Mucorvalenzen
- **Südfrüchte (Zitrusfrüchte) und daraus gewonnener Saft**
  Für einige Wochen gar keine Südfrüchte, dann wegen starker Gärung nur morgens
- **Nüsse**
  Sie verstärken die Allergie (Ausnahme: Mandeln und Cashewkerne)
- **Weißer Zucker**
  Als Süßmittel sind Birnendicksaft, Ahornsirup und Honig, als künstlicher Süßstoff Sacharin erlaubt
- **Wein und alkoholische Getränke**

Erlaubt sind:

- **Produkte aus Ziegen- und Schafmilch in kleiner Menge**
  enthalten viel Kalzium
- **alle Gemüse**
  Am Anfang am besten kurz gedämpft, da sie roh häufig wegen Pankreasschwäche nicht aufschlüsselbar sind und dann gären.
- **Getreideprodukte, auch Teigwaren ohne Ei**
- **Kartoffeln und Kastanien**
  Sehr basisch. Vor allem abends sind gekochte Schalenkartoffeln ideal.
- **Fleisch: nur Geflügel oder Fisch**
  1–2 x pro Woche!
  Das Meiden tierischer Eiweiße ist etwas vom Wichtigsten bei der basischen Umstimmung des Stoffwechsels und der Darmflora!
- **Früchte, ohne Südfrüchte**
  Nur bis zum Mittag.

Diese Diät ist während mehrerer Monate einzuhalten!

Die Darmsanierung

Sie wird eigentlich schon durch die Diät gewährleistet, weil die Darmflora umgestimmt und erneuert wird.
Der Patient wird allmählich an Rohkost gewöhnt. Ideal sind Karotten, Fenchel, Knollensellerie, immer fein geraffelt.
Zu Beginn der Behandlung bewähren sich **Colon-Hydrotherapien (Darmspülungen)**, die mit tiefer, weicher Darmmassage zur Anregung des Vagussystems führen. Viel warme Getränke trinken, z. B. Fenchel- und Minzetee.

Der Darmflora-Aufbau nach Rau

Detaillierte Informationen im Kapitel 13, «Nahrungsmittelallergie», im Kapitel 18, «Der Aufbau der Darmflora» und im Kapitel 22 «Allergien».

Orthomolekulare Therapie (Spurenelementersatz, Vitamine)

- **Magnesium** in Kombinatiion mit **Vitamin E:** Mapurit (Sanum), 2 x 1 Kapsel täglich, oder **Magnesiumorotat** (Burgerstein) 2 x 1 Tablette täglich, und **Vitamin E** (Burgerstein), 400 mg/Tag
  Magnesium hebt die Reiz- und Depolarisationsschwelle, Vitamin E stabilisiert die Nervenzellmembranen. **Die Orotsäure fördert die Zell-Sauerstoffaufnahme.**
- **Vitamin-B-Komplex** (Burgerstein), 2 x 1 Tablette täglich
- **Vitamin C 1000 mg,** 1–2 Tabletten täglich
- **Zinktabletten** (Burgerstein), 1–2 Tabletten (15–30 mg), täglich während einer Woche, eine Woche Pause, dann wieder täglich während einer Woche.
- **Mangan** (enthalten in **AntiOxDeTox** (Burgerstein), 2 x 1 Kapsel täglich,10–20 mg. Stabilisiert die Zellmembranen und verringert die Zahl der Anfälle.
- **Taurin,** 0,5–2 g täglich, verringert die Zahl der Anfälle (wird auch für die Ausleitung der Schwermetalle empfohlen, die bei Epileptikern ebenfalls häufig vorhanden sind. Gleiches gilt von **L-Methionin** (Burgerstein), 1–2 Tabletten zu je 500 mg, täglich.
- **Selen,** 100 g täglich, am besten in Form von **Selenmethionin** (Sanum, 1/d), oder **Selenvital** (Burgerstein), 2 Tabletten abends.
- **Dimethylglycin,** 100–200 mg, eine Vorstufe der Aminosäure Glycin, welche im Hirn beruhigend wirkt und die Anfallshäufigkeit vermindert.

Vorsicht: **Aspartam,** ein künstlicher Süßstoff, ist in fast allen «Light-Getränken» enthalten. Er kann insbesondere bei Kindern epileptische Anfälle auslösen! Aspartam ist bei Epilepsie verboten! Ebenso ist Vorsicht geboten mit Folsäure und hohen Dosen von Omega-3-Fettsäuren; auch sie können Anfälle begünstigen.

Entgiftende Therapie (Schwermetalle, Leber- und Darmtoxine)

Schwermetalle sind sehr häufige Ursachen der Epilepsie und müssen routinemäßig gesucht werden: etwa mit Hilfe von Haarmineralanalysen (spezielles Schwermetallprofil bei der Firma Ortho-Analytic) oder mit dem DMPS-Test im Urin. Am häufigsten handelt es sich um Quecksilber, Palladium und Zinn, alle aus Zahnfüllmaterialien, ferner um Aluminium (vor allem bei Kindern), Blei. Zur Entgiftung braucht es Antagonisten, meist **Selen, Zink und Vitamine.** Anleitungen zu Testmethoden und Therapie: siehe Kapitel 10 «Die Schwermetallkrankheiten».

Wichtig: Keine Abklärung und Behandlung von Epileptikern ohne strikte Suche nach Schwermetallen, galvanischen Zahnströmen und Wurzeltoxinen aus Wurzelfüllungen.

Bei fehlerhafter Darmflora bilden sich **Darmtoxine.** Der Grund sind häufig Antibiotika-Therapien und vor allem Fehlernährung. Darmspülungen, Aufbau der Darmflora und richtige Ernährung sind die wichtigsten Therapieansätze. Die Leber ist durch den enterohepatischen Kreislauf die erste Anlaufstelle der Darmtoxine und oft massiv überlastet, sei es durch Gärungsstoffe oder durch freie Radikale aus dem Bakterienstoffwechsel. Die Patienten spüren oft einen unspezifischen Oberbauchdruck oder nächtliche Unruhe in der «Leberzeit» zwischen 1 und 3 Uhr. Oft braucht es eine **Lebertherapie.**

Mögliche Leberunterstützungstherapien

- **Liv 52 Ayurmedica,** 3 x 1– 3 x 2 Tabletten
- **Carduus marianus** (Ceres), 3 x 5 Tropfen täglich (fördert Zellentgiftung)
- **Vitamin-B-Komplex** (Burgerstein), 2 x 1 Tablette täglich
- **Taraxum** (Ceres), 3 x 5 Tropfen täglich (fördert Gallefluss)
- **Muscarsan (Amanita muscania) D5 Tr.** (Sanum), 2 x 10–15 Tropfen täglich (fördert die Zellentgiftung organischer Lebertoxine)

Störherdsanierung (Störherdbeseitigung)

Häufigste Störherde bei Epileptikern

- Zahnherde, wurzelbehandelte Zähne, bei Kindern Zahnspangen
- Tonsillenherde, auch alte Vernarbungen
- alte gynäkologische Herde
- Darm als Störherd
- Narben (vor allem cerebrale nach Hirnentzündungen und -traumata)

Klassische Therapieform des biologisch arbeitenden Arztes: Mit Zahnröntgen, Thermoregulationsuntersuchungen, evtl. auch mit Elektroakupunktur werden die Störherde gesucht und gezielt neuraltherapeutisch behandelt.

Änderung der Lebensweise

Ein geregelter Tagesablauf ist sehr wichtig:

- regelmäßige Nahrungsaufnahme (gutes Kauen)
- Flüssigkeit zwischen den Mahlzeiten (nicht zu den Mahlzeiten); große Trinkmenge, z. B. Blutreinigungstee. Keine Süß- und Eisgetränke
- täglich körperliche Aktivität, aber keine großen Anstrengungen
- Gehen, Wandern, Gartenarbeit usw. sind sehr gut, ebenso Radfahren
- sich nicht extrem der Sonne aussetzen, Sonnenschutz tragen
- regelmäßige Schlafenszeiten
- **bei Kindern:** kein TV, keine Computerspiele. Vor allem die kleinen Bildschirm-Fertigkeitsspiele (Nintendo und ähnlich) sind sehr schlecht!

Verbesserung des Hirnzellenmetabolismus (Isopathica, Katalysatoren, Milieutherapie)

Isopathica: Die Lehre Prof. Enderleins erklärt uns, dass das innere und zelluläre Milieu beeinflusst werden kann durch isopathische Mittel, welche als Eiweißkörper normalerweise in den Zellen vorhanden sind. Sie verändern die Viskosität der Körper- und Zellflüssigkeiten und ermöglichen dadurch die Entgiftung, aber auch die Nährstoff- und Sauerstoffaufnahme der Zellen.
Bei Epileptikern, aber auch bei Patienten mit neurologischen Problemen sowie bei kognitiven und degenerativen cerebralen Leiden, wird eine isopathische Therapie begleitend durchgeführt:

- **Mucokehl D5,** 1 Tablette morgens
- **Nigersan D5,** 1 Tablette abends
- **Alkala-N-Basesalz,** ½ TL morgens, ca. 10 Uhr, und evtl. auch nachmittags um 16 Uhr
- **bei Kindern: Sankombi,** 2 x 8 Tropfen täglich in die Nase, während 1–2 Jahren!

Katalysatoren und ähnliche: Der Energiestoffwechsel der Zellen ist abhängig von Stoffwechselvorgängen, die zum Funktionieren Enzyme, Katalysatoren und Spurenelemente brauchen. Teils sind diese bei den orthomolekularen Therapien schon vermerkt worden:

- **Coenzym Q10** (Burgerstein), 2 x 1 Kapsel (30 mg) täglich
- **Coenzyme comp. Amp.** (Heel), 2 x wöchentlich in die Nase spritzen oder schniefen
- **Ubichinon comp. Tabl.** (Heel), 3–4 Tabletten täglich, wie ein Bonbon im Mund zergehen lassen

- **Citrokehl** (Sanum), 3 x 20–40 Tropfen täglich
- **Sanuvis (Lactovis)** (Sanum), 3 x 20–40 Tropfen täglich
- **ATP Injeel (Heel),** wöchentlich 1–3 Ampullen, gespritzt, oder durch die Nase einschniefen

- **Katalysatoren des Zitronensäurezyklus** (Heel): Ampullenkombination von 10 Ampullen, welche in der richtigen Reihenfolge (nach Packungsbeschrieb), jeden Tag 1 Ampulle, gespritzt oder von Kindern eingeschnieft werden sollen.
  Die katalytischen Medikamente regen die Hirnzellen sehr gut an und sind ein wichtiger Bestandteil der Therapie bei chronischen neurologischen Krankheiten. Sie sollen über längere Zeit verabreicht werden; es kann aber auch zwischen ihnen abgewechselt werden.

- **Propionibakterium avidum** (Sanum), 1–2 Kapseln wöchentlich. Stärkstes Immunstimulans der Sanum-Immunbiologica. Auch es führt zur Verbesserung des Zellstoffwechsels in den Hirn- und Nervenzellen. Auch sehr wirksam bei leichten cerebralen Dysfunktionen von alten Menschen und Kindern sowie bei Migräne.

Die Epilepsie-Therapie wird entsprechend den regulationsmedizinischen Befunden individuell gestaltet.

Die Therapie mag im aufgezeichneten Umfang schwierig erscheinen. Sie hat aber den großen Vorteil, dass sie zur Ausheilung des Leidens führen kann und die geistige Vigilanz verbessert. Sie beinhaltet meistens die Abgabe von Spurenelementen und entgiftenden Substanzen sowie eine gezielte Ernährungsumstellung.

Die Therapie dauert mehrere Monate, führt aber in vielen Fällen zur Ausheilung der Krankheit, wenn deren Ursachen beseitigt werden können. Ein weiteres Mal: Die Therapie der Epilepsie gehört zwingend in erfahrene ärztliche Hände. Klinische sowie elektroenzephalographische Kontrollen sind dringend zu empfehlen. Eine Reduktion der antiepileptischen Medikamente darf nur in kleinen Schritten und Hand in Hand mit der biologischen Therapie erfolgen.

Kapitel 33 Multiple Sklerose (MS)

Die Multiple Sklerose (auch MS genannt) ist eine schubartige oder chronisch progredient verlaufende Nervenkrankheit. Betroffen sind die Myelinscheiden, welche herdförmig und gestreut degenerieren und ihre Funktionsfähigkeit verlieren. Die Myelinscheiden der Nervenfasern können mit der Isolationsschicht um einen Kupferdraht verglichen werden: Sie isolieren und beugen damit einem Stromverlust vor. Wenn im peripheren oder zentralen Nervensystem die Myelinscheiden defekt sind, gehen dort Nervenimpulse «verloren». Je nachdem, wo die Defekte auftreten, kommt es auch zu sehr unterschiedlichen Symptomen. Es gibt so viele verschiedene Verlaufsformen wie es Patienten gibt.

Myelinscheiden bestehen zu fast 100% aus Fettsubstanzen, welche primär für die Isolation verantwortlich sind. Bei einem gesunden Menschen regenerieren sie laufend im Rhythmus von 3 bis 4 Jahren.

MS-Formen

- Schubartig verlaufende Formen haben eher eine bessere Prognose.
- Wiederholte schubartige Formen sind die einzige Form, bei der die schulmedizinische Interferon-Therapie empfohlen wird und auch gut belegt ist.
- Bei der chronisch progredienten Form ist die Prognose viel schlechter, und sie führt auch häufiger zu spastischen Formen. Sie spricht nicht auf Interferon (Betaferon) an.
- Es gibt eine genetische Veranlagung, die in einer Familie zu einer Krankheits-Häufung führen kann.
- Akute Schübe haben einen entzündlichen Hintergrund und reagieren im akuten Schub gut auf Cortisonbehandlung. Eine langfristige Cortisonbehandlung ist kontraproduktiv.
- Der Schweregrad eines akuten Schubs sagt nichts über die Prognose aus.

In der biologisch-medizinischen Betrachtung ist die MS nicht einfach eine Krankheit, welche dem Patienten wie ein Stempel aufgedrückt wird, ohne Perspektiven für eine Besserung.

MS-Patienten müssen individuell behandelt werden; jeder Patient braucht eine andere Therapie. Auch wir kennen die Ursache der Krankheit nicht, wir kennen aber **viele Teilursachen,** welche den Zerfall der Myelinscheiden der Nervenfasern begünstigen und die wir einzeln auszuschließen versuchen. Wir haben damit sehr gute Resultate erzielt: Von derzeit über 70 Dauer-

patienten hatten in den vergangenen 5–7 Jahren nur sehr wenige Patienten Schübe, die bis auf einen oder zwei voll ausheilten. Im Allgemeinen geht es den Patienten mit der biologischen Therapie subjektiv sehr gut, und sie fühlen sich auch viel stärker.
Auch bei uns haben Patienten mit einer chronisch progredienten MS deutlich schlechtere Verlaufsformen. Praktisch alle berichten aber über eine bessere Befindlichkeit und ein langsameres Fortschreiten der Krankheit als vor der Behandlung. Bei vielen Patienten konnten wir sogar eine weitgehende Besserung ihrer Schwäche erzielen! Die Krankheit kann ausheilen oder zum Stillstand kommen.

Stete Erneuerung und Unterstützung der Aufbaukräfte

Alle Gewebe im menschlichen Körper erneuern sich laufend, auch die Nervenscheiden. Die Erneuerungsprozesse im Nervengewebe sind aber sehr langsam und hängen von einer sehr guten Versorgung mit Nährstoffen der in Entwicklung befindlichen Fasern ab. Die bei einer MS-Erkrankung zerstörten Myelinscheiden bestehen zum größten Teil aus hochwertigen Fetten. Wollen wir deren Aufbau begünstigen, so brauchen wir also hochwertige Fette (ungesättigte Fettsäuren und Phospholipide pflanzlicher Herkunft), aber auch Vitamine und hochwertige essentielle Aminosäuren, wie z. B. Lysin, Taurin, Methionin usw. Die Orthomolekular-Medizin (gezielter Nährstoffersatz) spielt eine wichtige Rolle.
Es gibt auch «Aufbauhormone» mit spezifischer Wirkung, welche in natürlicher Form individuell eingesetzt werden können, um die allgemeinen Aufbaukräfte zu stärken.
Von größter Wichtigkeit ist die hoch dosierte Zufuhr von Phospholipiden, welche die Vernetzung der Fettsubstanzen in ein dichtes System ermöglichen. Fette sind empfindlich auf oxidative Prozesse und können durch Oxidation zerfallen oder «ranzig» werden. Anscheinend kann diese «Vernetzung» durch reine D-Galaktose (spezielle Form des reinen Milchzuckers) begünstigt werden.

Entlastung von toxischen Faktoren

Ernährung und Umwelt sind reich an Konservierungsstoffen, Insektiziden, Lösungsmitteln und Säuren. Die einen haben eine fettlösende Wirkung, andere eine nervenschädigende Wirkung (Insektizide sind Nervengifte).
Im Körper gibt es auch gewebeschädigende organische Substanzen, die eben-

falls Nervensubstanzen zerstören und auch lokale Entzündungen auslösen können, die so genannten «freien Radikale» aus dem körpereigenen Stoffwechsel sowie aus toxischen Bakterien und Parasiten, meistens aus dem Darmsystem. Auch bei diesem Leiden zeigt sich einmal mehr, wie gefährlich eine nicht intakte Darmflora sein kann. Solche Gifte können gezielt ausgeleitet werden, einerseits durch spezifische Darmbehandlungen und Darmflora-Aufbau, andererseits durch eine Algentherapie (Spirulina, Chlorella), welche eine extrem gute Toxin-Bindungsfähigkeit hat. Ähnlich wirken auch Heilerde und Zeolithe aus Lava usw. oder sogar die altbewährte Medizinalkohle.
Zusätzlich wird die Leber in der Verarbeitung organischer Toxine unterstützt: mit homöopathischen Mitteln, aber auch mit Spurenelementen und Aminosäuren, wie z. B. Glutamin, **Chelatinfusionen** (Ionenaustausch-Technik).
Besonders fatal können sich Leichengifte aus wurzelbehandelten Zähnen auswirken: Thioäther, Aldehyde und Scatole, welche hochgradige Nervengifte sind. Professor Haley von der Universität Lexington KY (USA) hat nachgewiesen, dass in den zerstörten Myelinscheiden MS-Kranker die gleichen Toxine vorkommen wie in den wurzelbehandelten Zähnen der Erkrankten. Eine ganzheitliche Zahnsanierung und Entgiftung ist daher für die Behandlung der MS von größter Wichtigkeit und führt nach unserer Erfahrung bei vielen MS-Patienten zu einer deutlichen Besserung.

Wir hatten mehrere Fälle von MS-Patienten, die nach einer Wurzelbehandlung der Zähne ihren ersten Schub hatten – und deren Zustand nach Entfernung der beherdeten Zähne wieder besser wurde.
Beispiel: ein sehr kräftiger junger Mann, Lastwagenmechaniker, bekommt nach einer Zahnbehandlung eine typische schubförmige MS mit klassischer Diagnose, auch im MRI (Magnetresonanzuntersuchung). Die Läsionen der Myelinscheiden waren an mehreren Stellen klar sichtbar. Die Arm- und Beinlähmungen waren progredient und der Patient wurde arbeitsunfähig.
Die ersten Monate unserer intensiven Therapie hatten kaum eine Wirkung gezeigt. Dies beobachten wir häufig; wir führen aber die Therapie dennoch weiter. Es gab zwei wurzelbehandelte Zähne; eine Behandlung war kurz vor dem ersten Schub vorgenommen worden, zudem hatte der Patient einige Amalgamfüllungen.
Wir konnten den Patienten von der Notwendigkeit einer Zahnsanierung überzeugen. Zuerst wurden die Amalgamfüllungen unter strengstem Ausleitungsschutz entfernt, dann die wurzelbehandelten Zähne. Kurz darauf verbesserte sich sein Zustand markant und der Patient war innert 2 Jahren wieder ganz gesund. Er geht heute wieder seinem körperlich anstrengenden Beruf nach. Ein Kontroll-MRI zeigte eine «Re-Myelinisierung» der Defekte.

Einen ebenfalls schädigenden Einfluss können körpereigene und durch die Nahrung aufgenommene schlechte Fette haben, welche die allgemeine Entzündungstendenz verstärken: Arachidonsäure, Linolsäure, minderwertige erhitzte Fette, Trans-Fettsäuren. Durch die Verstärkung der Arachidonsäurebildung kommt es zu einer Erhöhung der Prostaglandine, welche an der Zerstörung der Myelinscheiden mitbeteiligt sind. Gebratenes Fett, vor allem tierischer Herkunft, ist sehr schlecht. Aber auch gehärtete Fette und Linolsäure, wie sie in Margarine, gerösteten Erdnüssen, Pommes Chips usw. vorkommen, sind sehr schlecht.
Fette können im Körper oxidieren, «ranzig» werden und Schaden anrichten. Man kann diesen Vorgang vermindern, indem man antioxidative Substanzen in großer Menge einnimmt: Selen, Vitamin C und B_6, aber auch B_{12}, Beta-Karotin und Vitamin E. Diese antioxidative Therapie ist ein wichtiger Teil unseres Therapie-Programms und wird anfangs meist mittels Infusionen gemacht. Es ist oft eindrücklich, wie viel besser sich die Patienten danach fühlen.

Erstaunliche Erfolge mit sehr hoch dosiertem Vitamin C, 10–20 Gramm täglich, in Kombination mit rein pflanzlicher Rohkost, werden aus den USA vermeldet.
Wir geben tiefere Mengen Vitamin C, aber immer noch viel: 2–3 Gramm pro Tag, jedoch kombiniert mit Vitamin E und Phospholipiden (Phosphatidylcholin oder Soja-Lecithin).

Die Ernährung ist ein wichtiger Faktor. Die Kost muss individuell abgestimmt werden. Sie sollte keine gebratenen tierischen Fette enthalten, jedoch viele hochwertige pflanzliche Fette, aber auch Rohkost, Sprossen, viel Gemüse und keine oder nur sehr wenige Kuhmilchprodukte.

Darmflora und Toxizität

Bei MS entstehen vermutlich Antikörper gegen pathologische Darmbakterien. Es gibt eine Untersuchung eines belgischen Labors (Ategis), die zeigt, dass sich schon 2 bis 4 Wochen vor einem akuten Schub Antikörper gegen pathologische Darmbakterien bilden: Pseudomonas, Proteus, Klebsiellen, evtl. sogar gegen das eigentlich harmlose Morganella-Bakterium. Der Aufbau der Darmflora unter «Absiegelung» des durchlässigen Darms ist auch bei diesem Autoimmunleiden sehr wichtig. Wir testen alle MS-Patienten auf Darmbakterien-Antikörper. Fällt der Test positiv aus, dann ist die Gefahr eines Schubs sehr hoch.

Entlastung von infektiösen Begleitfaktoren oder autoimmunen Faktoren

Soviel man heute weiß, ist die MS weder eine infektiöse noch virale Krankheit. Wir sehen aber in vielen Fällen, dass virale Einflüsse oder Belastungen doch eine Wechselwirkung mit der MS haben können. Es gibt so genannte «neurotrope» und «lymphotrope» Viren, welche wir bei MS auffällig gehäuft sehen. Es sind vor allem Cytomegalie-, Herpes-simplex-, Herpes-Zoster-, Hepatitis-B- und auch Impfviren.

Wir behandeln die «versteckten» und langsam wirkenden Viren (slow acting viruses) immer mit **Nosoden** (aufsteigende Verdünnungskonzentrationen von Antikörpern, welche das Immunsystem anregen, dagegen zu arbeiten) und sehen darauf einen Rückgang der Antikörperkonzentrationen, welcher oft einhergeht mit einer Besserung der Krankheit.

Auf diesem Hintergrund basiert auch die in der Schulmedizin immer noch empfohlene Therapie mit Interferon, einer Substanz, welche durch Anregung der weißen Blutkörperchen antiviral wirken kann. Wir aber finden, dass diese enorm teure Therapie zu hoch dosiert ist und zu viele Nebenwirkungen bei nur sehr fraglicher Wirkung hat. Wenn der Patient bereits Interferon bekommt und sich nicht getraut, dieses graduell abzusetzen, dann sollte er unsere Therapien ebenfalls und parallel dazu machen.

Eine Bemerkung zur **Interferontherapie:** Die Resultate dieser sehr teuren Therapie sind sogar in wissenschaftlichen Kreisen nach wie vor Gegenstand von Diskussionen. Die Neurologen sind sich mehrheitlich einig, dass diese Therapie (Betaferon oder ähnliche Produkte) nur bei der schubartig verlaufenden MS zur Verminderung der Schubhäufigkeit beiträgt. Bei der chronisch progredienten Form der MS, welche auch prognostisch schlechter ist, wirkt die Interferontherapie nicht. Die Nebenwirkungen sind beträchtlich, vor allem Fieber, Grippegefühl, Übelkeit usw. Hier könnten also sehr viele Kosten eingespart werden.

Interferon ist eine Substanz aus der Reihe der Cytokine (oder Interleucine). Sie werden von den Blutzellen hergestellt und aktivieren die weißen Blutzellen. Die körpereigenen Interleucine sind in Konzentrationen von Mikrogrammen im Körper vorhanden, und es gibt viele verschiedene Formen davon. Wir haben ein Produkt aus körperidentischem Interleucin A+C in einer homöopathischen Dilution herstellen lassen. Es enthält eine Dosierung (Potenz) von D6, d.h. 1:1'000'000, oder anders gesagt 1 Mikrogramm pro Milliliter Präparat. Diese Konzentration entspricht ziemlich genau der im Körper wirklich vorhandenen Konzentration.

Man kann aber auch testen, ob Interleucine vom Körper hergestellt werden (Gentests auf oxidative Kapazität, Testung der genetischen Aktivität der verschiedenen Interleucine). Wir verabreichen unser «Interferon Injeel» jenen Patienten, welche eine verminderte körpereigene Interleucin-Aktivität haben.

Aufgrund neuester Erkenntnisse wird auch postuliert, dass Bakterien, die durch antibiotische Therapien verändert wurden (zellwandfreie Formen), oder auch Bakterienteile schädlich auf die Nervenzellen und vor allem auf die Lymphocyten wirken können. Diese das Gewebe penetrierenden «amöbenartigen» Elemente werden vom Immunsystem nicht mehr richtig erkannt und rufen autoimmune Reaktionen hervor. Eine neue immunologische Therapieform mit Teilantigenen markiert diese Substanzen und zellwandfreien Formen und macht sie für die Makrophagen (Fresserzellen) erkenntlich. Es handelt sich um die moderne immunologische **Hapten-Therapie.**

Die MS-Therapie

- **Antioxidantien,** anfänglich als Infusion zur Stabilisierung der Situation, später in Tablettenform
- **Entgiftung des Körpers von Schwermetallen und organischen Toxinen,** wird anfänglich parallel zu den Infusionen gemacht, aber auch mit zusätzlichen Therapien wie Schröpfmassagen, Colon-Hydrotherapien, Algentherapien, Aminosäurenabgabe usw.
- **Ernährungsberatung und -umstellung**
- **ganzheitliche Zahnsanierung**
- **gezielte Abgabe von natürlichen anabolisierenden Substanzen, Vitaminen, ungesättigten Fettsäuren usw.** zum Wiederaufbau der Nervensubstanzen. Wichtig sind auch die **essentiellen L-Aminosäuren.**
- **immunbiologische Maßnahmen und Hapten-Therapien**
- **begleitende Maßnahmen wie Tiefen-Infrarot-Sauna** (Ausleitung toxischer Substanzen aus dem Unterhaut-Fettgewebe), lokale pulsierende **Magnetfeldtherapie** (fördert die Zellregeneration und verbessert Zellmembranpotentiale)
- **Phospholipide,** hoch dosiert, teils sogar intravenös, Kombination mit reiner **D-Galaktose.**

Es handelt sich um eine länger dauernde Therapie von 1 bis 2 Jahren, die aber nur am Anfang intensiv ist und häufigere Arztbesuche bedingt, sofern er die Infusionen nach unseren Vorschriften durchzuführen bereit ist. Später kann die Therapie leicht zu Hause durchgeführt werden.

Keine MS-Therapie ohne Entgiftung des Körpers von Schwermetallen und Zahntoxinen, welche nachgewiesenermaßen eine Hauptursache der MS sind.

Einem 51-jährigen Patienten wurde eine gezielte Therapie verschrieben: Zahnsanierung, Sanierung der massiven Schwermetallbelastung und Aufbau der Darmschleimhaut. Interessant war das massive Vorkommen von Antikörpern gegen körpereigene Phospholipide (Zellmembranteile). Dies war ein Indiz für organische fettlösliche Toxine. Diese wurden mit Infrarottherapie, Chelattherapie und hoch dosierten Fettsäuretherapien ausgeleitet.
Der Zustand des Patienten – er hatte vorher einen ziemlich schnell fortschreitenden Verlauf seiner chronischen MS – verbesserte sich deutlich. Mittlerweile ist er seit etwa 3 Jahren stabil.

Urinanalyse auf Schwermetalle nach DMPS-Injektion				**Toleranzwert**
Creatinin (2)		610	mg/l	
Kupfer 2		576	mcg/l	
Kupfer 2/Creatinin	*	**944**	mcg/g	(<500)
Blei 2		34,4	mcg/l	
Blei 2/Creatinin		56,4	mcg/g	(<70)
Cadmium 2		<0,31	mcg/l	
Cadmium 2/Creatinin		0,51	mcg/g	
Gold 2		4,8	mcg/l	
Gold 2/Creatinin		7,9	mcg/g	
Aluminium 2		3,2	mcg/l	
Aluminium 2/Creatinin		5,3	mcg/g	
Quecksilber 2		182,9	mcg/l	
Quecksilber 2/Creatinin	*	**299,81**	mcg/g	(<50,0)
Zinn 2		<2,0	mcg/l	
Arsen 2		18,2	mcg/l	
Arsen 2/Creatinin	*	**29,8**	mcg/g	(<25,0)
Palladium 2		<5,0	mcg/l	

Der DMPS-Test zeigte einen sehr stark erhöhten Quecksilberwert

Nekrose-Toxine aus wurzelbehandelten Zähnen und Schwermetalle sind die häufigsten toxischen Ursachen für MS.

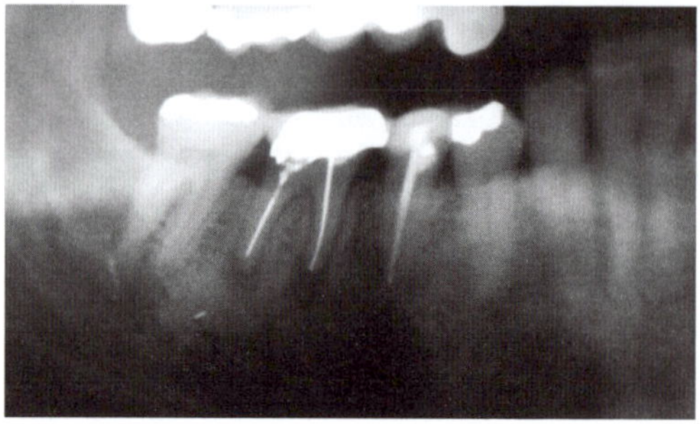

52-jähriger Patient,chronisch progrediente MS,ein Jahr nach Wurzelbehandlung. Das Zahnbild zeigt am Backenzahn (Zahn 46) ein massives Granulom, also einen eindeutig bakteriellen Herd, und darunter ein kleines Amalgamstückchen im Kiefer.

Der Antikörper-Nachweis zeigte Antikörper gegen körpereigene Zellwand-Phospholipide

ANTICORPS		Rés.
Anti-acide azélaïque / M	Aze M	1,98
Anti-acide oléïque / M	Ole M	1,46
Anti-phospholipide / M	Pi M	5,57
Anti-farcyst / M	Far M	2,28
Anti-acide palmitique / M	Pal M	1,09
Anti-acide myristique / M	Myr M	-0,53
Anti-acétyl choline / M	Ach M	0,35
Anti-cystéinyl NO / M	NoCyst M	-0,35
Anti-malondialdéhyde / M	MDA M	0,96
Hafnia alvei / M	Ig3 M	0,81
Pseudomonas aeruginosa/M	Ig5 M	0,16
Morganella morganii / M	Ig12 M	1,47
Proteus mirabilis / M	Ig13 M	1,99
Pseudomonas putida / M	Ig16 M	0,96
Citrobacter koseri / M	Ig17 M	0,38
Hafnia alvei / A	Ig3 A	0,06
Pseudomonas aeruginosa / A	Ig5 A	0,57
Morganella morganii / A	Ig12 A	0,01
Proteus mirabilis / A	Ig13 A	-0,10
Pseudomonas putida / A	Ig16 A	-0,08
Citrobacter koseri / A	Ig17 A	1,02
Anti-phospholipide / G	PiG	4,53

	Rés.
Klebsiella pneumo / A	1,15
Klebsiella pneumo / M	0,81
NOTyrM	-0,11
NOHistM	-0,20
NOPheM	-0,38
NOArgM	-0,36
NOBSAM	0,03
NOHistAGM	-0,57
NO2TyrM	0,21
NOWM	-0,24
NOMetM	-0,38
NOCréM	0,54
NOAspM	-0,03

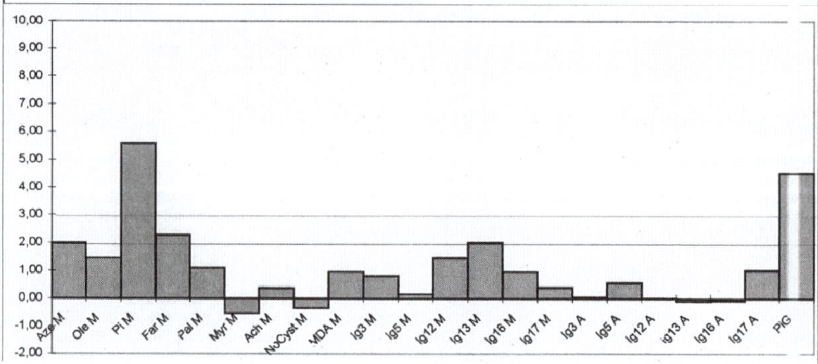

Die Haarmineralanalyse zeigte Werte, die für ein «Leaky Gut Syndrome» typisch sind, zudem hohe Arsenwerte.

Mineralstoffe/Spurenelemente	Referenzbereich	Analyse 1
Calcium	400 - 2000	1226
Magnesium	25 - 100	81.3
Phosphor	140 - 185	673
Zink	170 - 245	144
Chrom	0.03 - 0.3	< 0.03
Mangan	0.06 - 0.25	0.12
Molybdän	0.02 - 0.3	< 0.1
Kupfer	11 - 22	10.8
Eisen	6 - 14	8.3
Selen	0.6 - 1.2	0.77
Natrium	2 - 40	128.1
Kalium	1 - 20	38.7
Silicium	8 - 28	5.8
Kobalt	0.02 - 0.3	< 0.06
Strontium	1 - 7	4.7
Barium	0.3 - 3	0.47
Vanadium	0.02 - 0.2	< 0.06
Nickel	0.05 - 0.6	< 0.13
Germanium	0.05 - 0.2	< 0.13
Lithium	0.01 - 0.2	< 0.02

Toxische Elemente	Referenzbereich	Analyse 1
Silber	0 - 0.9	< 0.06
Cadmium	0 - 0.2	0.03
Blei	0 - 3.5	0.48
Aluminium	0 - 12	16.1
Quecksilber	0 - 1.0	0.07
Arsen	0 - 0.15	0.11
Beryllium	0 - 0.1	< 0.01
Gold	0 - 0.3	< 0.06
Platin	0 - 0.8	< 0.32
Zinn	0 - 1.5	< 0.49

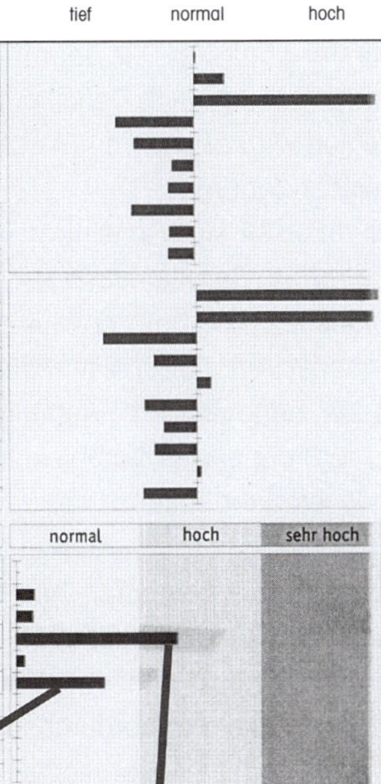

Untersuchungsmaterial: Haare
Einheit der angegebenen Werte: ppm (parts per million)
Referenzwerte: ©Ortho-Analytic AG Juni 2001

Arsenerhöhung:
neurotoxisch;
Ausdruck bakterieller Herde

Aluminium:
Ausdruck von «Leaky Gut»
und Übersäuerung

Kapitel 34 Das hyperaktive Kind (ADD-Syndrome)

Das Syndrom der kindlichen Aufmerksamkeits- und Verhaltensstörungen nimmt stark zu. Der Begriff «ADDS» stammt aus dem Amerikanischen und steht für «Attention Deficit and Distress Syndrome»). In der deutschen Sprachregion wird auch von «ADHS» gesprochen: Aufmerksamkeitsdefizit-Hyperaktivitäts-Syndrom.
In den USA sind scheinbar schon fast 25% aller Kinder im Schulalter davon betroffen, daruner auch leichte Fälle. Es sind zu 80% Jungen und zu 20% Mädchen. Weshalb es viel mehr Knaben sind, weiß man nicht. Das Leiden manifestiert sich meist schon sehr früh, wird aber leider oft lange verkannt oder bagatellisiert. Auffällige Kinder, die bereits mit 4–6 Jahren mit Entgiftung und orthomolekularem Aufbau behandelt werden, haben eine viel bessere Prognose.

Die Kinder fallen durch eine Vielzahl von Symptomen auf:
- innere und oft auch motorische Unruhe
- verminderte Konzentrationsfähigkeit, leicht ablenkbar
- normale, oft überdurchschnittliche Intelligenz
- häufig feiner, leptosomer Körperbau
- erhöhte Neigung zu allergischen Krankheiten, anfällig für Infektionen
- deutliche Verschlechterung nach Konsum von Süßgetränken wie Cola, Sprite, Fanta, Citro, Ice-Tea usw. (sie enthalten Phosphate)
- impulsiv
- überstürzte Aktivitäten

Bei schwerem ADDS ist das Kind so unruhig und oft auch so laut und unangepasst, dass es in eine Sonderschule gebracht wird, wo sich sein Zustand noch verschlimmert, weil es unterfordert ist. Darauf wird mit **Ritalin**® geantwortet. Ritalin ist eine erstaunliche Droge, welche zur Gruppe der Amphetamine gehört, also zu den süchtig machenden Aufputschmitteln. Bei den ADDS-Kindern hat dieses Medikament eine umgekehrte Wirkung: sie sind für 6 bis 8 Stunden deutlich konzentrierter und ruhiger. In den USA schlucken je nach Schule schon 10–20% aller Schulkinder diese abhängig machende Droge zwecks Ruhigstellung. Das große Problem von Ritalin ist, dass sich langfristig ein Psychosyndrom entwickeln kann: erhöhte Gewaltneigung, erhöhte Selbstgefährdung, erhöhte Suizidneigung, erhöhte Kriminalitätsrate. Und, das ist vielleicht noch gravierender: Verminderung der Persönlichkeitsentwicklung und der Entwicklung der Urteilsfähigkeit und Ich-Kraft.

Ritalin®

Wirkung

Amphetamin- und Kokain-ähnliche Droge, aufputschender Wirkung, Suchtpotenzial. Die Langzeitwirkung (25% der Kinder nehmen über 6 Jahre lang Ritalin) und die Wirkung auf Organsysteme und Lernfähigkeit sind noch nicht untersucht. Es wird aber von erhöhter Kriminalität und erhöhter Suizidrate bei Ritalin-Konsumenten berichtet.

Nebenwirkungen

Nervosität, Schlaflosigkeit (trotz Erschöpfung), Appetitverlust, Übelkeit, Gewichtsverlust, Herzjagen, Schwindel und unwillkürliche Bewegungen (Tourette-Syndrom = blitzartige Zuckungen, Schreie, unkontrollierte Schimpfworte und Flüche; zurzeit bei einem auf 200 Kindern in den USA.)
Todesfälle durch Herzstörungen und Selbstmord, Auslösung von Epilepsie, Zwangsreaktionen und Verhaltensstörungen.

Bei nachlassender Wirkung oder beim Absetzen

- Aufmerksamkeitsdefizit, Hyperaktivität, Impulsivität
- Gewaltbereitschaft
- Depression, Weinerlichkeit und Selbstmordneigung

Seelische Wirkung auf die Kinder

- individuelle Kreativität und Spontaneität werden wahrscheinlich vermindert
- Kinder werden unterwürfig und weinerlich
- **Abflachen der Gefühle:** verminderte Spontaneität, Begeisterung, Lebensfreude, Glücksgefühle, Humor, natürliche Neugier (evtl. Hauptwirkung, <u>es erzeugt verschiedene Grade roboterhafter Konformität)</u>

Spirituelle Sicht

- Ritalin zerstört Gehirn-Rezeptoren für Neurotransmitter dauerhaft (Serotonin)
- die Lebenskraft kann sich im Gehirn nicht mehr frei entfalten
- verminderte geistige Orientierung; «der Geist wird verfinstert»
- ethisches Empfinden und Sensibilität für das Gute, Schöne und Wahre vermindern sich
- der Kern der Persönlichkeit wird verändert

Folge: Abstumpfung und Gewalt nehmen zu (USA). Ritalin unterstützt eine fatale Tendenz in unserer Gesellschaft. Überdurchschnittlich viele kindliche und adoleszente Gewalttäter in Schulen waren Ritalin-Konsumenten oder ADDS-Patienten.

Trotzdem habe ich Verständnis für Eltern, die ihrem Kind Ritalin geben, da es kurzfristig deutlich angepasster, ruhiger und konzentrierter ist. Ich kenne auch mehrere Fälle, in denen das Kind nur mit Ritalin überhaupt fähig war, die Schule zu besuchen und dem Unterricht zu folgen. Bei diesen Kindern wurden aber keine anderen Therapien versucht. Ich erlebe immer wieder, dass ADDS-Kinder entweder nur mit Ritalin behandelt oder «verpsychologisiert» werden. Wenn Ritalin verabreicht wird, sollte unbedingt begleitend eine ganzheitliche medizinische Therapie gemacht werden. Ritalin sollte <u>nicht</u> über längere Zeit verabreicht werden.

Bei ADDS handelt es sich um ein körperliches Stoffwechselleiden, das entsprechend behandelt werden muss. Wohl ist es wichtig, dass die Eltern und vor allem auch die Lehrer in der Führung der Kinder betreut und angeleitet werden. Es ist aber eine gravierende Unterlassung, wenn dem Kind keine körperliche Therapie, Ernährungsumstellung und vor allem orthomolekulare Therapie angeboten wird.

Ursachen und Belastungsfaktoren des ADD-Syndroms

Das Leiden hat meist mehrere Ursachen. Mit andern Worten, auch wir können in den meisten Fällen nicht feststellen, welche der belastenden Faktoren die Ursache sind und welche einfach das Leiden verschlimmern oder zur Dekompensation führen. Auf jeden Fall ist es eindeutig so, dass in praktisch allen Fällen durch Beachtung und Behandlung der nachstehend erwähnten Teilursachen das Leiden beträchtlich gemildert werden kann, vor allem langfristig. ADDS-Patienten sind auf Schwermetalle, Umweltbelastungen usw. viel empfindlicher als Patienten mit einem stabilen cerebralen System. Es verhält sich also recht ähnlich wie bei der Epilepsie (Kapitel 32, «Epilepsie»).

Schwermetalle, toxische Metalle

Am häufigsten finden wir **Aluminium.**

Eine Untersuchung hat gezeigt, dass bei 98% der ADDS-Kinder eine erhöhte Dosis Aluminium in der Haarmineralanalyse gefunden werden konnte, gegenüber ca. 25% in der Vergleichsgruppe der normal beschulten Kinder. Bei einer Überprüfung dieser 25% Kinder konnte erneut nachgewiesen werden, dass viele von ihnen in den «normalen» Schulklassen noch knapp toleriert werden konnten, aber auch die betreffend Verhalten die Auffälligsten waren (mehr Info: Horsch/Schurgast, services@orthoanalytic.ch).

Aluminium ist neurotoxisch und beeinflusst die cerebrale Vigilanz. Es führt bei Erwachsenen zu nervlicher Angespanntheit, Schreckhaftigkeit, Tinnitus und Neurasthenie, bei Kindern zu verminderter Persönlichkeitsentwicklung und Hyperaktivität.
Es ist nicht genau bekannt, woher das Aluminium stammt. Man weiß jedoch, dass der Aluminiumgehalt im Wasser in den letzten 10–20 Jahren deutlich zugenommen hat. Ursachen sind die gigantischen Aluminiumabfälle aus den Haushaltungen, die über die Abfallverarbeitung in die Gewässer gelangen. Dazu kommen der saure Regen und die Ansäuerung der Gewässer, welche das Aluminium vermehrt auflösen.
Ein interessanter Aspekt ist die Fluorisierung der Zahnpasten und die Fluorbehandlung der Kinder und – am verheerendsten – die Fluorisierung des Trinkwassers.

Das den Kindern verabreichte Fluor ist ein Abfallprodukt aus der Aluminiumgewinnung: Aluminium ist im Bauxit als Aluminiumfluorid gebunden. Die Bindung muss mit großem Energieaufwand getrennt werden, und es entsteht Aluminium und Fluor. Die Bindung des Fluors mit Natrium ist viel weniger stark. Wird nun dieses Natriumfluorid dem Menschen verabreicht, so verbindet das Fluor sich im Darm wieder mit dem Aluminium und wird wahrscheinlich als Aluminiumfluorid aufgenommen. Von der systemischen Fluorversorgung des Menschen ist dringend abzuraten. Die Fluorisierung der Kinder geschieht mit dem Argument, dass die Zahnschmelzentwicklung besser sei und es weniger Karies gäbe. Es gibt aber auch sehr seriöse Untersuchungen, die darauf hinweisen, dass Fluor wohl den Zahnschmelz stärker mache, aber auch brüchiger. Dies führe später zu verstärkter Rissigkeit des Zahnschmelzes und zur Einwanderung von Bakterien in das Dentin der Zähne.

Vitamin B_6, Kalzium sowie Magnesium fördern die Ausscheidung von Aluminium.

Andere toxische Metalle, die ADDS bewirken können, sind **Quecksilber, Blei** und auch **Zinn.** Im Vordergrund steht bestimmt Quecksilber aus Amalgamfüllungen, auch aus jenen der Mutter. Bei der Geburt kann der Säugling eine rund dreimal so hohe Quecksilberkonzentration aufweisen wie die Mutter. Quecksilber wird im Nervengewebe eingelagert. Das Hirn des Säuglings entwickelt sich in den ersten 6–12 Monaten sehr schnell und ist enorm empfindlich auf Schwermetalle. Deshalb ist es auch so fatal, Säuglinge in den ersten 12 Monaten mit quecksilberhaltigen Impfstoffen zu impfen (Thiomersal)!

Schwermetalle müssen bei den ADDS-Patienten immer gesucht und ausgeleitet werden. Haarmineralanalysen und der DMPS-Test sind die möglichen Testmethoden, aber auch feinenergetische Tests. Der DMPS-Test gehört nur in die Hände eines sehr erfahrenen Arztes für orthomolekulare Medizin oder eines biologisch-medizinischen Arztes.
Die Ausleitung der Schwermetalle wurde in den entsprechenden Kapiteln behandelt.

Die Hauptkomponenten der Ausleitung sind:
- phasenweise Therapie mit **Algenpräparaten** (Spirulina oder Chlorella), 3 x 4 Tabletten täglich, und **Methionin,** 1–2 g täglich. Die Therapie wird in ca. 3-wöchigem Rhythmus mit der orthomolekularen Ausleitung alterniert.
- **Vitamin C**, 1 g täglich;Selenvital (Burgerstein), 150 µg täglich; **Zinkvital** (Burgerstein), 2 Tabletten täglich, jeweils abends

Geopathologische und elektromagnetische Belastungen
Wir können nicht wirklich beurteilen, ob ADDS-Kinder derartigen Belastungen ausgesetzt sind. Aber es empfiehlt sich auf alle Fälle, den Schlafplatz der Patienten genau austesten zu lassen und bei Bedarf zu sanieren. Wir haben damit in einzelnen Fällen erstaunliche Erfolge verzeichnen können. Mehr Informationen im Kapitel 11, «Geopathologie».

<u>Fernsehen und Computer</u>
Kinder verbringen mit elektronischen Medien sehr viel Zeit. Dies ist aus verschiedener Sicht sehr schlecht. Computerspiele, Nintendo, Gameboys und ähnliche Instrumente basieren auf einem regelmäßigen optischen Impuls. Viele Spiele basieren auf einer Frequenz von 7–17 Schwingungen pro Sekunde. Diese Frequenzen (vor allem 7–8 Hertz) liegen in der Nähe der Stimulationsfrequenz des Gehirns, also einer Frequenz, die bei Epileptikern zur Auslösung von Anfällen führen kann. Für ADDS-Patienten sind Computerspiele und die kleinen Hand-Geschicklichkeitsspiele (Gameboys) deshalb streng verboten.
Ein weiteres Problem sind die Inhalte sehr vieler «Kinder»-Sendungen: ihr Inhalt liegt jenseits von allem Natürlichen und zwingt das Kind zur Verarbeitung unrhythmischer, unlogischer und wesensfremder Informationsabläufe, welche auch häufig mit brutalen und unethischen Inhalten gespickt sind. Sehr häufig sind die Kinder nach dem Anschauen solcher Sendungen, aber auch nach Computerspielen sehr aggressiv.

- Die «Stabilität» des kindlichen Gehirns kann unterstützt werden mit Phospholipiden, **z. B. Phosphatahtidyl-Cholin,** ca. 2 x 800 mg täglich peroral; auch enthalten in **Soja-Lecithin** (Burgerstein).
- Ebenso helfen **Magnesium,** z. B. Magnesiumorotat (Burgerstein), **Chrom und Mangan** (Multimineral-Tabletten), sowie **EPO-Nachtkerzenöl**, 2 x 2 Kapseln täglich.

Fettsäuren und Prostaglandinstoffwechsel
Sehr häufig liegt eine Störung des Arachidonsäure-Metabolismus vor, d. h. die Säure ist erhöht, was zu einer Vermehrung des Prostaglandins E_2 führen kann. Die Prostaglandine E_2 sind entzündungsfördernd und können zu einer Reizung der Nervenzellen führen. Das Prostaglandin E_1 hingegen ist entzündungshemmend. Ziel ist, den E_1-Spiegel zu erhöhen und die E_2-Prostaglandine zu vermindern. Dies wird bewerkstelligt durch Omega-6-Fettsäuren. Dazu verwendet man Sonnenblumenöl, das reich an Omega-6-Fettsäuren ist. Gezielter kann man diese Synthese fördern durch EPO (Evening primrose oil = Nachtkerzenöl). Das Fischöl (Omega-3-Fettsäure, Eicosapentaensäure, EPA) wirkt der Bildung von Prostaglandinen E_2 entgegen. Man kann auch Leinsamenöl nehmen, das reich an Omega-3-Fettsäuren ist. Wir testen die Konzentration der Fettsäuren im Blutserum der Patienten, sodass gezielt die einen oder andern Fettsäuren verabreicht werden können. Der Test heißt **Fettsäurenprofil** und kann in großen Labors gemacht werden. Hat der Patient auch Allergien, Ekzeme, Asthma oder trockene Haut, liegt meist ein Mangel an Omega-3-Fettsäuren vor.

Nahrungsmittelallergien und Störungen der Darmflora
Die Patienten müssen zu Beginn der Therapie während mehrerer Wochen **«Die Hypoallergene Stoffwechseldiät nach Rau»,** Kapitel 17, einhalten. Sehr wichtig ist der Verzicht auf Kuhmilchprodukte, weißen Zucker, Hühnereier, Nahrungsmittel mit Hühnereiern und Nüssen. Der Konsum tierischer Produkte ist allgemein stark einzuschränken, weil sie Arachidonsäure enthalten. Zudem sind phosphorsäure- und zuckerhaltige Getränke verboten.
Allergien können im Blut auf Histamin, Serotonin und IgE getestet werden. Nach 3–6 Wochen hypoallergener Diät wird der Nahrungsmittelallergie-Test IgG4 durchgeführt. Häufig muss das **Serotonin** gesteigert werden. Das wird mit Vitamin B, Zink und Magnesium erreicht. In gewissen Fällen kann auch die Aminosäure **Tryptophan** von großem Nutzen sein.

Der künstliche Süßstoff **Aspartam** greift in den Serotoninstoffwechsel ein und dekompensiert die Nervenzellen. Der Mechanismus bewirkt eine Blockierung der Serotoninproduktion im Körper.

- Die Therapie ist recht vielschichtig und benötigt oft mehrere Präparate. Es empfiehlt sich, Therapien phasenweise, d. h. rhythmisch durchzuführen, z. B. 3–4 Wochen Multiminerale und Aufbau der Darmflora, dann 3–4 Wochen Fettsäurentherapie und Ausleitung der Schwermetalle.

Die Therapie von ADDS mit Mikro-Nährstoffen muss über viele Monate durchgeführt werden. Haarmineralanalysen empfehlen wir alle 6–12 Monate, ebenso die Dunkelfelduntersuchung des Vitalblutes.

Zwei spezifische Stoffwechselleiden können zu ADDS führen: **Histadelie** und **chronische Hypoglykämie.**
Bei der **Histadelie** bildet das Kind zu viel Histamin. Hier sind eine histaminarme Ernährung (fleischarme) und eine Nährstoffsupplementierung wichtig: Vitamin B_6 oder noch besser Vitamin-B-Komplex, Mangan und Zink.
Die **chronische Hypoglykämie** ist eine Stoffwechselstörung, bei welcher das Kind bei Verzehr von Kohlenhydraten zu viel Insulin ausschüttet und danach in eine Unterzuckerung fällt. 1 bis 3 Stunden nach der Nahrungsaufnahme sinkt der Blutzuckerspiegel und die Konzentrations- und sogar die Verhaltensstörung nimmt zu. Die Kinder sind oft fast «kohlenhydratsüchtig» und können ihren «Absturz» in die Unterzuckerung nur durch Aufnahme neuer Kohlenhydrate kurzfristig beheben. Sie lieben Pasta, Kuchen, Süßgetränke, Cremes, Eiscreme usw. über alles.

Impfschäden und chronische Viren

Wir finden in feinenergetischen Testungen leider immer wieder Schädigungen durch eine Überreaktion auf Impfungen und chronische Viren. Wir testen aus diesem Grund die so genannten «neurotropen Viren» im Serum, ebenso Antikörper, welche auf Impfschutz hindeuten. ADDS-Kinder sollten nicht oder nur mit großer Vorsicht geimpft werden. (Kapitel 25,«Impfungen»).

Genetisch bedingte Stoffwechselstörung

Es bestehen genetische Schwächen in der Entgiftungsfähigkeit des Körpers, aber auch fehlerhafte Eigenschaften in der antioxidativen Kapazität des Körpers. Einfacher ausgedrückt: 6–10% aller Menschen haben eine verminderte Fähigkeit, giftige Stoffe und Stoffwechselschlacken aus dem Körper auszuschaffen.
Es gibt moderne genetische Tests, mit welchen die entsprechenden Enzyme und Katalysatoren des Stoffwechsels getestet werden können: auf Glutathiontransferase, Folsäure-Reduktase, Cytochrom-Aktivität, Interleucine und viele mehr. Wir sind erstaunt, bei wie vielen ADDS-Kindern (ähnlich wie bei Fibromyalgie und Chronischem Müdigkeitssyndrom) wir genetische Enzymdefekte finden. Die therapeutische Konsequenz ist dann, dass entweder gezielt eine Entgiftung über andere Stoffwechselwege aktiviert wird – oder dass die fehlenden Stoffe gezielt ersetzt werden.

Psychologische Führung

80% der ADDS-Patienten sind männlich, und zumeist bestehen die Hauptprobleme im Schulalter. Eine Zeit, in welcher sich die Ich-Kräfte der Jungen und Mädchen entwickeln. Sehr häufig sind die Kinder überdurchschnittlich intelligent oder sogar hochbegabt, können ihre Fähigkeiten jedoch nicht einsetzen. Zum besseren Verständnis:

- Das Kind ist körperlich und nicht psychisch krank, auch wenn sich seine metabolische Störung im Nervensystem ausdrückt.
- Das Kind produziert seine Verhaltensstörung nicht absichtlich; es spürt seine Störung und leidet darunter.
- Das Kind versteht, dass ihm gewisse Dinge nicht gut tun, hat aber Mühe, auf diese zu verzichten. Klare Richtlinien sind daher wichtig. Das Kind versteht Einschränkungen, wenn sie erklärt werden. Die Gespräche müssen in ruhigen Situationen stattfinden, nie in Momenten, wo es dem Kind schlecht geht oder es gerade einen Fehler gemacht hat.
- Genaue Regeln und Richtlinien sind beim ADDS-Kind sehr wichtig, nie aber Ausgrenzungen.
- Ein klar strukturierter Tagesablauf ist wichtig: Mahlzeiten, Bettruhe usw.
- Das ADDS-Kind braucht Vorbilder. Die Rolle des Vaters ist für den Jungen extrem wichtig. Es muss sehen, dass das Vorbild mit sich selbst ebenfalls streng ist und klare Linien und Werte hat und lebt.
- Der Vater soll Freund und Partner des Kindes sein. «Abenteuer» sollen zusammen erlebt werden. Beim Mädchen gilt dies auch, aber mehr mit Bezug auf die Mutter. «Lebensrollen» sollen sichtbar sein und vorgelebt werden. «Lebensrollen» sollen aber auch als lebenswert dargestellt

werden – von den Eltern, aber auch von anderen Erziehern und Vorbildspersonen.

- Der Lehrer/die Lehrerin soll mit den Eltern häufig Kontakt haben und mit Eltern und Kind Einzelgespräche führen. Die Lehrperson ist für das ADDS-Kind in noch stärkerem Maß eine Vorbildsperson, als dies für gesunde Kinder der Fall ist.
- In vielen Fällen kennen weder Eltern noch Lehrer die Möglichkeiten der biologischen Therapien. Information ist sehr wichtig. Das gilt auch für psychologische Therapien. Es muss Eltern und Kind klar sein, dass bei der Krankheit ADDS in keiner Weise eine «Schuld» der Eltern vorliegt. Man darf die Verhaltensstörung auch nicht verbergen. Je früher eine biologisch-medizinische Therapie einsetzt, desto tief greifender der Erfolg.

Es gibt kein einheitliches Therapieprogramm zur Behandlung von ADDS. Laut unserer Erfahrung brauchen aber alle Kinder eine Ernährungsumstellung (hypoallergene Stoffwechseldiät) und eine Mineralstoff- und orthomolekulare Therapie. Alle weiteren Therapien sind individuell, weshalb eine gezielte Stoffwechselabklärung nötig ist.

Das nebenstehende Schreiben hat mir mein lieber Freund und Partner, Dr. med. V. v. Toenges, gegeben. Er ist anthroposophischer Kinderarzt. Wir haben zusammen die Abklärungs- und Therapieformen entwickelt. Die Worte, aus der Optik des Kindes geschrieben, berühren und tragen zum besseren Verständnis bei.

Denkschrift von Deinem Kind

Sei nicht inkonsequent. Dies verwirrt mich, so dass ich umso mehr versuche, meinen Willen durchzusetzen, wo immer es geht.

Falle nicht auf meine Herausforderungen herein, wenn ich Dinge sage und tue, nur um Dich zu ärgern. Denn sonst werde ich versuchen, noch mehr solche «Siege» zu erringen.

Tu nichts für mich, was ich auch selber tun kann. Denn sonst bekomme ich das Gefühl, ein Baby zu sein, das Deine Dienste weiterhin in Anspruch nehmen kann.

Versuche nicht, mein Benehmen gleich vor Ort mit mir zu besprechen. Aus irgendwelchen Gründen ist mein Gehör dann nicht sehr gut. Und meine Mitarbeit ist sogar noch schlechter. Es ist in Ordnung, das Notwendige zu unternehmen, aber lass uns erst später darüber sprechen.

Gib mir nicht das Gefühl, dass meine Fehler Sünden sind. Ich muss lernen, Fehler zu machen, ohne das Gefühl zu haben, dass ich nicht gut bin.

Nörgle nicht. Wenn Du es tust, muss ich mich davor schützen, indem ich mich taub stelle.

Vergiss nicht, dass ich gerne Dinge ausprobiere. Ich lerne daraus, bitte gewöhne Dich daran.

Schütze mich nicht vor unangenehmen Folgen. Ich muss aus Erfahrungen lernen.

Schenke meinen Wehwehchen möglichst wenig Beachtung. Wenn ich zu viel Aufmerksamkeit bekomme, könnte ich daraus den Schluss ziehen, dass mir Kranksein Vorteile bringt.

Glaube nicht, dass es unter Deiner Würde ist, Dich bei mir zu entschuldigen. Eine ehrliche Entschuldigung gibt mir ein überraschend warmes Gefühl für Dich.

Mach Dir keine Sorgen, wenn Du nicht allzu viel Zeit für mich hast. Es kommt darauf an, wie wir die verfügbare Zeit miteinander verbringen.

Denke daran, dass ich vom Beispiel mehr lerne als von der Kritik.

Das verhaltensauffällige und konzentrationsgestörte Kind
Ursachen, Abklärung und Therapie

Schwermetalle

Quecksilber, Blei, Kadmium, Aluminium

→ (DMPS-Test), Bluttests
Haarmineral-Analyse

Ausleitung und Abgabe von Antagonisten

Nahrungsmittel-Allergie

Milch, Getreide, Nüsse

→ Bluttest | Vegatest
→ Thermografie

Therapie und Diät
milchfrei, Ei-frei, nussfrei;
isopathische Therapie
evtl. Bioresonanztherapie

Darmstörung, Hypoglycämie

- Fehlbesiedlung
- Pilze, Candida
- Pankreasschwäche, Chrommangel
- Durchlässiger Darm

→ Stuhltest und Immunprofil

- Spurenelementmängel
- Histadelie
- Vitaminmängel
- Prostaglandin-Synthese

Haarmineralanalyse
Bluttest

Impfschäden und Viren

- **Virustests IgG und IgM**
- **Anamnese**

VEGETATIVUM-KONSTITUTION
Phosphatempfindlichkeit
Elektromagnetische Belastung

Therapie:
- Isopathie, Utilin, Recarcin
- ungesättigte Fettsäuren, Phospatidylcholin, Lecithin
- Mineralstoffe
- Nosodentherapie
- Katalysatoren/Stimulation des Hirnstoffwechsels
- Vitamine, hoch dosiert (B_6), Magnesium, Chrom usw.
- Diät, Phosphatkarenz
- Freizeitbeschäftigung
- Craniosacraltherapie

- Heart-Rate-Variability-Test
- homöopathische Anamnese
- Mineralstofftherapie
- individuelle Homöopathie, Verhaltenstherapie
wichtig: elektromagnetische Karenz (Fernsehen, Computerspiele)

Kapitel 35 Die chronische Hypoglycämie

Dieses Leiden gehört in die Gruppe der «neurologischen Leiden» und ist den kindlichen Verhaltensstörungen recht ähnlich. Es ist bei Kindern auch häufig eine Teilursache von ADDS.
Das Leiden besteht aber auch sehr oft bei Erwachsenen und drückt sich hier oft in einer milden Form aus. Die Hypoglycämie ist mit Spurenelementen und einer Ernährungsumstellung leicht zu behandeln.

Kernsymptome

- Der Erwachsene und das Kind leiden unter Konzentrationsstörungen, vor allem vor den Mahlzeiten. Das Kind ist oft gehässig und ungehalten; und die Lehrerin klagt, das Kind sei in den Leistungen unstabil.
- Der Erwachsene und das Kind sind im Körperbau eher etwas «pastig», tonusarm oder sogar hypoton.
- Der Erwachsene hat ungemeine Essgelüste und muss manchmal fast ultimativ etwas essen.
- Gewichtszunahme auch dann, wenn man wenig isst
- Neigung zu Adipositas oder zu oft unerklärlichen Schwächezuständen
- Vorliebe für Kohlenhydrate wie Nudeln, Kartoffeln, Süßspeisen, obwohl man sich danach oft müde fühlt
- Neigung zu Schwächezuständen, Ohnmachts- oder Schwindelgefühl
- Fasten tut gut, aber erst nach einigen Tagen
- Ab und zu Herzjagen und «Schwarzwerden» vor den Augen
- Nervosität, Reizbarkeit, Zittern und Angstgefühle
- Tiefer Blutdruck und eher zu tiefe Körpertemperatur

Wenn viele der Symptome vorhanden sind, besteht möglicherweise eine Hypoglycämie-Tendenz oder eine konstitutionelle Hyperinsulinämie! Die Abklärung ist meist einfach, ebenso die Therapie, auch wenn sich die Neigung zur hyperinsulinämen Hypoglycämie nur zum Teil beseitigen lässt.

Während erhöhte Blutzuckerwerte und Diabetes mellitus bestens bekannt sind und auch stets gesucht werden, ist die chronische Hypoglycämie eine nahezu unbekannte Krankheit, obwohl sie fast ebenso häufig ist und dem Patienten langfristig starke metabolische Probleme bringen kann. Häufig macht sich eine chronische Hypoglycämie nur durch eine Hirnleistungsschwäche oder eine schwankende Hirnleistung bemerkbar; sie kann den Menschen aber beträchtlich einengen.
Die Hypoglycämie-Neigung begleitet den Menschen meist von seiner Kindheit an. Im Alter aber sind die Menschen, die früher hypoglycämisch waren, sehr oft Altersdiabetiker, als sei nun die jahrzehntelange übermäßige Insulinausschüttung in eine Schwäche des Inselzellapparates übergegangen.

Ein wenig Biochemie: Die menschlichen Zellen benötigen zum Energiegewinn Glucose (Traubenzucker). Glucose ist ein so genanntes Monosaccharid, ein Einfachzucker. Sie entsteht im Darm durch Spaltung der höhermolekularen Kohlenhydrate Polysaccharide und Disaccharide zu Monosacchariden. Diese werden alsdann aus dem Dünndarm resorbiert und ins Blut transportiert. Die darauf folgende Verwertung des Zuckers (Glucose) in die Zelle hinein ist ein Vorgang, der vom Pankreashormon Insulin abhängig ist. Je mehr Insulin vorhanden ist, desto schneller wird der Zucker in den Zellen «versickern», und der Glucosespiegel im Blut sinkt.
Die Zelle selbst verarbeitet den Zucker in der angeschwemmten großen Menge nicht genügend schnell und weicht deshalb auf einen Ausweichstoffwechsel der Glucoseverwertung aus: die **Lipogenese.** Das bedeutet Fettproduktion: Der Körper ist in der Lage, aus Glucose unter dem Einfluss von Insulin Körperfett zu produzieren. Andererseits wird der Zucker in der Zelle teils durch Gärung abgebaut, was zu lokaler Säureproduktion und «Übersäuerung» führt.

Beim Hypoglycämie-Patienten mit seiner übersteigerten Insulinantwort findet sich deshalb fast immer eine vermehrte Lipogenese, also Fettbildung. Die Hauptsymptome entstehen aber durch den zu tiefen Blutzuckerwert, welcher eine bis mehrere Stunden nach Nahrungseinnahme eintritt.

Eine andere Ursache der hypoglycämischen Stoffwechselstörung kann bei erhöhter Nebennierentätigkeit entstehen, d. h. wenn die Nebennierenrinde vermehrt Cortisol produziert. Auch dann kommt es oft zu einem Anstieg des Insulinspiegels.

Die Hauptursachen der Hypoglycämie sind:

- **Fehlernährung**
- **vermehrte Durchlässigkeit des Darms** (siehe auch Kapitel 15)
- **ein Mangel an Spurenelementen**

Fehlernährung

Kurzkettige Kohlenhydrate – dazu zählen Zucker und Süßspeisen, aber auch weißer Reis und Mehlspeisen – werden im oberen Dünndarm, teils sogar schon im Magen aufgenommen. Diese Form von Kohlenhydraten geht schnell ins Blut, so dass es, vom Hypothalamus gesteuert, zur übermäßigen Ausschüttung von Insulin kommt. Als Folge kommt es zu einem sekundären Absinken des Blutzuckerspiegels.

Bei zu niedrigem Blutzuckerspiegel werden zur Kompensation Adrenalin und Glucocoticoide gebildet, welche die Leber belasten und das Speicher-Kohlenhydrat (Glycogen) freisetzen. Der Kreis schließt sich damit, und es wird noch mehr Insulin ausgeschüttet.

Ernährungstipps für hypoglycämische Patienten

Zu meiden sind

- Zucker und Süßspeisen
- Süßgetränke
- Alkohol nur in kleinsten Mengen
- Kaffee wegen der adrenalinartigen Wirkung
- nur wenig Weißmehlprodukte

Zu bevorzugen (teils mit Einschränkungen)

- viel Saisongemüse, Rohkost, Sprossen und Keime
- Samen, Nüsse
- Vollkorn und Vollkornprodukte wie Hafer, Dinkel, Gerste
- rohes Gemüse als Zwischenmahlzeit, z. B.Karotten, Fenchel
- Basesuppe als Getränk tagsüber; Rezept Seite 506
- Kartoffeln, nur in kleinen Mengen
- Salate mit gutem Öl (Oliven-, Sonnenblumenöl usw.)
- ungeschwefelte Trockenfrüchte als Zwischenmahlzeit
- tierisches Eiweiß: Eier, wenig Fleisch, pro Woche 1- bis 2-mal Fisch, mageres Geflügel, Trockenfleisch

Die zu bevorzugenden Lebensmittel garantieren einen ausgeglichenen Blutzuckerspiegel und vermeiden eine starke Insulinausschüttung.

Sehr gut hat sich bei Kindern die Suppe zum Frühstück bewährt, z. B. eine Gersten- oder eine Hafersuppe. Sie kann alle paar Tage zubereitet, im Kühlschrank aufbewahrt und jeweils aufgewärmt werden (nicht im Mikrowellenofen!).
Ebenfalls sehr gut bewährt hat sich die **Basesuppe nach Rau,** Seite 506. Kinder können das Gemüse, die normalerweise entfernt wird, mit der Suppe essen. Diese Suppe gibt einen sehr guten «Boden» für den ganzen Morgen.

Durchlässigkeit des Darmes (Leaky Gut Syndrome)
(siehe auch Kapitel 15 «Das Syndrom des durchlässigen Darms»)
Eine vermehrte Durchlässigkeit des Darms ist auf eine chemische Schädigung der Darmschleimhaut infolge falscher Darmflora oder infolge Konsum zu vieler konservierter Nahrungsmittel zurückzuführen.
Auch eine Nahrungsmittelallergie kann Auslöser sein, meist von einer Milchprodukte-Unverträglichkeit herrührend. Sie führt zu einer Darmschleimhautatrophie und damit zur Durchlässigkeit.
Nach Nahrungsmittelallergien wird diagnostisch mit der Thermoregulationsdiagnostik und der Vegatestung gesucht, neuerdings auch mit den IgG4-Tests auf Nahrungsmittel (Kapitel 13, «Nahrungsmittelallergien»).

Der **Aufbau der Darmschleimhaut** mit Sanum- und Burgerstein-Mitteln:
- während 7 Tagen **Notakehl,** 3 x 1 Tablette täglich
- während 14 Tagen **Fortakehl-Tabletten,** 3 x 1 Tablette täglich
- während mehrerer Monate täglich **3 Mucokehl-Tabletten,** morgens, und **1 Nigersan-Tablette,** abends
- während der ganzen Zeit **Recarcin D6** und **Utilin D6,** je 1 Kapsel pro Woche
- **Molybdän,** 1 Tablette täglich; **Glutamin,** 2 x 1 Tablette täglich; beide während ca. 6 Wochen

Diätetisch
- Reisschleim täglich, keine Weizen- und Milchprodukte
- Rohkost, fein raffeln, lange kauen (Zellulose baut Darmbakterien auf)

Eine bekannte, wenn auch seltenere Form der postprandialen (nach dem Essen auftretenden) Hypoglycämie ist das Dumping-Syndrom nach Magenentfernung. Hier gelangen die Kohlenhydrate zu schnell in den Dünndarm, wo sie resorbiert werden. Man schafft mit kleinen Mahlzeiten und großen Trinkmengen Abhilfe, zudem meidet man Zucker und Teigwaren.

Spurenelementmangel

Für die Verwertung von Glucose benötigt der Organismus Chrom, Mangan, Zink und Magnesium. Um Glucose in Glycogen umzuwandeln, also den Kohlenhydratspeicher aufzubauen, braucht es Phosphat, Kalium und Kalzium. Bei den Aminosäuren sind Glutamine wichtig. Kontraproduktiv wirkt ein hoher Kupferspiegel.

Bei Hypoglycämie wird ein Spurenelementmangel wie folgt behandelt:

- **Mangan,** 2 x 10 mg
- **Zink,** 2 x 15 mg
- **Glucosetoleranzfaktor,** (organisch gebundenes Chrom) oder Chromvital, 2-mal täglich
- **Multivitamin-Präparat,** eher niedrig dosiert, wie z. B. das Multivitamin-Mineral-Präparat Cela (Burgerstein), 2 x 1 Tablette täglich
  Das Präparat sollte kein Kupfer enthalten.
- **Base-Mittel** empfehlenswert, z. B. Pro Base (Burgerstein), 2 x 1/2 TL täglich

Die Diagnostik der nahrungsmittelbedingten Hypoglycämie

Haarmineralanalyse (HMA): Einerseits besteht ein Mangel an den schwer resorbierbaren Spurenelementen Zink, vor allem von Mangan und oft auch von Molybdän. Tiefe Chromwerte sind fast pathognomonisch für die Hypoglycämie. Andererseits führt die bei der Hypoglycämie immer vorliegende Übersäuerung zur Ausschwemmung des Kalziums und des Kaliums aus den Depots, was zu erhöhten Werten von Kalzium und Magnesium in der HMA führt.

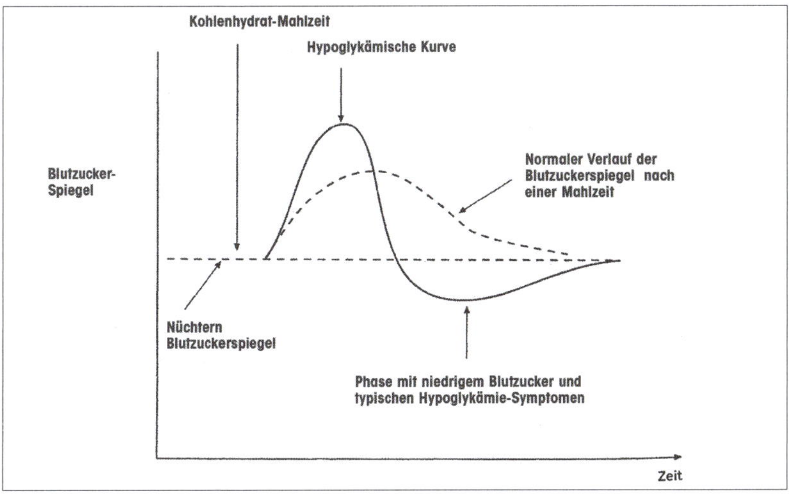

Blutzucker- und Insulintestungen nach Glucoseeinnahme, 50 g Glucose in 200 ml Wasser. 1 bis 3 Stunden nach Glucose-Einnahme ist der BZ-Spiegel zu tief. Oft ist der Insulinspiegel zu hoch und auch dann noch hoch, wenn der BZ schon wieder tief ist.

Großer Stuhl-Check Ortho-Analytic: Zeigt die Fehlbesiedlung und sehr häufig auch die Verminderung der normalen Dünndarmflora Bifidus und Bacteroides, aber auch die Anzeichen von Dünndarmatrophie.

Spezielle Serumtests: Zink ist meist tief, Vitamin B6 ebenfalls eher tief. Die Histaminwerte sind nur bei einer Nahrungsmittelallergie erhöht. Recht typisch wäre – sofern labormäßig testbar – ein tiefer Sperminspiegel im Serum.

Zusammenfassung

- Die Hypoglycämie ist häufig ernährungsbedingt und kann mit einer konsequenten Nahrungsumstellung meist massiv verbessert werden.
- Die Hypoglycämie ist sehr häufig und geht meist mit neurologischen, metabolischen und psychischen Symptomen einher.
- Bei klinischem Verdacht ist die Therapie mit Ernährungsumstellung, Zink, Vitamin-B-Komplexen, Mangan und Chrom lohnend und bringt nach 6 bis 8 Wochen eine deutliche Verbesserung.

Nachweismethoden

- Glucose-Toleranztest, incl. Insulinbestimmung
- Haarmineralanalysen:
- Calzium und Magnesium hoch, Zn, Mn, Cr tief
- Serumanalysen auf Histamin, Spermin, Spermidin
- serolog. Tests auf „gastrointest. und neurotrope" Viren
- Heart rate variability Test

typische Symptome

- Schwäche, Abgeschlagenheit, Ohnmachts- und Schwindelgefühl
- Depressionen, Vergesslichkeit, Konzentrationsmangel, Ohnmachtsgefühle
- Herzjagen, v.a. postprandial, «Schwarzwerden» vor den Augen
- Unruhe, bei Kindern Hypermotorik und attention deficit

Kapitel 36 Menopause und weibliche Hormone – Männliche Impotenz

Die ganzheitliche, also Biologische Medizin behandelt Krankheiten, indem sie die Ursachen beseitigt und nicht einfach die Symptome unterdrückt. Sie ist bestrebt, den Körper wieder in den Zustand der Selbstregulation zu bringen, d. h. seine Schwächen durch Eigenleistung zu überwinden.

Frau, 50 Jahre alt, Wechseljahre? Dann ist das Angebot seitens der Ärzte, weibliche Hormone einzunehmen, in Sichtweite. Diese sollen gegen Osteoporose schützen und auch für das Nervenkostüm gut sein! Nicht nur das – auch die Haut bleibt schöner und vieles mehr! Schnell gesagt, schnell getan – man schlucke Östrogene! Aber worauf lässt sich «Frau» damit ein?

Die Jahre vor der Menopause

Die Rhythmik der Hormonproduktion und die Menge des Progesterons verändern sich bereits 5 bis 8 Jahre vor dem Ende der Periode. **Progesteron** ist nicht nur das Aufbauhormon für eine Schwangerschaft, es stärkt den Körper allgemein. Progesteron ist ein «Verjüngungshormon». Es entspricht dem Hormon **Testosteron** beim Mann, das für Potenz und Erektionsstärke verantwortlich ist, aber auch für allgemeine Ausdauer, Spann- und Muskelkraft. **Östrogen** hat eher eine sexuelle Funktion. Der Progesteronspiegel geht deutlich früher zurück als der Östrogenspiegel.
Wenn das Progesteron zurückgeht, geht auch der Aufbau der Knochen langsam zurück, was zu Knochen- und Rückenproblemen führen kann. In dieser Phase ist aber auch häufig das **Cholesterin** erhöht. Warum? Weil Cholesterin die Vor- oder Zwischenstufe der Progesteronsynthese ist und das cholesterinverarbeitende Enzym oder die dazu notwendigen Spurenelemente und Vitamine fehlen.
In dieser Zeit kann der Frau geholfen werden, wenn sie Bausteine bekommt, welche die **Progesteron-Eigensynthese verbessern:** Mehrfach ungesättigte Fettsäuren, wie sie enthalten sind in Ölen wie Leinsamenöl, Nachtkerzenöl, Olivenöl und Weizenkeimöl. Es gibt auch spezielle Ölmischungen; sie haben in den USA bezeichnenderweise Namen wie z. B. «Women's Help».
Eine andere Möglichkeit sind Vitamin E und Magnesium und Selen sowie (vor allem für Männer) Zink, welche die hormonbildenden Enzyme fördern. Alle

diese Stoffe haben aber noch andere gute Wirkungen. Ungesättigte Fettsäuren machen die Haut geschmeidig, sie helfen gegen Konzentrationsstörungen und bei Depressivität. Der Frau wird hier auch auf anderer Ebene geholfen, wo die sonst üblichen Hormonpillen nichts nützen, sondern im Gegenteil nur Schaden anrichten.

- **Zink** hilft der Prostata beim Mann und entgiftet (wie auch Selen) von Schwermetallen, die so oft ein Begleitproblem sind.
- Hilfreich ist auch **Vitamin E** in einer Dosierung über 400-800 IE.
- **Selen** ist der bestbelegte Krebsvorbeuger bei Frauen. Es ist sowohl ein Stimulator der eigenen hormonproduzierenden Fermente, aber auch das Antioxidans, das bei Neutralisierung zelleigener und krebsfördernder «freier Radikale» hilft.

Einige **pflanzliche Stoffe** eignen sich gut zur Unterstützung der Hormonsynthese und auch gegen die Beschwerden in der Menopause:

- **Alchemilla comp.** (Ceres): Stellt punkto Qualität (fast) alle anderen Produkte in den Schatten. Erfüllt die höchsten Ansprüche an Rohmaterial, manuelle Verarbeitung, Spezialextraktion und Lagerung. Dies ermöglicht eine enorm tiefe Dosierung von täglich nur 3 x 5 Tropfen. Alchemilla-comp.-Tropfen wirken bei Hitzewallungen, psychosomatischen Beschwerden, im Klimakterium, bei Dysmenorrhö und bei prämenstruellem Syndrom (Fläschchen zu 20 ml).
- **Klifem** (Pekana): Besteht aus 8 Komponenten aus dem Pflanzen-, Tier- und Mineralreich; spagyrisch homöopathisch aufbereitet. Wirksam ist Klifem bei Wechseljahrbeschwerden wie Hitzewallungen, psychischer Angespanntheit usw., 3-mal täglich 20 Tropfen einnehmen (in Fläschchen zu 50/100 ml erhältlich).
- **Viburnum comp.** (Heel): Komplexhomöopathikum mit 14 Komponenten aus Pflanzen-, Tier- und Mineralreich. Die Komponenten sind fein abgestimmt auf die Funktion der Schleimhäute,die weiblichen Geschlechtsorgane, auf krampfartige Beschwerden von Hohlorganen, auf psychische und körperliche Erregbarkeit usw., 3-mal täglich 20 Tropfen nehmen (Ampullen oder Fläschchen zu 30 und 100 ml).
- **Menosan** (Bioforce): Komplexhomöopathikum. 6 Komponenten aus Pflanzen- und Tierreich. Wirksam bei Wechseljahrbeschwerden, Schmerzen im Bereich der weiblichen Unterleibsorgane, Schlaf-

störungen usw., 3-mal täglich 10–20 Tropfen (Menosan gibt es als Tropfen oder Tabletten; wird von der Krankenkasse nur bezahlt, wenn eine Zusatzversicherung besteht).

- **Mönchspfeffer** (Vitex agnus castus) und **Silberkerze** (verschiedene Cimicifuga-Arten) sind die gängigsten Phytotherapeutika zur Behandlung von Frauenbeschwerden. Es gibt Mono- als auch Kombinationspräparate beider Pflanzen (primär zur Behandlung des prämenstruellen Syndroms).
  Vom Mönchspfeffer gibt es in der Schweiz **Emoton-**(Tentan) Tabletten im Handel.
- Die **Silberkerze** (Cimicifuga) wird in der Schweiz als Monoprodukt unter folgenden Markennamen angeboten: **Cimifemin, Drosana Femicin, Remifemin, Alpinamed-Wechseljahrstropfen.**
  In Kombination mit anderen pflanzlichen Inhaltsstoffen sind gut ein weiteres Dutzend Produkte im Angebot.
- Gut bewährt haben sich zudem **Klimaktoplant**-Tabletten, **Mulimen-**Tropfen, oder homöopathische anthroposophische Organextrakte wie **Ovarium comp.** (Heel oder Wala usw).
- Wichtig ist eine Ernährung, **welche die Hormonsynthese fördert:** Gemüse, Soja, Kartoffeln, grüne Erbsen und Fisch fördern die Hormon-Eigensynthese.
- Früchte, aber nur morgens gegessen, entwässern den Organismus. Besonders gut sind geschälte Äpfel und Birnen sowie Aprikosen. Nüsse enthalten viel Magnesium und Kalzium, vor allem Cashewkerne.
- Base- und Mineralstoffpulver (Alen, Alkala usw.) machen den Körper basischer. Progesteron wird im basischen Milieu viel besser gebildet.

Fleisch, Milch und Zucker unterdrücken die Hormonsynthese und fördern Lymphstauungen und Schwellungen, welche ohnehin in diesem Lebensabschnitt oft ein Problem sind.

Osteoporose und Beschwerden in der Menopause

Sehr häufig wird Frauen ab 40/50 empfohlen, wegen der drohenden Osteoporose Hormone zu nehmen, insbesondere, wenn sie zu den so genannten «Risikogruppen» zählen: Raucherinnen, kinderlose Frauen, schlanker Körperbau, oder wenn in der Familie schon Osteoporose vorgekommen ist. Östrogene sollen helfen, die Knochen wieder zu stärken. Dies stimmt leider nicht.

Östrogene verlangsamen den Knochenabbau leicht, aber auch nur die ersten 2–3 Jahre. Den Aufbau der Knochen und der Kräfte fördern aber **Progesterone** und andere Elemente wie Basetherapien, Mineralstoffe, insbesondere Silizium, Zink, Mangan, in gewissem Sinne auch Kalzium. Die Progesterone stimulieren die Osteoblasten (Knochenaufbauzellen).

Die Abnahme des körpereigenen Progesterons führt bei Frauen 5–8 Jahre vor der Menopause (Ausbleiben der Periodenblutungen) zu oft unregelmäßigen Blutungen und einem relativen Überwiegen der Östrogene. Dieses relative Überwiegen des Östrogens und die altersbedingten Schwankungen verursachen die typischen Symptome wie Wallungen, Hitze, Depressionen, Schwellungen und vor allem Gewichtszunahme und auch Wachstum von Myomen und starke Monatsblutungen.

Östrogene folgen dem «sauren Prinzip»; sie entfalten ihre Nebenwirkungen im übersäuerten Körper weit stärker. Base und basische Ernährung lindern alle diese Symptome, da Progesteron dem «basischen, aufbauenden Prinzip» folgt.

Die **Therapie der Menopausensymptome** und vor allem der beginnenden Knochendichteverminderung liegt in der Unterstützung der Progesterone (z.B. Diosgenin oder natürliches Progesteron) durch Basen- und Mineralstofftherapien (aber nicht aus Milch, aus der das Kalzium gar nicht resorbiert wird und welche die anderen wichtigen Mineralien eben nicht enthält). Siehe auch Kapitel 28 «Kalzium – von der Kindheit bis ins Alter».

Der Hormonersatz

Bevor der Arzt überhaupt an eine Hormonabgabe denkt, sollten – am besten in der ersten und in der letzten Woche des Zyklus, sicherlich aber in den Tagen vor der erwarteten Periode – die weiblichen Hormone und die Hormonvorstufen Cholesterin und DHEA gemessen werden, aber auch die Eierstock-stimulierenden Hormone FSH und LH der Hypophyse. Dann sieht man, welche Hormone überhaupt benötigt werden oder wo der «Knopf» liegt: Meist liegt nämlich ein Mangel an Progesteron und gar nicht an Östrogen vor, das die Ärzte so schnell verschreiben. Man sieht aber auch, ob der Körper selbst Hormone stimulieren möchte. In diesen Fällen sprechen die Frauen ganz besonders gut auf die natürlichen Vorstufen an.
Häufig ist die Ursache in einer Schwäche der Hypophyse (Hirnanhangsdrüse) zu finden, welche die Ovarien dann gar nicht stimuliert. In diesem Fall ist der

«Der Tanz der Hormone»
(Hormonsynthese)

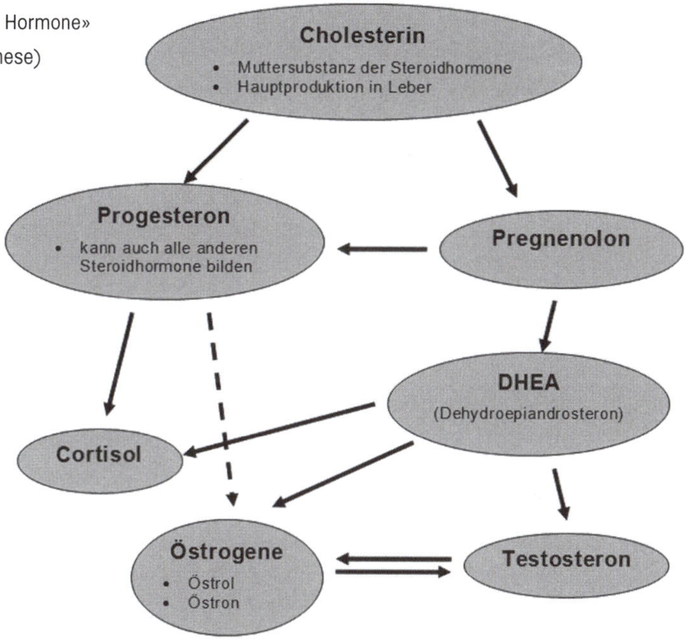

tiefe Hormonspiegel auf eine toxische Störung, meist sind es Schwermetalle oder andere Zell-Gifte, oder die Leber zurückzuführen. Die Hypophysenhormone FSH und LH, oder eines dieser Hormone, sind dann zu tief. Eine Schwermetallbelastung der Hypophyse und der Ovarien ist übrigens auch die häufigste Ursache für die Sterilität der Frau.

Menschliches Östrogen versus Premarin	
Humanes Östrogen	
• 80% E3	Estriol (wirkt krebshemmend)
• 10% E1	Estron
• 10% E2	Estradiol
Premarin (von trächtiger Stute)	
• 80% E1	kann krebserregend sein
• 5% Equilin	führt zur Erhöhung des Sexualhormon bindenden Globulins
• Rest E2 und andere	

Die Zusammensetzung der menschlichen Hormone unterscheidet sich stark von denjenigen des Pferdes.

Klimakteriumsprobleme sind nicht Östrogen-, sondern meistens Progesteronrobleme oder tiefer liegende Mängel und Enzymblockaden. Eine isolierte Östrogenabgabe, wie sie leider meistens gemacht wird, ist meist falsch und schädlich.
Es gibt sogar noch eine weitere Möglichkeit, wenn man testen will, ob falsche Hormone vorliegen, welche die Hormonsynthese blockieren (z. B. nicht passende synthetische Hormontherapien oder hormonähnliche Substanzen aus der Ernährung und von Umwelteinflüssen). Diese Untersuchung bezieht sich auf das **SHBG** (Sexualhormon bindendes Globulin, ein in der Leber erzeugtes Eiweiß, das falsche Hormone auszuscheiden versucht).

Es gibt viele **Hormonpräparate,** die meistens östrogenlastig sind, und sogar einige (veraltete) reine Östrogenpräparate (z. B. Premarin). Sie werden (außer den pflanzlich-biologischen) aus dem Harn trächtiger Stuten hergestellt, der sehr hormonhaltig ist.
Diese Hormone werden dann (damit sie von den Firmen patentierbar sind und auch ein rentables Präparat abgeben) chemisch leicht verändert. Sie haben zwar immer noch die Hormonwirkung, machen aber vermehrt Nebenwirkungen und können sogar krebsfördernd sein, z. B. das Östrogen Estradiol (Premarin) oder das Gestagen Medroxyprogesteron-Acetat (wie in Depot-Provera u. a.). Unter diese Kategorien fallen auch alle Anti-Baby-Pillen, welche die Hormon-Eigenproduktion der Frau sogar unterdrücken, also eigentlich genau das Falsche machen (zumindest sind diese Präparate heute meist tief dosiert). Das Östron, eine Östrogenform, welche bei Pferden in hohem Masse vorhanden ist, ist bei Frauen normalerweise nicht oder maximal zu 8% vorhanden und fördert sogar stark den Brustkrebs.
In den USA sind die Möglichkeiten der hormonellen Testung differenzierter als bei uns. Es können da sogar Untergruppen der Östrogene, die 3-OH-Estradiole und die 16-OH-Estradiole, getestet werden sowie deren Konzentrationsverhältnis zueinander. Sind die 3-OH-Estradiole überlastig, besteht ein viel größeres Brustkrebsrisiko, und eine Ausleitung der Östrogene ist nötig.
Die **16-OH-Estradiole** und das natürliche Östrogen **Estriol** sind **krebshemmend;** es muss daher darauf geachtet werden, dass deren Konzentration verhältnismäßig hoch ist. Das kann man erreichen durch Einnahme von Nahrungsmitteln, die reich an 3-Indol-Carbinolen sind, welche die Synthese der «schlechten» Östrogene hemmen, wie Brokkoli, Spinat, Hafer und Soja. Die Einnahme dieser Nahrungsmittel erhöht die «guten» Östrogene und gibt den Frauen eine gute weibliche Figur.

Mehr Infos zur Hormontherapie: Kapitel 21, «Alterung und Aufbautherapie»

Die natürlichen Hormone

In den USA werden Hormone aus Pflanzen extrahiert, welche haargenau den menschlichen entsprechen und auch in Verhältnissen zusammengesetzt sind, die dem Organismus der Frau entsprechen, z. B. Bi-Östrogen oder «Natural Progesteron» (Pro-Gest). Sie alle haben die Nebenwirkungen der Hormontherapie nicht, wie etwa Adipositas, Venenprobleme, Hautäderchen, Gemütsschwankungen, hoher Blutdruck, Libidoverlust usw.
Noch viel genialer sind die **Hormonvorstufen** der körpereigenen Hormonproduktion, wie Glutathion, **Diosgenin, DHEA, Pregnenolon sowie 3-Indol-Carbinole,** die gezielt eine schwache Hormon-Eigenproduktion unterstützen können, sogar bei älteren Frauen.

Da Steroidal-Hormone eine weit breitere Wirkung haben als nur eine sexuelle, kann man damit auch andere Hormone wie Adrenalin, Cortison-Eigenproduktion und Serotonin (Blutdruck, Durchblutung) günstig beeinflussen, also auch z. B. Arthritis, Hautleiden, Allergien usw. biologisch angehen!

Alle diese Hormonvorstufen, aber auch die richtigen Spurenelemente, Vitamine und hochwertigen Fettsäuren sind im BioMed Center Sonnenberg erhältlich. Sie hat sich in der Schweiz als erste Institution mit natürlichen Hormonen auseinandergesetzt. Aus rechtlichen Gründen können in der Schweiz und in Deutschland solche Hormone nur auf Einzelrezept verordnet werden.

Der Erfolg einer natürlichen Hormontherapie ist frappant: auch Probleme wie Libidostörungen, Potenzstörungen (bei Männern), sogar Prostata- und Brustkrebs können erfolgreich damit behandelt werden, natürlich begleitet von anderen biologischen Therapien. Im Gegensatz zu synthetischen Hormonen, die oft krebsfördernd sind, sind die natürlichen Hormone, z. B. das körpereigene Progesteron, geradezu krebshemmend und fördern den Aufbau von gesundem Gewebe, wie z. B. der Knochenmasse.

In den USA ist diese Form der natürlichen Hormone in der Medizin völlig etabliert und Routine. Es ist nur auf die massive Werbung und «Information» der Ärzte durch die Pharmaindustrie zurückzuführen, dass in der Schweiz erst wenige Ärzte diese Präparate kennen und abgeben.

Natürliche Hormone für Menopause und Osteoporose

- **DHEA,** 25-mg-Kapseln (Vorstufe der Hormonsynthese, ein Nebennierenhormon)
- **Biestrogen,** 2,5 mg; Progesteron, 100-mg-Kapseln enthält 2,0 mg Estriol, 0,5 mg Estradiol und 100 mg Progesteron pro Kapsel
- **Estriol 0,05% Vaginalcreme,** 50-g-Tube mit Applikator (Magistralrezeptur)
- **Pregnenolon** 10-mg-Kapseln. Pregnenolon 30-mg-Kapseln Hormonvorstufen
- **Progesteron,** 50-mg-Kapseln
- **Progesteron,** 100-mg-Kapseln
- **Pro-Gest-Body-Cream,** 60-ml-Tube (Diosgenin-Creme, Einzelrezeptur)
- **Phyto-Soja:** (Phyto-Steroide: hormonähnliche Substanzen, welche die Sojapflanze herstellt), empfehlenswert als Ausweichpräparat

Für Männer mit Osteoporose: «männliche Menopause»

- **Testosteron,** 10-mg-, 40-mg- oder 50-mg-Kapseln (zum Teil kassenpflichtig)
- **Androstenadion-Spray,** 2,5 mg/Hub 60 ml (leider aus den USA kaum erhältlich, Vorstufe, steigert männliche Potenz)

Die aus Pflanzenextrakten hergestellten natürlichen Hormonpräparate werden individuell verordnet und dosiert, entsprechend den Hormontests im Speichel und im Blut.

Medikamente bei Osteoporose
(siehe auch Kapitel 27, «Osteoporose»)

Zur Prophylaxe oder auch zur Behandlung der manifesten Osteoporose bieten sich vielerlei natürliche Produkte an. Zu unterscheiden sind Homöopathika und orthomolekulare Zubereitungen. Erstere fördern auf der energetisch-informativen Ebene im Körper allgemein den Knochen- und Zahnaufbau (sie sind alle «substanzfrei»). Letztere stellen dem Körper die für den Knochenaufbau und -erhalt notwendigen Mineralien und Vitamine zur Verfügung.
Bei degenerativer Knochenerkrankung ist eine **Langzeitbehandlung** während Jahren und eine konsequent kuhmilchfreie beziehungsweise milchreduzierte Ernährung zwingend.

Komplexhomöopathika

- **Oss Regen** (Pekana): Homöopathisch-spagyrisches Komplexmittel aus dem Pflanzen- und Mineralreich. Bei verminderter Knochendichte, Knochenhautentzündungen, Bandscheibenvorfall usw. Das Produkt ist frei verkäuflich in Tropfenform, Gebinde 50 oder 100 ml.
- **Osteoheel** (Heel): Homöopathische Tabletten aus Pflanzen-, Mineral- und Tierreich. Lindert bei Knochenhautentzündungen und anderen Knochenerkrankungen. Rezeptpflichtig.
- **Aufbaukalk 1 und 2** (Weleda): Anthroposophisches Heilmittel, dynamisiert. Der Aufbaukalk besteht aus mineralischen, tierischen und pflanzlichen Komponenten. Einziges Kombi-Mittel, das 2-mal täglich eingenommen wird, und zwar morgens und abends, ganz dem körperlichen Bedürfnis und Tagesrhythmus angepasst! Kombipackung in Dosen von 2 x 50 g und 2 x 100 g.
- **Urticalcin** (Bioforce): Ein homöopathisches Mittel aus dem Pflanzen- und Mineralreich. Indiziert bei Kalkmangelerscheinungen, zur Unterstützung des Knochenbaus, bei brüchigen Fingernägeln usw. Urticalcin gibt es in Tablettenform.
- **Equisetum** (Ceres:) Schachtelhalm- oder Zinnkrautpräparat eignet sich optimal, um im Körper die strukturellen und gliedernden Kräfte zu fördern und zu lenken. Entfaltet seine Wirkung nicht nur beim Aufbau der Knochen, sondern hilft auch bei der Reinigung des Bindegewebes und unterstützt die Nierentätigkeit. Ideale Begleitmedikation bei jeder Osteoporosebehandlung. Erhältlich als Tropfen.

Spurenelemente und Vitamine zur Förderung der Aufbaukräfte

- **Kalzium Plus** (Burgerstein): Zur Erhaltung einer gesunden Knochenmasse. Enthält nebst Kalzium und Magnesium noch weitere synergistisch wirkende Mineralstoffe und Spurenelemente wie Zink, Mangan und Kupfer und die Vitamine C, D3, K, B6 und Folsäure.
- **Dolomit** (Burgerstein): Die Kautabletten enthalten physiologisch gesehen die ideale Kombination von zwei Teilen Kalzium und einem Teil Magnesium. Sie sind somit optimal geeignet, dem Körper diese für den Knochenaufbau und -erhalt benötigten Mineralien zuzuführen.

Therapie bei Potenzstörung

Kaum eine Beschwerde wird von Männern ab 40 so häufig beklagt wie Potenzstörungen. Meist sind diese sehr wechselhaft. Es handelt sich um ein klassisches Symptom der «**männlichen Menopause**». Meist besteht eine Mischung von organischen und psychischen Ursachen.
Wir machen auch Hormontests; in Großlaboratorien gibt es so genannte «androgene Untersuchungen» oder «Hormonblocks». Diese enthalten meist Testosteron, FSH und LH, selten auch DHEA und Leberwerte. SHBG müssen separat verordnet werden. Wie die Frau das «männliche» Hormon Testosteron produziert, welches für sie einen wichtigen Einfluss auf die Libido hat, produziert der Mann auch weibliche Hormone. Diese können auch bestimmt werden. Der Grund einer Überproduktion ist fast immer eine überlastete Leber.

Psychologische Beratung

Patient und Partner erfahren, dass Impotenz ein sehr häufiges und auch häufig organisch mitbedingtes multikausales Leiden ist. Keinesfalls psychoanalytische Vergangenheitsgrübeleien, sondern Ermunterung zum wertfreien Akzeptieren der lustvollen Sexualität und zur Erfüllung sexueller Wünsche, welche schamfrei als positiv zu werten sind. Für den Mann ist es schlimm und bringt ihn in einen Zwiespalt, wenn die Frau «nicht will» und er ständig Druck machen muss. Aus dieser Situation heraus entsteht oft Impotenz.

Organische Therapie

Die Therapie ist an die Chinesische Medizin angelehnt, welche sexuelle Störungen als Leberproblem (Leber-Yang-Stauung) betrachtet.

- **Mucokehl-Tabletten,** D5-Tabletten, morgens und mittags 2 Tabletten
- **Sanuvis (Lactovis),** 2–3 x 50 Tropfen täglich
- **Chrysocor,** 3 x 1 Ampulle wöchentlich
- leptosome Patienten und Raucher zusätzlich: **Nigersan-Tabletten,** 2 Tabletten abends
- immunbiologische Stimulation bei adipösen, yang-betonten Menschen: **Utilin-Mittel,** 1 Kapsel wöchentlich
- leptosome, eher tuberkulinische Patienten: **Latensin,** 2 x 1 Kapsel wöchentlich, fördert auch die Unterleibsdurchblutung
- essentielle Aminosäuren, **Taurin** 1,2–1,8 g täglich; **Carnitin** 1 g; **Eveliza.**

Die Potenzstörung ist sehr häufig auch bedingt durch eine Verminderung der Testosteronanteile und eine Vermehrung der östrogenen Metaboliten. Deshalb wird zur diätetischen Entlastung der Leber geraten mit tiereiweißfreier Ernährung, Entsäuerung, hoch dosierten Antioxidantien und Radikalfängern: Vitamin-B-Komplex, hochdosiert; Vitamin C, 1–3 g täglich; Alkala N, aber nur in geringen Dosen; Multimineraltabletten.

Vom regelmäßigen Alkoholkonsum ist abzuraten; er macht impotent.

- Zusätzlich komplexhomöopathische Behandlung mit **Testis comp.** (Heel) 2 x wöchentlich 1 Ampulle schlucken oder über die Nasenschleimhaut einschniefen; an den anderen Tagen jeweils 2 x wöchentlich **Coenzym comp.** (Heel); an nochmals zwei anderen Tagen 2 x **Hepar comp.** (Heel). Bei Erektionsstörungen zusätzlich eine strikte Nikotinabstinenz (weil Mikrodurchblutungsstörungen häufig sind). In solchen Fällen zusätzlich **Aesculus comp.** Kann an Niere 11 oder Blase 23 gespritzt werden.
- **Testosteron,** natürliches: 10-20 mg täglich kann versucht werden. Nicht langfristig. Prostata-Kontrollen sind dann nötig. Palpation und Testung der PSH.

Bemerkung zur **weiblichen Libidostörung:** Testosteron hat bei der Frau einen libidofördernden Effekt. Es kann in einer sehr tiefen Dosis abgegeben werden, welche keinen maskulinisierenden Effekt hat (2–5 mg täglich). Wirkt nach 1–3 Wochen. Mit der Förderung des Progesterons kann langfristig ein ähnlicher Effekt erzielt werden. Sehr häufig wirkt auch eine fachgerechte Einzelhomöopathie, z. B. Sepia oder Natrium muriatricum. Homöopathie ist aber immer individuell zu bestimmen.

Diese Komplextherapien führen in über 80% der Fälle zu einer deutlichen Verbesserung. Von chemischen potenzsteigernden Mitteln, insbesondere Viagra, raten wir strikte ab. Die Nebenwirkungen sind zu stark, vor allem langfristig.

Kapitel 37 Krankheiten des oberen Darmtrakts

In den Kapiteln 6, 12, 16 und 18 wurde bereits ausführlich über den Darmtrakt geschrieben. Fast alle Magen-Darm-Krankheiten können günstig beeinflusst werden, wenn die dort beschriebenen Maßnahmen ergriffen werden:

- **Meidung der Nahrungsmittelallergene**
- **Aufbau der Darmflora**
- **Aufbau des Immunsystems**
- **Umstimmung des Körpers auf Baselastigkeit**

Magenkrankheiten

Von Dr. med. Kurt J. Tischhauser, Arzt für Allgemeine Medizin FMH und Naturheilkunde.

Schulmedizinisch werden Magenkrankheiten nach ihrem organischen Befund bei der Abklärung (meistens mittels Gastroskopie = Magenspiegelung) eingeteilt.

Gastritis

Unter Gastritis versteht man eine akute oder chronische Entzündung der Magenschleimhaut, die durch organische Schäden an der Magenschleimhaut gekennzeichnet ist. Die korrekte Diagnose kann nur mittels feingeweblicher (histologischer) Untersuchungen gestellt werden. Zur Schädigung kommt es wegen eines Ungleichgewichts zwischen schleimhautschützenden und schleimhautschädigenden Mechanismen. Die akute Form wird meistens durch kurzfristig schädigende Einwirkungen verursacht:

- Medikamente (Antirheumatika, Cortisone)
- Infektionen (Bakterien, Viren)
- Alkohol
- zu viel oder zu wenig Magensäure

Nach Beseitigung dieser Einflüsse kommt es meistens zu einer raschen Abheilung ohne bleibenden Schaden.

Bei der **chronischen Form** unterscheidet man je nach «Ursache»

- **Typ-A-Gastritis** (ca. 5%)
  Hier handelt es sich um eine Autoimmunkrankheit, also eine Fehlreaktion des Immunsystems, die sich gegen körpereigenes Gewebe (in diesem Fall den Magen) richtet. Es werden Antikörper (Abwehrstoffe) gegen Zellen der Magenschleimhaut und eine dort produzierte Substanz gebildet. Diese Substanz nennt man «Intrinsic-Faktor»; sie ist für die Aufnahme von Vitamin B_{12} unerlässlich. Neben einer Gastritis kommt es also noch zu einem **Vitamin-B_{12}-Mangel,** was mit der Zeit unter anderem zu Anämie (Blutarmut) führt. Eine perniziöse Anämie kann die Folge sein.
- **Typ-B-Gastritis** (ca. 80%)
  Bei der Untersuchung findet man ein spezielles Bakterium am Magenausgang: **Helicobacter pylori.** Das Bakterium kann im sauren Milieu des Magens überleben, weil es sich mit einem selbstproduzierten Ammoniakmantel schützt.
  Aus ganzheitlicher medizinischer Sicht ist nicht das Helicobacter die Ursache, sondern die chronische Magenschleimhautentzündung, welche ein Milieu schafft, in dem sich das Bakterium wohl fühlt.
- **Typ-C-Gastritis** (ca. 15%)
  Auslöser sind chemische Verbindungen (Noxen), ähnlich wie bei der akuten Form. Bei vielen Menschen kommt es nicht sofort zu einer Reaktion der Magenschleimhaut, weil die Abwehr besser funktioniert oder die Noxen über längere Zeit in niedriger täglicher Dosis eingenommen werden.

Natürlich finden wir meist Mischtypen, bei denen mehrere Auslöser zusammenkommen. In der Schulmedizin wird der Belastung durch **Stress** keine Beachtung geschenkt. Stress fördert über das vegetative Nervensystem die Produktion von Magensäure! Ebenso ist die Magenschleimhautentzündung aus ganzheitlicher Sicht eine Folge der Übersäuerung (siehe Kapitel 6, «Übersäuerung»). Bei Übersäuerung des Organismus versucht der Magen bei der Entsäuerung mitzuhelfen und produziert konstant viel Magensäure, auch wenn keine Speisen im Magen sind. Die überschüssigen Säuren werden vom Bicarbonat der Bauchspeicheldrüse ungenügend aufgefangen und können den Magen schädigen. Der Magen beginnt sich sozusagen selbst «anzudauen».

Ulcuskrankheit

Es handelt sich um einen **Gewebedefekt,** der im Volksmund auch als **«Geschwür»** bezeichnet wird – also eine Art Loch in der Schleimhaut, wodurch jeglicher Schutz gegenüber der Magensäure wegfällt. Die Ursachen sind grundsätzlich die gleichen wie bei Gastritis. Je nach Lokalisation des Ulcus unterscheidet man:

- **Ulcus ventriculi:** Eigentliches Magengeschwür, im Vergleich zu anderen seltener, dafür eher unangenehmer. Dieses Ulcus kann bei ungenügender Abheilung später in Magenkrebs übergehen! Darum sollte die Abheilung immer gastroskopisch (Magenspiegelung) kontrolliert werden.
- **Ulcus duodeni:** Das viel häufigere und harmlosere Zwölffingerdarmgeschwür, also unmittelbar am Magenausgang gelegen. Daraus entsteht direkt kein Krebs. Die Symptome sind etwas anders: Das Magengeschwür macht Nüchternschmerz, aber auch Schmerzen nach dem Essen gewisser Speisen. Das Duodenal-Ulcus verursacht den ganz typischen Nachtschmerz.

Hiatushernie, Reflux

Ist heute wohl eines der häufigsten Beschwerdebilder. Durch eine Schwäche am Übergang von Speiseröhre und Magen kommt es zum «undichten» Verschluss **(Hiatushernie = Zwerchfellbruch)** und folglich zum Zurückschwappen **(Reflux)** vom Mageninhalt in die Speiseröhre. Da die Schleimhaut der Speiseröhre nicht gegen Magensäure geschützt ist, führt dies zu einer Entzündung und dem typischen **Sodbrennen.** Dieses Brennen tritt vorwiegend nach fettigen Mahlzeiten auf, im Liegen mehr als im Sitzen oder Stehen.

Die Schwäche des Mageneingangs kann viele Ursachen haben, vielfach aber entsteht diese durch Übergewicht und falsche Ernährung. Nach einer üppigen Mahlzeit entsteht ein Überdruck im überfüllten Magen, welcher durch körperliche Tätigkeit in gebückter Haltung oder ungünstiges Sitzen (im Auto) noch verstärkt wird, bis es zu einer «Schwäche» des Mageneinganges kommt. So kann dann die Magensäure zurückfließen (Reflux). Die **Therapie** ist einfach:

- Essen in kleinen Portionen. Meiden von fettigen Speisen, Käse und gebratenen Speisen.
- Bei Sodbrennen Einnahme des **Basesalzes Alkala** (Sanum), entweder als Kautabletten oder gelöst in Wasser, in kleinen Schlücken.

«Kein Befund» – Reizmagen?

Vermutlich die häufigste aller Diagnosen aus medizinischer Sicht, aber auch für den Patienten etwas frustrierend, da man rein organisch nichts findet. Da spielen Nahrungsmittelunverträglichkeiten und/oder -allergien, Schwermetallbelastungen, Stress usw., aber auch die individuelle konstitutionelle Veranlagung eine wesentliche Rolle. Als Trost gilt, lieber einen Reizmagen als bereits ein Geschwür! Der Reizmagen spricht auf Ernährungsumstellung und Entsäuerung eigentlich immer gut an.

Letztlich beschreiben solche Diagnosen lediglich den organischen Befund, weniger aber die möglichen Ursachen. Dies dürfte mit ein Grund sein, dass die Beschwerden immer wieder auftreten oder in einen chronischen Zustand übergehen.

Die **ganzheitliche Betrachtungsweise** untersucht die gesamte Regulationsfähigkeit des Menschen, die körperliche und psychische. Wir gehen davon aus, dass verschiedenste «Stressfaktoren» unser System belasten können:

- Ernährung, Nahrungsmittelallergien
- Störfelder im Zahnbereich (Wurzelbehandlungen, Parodontose usw.) insbesondere der so genannten Magenzähne (in der Chinesischen Medizin werden die Zähne Akupunkturmeridianen zugeteilt (Kapitel 9)).
- Umwelt- und speziell Schwermetallbelastungen
- psychischer und/oder körperlicher Stress
- Konstitutionstyp (jeder Mensch neigt bei chronischer Belastung und Regulationsstörungen zu spezifischen Krankheiten)

Die Einflüsse sind von Mensch zu Mensch verschieden und müssen individuell abgeklärt und behandelt werden. So kann es bei gleicher «Diagnose» bei verschiedenen Menschen und je nach Betrachtungsweise des Arztes unterschiedliche Behandlungsformen geben. Es handelt sich dabei in der Regel nicht um kurzfristige Symptombekämpfung, sondern um einen längerfristigen Prozess respektive Weg zur Regulation.

Tipps zur Verbesserung der Magen-Situation

- regelmäßig und in Ruhe kleine Mahlzeiten einnehmen
- Alkohol meiden, insbesondere scharfe Spirituosen
- wenig säurelastige Speisen (Gebratenes, Süßspeisen, fettiges Fleisch)
- zwischen den Mahlzeiten und nicht zu den Mahlzeiten trinken
- magenschonende Tees trinken: Pfefferminztee, Lindenblütentee, in Akutfällen Kamillentee, Lavendeltee
- Schwarztee, Kaffee und Hagebuttentee meiden (säurelastig)
- regelmäßig ein Basesalz einnehmen: Alkala (Sanum) oder basische Mineralstoffmischung (Burgerstein)
- nicht rauchen! Nikotin schädigt die Magenschleimhaut und erhöht die Magensäure-Produktion
- Morgens Basesuppe nach Rau einnehmen (Rezept Seite 506).

Helicobacter pylori

Bei Magenübersäuerung findet man oft Helicobacter pylori. Der Test kann im Serum gemacht werden (Antikörper), und zudem gibt es einen speziellen Atemtest – oder man findet ihn bei der Magenspiegelung.

Der Schulmediziner verschreibt Säurehemmer und Antibiotika. Gerechtfertigt wird diese massive Therapie mit der Begründung, dass Helicobacter-pylori-Patienten vermehrt an Magenkrebs erkrankt seien. Aus ganzheitsmedizinischer Sicht ist dies nicht nötig – und nicht der Helicobacter wird als Krebserreger angesehen; vielmehr ist das Milieu krebsfördernd, auf dem er wächst. Der Helicobacter ist also nicht eine Ursache, sondern eine Begleiterscheinung. Dies bestätigt ja zwischenzeitlich auch die Schulmedizin, da sie Säurehemmer zur Therapie gibt (sog. Protonenpumpen-Blocker wie Antra). **Helicobacter pylori** ist ein Bakterium, welches normalerweise im Magen des Menschen vorkommt. Also ein Symbiont ohne krankmachende Wirkung. Erst wenn die Magenschleimhaut entzündlich verändert ist, erzeugen die normalerweise im Magen inaktiven Lymphozyten Antikörper dagegen und das Bakterium wächst vermehrt. Dies tritt dann wahrscheinlich ein, weil bei Entzündungen oder bei Magengeschwüren vermehrt Proteine freigesetzt werden, welche das Bakterium nähren.

Es handelt sich also bei den Helicobacter-Infektionen um eine Problematik des Magenmilieus und des Säuregehalts. Magenübersäuerung fördert die Besiedelung des Magens mit Helicobacter. Dies tritt ein bei Nikotinabusus, Fleisch-, Käse- und regelmäßigem Alkoholkonsum. Es ist durch Studien erwiesen, dass besonders das Fleisch den Helicobacter aggressiver macht und Helicobacter-Besiedelungen nur bei Fleischessern zu erhöhter Krebsneigung des Magens führen. Daher ist bei einem Helicobacter-Nachweis eine mehrwöchige fleischlose Kost sehr ratsam und wichtig.

Der Magen ist von einer Schutzschicht überzogen, welche verhindert, dass er sich selbst verdaut. Diese Schutzschicht, genannt Glycocalyx, besteht aus einem ganz feinen Film eines hoch viskösen Polysaccharidmoleküls. Dieses wird gebildet aus Nahrungs-Kohlehydraten, wie z. B. Kartoffel- und Reisschleim. Ist diese Glycocalyx zerstört, kontaktiert das Helicobacter die eiweißhaltige Magenschleimhaut; in der Folge kann es sich besser vermehren und nimmt wahrscheinlich in der veränderten Umgebung auch eine andere Pathogenität an, d. h. es wird «angriffiger».

Glycocalyx wird aufgebaut mit hochmolekularen Polysaccharidsubstanzen, Mineralstoffen und Aminosäuren wie Glutamin, Mangan, Molybdän und Silizium, aber eben auch Kartoffel- oder Reisschleim.

Die biologisch-medikamentöse Therapie des Helicobacter umfasst daher die nachfolgend erwähnten Heilmittel und sollte rund 6 Wochen lang durchgeführt werden. Wir empfehlen, auf Antibiotika und Säureblocker zu verzichten. Die Helicobacter-Serologie wird in den meisten Fällen negativ, und die Beschwerden verbessern sich innert 1 bis 2 Wochen.

Isopathische und Milieutherapie des Helicobacter pylori

- **Fortakehl D5,** 3 x 1 Tablette täglich
- **Alkala N,** 1–2 Messlöffelchen täglich
- tiereiweißfreie Kost für 6–12 Wochen (zur Verminderung der Pepsin- und HCl-Produktion)
- Nikotinabstinenz, keine Fruchtsäfte, keine Milchprodukte
- **Sanukehl Prot.,** 2 x 5–10 Tropfen täglich (lange einspeicheln)
- **Multimineraltabletten** (Burgerstein), 2–3 x täglich 1 Tablette
- **Selenvital** (Burgerstein), 2–3 Tabletten täglich
- **Utilin D6,** 1 Kapsel wöchentlich; **Recarcin D6,** ebenfalls 1 Kapsel wöchentlich
- zu Beginn 2 Wochen **Phlogenzym,** 3 x 2 Tabletten täglich und **Vitamin A,** ca. 2 x 5000 IE

Injektionstherapie

1- bis 2-mal wöchentlich gespritzt mit **Lidocain** 1% (1–2 ml) an Akupunkturpunkten Magen 25 beidseits und ans Xyphoid:

- **Sanukehl Bruc oder Pseu** (abw.)
- **Mucosa comp.** (Heel)
- **Momordica comp.**(Heel)
- **Recarcin D6**
- **Mucokehl D5**

Krebs und biologische Tumortherapie

In den folgenden Kapiteln werden die biologische Tumortherapie und einige weitere Therapiemethoden beschrieben. Es handelt sich nur um einen beschränkten Einblick, ohne Therapieanleitungen. Es geht hier eher um die Vermittlung von Verständnis. Biologische Therapien müssen immer individuell zusammengestellt und durchgeführt werden. Es ist in jedem Fall einzeln abzuwägen, welche schulmedizinischen Methoden zusätzlich angewendet werden sollen.

Die Ausführungen in diesen Kapiteln basieren einmal mehr auf unseren langjährigen Erfahrungen mit unseren Patienten. Sie entsprechen in vielen Punkten nicht der üblichen universitären Medizin. Das sagt aber nichts über die Wirkung und Berechtigung der schulmedizinischen Methoden aus. Es liegt in der Verantwortung eines jeden Arztes und eines jeden Patienten, welche Therapien angewendet und wie sie kombiniert werden. Wir empfehlen in jedem Falle Kontrollen durch einen Arzt, der sich in Biologischer Medizin und in konventioneller Medizin gut auskennt, oder durch einen erfahrenen, gut ausgebildeten Heilpraktiker.

Kapitel 38 Biologisch-ganzheitliche Krebstherapie

Degenerative und bösartige Erkrankungen nehmen erschreckend schnell zu und übertreffen andere Krankheiten mehr und mehr an Zahl und Bedeutung. Zur Zeit unserer Großeltern war nur etwa jeder zehnte bis zwölfte Mensch von einem bösartigen Leiden betroffen – in unseren Tagen ist es jeder dritte! Das ist nicht nur mit der größeren Lebenserwartung zu erklären, sondern vielmehr mit der Ernährung und der massiv gestiegenen toxischen Belastung, beides krebsfördernde Komponenten.

Obwohl die moderne Medizin Fortschritte im Bereich akuter Erkrankungen gemacht hat und die Fortschritte in Chirurgie und Innerer Medizin atemberaubend sind, stellt die Behandlung bösartiger Leiden Ärzte wie Patienten vor nahezu unlösbare Aufgaben. Vielfach gewinnt man den Eindruck, als hätten Krebserkrankungen den Platz mittelalterlicher Seuchen eingenommen, vor allem bezüglich häufiger Hilf- und Ratlosigkeit bei allen Beteiligten (auch bei den Medizinern). Diese Hilflosigkeit ist darauf zurückzuführen, dass nicht die Ursachen der Krebsentstehung diskutiert werden, sondern die Behandlung des Tumors im Mittelpunkt steht. Auf den Erkenntnissen der Forschung des 20. Jhrs. basierend, behandelt die heutige Medizin Krebserkrankungen mit radikalen Mitteln. Hierzu zählen chirurgische Eingriffe, Bestrahlungs- und Chemotherapien. Diese können im Einzelfall gewiss sinnvoll und auch notwendig sein (z. B. bei gewissen metastasierenden Prozessen und bei akuten Lymphomen und Leukämie), haben aber bei anderen Krebsleiden längerfristig gesehen nichts gebracht (etwa beim Brustkrebs der Frau, Lebermetastasierungen, Dickdarmtumor, Prostatakrebs). Bei der schulmedizinischen Behandlung wird bedauerlicherweise meist vergessen, dass die Ursachen für Krebs vielfältig und individuell sind. Es bedarf eines langen Zeitraums, bis Zellen entarten und sich gegen den Menschen selbst richten. Bei der Diagnose «Krebs» ist der Weg des Patienten – wenn nicht eine biologische Behandlung und eine konsequente Neuorientierung erfolgt – bereits zu 90% (oder mehr) zurückgelegt! Die biologisch-ganzheitliche Krebstherapie behandelt vor allem die Ursachen der Krebsentstehung und vermindert somit die Neuentstehung von Krebszellen und ihre Streuung. Die niedrige Quote von Langzeiterfolgen und die oftmals schlechte Lebensqualität der krebskranken Menschen verlangen nach einem Umdenken und einem komplexen, kombinierten Einbezug bewährter naturheilkundlicher und regulationsmedizinischer Strategien.

Einige Betrachtungen zu den Ursachen der Krebsentstehung

In jedem Menschen entstehen dauernd Krebszellen. Deren Entstehung basiert auf der Entartung der Zellwände und der genetischen Information, wofür äußere und innere Einflüsse verantwortlich sind. Bleiben diese Einflüsse bestehen, werden auch nach Tumortherapien erneut Zellen entarten, und es sind Rückfälle oder Metastasen zu erwarten.

Neu entstandene Krebszellen werden normalerweise vom Immunsystem als andersartig erkannt und sofort eliminiert – wie in einem gesunden Staatssystem subversive Nester entweder gar nicht entstehen oder frühzeitig erkannt und eliminiert werden. Ist aber das Abwehrsystem schwach oder mit anderen Aufgaben wie etwa Nahrungsmittelallergien beschäftigt, so bleibt für die Beseitigung von Krebszellen keine Kraft mehr übrig. Der Grund sind meist toxische Belastungen oder eine Schwäche unseres größten Immunorgans, des Darms, und des «Grundsystems».

Zur biologischen Krebstherapie gehört in erster Linie die Behandlung des beim krebskranken Patienten überlasteten **Grundsystems.** Es handelt sich um das lebenswichtige System aus Lymphe, Zucker- und Eiweißmolekülen, das alle Zellen umgibt und für Austausch, Zellernährung und Entgiftung zuständig ist. Ohne seine Integrität kann kein gesundes und geordnetes Zellwachstum stattfinden. Durch falsche Ernährung und Lebensweise, ungenügende Zufuhr von Vitalstoffen, Belastung mit Schwermetallen und anderen Toxinen sowie durch die chronische Einwirkung von so genannten Störherden (z. B. wurzelbehandelte Zähne, vernarbte Mandeln) verliert diese wichtige Struktur ihre Funktionsfähigkeit.

Darm, Immunsystem und Krebsentstehung

Die Selbstheilungskräfte des Immunsystems, welche beim Krebskranken stets schwer gestört sind, müssen wieder angeregt werden. Dies bedeutet insbesondere die Aktivierung der so genannten abwehrkompetenten Zellen und immer auch die Wiederherstellung der Abwehrkraft des Darm-Immunsystems. Untersuchungen der vergangenen Jahre beweisen, dass bei krebskranken Menschen stets ungenügende Entgiftungsfunktionen und schwerwiegende Veränderungen des Darms bzw. seines Immunsystems vorliegen. Der Darm ist das wichtigste Immunorgan, beherbergt er doch rund 80% der Lymphzellen. Die sich sehr schnell erneuernden Darmbakterien erfüllen wichtige Entgiftungsfunktionen. Daher: keine biologische Krebstherapie ohne Ernährungsumstellung und Darmbehandlung!

Eine Untersuchung bei vielen unserer Krebspatienten hat ergeben, dass sie eine massiv verminderte Darmflora hatten und ganz besonders die säurebildenden Anaerobier des Dünndarms stark reduziert waren. Die Bakterien konnten dadurch die wichtige Körperentsäuerung nicht mehr ausführen, mit der Folge, dass das Immunsystem des Dünndarms durch sie nicht mehr stimuliert wurde.

Antioxidantien, Spurenelemente und Vitamine

Die Zufuhr regenerierender und gewebeschützender, sogar auch krebszellenhemmender Mineralstoffe und Vitamine sowie Spurenelemente ist ein weiterer wichtiger Teilaspekt; diese Zufuhr wird durch unsere heutige Ernährung und durch Umwelteinflüsse ganz erheblich erschwert.

Antioxidantien sind natürliche Substanzen, welche dem Körper Elektronen zuführen und dadurch zu einer Verbesserung der Zellmembranen führen. Sie steigern dadurch die Zellvitalität und die natürliche Fähigkeit der Entgiftung. So genannte **freie Radikale,** welche krebsfördernd sind, werden so besser entfernt. Freie Radikale sind Stoffe, die im Körper durch äußere Einflüsse entstehen. Es handelt sich um Moleküle, die in ihrer chemischen Form sehr instabil sind und sich mit anderen Stoffen in der Zelle verbinden können. Sie führen zur Schädigung der Fettmoleküle der Zellmembranen und sogar der Erbsubstanz der Zelle (DNS-Verschmelzungen). Mit der Zeit verursachen die freien Radikale eine Anhäufung von geschädigten Eiweißen, «ranzigen» Fetten und anderen Zellresten, sodass die Zellfunktion gestört wird und sie sogar entarten kann (Gen-Veränderung). Der Körper verfügt über Enzymsysteme, welche freie Radikale abbauen. Für ihre Arbeit brauchen sie Spurenelemente und Mineralstoffe. Spurenelemente sind unerlässlich für die Funktion der wichtigsten antioxidativen Enzyme: Glutathionperoxidase, Katalase und Superoxiddismutase.

Gentest

Die antioxidativen Systeme können auch durch einen genetischen Defekt gestört sein. Es gibt heute **Gen-Untersuchungen,** welche die antioxidative Leistung des Körpers anzeigen – oder eben das Fehlen der antioxidativen Enzyme. Besteht bei einem Patienten ein Mangel an einem oder mehreren **«Krebs-Schutzenzymen»,** so ist seine Krebsneigung erhöht. Auch bei schulmedizinischen Therapien ist dies zu berücksichtigen, weil bei Fehlen der antioxidativen Systeme ein erneutes Krebswachstum oder eine Metastasierung fast vorprogrammiert ist. Dies auch, weil die Chemotherapie bei Fehlen der antioxidativen Systeme massiv mehr Nebenwirkungen hat. Wir führen daher bei unseren Tumor-Patienten immer Gen-Untersuchungen auf antioxidative Kapazität durch und können daher auch beurteilen, wie gefährdet der Patient für Metastasen oder Rückfälle ist und wie intensiv die Dauertherapie durchgeführt werden muss. Ein Gen-Defekt und ein Fehlen der antioxidativen Enzyme kann aber kompensiert werden, indem man die Leistung anderer Systeme gezielt unterstützt. Sie sehen, biologische Krebstherapie ist sehr fortschrittlich, wissenschaftlich belegt und setzt bei den Ursachen der Krebsentstehung an.

Einige in der biologischen Krebstherapie verwendete Antioxidantien, Aktivatoren der Sauerstoff-Verwertung und ihre empfohlene tägliche Dosis:

- **Selen** aktiviert Glutathionperoxidase, 50–200 µg
- **Vitamin C,** 0,5–4 g
- **Vitamin E,** 200–400 mg
- **Beta-Carotin,** 15 mg
- **Coenzym Q10,** 60–180 mg
- **Zink, Mangan, Kupfer** aktivieren Superoxiddismutase: Zink 15–30 mg, Mangan 5 mg
- **Eisen, Magnesium, Magnesiumorotat** (Burgerstein), 2–3 Tabletten täglich aktivieren Katalase
- **Glutathion,** 0,5–2 g, am besten als intravenöse Therapie
- **Cystein, L-Methionin,** schwefelhaltige Aminosäuren mit starkem Entgiftungseffekt
- **Curcuma** (Curcumin, Turmeric), die wohl stärkste Substanz
- **Viele Antioxidantien in Pflanzen:** Vollkornprodukte, Früchte, Gemüse, Oliven, Knoblauch, Rosmarin, Salbei, Sojabohnen, Grüntee, Trauben (OPC), Rotwein, Leptospermusan® (Sanum)
- **Pycnogenol** (oligomere Proanthocyanide = OPC = Flavonoide)
- **Vitamin B_{17}** (Laetril) aus Aprikosenkernen
- **Weizengras-Extrakt und Hafergras-Extrakt**

Man hört immer wieder sensationelle Erfolgsmeldungen über die Wirkung einzelner Antioxidantien. Zum Beispiel las man eine Zeit lang immer wieder vom Vitamin B_{17} oder dem reduzierten Glutathion oder dem Coenzym Q10 als Krebs-Wundermittel. Keines dieser Mittel hat nur im Entferntesten das Versprechen gehalten. Nur individuell auf die Mängel des Patienten abgestimmte Kombinationen der Antioxidantien wirken! Und diese Substanzen sind immer nur ein Glied in der biologischen Krebstherapie.

Die Tumor-Kur integriert die individuelle Diagnostik und die Therapie mit diesen Stoffen; sie wird als orthomolekulare Medizin bezeichnet.

Schwermetallbelastungen

Schwermetalle und toxische Stoffe wirken krebserzeugend; sie werden sogar im Krebsgewebe massiv angereichert. Diagnostik und Ausleitung der Schwermetalle,aber auch organischer Toxine (Insektizide, Konservierungsstoffe, Lösungsmittel) sind ein wichtiger Bestandteil der Tumor-Kur (siehe auch Kapitel 10, «Schwermetalle»). Schwermetalle wie z. B. Kadmium (Blasen- und Nierenkrebs) oder Quecksilber (Brustkrebs), aber auch andere, verändern die Gensubstanz, blockieren antioxidative Enzyme und wirken so krebsfördernd. Eine biologische Krebstherapie muss die Schwermetallentfernung und -ausleitung beinhalten.

Eine sehr interessante toxikologische Untersuchung von Brustkrebsgewebe, die mit umliegendem normalem Brustdrüsengewebe der gleichen Patientinnen verglichen wurde, zeigte, dass das Brustkrebsgewebe Quecksilberkonzentrationen enthielt, die bis zu 30'000-mal höher waren als im nicht entarteten umliegenden Brustdrüsengewebe.

Störfelder und Störherde

Störherde sind Gewebe und Fremdkörper, die lokal störend wirken und eine Reaktion des Immunsystems bewirken, etwa einen lokalen Entzündungsherd oder gar eine manifeste Reaktion der Gewebe mit Eiterung oder granulomatöser Reaktion. Störherde können Zähne mit Wurzelbehandlung sein, oder auch Narben, alte Tonsillenherde und, wohl am wichtigsten, chronische Reizzustände der Gedärme infolge Nahrungsmittelallergien.

Es gehört zu den Störfeldern, dass sie am Ort der Störung selbst nicht bemerkt werden, aber über das Mesenchym Fernwirkungen im Immunsystem auslösen. Störherde lassen sich zwar am Ort selbst nachweisen, werden aber oft lokal nicht bemerkt. Oder sie werden mit dem Tumorleiden nicht in Zusammenhang gebracht. Störherde lösen eine lokale Entzündung aus und wirken im Immunsystem wie ein «Zweifrontenkrieg»: Die «Soldaten» – die weißen Blutkörperchen – werden zur Abwehr gegen den Störherd gebraucht und stehen für die Krebsabwehr nicht mehr zur Verfügung. Oft werden sie sogar vermindert produziert (bei Toxinen im Knochenmark oder bei Darmatrophien infolge chronischer Nahrungsmittelallergie).

Störherde an den Zähnen (siehe auch Kapitel 9, «Zähne») haben auch über die Meridiane eine Wirkung auf das Krebsorgan. Wir legen sehr großen Wert auf die Erkennung und Sanierung solcher Herde, insbesondere wenn sie auf den Meridianen des entsprechenden Krebsorgans liegen.

Sehr viele Fälle haben gezeigt, dass Krebs erst nach der Sanierung von Störherden zum Stillstand gebracht werden konnte. Eine Untersuchung von über 100 Brustkrebspatientinnen hat gezeigt, dass diese überdurchschnittlich (97%) an Störherden der «Brustzähne» litten. Das sind die oberen Backenzähne und die zweiten Oberkiefer-Vorbackenzähne. Bei gleicher Untersuchung bei Frauen der gleichen Altersgruppe ohne Brustleiden wurde festgestellt, dass nur 35% an solchen Störherden litten.

Nahrungsmittelallergien

Siehe auch Kapitel 13, «Nahrungsmittelallergien». Eine chronische Nahrungsmittelallergie wird meistens nicht bemerkt, führt aber in hohem Maße zur Verminderung der Immunkraft, insbesondere der Lymphocyten und Monocyten, welche als Krebs-Abwehrzellen gebraucht werden: Killerzellen bzw. Monocyten, welche die so genannten Cytokine produzieren.

Eine ganzheitliche Tumortherapie schließt eine **hypoallergene Ernährung** ein. Im BioMed Center Sonnenberg erhält der Patient während der ersten Wochen eine allgemeine «hypoallergene Diät nach Rau». Nach einigen Wochen oder Monaten werden mit gezielter Testung die Allergene gesucht und mit dem BTM (Bio Terrain Measurement) die individuelle Ernährung bestimmt.

Die in anderen Kliniken erfolgreich angewendete **makrobiotische Kost** und die bekannte **Breuß-Kur** beruhen auf einer allergenarmen, rein vegetarischen Ernährung, welche den Zellen hohe Mengen von Spurenelementen und Elektronen («Vitalität») zuführt und das Redoxpotential der Zellen verbessert.

Verminderte Sauerstoffaufnahme und anaerober Zellstoffwechsel
Gesunde Zellen atmen, das heißt der Sauerstoff wird zur Energiegewinnung verwendet. Dazu haben sie ihre «Sauerstoff-Kraftwerke», die Mitochondrien. Krebszellen verfügen über keine Mitochondrien mehr (genetisch entartet). Sie können daher den Sauerstoff nicht verwerten, und dieser führt zu oxidativen Vorgängen: Die Krebszellen erzeugen selber freie Radikale und begünstigen damit die Entartung neuer Zellen. Ihre eigene Energiegewinnung geschieht durch **Gärung,** also die Verbrennung von Zucker zu Lactat. Die Umgebung des Krebses wird saurer und Lactat-durchtränkt. Dadurch werden die benachbarten gesunden Zellen gehemmt; der Krebs kann sich besser ausbreiten und infiltriert das gesunde Gewebe. Wenn es dem Therapeuten gelingt, diesen Vorgang zu hemmen, dann wird der Krebs weniger schnell oder nicht mehr wachsen; das umgebende Gewebe wird gestärkt, und es wird den Krebsknoten sozusagen «einkapseln». Dieser Vorgang wird mit folgenden Maßnahmen gefördert:

- Sauerstofftherapien: Ozontherapie, Sauerstoff-Mehrschritt-Therapie nach Ardenne, Inhalationen mit ionisiertem Sauerstoff
- Stärkung der Mitochondrien in den gesunden Zellen: Curcuma, Katalysatoren des Zitronensäurezyklus
- Verminderung der lokalen und systemischen Lactatanreicherung: Isopathie und homöopathisierte Lactat-Produkte. Streng zuckerfreie Ernährung!
- Verbesserung der lokalen Entzündungs- und Vernarbungskraft: Enzymtherapie, immunbiologische Leucocytenaktivierung, Misteltherapie. Lokale Hyperthermie (Indiba), Magnetfeldtherapien

Komponenten in der biologischen Krebstherapie

Misteltherapie und andere pflanzliche Therapiemethoden (Phytotherapie)
Biologische Strategien zur Tumorbekämpfung gibt es auch im Bereich der Phytotherapie (Pflanzenheilkunde). Seit den wegweisenden Untersuchungen und Arbeiten Rudolf Steiners kennt man den Wert der Misteltherapie, die durch Forschungsergebnisse im letzten Jahrzehnt auch belegt und in der Folge wissenschaftlich anerkannt wurde. Wenn richtig gewonnen, hat die Mistel verschiedene Wirkungsansätze. So beeinflussen die Lektine die Leucocyten und regen die Granulocyten (Makrophagen) an. Sie nehmen direkten Einfluss auf die Zellen, was auch auf die temperatursteigernde Wirkung der Mistelpflanze zurückzuführen ist. Die Mistel verfügt zudem über viele weitere pflanzliche Substanzen mit cytostatischer Wirkung. Die Misteltherapie ist die einzige Therapie, die sowohl Tumorzellen zerstört als auch das Immun-

system anregt. Diesen Doppeleffekt hat aber nur das richtig hergestellte Ganzpflanzenextrakt und nicht das Lektin-Extraktionspräparat. Wir empfehlen daher nur Weleda- oder Abnoba-Präparate. Eine besondere Art der Misteltherapie wurde entwickelt, die den bewährten Misteltherapeutica der Firma Weleda zusätzliche Stoffe zufügt, die ebenfalls krebshemmend wirken. Diese Misteltherapie ist eine einzigartige Methode, die Krebszellen zerstört und gleichzeitig immunstimulierend wirkt.

Wärmetherapien, Hyperthermien

Die seit alters bekannte Fiebertherapie erhielt durch die moderne Technik neue Impulse. Die **Ganzkörperhyperthermie** in Ergänzung zur **lokalen Hyperthermie (Indiba)** erlaubt unter ärztlicher Überwachung eine gezielte und sichere Behandlung von Patienten mit Krebsleiden. Krebszellen haben – das zeigen die Untersuchungen von Prof. von Ardenne – eine verminderte Toleranz gegenüber Hitze. Tumorzellen sterben schon ab, wenn gesundes Gewebe von der umgebenden Temperatur noch nicht beeinflusst wird. Im Gegenteil: gesundes Gewebe und gesunde Abwehrzellen reagieren bei Fieber (auch wenn es künstich erzeugt wird) mit erhöhter Aktivität und Abwehrbereitschaft. Die dritte Methode der Wärmebehandlung ist die **Infrarot-Sauna.** In ihr wird eine Wärme erzeugt, welche 5 bis 8 cm unter der Haut wirkt und dort – eben gerade im Grundsystem – einen stoffwechselsteigernden und entgiftenden Effekt hat. Der Patient wird täglich mit einer oder zwei Hyperthermiemethoden behandelt.

Krebs und Lebensthema

Ein offenes Geheimnis ist, dass die Psyche einen erheblichen Einfluss auf die Entstehung und den Verlauf einer Krebserkrankung haben kann. Ein neues Wissenschaftsfeld trägt den komplizierten Namen «Psycho-Neuro-Immunologie» und bietet neue Einblicke in diese Zusammenhänge. Deshalb ist für die Überwindung einer Krebskrankheit nicht nur die passive Teilnahme am therapeutischen Angebot gefragt. Auch auf seelischer Ebene müssen Heilimpulse vom Patienten empfangen und gesendet werden. Dieses uralte Wissen der Hochkulturen und Religionen beginnt in der modernen Medizin langsam wieder Raum zu bekommen. Die Ärzte des BioMed Centers setzen diese Art der «Psychotherapie» um und wenden eine den Meridianthemen der Chinesischen Medizin und den Erkenntnissen des Dr. Hamer entsprechende Methode an, welche dem Patienten sein «Lebensthema» oder «Krebsthema» aufzeigt und es zu thematisieren versucht.

Endobiontische Belastung und Übereiweißung

Die Forschung vieler Wissenschaftler (Wendt, Sander, Bechamp) und das Lebenswerk von Prof. Dr. G. Enderlein haben den Zusammenhang von Krebsentstehung und Übersäuerung sowie die Bedeutung der systemischen Übereiweißung gezeigt (siehe Kapitel 7, «Pleomorphismus»). Die beiden Faktoren führen zu einer Veränderung der inneren, körpereigenen Flora sowie der frei verfügbaren Eiweiße. Resultat sei, so sagt Enderlein, das Heraufentwickeln körperschädigender Eiweiße und bakterieller Vorstufen (so genannte endobiontische Hochvalenzen). Diese können im Dunkelfeldbild des vitalen Blutes des Patienten sichtbar gemacht werden. Es wurde in der Folge eine ganz spezifische Therapie entwickelt: die isopathische Therapie mit aus Pilzen hergestellten Produkten, den so genannten **Isopathica** (Tiefvalenzen der Pilzzyklen). Eng verbunden damit sind die den Pilzen zugeordneten **organischen Säuren,** welche mit Homöopathica angegangen werden. Als dritte Einheit sind die **immunbiologischen Produkte** der Firma Sanum zu erwähnen, welche aus apathogenen Bakterien hergestellt werden und gezielt die Leucocyten des Patienten dazu stimulieren, die Hochvalenzen zu verarbeiten. Diese möglicherweise etwas kompliziert scheinende Therapie ist enorm wirksam und gehört im BioMed Center Sonnenberg zur Grundbehandlung. Die biologisch-ganzheitsmedizinische Krebstherapie ruht auf folgenden Säulen:

- **Ernährungstherapie** mit ausschließlicher Zufuhr von Vitalstoffen. Umstellung auf basenreiche Kost und konsequentes Meiden belastender und krankheitsfördernder «moderner» Nahrungssubstanzen.
- Konsequentes Meiden von allergenen Nahrungsmitteln, die individuell ausgetestet werden; der Patient erhält eine auf ihn abgestimmte Ernährung. Fast immer haben krebskranke Menschen eine Nahrungsmittelallergie, sehr häufig auf Kuhmilcheiweiß und/oder Hühnerei-Eiweiß, seltener auf Weizenprodukte. Erstere werden deshalb schon vorbeugend während der Kur ganz weggelassen. Nahrungsmittelallergien belasten das Immunsystem ungemein und fördern so indirekt die Krebsentwicklung.
- Intensive und individuell abgestimmte **orthomolekulare Therapie** unter Einbezug moderner wissenschaftlicher Erkenntnisse über Vitamine, Mineralstoffe und Spurenelemente. Hierzu gehört auch die entsäuernde Therapie etwa in Form von **Baseninfusionen,** in welche hoch dosiert zellaktivierende Spurenelemente und Vitamine gegeben werden.
- **Vitamin-C-Infusionen:** Die Therapie mit hoch dosiertem Vitamin C ist wohl die am besten belegte biologische Therapie. Vitamin C hat in kleinen Dosen eine katalytische Wirkung in den Zellen und beeinflusst den mitochondrialen Stoffwechsel. Die notwendigen Dosen

bewegen sich im Bereiche von 75–150 Milligramm pro Tag. Das ist auch die von der WHO (Weltgesundheitsorganisation) empfohlene Tagesdosis. Vitamin C hat auch eine sehr starke antioxidative Wirkung, d. h. es verändert alle Zellvorgänge, für die freie Elektronen benötigt werden und die für eine Entgiftung zelleigener Endprodukte notwendig sind. Für diese Aufgabe wird in der biologischen Krebstherapie Vitamin C in sehr hohen Dosen verabreicht. Diese Therapie wurde vom Nobelpreisträger Linus Pauling ausführlich erforscht und propagiert. Wir empfehlen und verabreichen Vitamin C peroral in einer Dosis von 2–3 g pro Tag und während intensiven stationären Behandlungen zusätzlich als Infusionen, 7,5–22,5 g täglich, gepuffert in Baseinfusionen. In diese Base-Infusionen werden nebst dem Vitamin C noch andere Substanzen gegeben, welche den Zellstoffwechsel der gesunden Zellen anregen («Mitochondriale Therapie»), wie Chinone, Katalysatoren des Zitronensäurezyklus, Selen und andere Antioxidantien. Einzig während Bestrahlungen darf Vitamin C nur in tiefen Dosen verabreicht werden, da sonst der Bestrahlungseffekt vermindert würde. Während Chemotherapien muss von Fall zu Fall und je nach Chemotherapeuticum entschieden werden.

- **Isopathische Milieutherapie** nach Prof. Enderlein. Darunter versteht man die Behandlung von tumorfördernden Faktoren, die sich nachweislich in Blutplasma und Blutzellen befinden. Hier wird besonders die Dunkelfeldmikroskopie zu diagnostischen Zwecken eingesetzt. Das BioMed Center ist eine der Behandlungscentren in Europa, die intensiv die Isopathie und Immunbiologie nach Prof. Enderlein einsetzt.
- Abwehrstärkende **Eigenblutbehandlungen** in Form der Ultraviolettbestrahlung des Eigenblutes und der Ozonsauerstofftherapie. Beide Behandlungen fördern Durchblutung, Aktivität und Regenerationsfähigkeit des gesunden Blutes und Zwischenzellgewebes. Die Entgiftung von toxischen Substanzen (z. B. nach Chemotherapien und Ähnlichem) wird wesentlich verbessert.
- Unterstützt werden diese Entgiftungsmaßnahmen durch Therapien, welche die beim Krebskranken stets vorliegende Darmentgiftung fördern. Die Wiederherstellung des wichtigen Darm-Immunsystems wird beschleunigt etwa mit einer Colon-Hydro-Therapie oder der Reflorisation.
- Der Säure-Basen-Haushalt wird wieder ins Lot gebracht: mit Colon-Therapien, Baseinfusionen, Mineralstofftherapien, Basesalzen, Ernährungsumstellung.

- **Ganzkörper- und lokale Hyperthermie** bewirken – wie bereits erwähnt – einen Anstieg der körpereigenen Abwehrkräfte. Lymphzellen und so genannte Makrophagen werden in großem Maße vermehrt, wogegen bösartige und kranke Zellen absterben.
- **Störherdbehandlungen und Schwermetallentgiftungen,** in engster Zusammenarbeit mit unserer **ganzheitsmedizinischen Zahnklinik.**
- **Entgiftungstherapien** mit Schwermetallausleitung und Infrarot-Sauna
- **Misteltherapien und gezielte, teils hoch dosierte Enzymtherapien**
- **Magnetfeldtherapien und Sauerstofftherapien**
- **Psychoonkologische Beratungen und energetische Behandlungen**

Durch begleitende psychologische Maßnahmen wird dem Patienten die Möglichkeit gegeben, auch sein seelisches Gleichgewicht wieder zu finden und neben der Neuorientierung auf körperlicher Ebene auch neue Ziele im geistig-seelischen Bereich ins Auge zu fassen. Diese komplexe und profunde Behandlung ist in ihrer Kompaktheit als einzigartig zu bezeichnen. In kurzer Zeit kann bei konsequenter Durchführung aller dieser Maßnahmen und gezielter Beseitigung von Störherden (z.B. auch in Zusammenarbeit mit unseren zahnärztlichen Kollegen) nicht nur das Fortschreiten einer Tumorerkrankung gestoppt, sondern es können auch Heilungsprozesse in Gang gesetzt werden.
Patienten, die bereits **konventionelle Tumortherapien** hinter sich haben oder diese zur selben Zeit durchführen, werden sich schneller erholen und unter durchdachter ganzheitlich-biologischer Therapie einen geringeren Medikamentenverbrauch haben.
Wie schon erwähnt, ist die biologisch-ganzheitliche Tumortherapie ein Muss für Patienten, welche sich in einer konventionellen Tumortherapie befinden. Deren Wirkung wird verstärkt und die Nebenwirkungen werden verringert.

Die Umsetzung einer Tumorkur

Durch die Eröffnung des Sonnenberg Biological Health Hotel in Schwellbrunn, welches sowohl ein Hotel und Restaurant integriert, haben wir nun auch die Möglichkeit, die Erfahrungen der letzten Jahre mit den Vorteilen einer stationären Intensivbehandlung zu kombinieren. Das Resultat ist eine intensive **«Krebsbehandlungskur»,** welche einen Einstieg in die ganzheitliche Therapie bösartiger Erkrankungen gibt und den «Boden» bereitet für die anschließende Weiterbehandlung durch den Hausarzt oder Spezialisten für biologische Therapien.

Die Tumor-Kur ist auch ideal zur Vor- und Nachbehandlung bei Chemotherapien, Bestrahlungen und Operationen des Tumorleidens.
Die Tumor-Kur ist einzigartig und zeichnet sich besonders aus durch die Kombination vieler verschiedener natürlicher Therapieansätze, die in der «alternativen» Medizin z. T. schon gut erprobt worden sind und sich bewährt haben. Die Kur ist eine äußerst individuelle, idealerweise 2 bis 4 Wochen dauernde Therapie, welche sich für Patienten mit bösartigen Erkrankungen aller Stadien eignet und auch sehr hilfreich ist für Patienten, welche schon schulmedizinische Therapien für ihr Krebsleiden erhalten haben oder noch erhalten werden.
Wir bieten aber auch eine einwöchige Intensivkur an, vorwiegend zur Evaluation der Tumor-Ursachen und zum Einstieg in die lang dauernde ambulante ganzheitliche Behandlung des Tumorleidens.

Die besten Erfolge haben wir bei folgenden Tumoren:
- Prostatakrebs, Blasenkrebs (vor allem im Therapieintervall)
- Brustkrebs der Frau
- metastasierende Tumorformen aller Art
- bösartige Blut- und Lymphtumore: maligne Lymphome, chronische Leukämie, vor allem CLL (chronische lymphatische Leukämie, vor allem beim älteren Menschen), Polycythämien, Thrombocytosen, (Hodgkin- und Non-Hodgkin-Lymphome auch in Kombination mit Chemotherapie)
- Tumore des Hals-Nasen-Rachen-Raums
- Colon- und Lungenkrebse (parallel zu oder nach schulmedizinischen Maßnahmen)
- Ovarialkarzinome der Frau (Eierstock, in Kombination mit Operation und evtl. Chemotherapie)
- Hauttumore (Melanome, Basaliome, Plattenepithelkarzinome der Haut, evtl. in Zusammenarbeit mit Chirurgie)

Es gibt Krebsarten, bei denen unsere Therapie primär oder sogar ausschließlich sein kann, und andere, bei denen wir eindeutig eine Kombination mit schulmedizinischen Therapien empfehlen. In praktisch keinem Fall aber empfehlen wir ausschließlich die schulmedizinische Therapie.

Wirkungen der ganzheitlichen Krebstherapie

- Sie behebt die Ursachen der Krebsentstehung.
- Sie vermindert die degenerative Tendenz der Zellen, d. h. die Neuentwicklung von Krebszellen, und somit die Rezidivquote.
- Sie tötet Krebszellen ab (mit Hilfe diverser kanzerozider Substanzen in Pflanzen und Enzymen).
- Sie verbessert die Lebensqualität des Tumorpatienten.
- Sie stärkt das Gesunde im Menschen (aufbauende Therapien) und entgiftet.
- Sie stimuliert das Immunsystem und damit die körpereigenen Abwehrkräfte gegen Krebs.
- Sie vermindert die Tumorschmerzen ganz wesentlich.
- Sie behebt Nebenwirkungen von Chemotherapie und eventuell Bestrahlung.

Unserer Behandlung liegt eine vom schulmedizinischen Denken abweichende Betrachtungsweise der Krankheitsentstehung zugrunde. Dennoch ist es für den Patienten wichtig zu wissen, dass Ärzte und Heilpraktiker, die eine biologische Krebstherapie durchführen, gründliche schulmedizinische Kenntnisse der Krebstherapien haben und sich in den schulmedizinischen Möglichkeiten der Krebsbehandlung sehr gut auskennen.

Es ist eine Tatsache, dass gewisse Krebsarten deutlich besser mit ganzheitlichen Methoden behandelt werden können, während bei anderen die Schulmedizin gefragt ist. Es ist absolut fahrlässig, ein Kind mit akuter Leukämie oder einen Patienten mit einem Hodgkin-Lymphom oder einem Wilms-Tumor ausschließlich biologisch zu behandeln. Diese Tumore haben mit Chemotherapie eine deutlich bessere Prognose. Bei anderen Krebsarten wird die Prognose durch schulmedizinische Therapien leider nicht verbessert (z. B. Pankreaskarzinom), oder die Wirksamkeit ist fraglich, oder nur eine Operation bringt eine Besserung, z. B. beim Colon-Karzinom, bei gewissen Fällen von Brustkrebs oder beim Papillen-Karzinom (Gallengang).

Basis-Kur

Die Tumorkur mit den biologischen Verfahren macht eingehende Untersuchungen nötig, um größtmögliche Sicherheit für unsere Patienten zu erhalten und eine systematische biologische Therapie anwenden zu können. Wir Ärzte des Sonnenberg-Teams versuchen echte Ursachenforschung zu betreiben und nicht erst das Spätsymptom Krebs zu behandeln. Auch wir kennen nicht alle Ursachen, die zu Krebs führen. Aber wir betrachten das Ganze als Puzzlespiel: Je mehr Teile man kennt, desto klarer wird das Bild und die Möglichkeiten zur gezielten Behandlung.

Beispiele von Dunkelfeldbildern bei Tumorpatienten

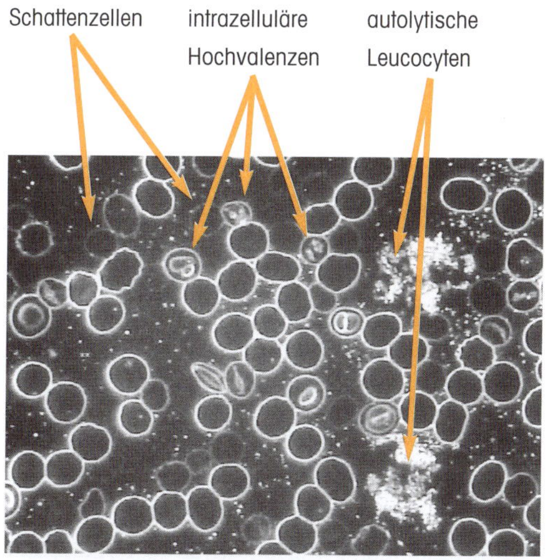

Ein hochgradig pathologisches Bild bei Krebs: zerfallende (autolytische) Leucocyten und schwer endobiontisch belastete und veränderte Erythrocyten.

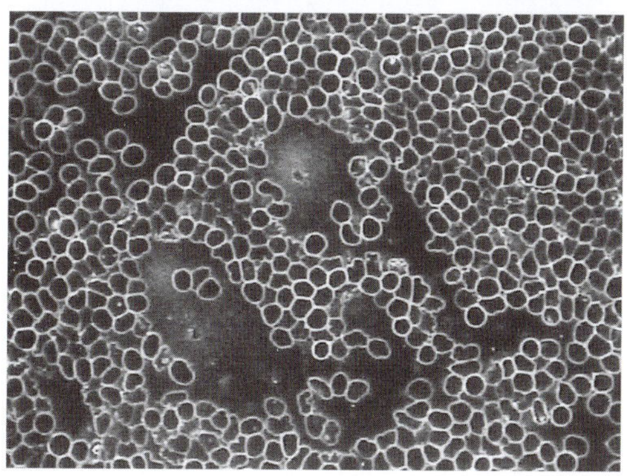

Fibrinflockung und so genannte «Dendroidvakuolen», oft ein typisches Krebszeichen im Dunkelfeld. Die Dunkelfeldmikroskopie ist ein erstaunliches Instrument zum Nachweis eines «Krebsmilieus».

- **Diagnostik**
  Sie befasst sich mit der Suche nach Störherden, dem Säure-Basen-Haushalt und der Vitalität des Blutes (Dunkelfelddiagnostik). Frühere Untersuchungsbefunde sind wertvoll. Wir bitten unsere Patienten jedoch stets, ein möglichst neues Bild ihres Zahnstatus (OPT-Panoramaaufnahme) mitzubringen.
  Zu Beginn der Kur wird meist mittels Thermoregulationsdiagnostik nach Störherden und meridianen Zusammenhängen gesucht. Ferner werden mittels Bioterrainanalyse die Zellvitalität und der Antioxidantienbedarf definiert.
  Eine spezielle Testung des vegetativen Tonus zeigt uns die Kraft des vegetativen Nervensystems des Menschen, insbesondere des parasympathischen Nervensystems. Dieses ist, wie schon mehrmals beschrieben, sehr wichtig für den körpereigenen Abwehrkampf gegen den Krebs.

- **Umstellung der Ernährung**
  Die Ernährung für Krebspatienten muss vitalstoffreich sein, vor allem aber arm an tierischem Eiweiß und frei von Kuhmilchprodukten. Die Ernährung ist ballaststoffreich und vollwertig, nebst bewährten unterstützenden Faktoren wie Grüner Tee, Breußsäfte. Gezielt wird die Entgiftungsleistung von Leber und Niere gefördert und – das ist sehr wichtig – hoch ungesättigte Fettsäuren zugeführt.

- **Unterstützende Störfeld- und Schmerztherapie**
  - Neuraltherapie mit homöopathischen und isopathischen Heilmitteln
  - CO_2-Insufflation in die Gewebe

- **Physikalische und entgiftende Behandlungen**
  - Colon-Hydrotherapie
  - lokale und Ganzkörper-Hyperthermie
  - Infrarotsauna
  - Basen- und Vitalstoffinfusionen/ Schwermetallausleitungsinfusionen
  - Misteltherapie
  - Massagen, Schröpfbehandlungen, Lymphdrainagen (individuell, je nach Tumorart)

Die intensive Behandlung mit **biologischen Heilmitteln (Isopathie, Immunbiologie, Enzymtherapie, Katalysatorentherapie)** wird später zu Hause weitergeführt. In speziellen Fällen wird die von uns entwickelte **Low-dose-Chemotherapie** (nach Rau) durchgeführt, eventuell sogar in Kombination mit einer Ganzkörpertherapie. Eine weitere sehr wirksame Komponente ist die gezielte **Injektionstherapie** mit tumorhemmenden Substanzen um den Tumor herum (Prostatakrebs, Brustkrebs, Hauttumor, Pharynxtumor).

Die Kur sollte mindestens zwei, besser drei bis vier Wochen dauern. Sie regeneriert das beim Krebskranken schwer gestörte Grund- und Abwehrsystem. In Kombination mit den richtigen physikalischen und psychologischen Maßnahmen kann sie zu einem echten Wendepunkt führen, weg von der Krankheit und zurück zur Gesundheit.

Die Behandlung muss aktiv zu Hause und natürlich auch ambulant weitergeführt werden; sie dauert Monate oder gar Jahre.

Ursachen der Krebsentstehung

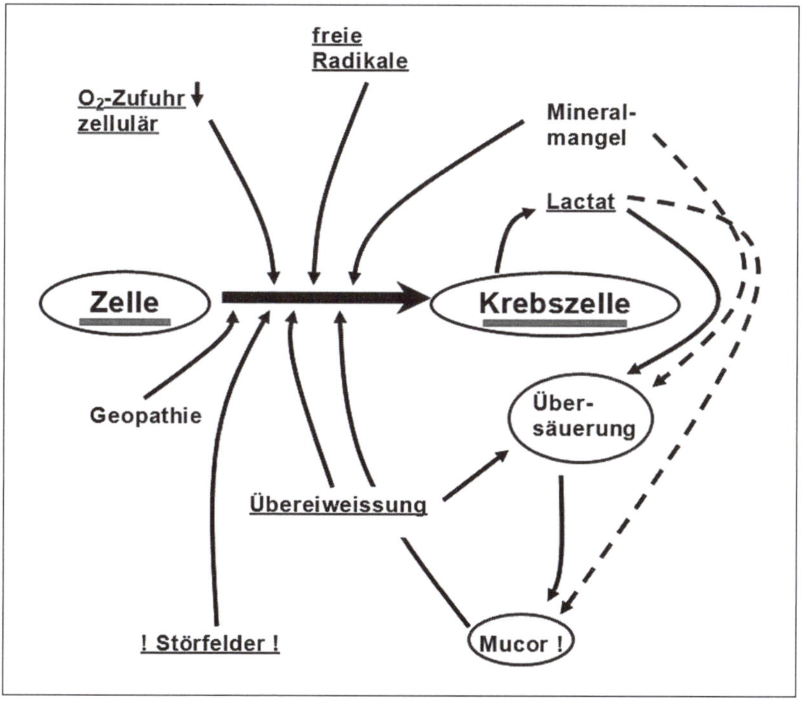

Ursachen der Krebsentstehung

Die Biologische Medizin betrachtet Krebs als einen dynamischen Prozess und nie als eine Entität. Das heißt, Krebs entwickelt sich langsam und durchschreitet in dieser Entwicklung verschiedene Phasen der Degeneration bis zur Entartung der Zellen. In vielen Fällen, insbesondere in den frühen Stadien der Krebserkrankung, kann diese Entwicklung gestoppt oder sogar rückgängig gemacht werden, wenn die Ursachen der Krebsentstehung beseitigt werden.

Die Ursachen und Einflüsse, welche die degenerative Entwicklung bewirken, sind nur zum Teil erforscht. Viele Teilursachen sind aber bekannt und können auch beeinflusst werden. Hier setzt die ganzheitlich-biologische Krebstherapie an.
Aus ganzheitlich-biologischer Sicht ist es unabdingbar, dass jeder Krebspatient eine biologische Krebstherapie erhält, auch wenn parallel dazu schulmedizinische oder alternativmedizinische krebszellenzerstörende Therapien durchgeführt werden. Nur bei einer Beseitigung der krebsbegünstigenden Faktoren kann ein Rückfall oder eine Metastasierung vermindert oder vermieden werden. Aus ganzheitsmedizinisch-biologischer Sicht sind Metastasen oder Krebsrückfälle nämlich Neutumoren, die entstehen, wenn die tumorauslösenden Faktoren nicht eliminiert wurden.

Tumormarker

Bei den Tumormarkern handelt es sich um Eiweiße, die Tumorzellen in ihrem eigenen Metabolismus produzieren und an die Umgebung abgeben. Sie können über immunologische Tests erkannt und quantifiziert werden.

Tumormarker sind nur semispezifisch und in Frühphasen der Krebsentwicklung meist nicht sensitiv genug. Sie können Hinweise auf Tumorwachstum, immunologische Aktivität und auch auf Metastasierungen geben, sind aber als Frühdiagnostikum meistens nicht geeignet, außer es handle sich um hormonsezernierende Tumore, wie etwa Nebennieren- und Ovarien-Tumore, Karzinoiden usw. sowie Pankreas- und Prostata-Tumore. Sie sollten immer mit anderen diagnostischen Untersuchungen kombiniert werden.

Einige der Tumormarker sind identisch mit den Tumorantigenen, die von den T-Lymphocyten erkannt und gegen welche Tumorantikörper gebildet werden. Hohe Tumormarker zeigen also eine hohe immunologische Erkennbarkeit an, d.h. sie können therapiert werden (T-Zell-Stimulierung, Cancer-vaccines).

Übersicht über häufig verwendete Tumormarker

■ Tumormarker 1. Wahl
□ Tumormarker 2. Wahl

		ACTH	AFP	B-HCG	B2-Microglobulin	BTA	CA 15-3	CA 19-9	CA 50	CA 72-4	CA 125	CA 549	Calcitonin	CEA	Cyfra 21-1	MCA	NMP 22	NSE	Prolactin	PSA	S 100	SCC	Thyreoglobulin	TPS
Gallenblase	Gallenwegskarzinom							■	■					■										□
Harnblase	Urothelkarzinom					■			□					■			■					□		■
Haut	Melanom																				■			
Hoden	Keimzelltumore		■	■																				
	Teratome		■	■																				
Hypophyse	Prolactinom																		■					
	Eosinophiles Adenom	■																						
Kolon	Adenokarzinom							■	■					■										
Larynx	Plattenepithelkarzinom													□				■				■		□
Leber	Hepatozellul. Karzinom		■					□	□	□				■										
Lunge	Kleinzell. Bronchusk.	□																■						■
	NSCLC														■									
	Plattenepithelkarzinom														■							■		
	Adenokarzinom														■									■
Lymph. System	M. Hodgkin, NHL				■																			
	Multiples Myelom				■																			
	CLL				■																			
Magen	Adenokarzinom							□	□	■				□										
Mamma	Adenokarzinom						■							■		■								□
Sympathicus	Neuroblastome																	■						
Nebennieren	Phäochromozytin																	■						□
Oesophagus	Plattenepithelkarzinom													■								■		
Ovarien	Muc. Zystadenoca									■	■			■										□
	Epitheliale Tumoren										■											■		□
	Keimzelltumoren		■	■							■													
	Dottersacktumoren			■																				
Pankreas	Adenokarzinom							■	■	□				■										□
Pharynx	Plattenepithelkarzinom																					■		
Prostata	Adenokarzinom																			■				
Schilddrüse	Foll. / Papill. Karzinom																						■	
	Medull. Karzinom												■	□				□						
Uterus	Adenokarzinom													■										■
	Chorionkarzinom			■																				■
	Cervixkarzinom																					■		
	Endometriumkarzinom								■													■		

In Schulmedizin und Biologischer Medizin gebrauchte Tumormarker

Tumormarker sind Substanzen, deren Nachweis eine Aussage über das Vorliegen, den Verlauf oder die Prognose einer Tumorerkrankung zulässt. Dabei handelt es sich um Substanzen, die vom Tumor direkt produziert oder deren Produktion vom Tumor induziert wird.
Mit wenigen Ausnahmen sind die heute bekannten Tumormarker nicht für ein Tumor-Screening geeignet, da sowohl Sensitivität wie auch Spezialität für diese Fragestellung ungenügend sind. In der Verlaufs- und Therapiekontrolle sowie zur Früherkennung von Rezidiven sind Tumormarker-Bestimmungen oft sehr wertvoll.

Tumormarker zeigen nur bestehende Tumore auf, und ihre Empfindlichkeit ist nicht in allen Fällen genügend. In der Biologischen Medizin wird versucht, die Krebsentstehung früher zu erkennen, bevor die Tumormarker ansteigen. Dazu verfügen wir über Untersuchungen, die eine Tumor-Tendenz aufzeigen:

- Gentests für antioxidative Kapazität
- Dunkelfeldmikroskopie
- Bioterrain-Analyse (Redoxpotentiale)
- Hormontests wie Somatomedin, Stressresistenz usw.
- Heart Rate Variability Test
- Dryed Layer Blood Test (Blutkristallisationstest)

Andere Parameter und Methoden der Abklärung maligner Erkrankungen	
ACTH	ACTH-produzierender Tumor
Alkalische Phosphatase-Elektrophorese	erhöhte Konzentration der makromolekularen Fraktion
Blut im Stuhl	Verdacht auf Malignom, d. h. kolorektales Karzinom
Blutsenkung	Malignome unterschiedlicher Herkunft
C-Peptid	Insulinom
DHEA-S	NNR-Tumor (Nebennieren)
Differentialblutbild	maligne hämatologische Erkrankungen
Elektrophorese/Immunfixation	monoklonale Gammopathien, multiples Myelom, Plasmocytom
Gastrin	Gastrinom
5-HIAA	Karzinoid
Katecholamine	Phäochromozytom, Neuroblastom
17-Ketosteroide	NNR-Adenom
Serotonin	Karzinoid
Testosteron	Ovarialkarzinom

Kapitel 39 Begleitende biologisch-ganzheitliche Therapie bei konventioneller Chemotherapie oder bei Bestrahlungstherapie

Sehr viele Menschen mit einer Krebserkrankung unterziehen sich einer schulmedizinischen Therapie. Diese besteht im Allgemeinen in einer Kombination von Operation und Chemotherapie. Je nach Tumorart wird eine Vor- oder auch eine Nachbestrahlung empfohlen. Wenn der Tumor nicht mehr operiert werden kann, wird meist eine Chemotherapie empfohlen.

Wir erleben aber praktisch nie, dass die Spezialisten begleitende Therapien empfehlen. Recht oft wird sogar aktiv von jeder anderen Therapie abgeraten. Damit ignorieren die Onkologen die Wirkung der biologisch-ganzheitlichen Krebstherapie. Es gibt Therapieformen, welche sich gegenseitig nicht vertragen und sogar einander entgegenwirken, wie z. B. die Vitamin-C-Therapie während der Strahlentherapie. Selbstverständlich kennen wir solche Wechselwirkungen bestens und handeln auch dementsprechend.

Leider müssen wir aber häufig feststellen, dass Patienten erst zu uns kommen, wenn ihr Tumorleiden trotz aller Therapien weiter fortgeschritten ist oder wenn die Nebenwirkungen der Therapie zu stark wurden. Dies stimmt uns traurig, da dies nicht hätte sein müssen.

Es ist uns ein großes Anliegen, biologisch-ganzheitliche Therapien anzubieten, die **während oder nach einer Chemotherapie, Radiotherapie oder der Operation eines Krebsleidens** durchgeführt werden können und das Wohlbefinden wie auch die Prognose des Tumorleidens beträchtlich verbessern. Es sind dies Therapien, die sich gezielt gegen Nebenwirkungen richten oder das Tumorleiden ursächlich angehen. **Die biologisch-ganzheitlichen Tumortherapien ergänzen die schulmedizinische Behandlung sehr gut!**

Im Folgenden beschreiben wir mögliche komplementäre Therapien während oder nach einer schulmedizinischen Behandlung. Die Zusammenfassung ist dem «Weißbuch» des BioMed Center Sonnenberg entnommen, das von allen Ärzten der Klinik laufend aktualisiert wird. Zum besseren Verständnis sollte zuerst das vorhergehende Kapitel über die biologisch-ganzheitliche Tumortherapie gelesen werden.

Die Behandlung von Krebs in der Schulmedizin

Als erstes wird in der Regel der Primärherd operativ entfernt. Danach folgen Chemotherapie und/oder Radiotherapie. Maligne Zellen sollen mittels Zytostatika oder Radiotherapie zerstört werden, was auch oft gelingt. Das Problem ist aber, dass auch gesunde Zellen und vor allem das Immunsystem ebenfalls zerstört wird. Und ein weiteres Problem ist, dass meist nicht alle Tumorzellen zerstört oder entfernt werden können. Die Verbleibenden vermehren sich bei geschwächtem Abwehrsystem umso schneller.
Mögliche Folgen: Haarausfall, Knochenmarkdepression, Schädigung der Schleimhaut, toxische Belastung und Schädigung der Leber bei Chemotherapie, Schädigung von Haut, Nerven und Organen im Bereich des Bestrahlungsfeldes, aber auch Lymphödeme im entsprechenden Einzugsgebiet des Primärtumors. Generell kommt es zur Beeinträchtigung des Wohlbefindens mit Übelkeit, Gewichtsverlust, Infektanfälligkeit und massiver psychischer Belastung. Die Rekonvaleszenz zwischen den Behandlungszyklen und danach wird eher vernachlässigt.

Die Problematik der Schulmedizin

Die Chemotherapie ist eine Attacke auf die Zellen, den Zellkern und auch die DNS. Alle hochreproduktiven Organe beziehungsweise Systeme, besonders aber Knochenmark, Darmschleimhaut und Samenproduktion sind davon betroffen. Zusätzlich kommt es zu einer Überflutung des Organismus mit freien Radikalen, was die antioxidativen Kapazitäten sowie die Ausscheidungsorgane überlastet. Die Umgebung des Tumors und meist der ganze Stoffwechsel sind übersäuert.
Nach dem großen ganzheitlichen Arzt Dr. med. H. H. Reckeweg befindet sich das Karzinom am Ende einer langen degenerativen Entwicklung, es bestehen schwere Strukturschäden mit Störung vor allem in der Matrix (Pischinger-Raum).
Natürlich belasten grundsätzlich Umweltgifte (Schwermetalle), Störfelder im Zahnbereich, frühere Krankheiten und falsche Ernährung den Organismus zusätzlich; bei einem Karzinom ist eine entsprechende Behandlung eine zusätzliche Belastung.

Ganzheitsmedizinische Diagnosemethoden

- Dunkelfeldmikroskopie
- Störfeldabklärung mittels Zahn-Panorama-Röntgen, Cavitat-Kiefer-Ultraschall
- computerisierte Regulations-Thermografie nach Prof. Rost
- Gen-Bestimmung des Entgiftungspotenzials (Gen-Panel Detoxifikation und Gen-Panel Antioxidative Kapazität)
- DMPS-Test zum Nachweis von Schwermetallen (Nachweis von Cu, Hg, Sn, As, Cd und Pd)
- Bioterrain-Analyse (BTM oder Be-Te-A)
- Testung des vegetativen Nervensystems
- Stuhltest auf Darmflora und Hinweise auf Nahrungsmittelallergien
- Tumormarker, inkl. TPS, Fibrinogen, Hormone

Mögliche Therapieformen und ihre Kombination

Bei Chemotherapie:
hochdosierte Antioxidantien, peroral und/oder als Infusionen

- **Vitamin C,** 1–3 x 1000 mg täglich
- **Zink,** 30–45 mg täglich
- **Selen** bei Chemo- oder Radiotherapie am Tag der Behandlung und 1 Tag danach bis 1000 g , ansonsten 100–200 g täglich
- **B-Komplexe**
- Die Therapie kann unterstützt werden durch Baseinfusionen, welchen Antioxidantien und Vitamine zugegeben werden. Diese Infusionen folgen zwischen den Chemotherapiezyklen, 1- oder 2-mal pro Woche

Unterstützung der Ausscheidung, Leberschutz und Leberreinigung

- **Taraxacum (comp.)** (Ceres), **Soldiago comp.** (Ceres)
- **Urtica dioica** (Ceres); (wegen anfallender Harnsäure durch Zelldestruktion)
- **Myosotis comp.** (Heel)
- **Duphalac,** relativ hoch dosiert, 3 x 30–45 ml (bindet Ammoniak)

Weil der Krebspatient in seinen Geweben übersäuert ist, ist die Basetherapie eine der wichtigsten Faktoren der biologischen Krebstherapie. Das Gleiche gilt für die Anregung der Gallentätigkeit. Die Gallensäuren werden von der gesunden «säurebildenden» Darmflora des oberen Dünndarmtraktes organisch gebunden und über den Stuhl ausgeschieden.

Immunmodulation
- **Utilin «S» D4** und **Latensin D4,** je 1 Kapsel alle 2 Wochen oder
- **Propionibacterium avidum D5,** 1 Kapsel pro Woche
- **Thymokehl** (Thymusdrüsenextrakt) (Sanum), 1–2 Kapseln täglich

Anregung Knochenmark
- **Medulla ossium D5** (Wala), 3 Ampullen pro Woche subkutan oder **Medulla Ossis suis** (Heel)
- **Thrombozyten D6** (Wala), 3 Ampullen pro Woche subkutan
- **Sanukehl Pseu** (Sanum), alternierend mit **Sanukehl Serra,** 10 Tropfen täglich

Enzymtherapie
- **Wobenzym N,** 3 x 3–5 Dragees täglich oder Protease («Transformation Enzymes», Ebi-Pharm), 3 x 2 Kapseln täglich

Aufbauinfusionen (Baseinfusionen nach Dr. Rau)
Nabic 1,68% und **NaCl 0,72%,** (Streuli) als Grundinfusion, 500 ml

oder Ringerlactat mit
- **Vitamin C,** 7,5–15 g, Lösung
- **Ancopir oder Beco-5,** Ampulle
- **Coenzym comp.,** Ampulle (Heel)
- **Ubichinon comp.,** Ampulle (Heel)
- **Galium,** Ampulle (Heel)
- **Solidago comp.,** Ampulle (Heel)
- **Taraxacum comp.,** Ampulle (Heel)
- **Nigersan oder Mucokehl,** je nach Tumorart, oder entsprechende Ausleitungspräparate

Ozoninfusionen (große Eigenbluttherapie mit Ozonbeifügung)

- **25 g Ozon/ml,** 1–2 x pro Woche (tiefe Ozonkonzentrationen haben einen immunstimulierenden Effekt, hohe Konzentrationen sind immunsupprimierend)
- **Glyoxal comp.**, Ampulle (Heel)
- **ATP-Injeel,** Ampulle (Heel)
- **Mucokehl D5,** Ampulle (Sanum)
- **Citrokehl,** Ampulle (Sanum)
- **Folsäure Injektopas** (sofern Chemo nicht Folsäure-Antagonist ist)

Bei Bestrahlung

- **Aqua radiata,** Ampullen, als Neuraltherapie um und in das Bestrahlungsgebiet, 1 x pro Woche für 5 x D6-Ampullen, dann alle 2–4 Wochen mit D30-Ampullen
- **Arthrokelan U** (Corynebacterium sp.) als Neuraltherapie mit Aqua radiata und/oder als Trinkampulle
- **Schüsslersalz 11 Silicea** als Creme; innerlich in Form von Tabletten **Silicea D6,** 4–6 Tabletten täglich
- milcheiweißfreie Ernährung
  Vitamin C sollte am Bestrahlungstag und am Tag danach nicht verabreicht werden, da es den Bestrahlungseffekt vermindert.

Nach Operation

- grundsätzlich gleiche Therapie wie bei Chemotherapie
- vor und nach der Operation Vorbereitung und Nachbehandlung mit **Selen,** 300 µg pro Tag. Am Tag vor und am Operationstag 750–1050 g Selen (5–7 Ampullen Selenase)
- essentielle Aminosäuren sind sehr wichtig. Aufbaustoffe: z. B. 3–4 Beutel **Eveliza** täglich
- **Carnitin, Methionin, Taurin,** je 1–2 g, mindestens 1–2 Wochen lang.
- **Vitamin-C-Infusionen:** sehr wichtig, vor und nach der Operation, wenn möglich täglich 7–10 Tage lang.

Zusätzlich sollten noch Therapien zum Aufbau des inneren Milieu gemacht werden, z. B. Colon-Hydrotherapie, Schröpfen usw. Am besten wählt man eine breite biologische Tumortherapie, entsprechend den im vorigen Kapitel beschriebenen Kriterien.

Kapitel 40 Misteltherapie

Die Misteltherapie ist die am besten belegte und eingeführte biologische Krebstherapie. Sie entspringt den Forschungen des großen Wissenschaftlers und Arztes Rudolf Steiner, dem Begründer der anthroposophischen Medizin. Die Misteltherapie hat mehrere Aspekte. Vorerst den eigentlichen chemischen Aspekt durch die in der Mistelpflanze enthaltenen tumorhemmenden und das Immunsystem stärkenden Wirkstoffe. Dies sind einerseits die **Mistellektine,** welche heute auch wissenschaftlich anerkannte kanzerozide (Tumorzellen tötende) Substanzen sind. Die Pflanze enthält zudem noch über hundert nachgewiesene Substanzen, die in ihrer Gesamtheit ebenfalls einen Einfluss auf das Regulationssystem der Abwehrkräfte haben.

Die Pflanze hat eine ganz spezielle **Signatur,** die im Wesen dem Verhalten des Tumors beim Menschen entspricht. So wird Ähnliches mit Ähnlichem behandelt, wie die Substanzen in der Homöopathie. Die Mistelpräparate sind keine homöopathischen Substanzen, sondern Extraktpräparate wie die meisten wirksamen Pflanzenprodukte. Bemerkenswerterweise hängt die Wirksamkeit der Mistelpräparate mit der Art der Herstellung zusammen, welche Rudolf Steiner beschrieben hat. Es ist für den «Biologischen Arzt» eine schöne Bestätigung des ganzheitlichen Denkens, dass die Mistel am besten wirkt, wenn sie als Gesamtpflanze verarbeitet wird. Man hat die so genannten Mistellektine analysieren können und weiß, dass sie wirken. So hat man gehofft, durch die Extraktion oder sogar die synthetische Herstellung der Lektine ein Rein-Präparat zur Krebstherapie gefunden zu haben. Dies hat sich aber nur zum Teil bestätigt und man hat festgestellt, dass diese wohl wirken, aber bei weitem nicht in der gleichen ganzheitlichen und durchgreifenden Weise, wie wenn man die ganze Pflanze verwendet.

Die Mistelpräparate erzeugen beim Menschen eine breite Wirkung. Sie sind nicht nur tumorhemmend, sondern können auch bei degenerativen Krankheiten jeder Art eingesetzt werden. Sie steigern den Stoffwechsel, fördern die Tätigkeit und Aktivität der weißen Blutkörperchen und erzeugen sogar Fieber. Wir setzen sie bei Krebs ein, aber auch bei Arthrose und degenerativen Herzkrankheiten, und sie sind auch bekannt wegen ihrer blutdrucksenkenden Wirkung.

Anthroposophische Medizin

Von Dr. med. von Toenges, Kinderarzt

Anfang des 20. Jahrhunderts begründete **Rudolf Steiner** (1861–1925) neben vielen anderen Dingen die anthroposophische Medizin. Aufgrund seiner geisteswissenschaftlichen Forschungen entwickelte er ein im Vergleich zur naturwissenschaftlichen Medizin erweitertes Menschenbild.
Rudolf Steiner beschreibt den Menschen als ein viergliedriges Wesen mit

- einem mineralisch-stofflichen Anteil als Grundlage für den physischen Körper – physischer Leib
- einem diesen physischen Leib durchziehenden und belebenden Lebensleib, der dem physischen Leib die Eigenschaft des Lebendigen (Aufbau, Wachstum, Gestaltung, Abwehrvermögen, Ernährung, Fortpflanzung) verleiht – Ätherleib
- der gefühls- und empfindungsbezogenen Seele, welche den physischen Leib und den Lebensleib durchsetzt und impulsiert – den Seelenleib oder Astralleib
- dem selbstbewussten und geistdurchdrungenen Ich, welches den Astralleib steuert und Lebensleib wie physischen Leib durchdringt und ihnen die spezifische Prägung des Menschen verleiht – Ich-Organisation oder geistiger Wesenskern. Es ist das Ich, welches in einem lebenslangen Lernprozess den Seelenleib nach den geistigen Gesetzen – soweit diese erkennbar sind – umwandelt, den Menschen zum Träger des Göttlichen erhebt und unsterblich macht.

Dieses erweiterte, ganzheitliche Menschenbild ermöglicht neue Erkenntnisse in der Medizin, sowohl für das Krankheitsverständnis als auch für die Heilmittelfindung. Durch Rudolf Steiners geisteswissenschaftliche Erforschung der Beziehung von Natur und Mensch erfolgte auch die Einführung der Mistel in die Krebstherapie.

Wirtsbaumeinflüsse und Substanzen

Die Mistel hat eine ganz spezifische Signatur, indem sie einerseits als rein parasitische Pflanze ohne Kontakte mit dem Boden einzig vom Wirtsbaum lebt und doch eine in sich geschlossene Struktur – tumorartig dicht und knotig – entwickelt. Sie hat aber auch die Fähigkeit, durch eigene Inhaltsstoffe sich in ihrem Wachstum zu beschränken und «gutartig» zu bleiben. Gerade diese zwei Charakteristika der Signatur der Mistelpflanze werden zur Behandlung von Krebskrankheiten genutzt.

Die Mistel bekommt auch durch die Art des Wirtsbaumes eine typische Prägung, welche sich nicht nur phänomenologisch, sondern auch analytisch in der Substanzwelt gut aufzeigen lässt. So hat die Forschung im Arlesheimer Institut Hiscia gezeigt, dass z.B. bei den so genannten Viscotoxinen die Misteln Unterschiede sowohl in der Konzentration als auch in der qualitativen Zusammensetzung aufweisen, je nach Wirtsbaum.

Die Signaturverwandtschaft des Wirtsbaumes und der Krebsorgane werden therapeutisch verwendet. So wird z.B. die Mistel des Apfelbaums zur Behandlung des Krebses drüsiger Strukturen (z.B. in der weiblichen Brust) vorwiegend bei Frauen verwendet, die Mistel des starken Baumes Eiche für Krebse beim Mann meist mit epithelialem Charakter, die Mistel der fast geometrisch strukturierten Pinie für die formabschließende Haut oder die Knochen.

Die Mistel enthält neben anderen, weniger mistelspezifischen Substanzen wie Polysacchariden, Aminosäuren usw. auch zwei ausgesprochen typische: Viscotoxine und Lektine. Beides sind Eiweißverbindungen, die sich durch einen gewissen Grad an Toxizität (Giftigkeit) ausweisen, im Verdauungstrakt jedoch abgebaut werden. Deshalb ist die Mistel trotz ihrer relativen Giftigkeit eine von Wild und Vieh geliebte Nahrungspflanze.

Viscotoxine wirken zytotoxisch, d.h. sie lösen die Membran von Krebszellen auf. Mistellektine sind zytostatisch und können Krebszellen gezielt erkennen, d.h. sie hemmen das Wachstum von Krebszellen. Die Mistel hat auch eine immunstimulierende Wirkung und ist somit die einzige bekannte Substanz, welche die Zelle schädigt und das Immunsystem stärkt. So ist die Mistel die einzige Pflanze, welche gleichzeitig zytostatisch und immunstimulierend ist.

Grundlagen der anthroposophischen Krebsbehandlung

Auf naturwissenschaftlicher Ebene ist die materielle Entstehung von bösartigen Tumoren bis in die biochemischen und genetischen Veränderungen der Zelle untersucht worden. Als Ursachen werden in erster Linie äußere Faktoren verantwortlich gemacht wie krebsauslösende Stoffe (Schwermetalle, giftige Farbstoffe, Tabakrauch, gewisse Medikamente (unter anderem Hormone), Chemotherapie, radioaktive und UV-Strahlen oder bestimmte Viren). Aufgrund dieser mechanistischen Auffassung der Krebsentstehung ist die konventionelle Onkologie darauf ausgerichtet, den Tumor chirurgisch zu entfernen und durch anschließende Chemotherapie und/oder Bestrahlung die noch verbliebenen bösartigen Zellen zu vernichten. Sie misst ihren Erfolg ausschließlich an der Tumorausrottung und an der Überlebenszeit, während differenziertere Kriterien wie die Lebensqualität oder das Ausmaß der Nebenwirkungen einer Chemo- und Radiotherapie, die für den Patienten eine außerordentliche Bedeutung haben, in der Therapiebeurteilung meist kaum berücksichtigt werden.

In der anthroposophischen und biologischen Medizin wird das Auftreten von Krebs nicht als ein lokales Zellgeschehen am Ort des Tumorsitzes gesehen, sondern als eine Erkrankung, die den ganzen Menschen in seiner leiblichen, seelischen und geistigen Einheit betrifft und hinter welcher immer ein dynamischer Prozess steht. Krebs wird also nie als Entität, sondern immer als Prozess betrachtet, dessen Ursachen tief im inneren «Milieu» des Gesamtorganismus liegt.

Jede Erkrankung ist nicht nur ein Prozess innerhalb des physischen Körpers, sondern umfasst auch die Ebene der Lebens- oder Ätherkräfte, des Seelischen und des Ichs. Krankheit ist das Ergebnis einer gestörten, nicht mehr harmonischen Wechselwirkung zwischen den Wesensgliedern in einem einzelnen Organ, einem Organsystem oder im ganzen Organismus.

Das gilt auch für den Krebs. Am Ort der Tumorentstehung fallen die Lebensprozesse aus der Kontrolle des Gesamt-Ätherleibs heraus, sie entwickeln ein selbständiges Leben und Wachstum, das nun vom Seelisch-Geistigen des Menschen nicht mehr durchdrungen werden kann. Oft liegt die Ursache in einer Schwächung des Ätherleibs selbst, entweder primär oder durch zu starke lokale Abbauvorgänge des Seelenleibs, wie sie durch chronische Belastungen ausgelöst werden. So kann über Jahre andauernder seelischer Kummer oder auch der Tod eines nahe stehenden Menschen den Ausbruch oder das Fortschreiten bösartiger Tumore begünstigen.

Anthroposophische und ganzheitlich erweiterte Krebsbehandlung

Die Krebsbehandlung ist in der anthroposophisch erweiterten Medizin nicht einseitig auf die Vernichtung der entarteten Zellen gerichtet, sondern greift auch auf der Ebene der Lebenskräfte, des Seelischen und des Ichs in den Krankheitsprozess ein. Das therapeutische Ziel ist die Wiederherstellung der Einheit von Leib, Lebenskräften, Seele und Geist.

Wie in der konventionellen Onkologie empfehlen auch die Ärzte des BioMed Center Sonnenberg nach Möglichkeit die chirurgische Entfernung des Tumors. Mit der anschließenden Mistel-Therapie (Iscador) wird nun aber statt der Chemotherapie ein anderer Weg beschritten, der praktisch nebenwirkungsfrei ist.

Das aus dem Gesamtextrakt der Mistel zubereitete Iscador greift auf der körperlichen Ebene in die krankmachenden Prozesse ein, indem es durch eine selektive zelltoxische Wirkung, ohne gesundes Gewebe zu schädigen, die Tumorzellen direkt angreifen kann – eine Fähigkeit, die hauptsächlich den Viscotoxinen und den Mistellektinen zugeschrieben wird. Darüber regt es den Lebensleib des Patienten so an, dass er gerade an den Stellen wieder harmonisch tätig wird, wo er vorher durch das Krebsgeschehen unkontrolliert wuchernd sich den Formkräften entzogen hatte. Das geschieht durch eine Verstärkung der gegen den Tumor gerichteten entzündlichen Abwehrvorgänge über die Anregung und Stärkung des Immunsystems, d.h. hier werden die Selbstheilungskräfte aktiviert, die bei einer Chemotherapie noch weiter geschwächt werden. Erfahrungsgemäß wird auch bei einer Kombination von Chemotherapie und Iscador-Therapie, die durchaus möglich ist, die Chemotherapie wesentlich besser vertragen. Dabei scheinen die Mistellektine neben anderen Faktoren eine bedeutende Rolle zu spielen.

Auf der seelischen und geistigen Ebene wird versucht, das durch die Krankheit gestörte Gleichgewicht durch individuelle Therapie (Körpertherapie, Heileurythmie, Gesprächsarbeit) wiederzugewinnen. Eine intensive Gesprächsarbeit mit dem Patienten trägt dazu bei, Ängste zu lösen, Vertrauen in das eigene Schicksal zu bekommen, im Kampf gegen den Tumor aktiv einzugreifen und neue Lebensziele ins Auge zu fassen. Damit trägt der Patient selbst zur Harmonisierung und Stärkung seiner Wesensglieder bei und unterstützt so entscheidend die Wirkung der Therapien.

Wirkung von Iscador beim Krebspatienten

In den nun 80 Jahren klinischer Erfahrung mit der Misteltherapie konnten teils eindrucksvolle Besserungen, deutlich verlängerte Überlebenszeit, Teil- und auch Vollremissionen und vor allem eine Verbesserung der Lebensqualität beobachtet werden. Folgende Wirkungen sind mehr oder weniger regelmäßig festzustellen und in klinischen Studien und gut dokumentierten Behandlungsverläufen, aber auch durch immunologische Untersuchungen belegt:

- Besserung des Allgemeinbefindens
- Verzögerung oder Vermeiden von Rezidiven und Metastasen ohne schädigende Nebenwirkungen
- Immunstimulation (Anregung der körpereigenen Abwehr)
- Verbesserung von Appetit und Schlaf
- Aufhellung der depressiven Stimmungslage
- Durchwärmung des Organismus
- Verbesserung der Lebensqualität
- verminderte Infektanfälligkeit
- bessere Verträglichkeit einer Strahlen- und/oder Chemotherapie
- Verminderung tumorbedingter Schmerzen

Die Wirkung der Mistelpräparate kann auch so erklärt werden: Die Misteltherapie aktiviert die Granulocyten (eine spezielle Form der weißen Blutkörperchen, die so genannten Makrophagen). Diese sind in der Lage, am Ort der Entzündung Fermente (so genannte proteolytische Enzyme) abzugeben. Durch die Misteltherapie werden am Ort eines Herdes oder beim Tumor Granulocyten angereichert. Dies bewirkt eine lokale Enzymanreicherung, also eigentlich eine Enzymtherapie. Die Enzyme führen zur «Verdauung» von Radikalen oder/und der Tumorzellen. Diese werden zerstört oder aufgelöst. Ähnliches bewirken wir auch durch unsere lokalen Enzym-Injektionen im Bereiche des Tumorknotens.

Injektionstechnik

Iscador wird subkutan in einem rhythmischen Ablauf jeden zweiten Tag injiziert (manchmal auch Montag, Mittwoch und Freitag), mit einer kleinen Pause nach der 7. Injektion und einer großen Pause nach der 14. Injektion. Die gesamte Behandlung dauert 1 bis 3 Jahre, mit periodischen Kontrollen und Reevaluation. Die verschiedenen Stärken sind in der Serie (0/I/II) gekennzeichnet, die einzelnen Packungen enthalten je 14 Ampullen. Die einzelnen Ampullen enthalten eine sehr unterschiedliche Dosis, zwischen den Ampullen 1 und 7 und zwischen 8 und 14 besteht eine Dosissteigerung um den Faktor 100. Daher gibt es bei den Ampullen 5, 6 und 7 sowie bei 12, 13 und 14 viel stärkere Lokalwirkungen, teils Rötungen und lokalen Juckreiz.

Es hat sich bewährt, die Injektion am Morgen zu machen. Die Ampulle ist am Hals unter dem farbigen Punkt schon angesägt und kann leicht geöffnet werden. Dazu hält man den farbigen Punkt nach oben und knickt die Ampulle mit leichtem Druck nach hinten. Die Flüssigkeit wird mit der dicken Nadel in die Spritze aufgezogen. Die Nadel wechseln (dünne graue Nadel) und überschüssige Luft aus der Spritze entfernen. Dazu wird die Spritze senkrecht mit der Nadel nach oben gehalten. Luftblasen, die sich am Boden der Spritze befinden, können durch leichtes Klopfen auf die Spritze nach oben befördert und dann durch langsames Drücken des Stempels entfernt werden.

Die Injektionsstelle ist je nach Erkrankung verschieden, wo, bestimmt der Arzt. Die Injektion selber erfolgt nach sorgfältiger Desinfektion der Haut. Mit der linken Hand wird eine dicke Hautfalte gemacht, gestochen wird mit der rechten Hand schnell im Winkel von 45 °. Die Flüssigkeit langsam in das subkutane Fettgewebe spritzen, nach weiteren 3 Sekunden die Nadel entfernen. Nach Möglichkeit sollte der Patient nach der Injektion eine halbe Stunde ruhen.

Einige biologisch-behandelnde Ärzte empfehlen eine Methode, bei welcher zusätzlich zu Iscador bei jeder Injektion jeweils eine weitere Ampulle, im Turnus je eine von drei verschiedenen, injiziert wird. Es handelt sich dabei um spezifisch auf den Patienten abgestimmte Heilmittel, welche auch die Zellatmung oder das Immunsystem günstig beeinflussen oder chronischen Bakterienformen entgegenwirken und die Wirkung von Iscador begleiten, z. B. Ubichinon comp. (Heel), Sanukehl Serra (Sanum) oder ein anderes Sanukehl- Präparat, je nach Krebsart, und Thymokehl (Thymusdrüsenextrakt) (Sanum).

Mögliche Allgemeinreaktionen nach der Injektion von Iscador

Nach der Injektion von Iscador kann es zur Erhöhung der Körpertemperatur bis auf 38 °C kommen; in der Regel normalisiert sie sich innerhalb von 24 Stunden wieder. Sie verrät eine auch im Blutbild nachweisbare Immunstimulation und ist ein aus dem ganzheitsmedizinischen Verständnis der Krebserkrankung heraus erwünschter Effekt.

Um die Injektionsstelle herum kann es zu einer leichten entzündlichen Reaktion mit deutlicher, unscharf begrenzter Rötung der Haut kommen. Gleichzeitig kann Juckreiz auftreten. Nach rund vier Stunden wird der Rand der Lokalreaktion glatter. Sie kann erneut etwas jucken. 10 Stunden nach der Injektion ist der Rand der Lokalreaktion flacher geworden und verschwindet langsam. Dabei kann sich das gerötete Areal weiter ausdehnen.

Die Lokalreaktion liefert ein Bild der Reaktionslage des Gesamtorganismus auf die Misteltherapie und wird zur individuellen Dosisfindung verwendet. Sie sollte 3–5 cm Durchmesser nicht überschreiten. Kommt es während der Therapie mit Iscador zu einer größeren Lokalreaktion, wird in der Regel die Dosis nach Rücksprache mit dem Arzt reduziert. Die Rötung oder Schwellung sollte nicht medikamentös unterdrückt werden. Die Lokalreaktion kommt nicht bei jedem Patienten und nicht bei jeder Injektion vor, meist nur bei höherer Konzentration des Iscador. Eine andere Methode zur Reaktionsbeurteilung ist das Messen der rektalen Körpertemperatur morgens und um ca. 18 Uhr.

Die Mistel mit den mittlerweile über 1000 Publikationen ist das ganzheitlichste Krebsmittel.

Mistel-Therapie-Schema:
Welches Iscador? Welche Stärke? Welcher Mutterbaum?

M = mali = Apfelbaum / Qu = quercus = Eiche / P = pini = Pinie oder Föhre

	Männer	Frauen
digestives System: Zunge, Rachen, Pharynx Thyroide, Larynx	Qu	M
Magen, Leber, Gallenblase Milz, Pankreas	Qu c. Cu (Extrakt auf Kupfer. Kupfer korreliert mit den metabolischen Organen)	M c. Cu
Dünndarm Dickdarm/Colon Rektum	Qu c. Hg (Quecksilber korreliert mit Schleimhaut-Organen und Lymphsystem)	M c. Hg
Urogenital-System: Niere	Qu c. Cu	M c. Cu
Blase	Qu c. Ag	M c. Ag
Prostata, Hoden, Penis	Qu c. Ag	–
Uterus, Ovarien, Vulva, Vagina, Cervix	–	M c. Ag
Mamma vor Menopause nach Menopause	–	M c. Ag (ev. M c. Hg) P c. Hg
Respiratorisches System: Nase-Rachen – Sinus bronchi – pleura	 P Qu c. Hg	 P P c. Hg
Hautkrebse	P oder P c. Hg	P oder P c. Hg
Knochen (Arme, Beine)	Qu	M oder P

Begonnen wird normalerweise mit der «schwächsten» Serie O. Weniger ist hier oft mehr, und wir wollen einen feinen Stimulationsreiz, um die Regulationssysteme wieder anzuregen.

Wer wird von der Misteltherapie besonders profitieren? Eine Antwort können die neuen Gentests geben (Gentest «Oxidativer Stress», Labor Team W, 9403 Goldach): Menschen mit verminderte Interleucon-Kapazität (ca. 3–8% aller Menschen und anscheinend über 25% aller Krebspatienten) können ihre eigene Abwehr gegen Krebszellen nicht genügend aktivieren. Sie profitieren besonders von den Mistelpräparaten, welche Interleukin-artig die weißen Blutkörperchen (Killerzellen) anregen.

Welches Sanukehl-Präparat bei welchem Krebstyp?

Wie im Kapitel «Misteltherapie» beschrieben, fügen wir vorher den Mistel-Injektionen jeweils noch Hapten-Präparate der Firma Sanum zu. Diese sollen gegen zellwandfreie Bakterien wirken, welche gemäß neuer Forschung zur Krebsentstehung beitragen sollen. Je nach Krebsart sind es unterschiedliche Bakterien, welche meist als normale Besiedler des entsprechenden Organs vorhanden sind, sich aber im Zusammenhang mit der Krebsentstehung verändern und krebserregend auf die Zellen wirken können. Es wird angenommen, dass solche zellwandfreie Bakterienteile intrazellulär Schaden anrichten können, indem sie sich an die Messenger-RNA ankoppeln und dadurch die Expression des Erbguts der Zelle verändern können.

Zuordnung der Bakterien zu Carcinom-Arten und entsprechende Sanukehl-Präparate zum Beifügen zur Misteltherapie oder als Lokaltherapie (als Zusatz zu Injektionen)		
Alle Krebstypen	Serratia marcescens Siphanospora Polymorpha	Sanukehl Serra Arthrokehlan U und A (immunbiol)
Colon-Carcinom	Escherichia Coli Klebsiella	Sanukehl Coli Sanukehl Klebs
Prostata-Carcinom	Escherichia Coli Pseudomonas aerug.	Sanukehl Coli Sanukehl Pseu
Blasen-Carcinom	wie Prostata-Carcinom	
Haut-Krebse	Staphylococcen	Sanukehl Staph
Tonsillen, Pharynx, Zunge	Streptococcus buccalis Siphanosporen	Sanukehl Strept Arthrokehlan U
Magen, Pankreas	Proteus vulgaris	Sanukehl Prot
Lunge, Bronchien	Staphylococcus Mycobakterium Ev.Klebsiellen	Sanukehl Staph Sanukehl Myc Sanukehl Klebs
Genitale, Frau/Ovarien	Pilze, Trichomonas Pseudomonas	Sanukehl Trich Sanukehl Pseu
Brust, Frau	Staphylococcen Serratia marcescens	Sanukehl Staph Sanukehl Serra

Prostatakrebs ist ein bei Männern mittleren und höheren Alters häufige Erkrankung. Sie wird bei Sektionen und histologischen Untersuchungen von Prostatagewebe bei 60-jährigen Männern ca. in 20% der Fälle, bei 80-jährigen Männern in ca. 60% der Fälle gefunden, auch wenn der Patient nicht die geringsten Beschwerden hat. Das Beschwerdebild bei Prostatakrebs geht überhaupt nicht parallel zum Schweregrad der Erkrankung. So macht ein kleines Prostatakarzinom meist überhaupt keine Beschwerden. Es kann aber in seltenen Fällen, wenn es bei der Harnröhre liegt, schon in frühester Phase zu Blut im Sperma oder im Urin führen. Diese kleinen Karzinome können im Allgemeinen bei den üblichen Untersuchungen nicht gefunden werden, sondern einzig durch die PSA-Bestimmung oder mit dem Ultraschallgerät (Sonographie). Liegt das Krebsgewebe gar im Innern der Prostata, so kann es häufig sehr lange nicht erkannt werden und führt unter Umständen auch nicht zu Beschwerden.

Die typischen **Prostata-Beschwerden** mit kleinen Harnportionen, gelegentlichem Harnbrennen, Harnverhalten oder Nachträufeln sind unspezifische Symptome und treten auch bei der normalen, bei jedem älteren Mann auftretenden Prostatavergrößerung auf.

Testmöglichkeiten

Die beste und einfachste **Testmöglichkeit** ist das Abtasten der Prostata durch den After mit dem Finger, bei welcher der Arzt eine höckerige Struktur und eine Verhärtung der sonst prall-elastischen Prostatagewebe feststellt. Der erfahrene Arzt kann mit ziemlicher Sicherheit ein bösartiges Prostatageschwür feststellen, sofern es hinten liegt. Diese Tastung ist eine wichtige Routine-Untersuchung, da gerade die nach hinten wachsenden Prostatakrebse oft zu keinen Symptomen führen.

Die genaueste und auch für frühe Phasen geeignete Untersuchung ist die transrektale und/oder suprapubische Sonographie (schmerzlose und strahlenfreie Ultraschalluntersuchung, welche mit einer Sonde durch den Enddarm gemacht wird. Die Sonographie gibt auch Auskunft über den Therapieerfolg und den Verlauf sowie allfällige daran beteiligte Lymphknoten. Die Sonographie zeigt, ob die Prostatakapsel von einem Krebs infiltriert oder durchwachsen ist.

Eine ebenfalls sehr aufschlussreiche Frühuntersuchung, welche auch als Therapieverlaufskontrolle geeignet ist, ist die Feststellung des **PSA** im Blut (ein prostataspezifisches Antigen). Dies ist ein Stoff, den die Prostatakrebszellen abgeben und der im Blut gemessen werden kann. Bei Ausdehnung des Karzinoms und des Zellwachstums sind die Werte deutlich erhöht, insbesondere bei Metastasierung. Bei einer normalen Prostatavergrößerung, welche alters- und hormonell bedingt ist, sind diese Werte nicht oder nur leichtgradig (bis ca. 6,5) erhöht. PSA kann auch noch spezifiziert (aufgeteilt) werden in Gesamt- und «freies» PSA. Je nach Anteil des freien PSA im Verhältnis zum Gesamt-PSA deutet dies auf Bösartigkeit oder Gutartigkeit der Prostatavergrößerung hin.

Ein weiterer, auch neuer Test, der zur Früherkennung eines Tumorwachstums durchgeführt werden kann, ist das **TPS** (Tissue Polypeptid Specific Antigen). Es zeigt unspezifisch ein Tumorwachstum an und weist häufig früh auf Metastasierungen und Tumorwachstum hin.

Es ist bekannt, dass Prostatakarzinome einen Zusammenhang mit den Sexualhormonen haben. Deshalb kennt die schulmedizinische Behandlung synthetische Antihormone. Es kommt heute zunehmend die Erkenntnis auf, dass ein Mangel an körpereigenen Antihormonen des Testosterons bestehen kann, insbesondere Progesteron, welches auch bei Männern in kleinen Dosen eine wichtige Rolle als Krebshemmer spielt. Es hat sich zudem gezeigt, dass sich synthetische Östrogene, vor allem aus Industrienahrung und durch den Fleischkonsum, in der Leber kumulieren und sekundär zur Steigerung der «sexualhormonbindenden Globuline» (SHBG) führen können. Dieses SHBG bindet die körpereigenen krebshemmenden Hormone. Daher wird in den USA das Prostatakarzinom zunehmend mit natürlichem körpereigenem Progesteron oder sogar mit sehr kleinen Mengen natürlichen Testosterons behandelt. Als biologisch-medizinische Ärzte haben wir diese «Schiene» der Therapie gewählt und behandeln differenziert entsprechend vorausgehender Hormontests individuell mit kleinsten Mengen von Sexualhormonen oder homöopathischen Dosen eines Östrogen-Abkömmlings, des Fosfestrol (Honvan). Die «homöopathische Dosierung» ist so gering und intermittierend angewendet, dass ein Effekt nur bei Hypophyse und Hypothalamus eintritt. Andererseits wird eine intensive Leber-Entgiftungstherapie angeschlossen, welche die «xenogenen» und synthetischen Hormone ausleitet und das SHBG vermindert. Der Erfolg dieser Therapie ist erstaunlich, indem praktisch immer innert weniger Wochen eine Normalisierung des PSA-Werts erreicht wird.

Tritt eine Metastasierung der Zellen ein (Ableger), dann erfolgt diese am häufigsten im Knochengewebe und in den Lymphen. Knochenableger können festgestellt werden durch die Messung der alkalischen Phosphatase, ebenfalls ein Blutwert. Je aktiver die Knochenverdrängung durch Krebszellen ist, desto höher die alkalische Phosphatase (AP). Etwas spezifischer ist die so genannte saure Prostata-Phosphatase.

Zwei weitere, etwas aufwändigere Untersuchungen auf Metastasierung sind **Röntgen** und **Skelettszintigraphie.** Bei der Szintigraphie wird eine geringe Menge eines radioaktiven Mittels gespritzt, welches sich im Prostata-Metastasen-Gewebe in den Knochen anreichert und dann durch eine Fluoreszenzradiographie nachgewiesen wird.

Die modernen technischen Methoden der Diagnostik umfassen zudem das **MRI,** also die Magnetresonanz-Methode und die Computer-Tomographie. Neu ist die **PET**-Untersuchung (Photonen-Emissions-Tomographie), die nicht nur das Ausmaß des Krebses, sondern auch die Zellaktivität und Metastasen aufzeigen kann. Diese hochtechnisierte Methode wird erst an wenigen Zentren durchgeführt und ist noch sehr teuer.

Der Grad der Aggressivität des Prostatakrebses (und auch die Prognose) wird vor allem in den USA mit dem so genannten **Gleason-Score** festgestellt. Diese Skala beruht auf der histologischen Untersuchung, also auf der Biopsie. Der Gleason-Wert wird wie folgt ermittelt: Aus der verfügbaren Zahl von Stanzbiopsien werden die beiden eindeutigsten krebsbefallenen Biopsien beurteilt. Es gibt eine Skala von 0 (keine Zellaktivität und normale, gut differenzierte Prostatazellen) bis 5 (hoher Grad von Entdifferenzierung und Krebsaktivität in der mikroskopischen Untersuchung). Die beiden Werte werden addiert, und das gibt dann den Gleason-Wert (z. B. 2 + 3 = 5, oder 3 + 5 = 8). Gleason-Werte über 6 sind schlecht, der Krebs neigt zu aggressivem Verhalten. Werte über 8 sprechen auf schulmedizinische Behandlungen häufig schlecht an. Über die Ursache sagt der Gleason-Wert gar nichts aus; zudem ist er ein bloßer augenblicklicher Wert. Aus der Sicht der biologischen Krebstherapie deutet ein hoher Wert auch darauf hin, dass eine schlechte, den Krebs außerordentlich begünstigende Milieu-Situation vorliegt. Interessanterweise haben wir bei einigen unserer Patienten durch unsere Therapien ein Absinken des Gleason-Werts beobachten können. Mit anderen Worten, bei späteren, auswärts durchgeführten Biopsien (die wir selbst zwar NICHT empfehlen), ist eine Verminderung der Bösartigkeit des Tumors festgestellt worden.

Diagnostikmethoden aus der Komplementärmedizin

Testmethoden zur Erfassung der Krebstendenz, die auch zur Früherkennung führen:

- **Thermoregulationsdiagnostik**
- **Dunkelfeldmikroskopie des Vitalblutes**
- **Bioterrainuntersuchung (BTA)**
- **Laboruntersuchungen** (werden natürlich nur selektiv gemacht)
  - PSA und direktes PSA
  - SHBG
  - Leberwerte, inkl. Fibronogen
  - Hormone (Testosteron, aber auch Hypophysenhormone FSH und LH)
  - Epidermal growth Faktor und IGF1 (Insulin growth factor, Tumornekrose-Faktor)
  - DHEA und Somatotropin (haben beide einen Einfluss auf die körpereigene Tumorabwehr)
  - Gentests: es werden die Tumorneigung und die antioxidative Kapazität gemessen. Vor allem das Fehlen des Interleucins hat eine Bedeutung, da in diesem Falle der Patient besser auf Misteltherapien anspricht.
- **Orthopantomographie und Schwermetalltests**
  Sehr häufig bemerken wir aber auch, dass Zahn-Störherde und vor allem Schwermetallbelastungen (z.B. Palladium oder Quecksilber aus Zahnfüll- und Kronenmaterialien) das Immunsystem stark stören und im Sinne von Störherden gar die Krebsneigung verstärken können. Vor allem beherdete oder tote Frontzähne können als massive Störherde auf die Prostata wirken und Krebs unterhalten. Wir untersuchen daher beim Prostata-Tumor-Patienten immer die Zähne und suchen nach Schwermetallbelastungen.

Überlegungen zur Krebsentstehung

Aus ganzheitlich-medizinischer Sicht ist eine «Degenerationstendenz» oder «Krebstendenz» des Körpers Voraussetzung zur Entstehung von Tumoren. Diese Krebstendenz wird oft erzeugt durch Schwermetalle, Gifte aus wurzelbehandelten Zähnen, Spurenelementmängel, lang dauernde elektromagnetische oder geopathische Belastungen oder auch schweren seelischen Stress oder Vitaminmängel. Wichtige Konsequenz daraus ist, dass immer zusätzlich zur eigentlichen Tumortherapie eine intensive Therapie der degenerativen Leiden vorgenommen werden muss. Diese biologisch-medizinische Behandlung beinhaltet Vitaminbehandlungen, Enzymtherapie, Aufbau des Immunsystems, Blutreinigung mit isopathischen Therapien und Zahnsanierung, inklusive Entfernung der Schwermetalle. Die komplexe Biologische Krebstherapie ist im vorigen Kapitel besprochen worden.

Jeder chronischen Krankheit, insbesondere Krebs, liegen typische **Lebensthemen** zugrunde, welche auch den Verlauf und die Heilung beeinflussen. Oft helfen einfache psychotherapeutische Maßnahmen, um das Immunsystem zu stärken und die Ursachen anzugehen.

Die biologische komplexe Therapie des Prostata-Karzinoms

Beim Prostatakarzinom können wir oft mit **tief dosierten Hormonen,** gespritzt an und um den Tumor herum, die Therapie sehr wirkungsvoll unterstützen und innerhalb einiger Monate das PSA zurückentwickeln. Wir haben eine in Europa **einzigartige Injektionstherapie** entwickelt, bei der individuell dosierte Hormone, kombiniert mit antikörperbindenden Haptenen (spezifische Polysaccharidmoleküle) und Zytokinen, an den Tumor gespritzt werden. Damit wird in den meisten Fällen das PSA deutlich gesenkt, insbesondere wenn gleichzeitig die **Lokale Interferenzstrom-Hyperthermie (Indiba)** angewendet wird. Der Rückgang des PSA zeigt dann einen Rückgang der Tumorinfiltration und somit auch des Tumors an. Eine Prostatatherapie hat aber auch dann langzeitig zu erfolgen, mindestens ein Jahr. Die Resultate dieser Therapie sind hervorragend. Nach unseren Beobachtungen konnte in etwa 80% der Fälle ein Rückgang und bei fortgeschrittenem Stadium ein Stopp festgestellt werden.

Wir befürworten die **Chemotherapie** bei Prostatakarzinomen nicht, da die dauerhafte Erfolgsquote sehr gering ist. Ebenso wenig befürworten wir die frühzeitige Operation, welche in den meisten Fällen nach einer gewissen Behandlungsdauer nicht mehr notwendig ist.

Weitere wichtige Bestandteile der Prostatakarzinom-Therapie sind:

- Lokale Hyperthermie (Indiba), eine Kurzwellen-Wärme-Therapie. Durch modernste Technologie wird mit Interferenzstrom an Gewebsgrenzen, insbesondere in hartem Gewebe, eine sehr hohe lokale Wärme erzeugt. Tumorzellen ertragen die Hitze von 40–44 °C nicht und gehen zugrunde, gesundes Gewebe wird durch die Wärme gestärkt und ihr Stoffwechsel angeregt. Das Vitalitätsgleichgewicht zugunsten der umliegenden gesunden Zellen verbessert sich. Diese Therapie wird lokal angewendet und ist völlig schmerzlos, idealerweise 2- bis 3-mal wöchentlich, wirkt aber auch bei selteneren Anwendungen vorzüglich. Mit etwa 20 Behandlungen kann die Bösartigkeit von Tumorgewebe vermindert werden, und es kommt zu einer Vernarbung und bindegewebigen Veränderung des Tumors.

- **Misteltherapie** Die Therapie mit Injektionen von Mistelpräparaten ist die am besten erforschte Tumortherapie und in unserer Klinik eine Hauptsäule in der Tumorbehandlung. Wir verwenden das Injektionspräparat Iscador (Weleda), das nach unserer Ansicht bewährteste und wirksamste, welches entsprechend dem Ähnlichkeitsprinzip auf Apfelbäumen (M), Pinien (P) oder Eichen (Iscador Qu) gewachsen ist. Es wird in aufsteigender Dosierung 2- bis 3-mal wöchentlich vom Patienten unter die Bauchhaut injiziert. Zusätzlich setzen wir Iscador-Ampullen **Haptene** (Sanukehle) zu, welche ebenfalls das Immunsystem anregen und wahrscheinlich die Erkenntlichkeit (Antigenität) der Tumorzellen verändern (siehe Kapitel 40, «Misteltherapie»).

- **Lokale Injektions-Neuraltherapie** Der Tumor wird durch gezielte Injektionen mit tiefst dosierten Hormonen, isopathischen und homöopathischen Medikamenten, aber auch den neuartigen Polysaccharidmolekülen (Haptenen) und einer speziellen Basemischung umspritzt, welche zur Verminderung der Bösartigkeit der Tumorzellen und zur Verminderung ihres Wachstums führen. Zugefügt werden auch isopathische Heilmittel und/oder Katalysatoren des Zitronensäurezyklus (Heel). Selen spielt bei der biologischen Krebstherapie ebenfalls eine wichtige Rolle.

- Zusätzlich zur spezifischen Krebsbehandlung erfolgt eine Therapie zum Aufbau des inneren Milieus, des Immunsystems, zur Behandlung und Beseitigung aller Faktoren, welche zur malignen Entartung des Gewebes geführt haben. Wir nennen es «**die ganzheitliche Krebs-Basis-Therapie**». Sie beinhaltet die Einnahme von Spurenelementen, Mineralstoffen, isopathischen Medikamenten nach Prof. Enderlein, Enzymen, Haptenen usw.

- Eine vom Autor entwickelte und seit einigen Jahren angewandte Therapie ist die Kombination von **Lowest-dose-Hormontherapie und Cytokinen.** Dafür werden Hormonrezeptorenblocker (z. B. Honvan) in homöopathischer Dosierung mit leberaktivierenden Heilmitteln und Cytokinen (Interferon D6, D12, D30) und isopathischen Ausleitungsmitteln in Form von homöopathischen Tropfen eingesetzt, welche der Patient in einer individuellen, rhythmisch ändernden Dosierung einnehmen soll. Diese Tropfen führen fast immer zur Senkung des PSA-Werts und zur Besserung der Prostata-Beschwerden. Der Anti-Hormonanteil ist so gering dosiert, dass er für den Erfolg nicht verantwortlich sein, sondern auf informativ-homöopathischer Wirkung und der Kombination mit den tief dosierten Cytokinen beruhen muss. Cytokine sind Substanzen, welche die tumorhemmenden T-Zellen und die NK-Zellen anregen. Die Mikro- bis Picogrammdosierung entspricht der Konzentration im Körper.

PC-Spes/Prostasol: Die beiden identischen Mittel wurden vor allem in den USA kräftig beworben. Die Resultate waren sehr gut und die PSA-Werte konnten in den meisten Fällen deutlich reduziert werden. Es handelt sich um pflanzliche Produkte, die aber eine starke Östrogen-Wirkung haben. Gegenüber synthetischen Hormonpräparaten mag ein gewisser Vorteil bestehen, es handelt sich aber doch um eine sehr nebenwirkungsreiche Hormontherapie mit einem Feminisierungseffekt.

Wieder andere Erfahrungen haben Anwender mit der natürlichen Progesterontherapie bei Prostata-Karzinomen gemacht. Diese Therapie mit natürlichem, reinem, aus Pflanzen hergestelltem Progesteron in einer Tagesdosis um 50 mg wird als sehr wirkungsvoll beschrieben und hat anscheinend keine nennenswerten Nebenwirkungen. Wir haben damit aber noch zu wenig Erfahrung.

- **Ganzkörperhyperthermie:** Die Aktivität des Immunsystems kann mit Fieber deutlich gesteigert werden, während die Aktivität der Tumorzellen nachweislich eher vermindert wird. Deshalb kann die Ganzkörperhyperthermie gerade bei Menschen, die sich in einem fortgeschrittenen Stadium der Krebserkrankung befinden oder deren Immunsystem zuvor durch Bestrahlungen oder Chemotherapien geschwächt wurde, sehr nützlich sein. Der Patient wird unter ärztlicher Kontrolle während 1 bis 3 Stunden in einen Fieberzustand von bis zu 40,5 °C versetzt. Der Effekt auf das System der weißen Blutkörperchen hält bis zu 3 Wochen an. Während dieser Therapie kann auch die Wirksamkeit der lokalen Low-dose-Chemotherapie massiv gesteigert werden, da die Zellen die Medikamente unter der Erwärmung besser aufnehmen.

Ein wichtiger Teil der Therapie ist auch die Beseitigung toxischer Belastungen, welche das Immunsystem massiv beeinträchtigen können, wie Schwermetalle, Quecksilber usw., aber auch Gifte aus wurzelbehandelten Zähnen.

Nebst der prostataspezifischen Krebstherapie bekommt der Patient zusätzlich eine ganzheitliche Krebstherapie mit Basetherapien, Immunstimulation, Antioxidantien usw.

Krebs ist immer ein Prozess und keine statische Einheit. Er entwickelt sich immer aus einer **Entartungstendenz** heraus, die den ganzen Körper betrifft. Nur wenn es gelingt , diese Tendenz ganzheitlich zu verändern, wird auch die eigentliche Therapie «gegen» den Krebs selbst wirkungsvoll sein. Gelingt dies nicht, so werden auch nach Entfernung der eigentlichen Tumormasse erneut Zellen entarten. Dies erklärt, weshalb auch dann, wenn mit schulmedizinischen Methoden ein Prostata-Karzinom oder ein anderer bösartiger Tumor behandelt wird (Bestrahlung, Operation oder Chemotherapie), immer parallel eine ganzheitliche Tumortherapie erfolgen muss.

Die **Prognose bei Prostata-Karzinomen** hängt nicht davon ab, ob operiert wird oder nicht, sondern vielmehr von der hormonellen Situation und der toxischen Belastung. Wir raten – zum Teil auch wegen der möglichen starken Nebenwirkungen – eher nicht zu einer primären Operation, sondern zur beschriebenen breiten Tumortherapie.

Von einer Chemotherapie raten wir meist ab, ebenso von einer Bestrahlung. Recht gute Erfolge zeigt die Hormontherapie, die wir in unser Therapieschema einbeziehen – zwar viel tiefer dosiert, da lokal angewendet, und mit natürlichen Hormonen oder sehr tief dosierten Antihormonen. Die Zusammensetzung der ganzheitlichen Tumortherapie wird individuell entschieden.

Peroral werden immunbiologische Medikamente und pflanzliche Prostataheilmittel verabreicht. Bei Zahnbeherdungen haben wir mit dem spezifischen immunbiologischen Produkt Arthrokehlan U (Corynebacterium sp.) (Sanum), intramuskulär angewendet, gute Resultate erzielt.

Die Erfolge sind beachtlich. Ich praktiziere diese ganzheitliche Tumortherapie nun seit rund 10 Jahren. In über 80% der Fälle konnte ein Rückgang der PSA und sehr oft auch der Tumormasse erzielt werden. Neue, beziehungsweise primäre Fernmetastasen traten bei den bei uns behandelten Patienten bisher nicht auf.

Die Behandlung des Prostata-Karzinoms ist derart wirkungsvoll und arm an Nebenwirkungen, dass aus unserer Sicht praktisch in allen Fällen diese Behandlung durchgeführt werden sollte. Die Behandlung soll über längere Zeit erfolgen, natürlich mit regelmäßigen Kontrollen der Laborwerte und mit Ultraschall.

Kapitel 42 20 ganzheitsmedizinische Fragen an Patient/Patientin

Wie viele Ärzte stelle auch ich meinen Patienten bei der ersten Konsultation wichtige Fragen: Weshalb kommen Sie zu mir, was für Beschwerden haben Sie? Mir fällt immer wieder auf, dass mir die Patienten meist die Diagnose mitteilen, die sie behandeln lassen möchten. Ich muss mir dann immer wieder darüber klar werden, dass wir nicht Diagnosen behandeln wollen, sondern eben den Menschen. Und der Mensch leidet nicht an der Diagnose, sondern an Symptomen. Und eine Diagnose ist bereits eine intellektuelle Verarbeitung der Symptome und der Befunde. Die Diagnose aber gibt dem Patienten oft eine Unsicherheit, weil sie nur eine abstrakte Definition darstellt, die oft auch Angst macht. Der Patient versteht seine Diagnose manchmal nicht und versucht dann oft, Informationen aus dem Internet zu bekommen. Das ist meist nicht gut, da im Internet gewöhnlich nur schulmedizinische Betrachtungen stehen und darüber hinaus sehr viele Informationen, hinter denen nur Werbung steckt.

Für uns als biologische Ärzte sind aber nicht die Diagnosen wichtig, sondern die hinter den Symptomen liegenden Ursachen. Ich erkläre dem Patienten, dass ich nicht primär an der Diagnose interessiert bin, weil ich den Gesundheitszustand anders betrachten wolle.

Die Patientin, der Patient ist in der Erwartung zu mir gekommen, dass wir anders auf ihn zugehen. Ich erkläre ihm, dass ich seine Spitalberichte und seine auswärtigen, technisch erhobenen Befunde vorerst einmal zur Seite legen werde und mir selber möglichst unvoreingenommen ein Bild seines Zustandes machen wolle. Dies ist keineswegs arrogant, sondern setzt mich gegenüber dem Patienten in eine neutrale Lage. Meine eigene Befragung und meine eigenen Befunde sind daher sehr wichtig. Ohnehin ist für mich die eigene klinische Untersuchung von enormer Wichtigkeit, da ich mich so in eine Resonanz mit dem Patienten bringen kann. Persönliche Befragungen und klinische Untersuchungen treten in der Medizin leider immer mehr in den Hintergrund. Ich hatte kürzlich einen Patienten in der Sprechstunde, der ganz erstaunt war, als ich seine Gelenke untersuchen wollte. Er kam wegen Kniebeschwerden zu mir und hatte schon eine Knie-Arthroskopie hinter sich, die eher zu einer Verschlechterung geführt hatte. Auf meine Bemerkung, ich wolle mir eben selbst ein Bild machen und ein erfahrener Arzt könne schon anhand der klinischen Untersuchung sehr viel über den Zustand der Gelenke erfahren, war er sehr gerührt. Bisher habe kein Arzt sein Knie untersucht, sondern man habe nur aufgrund seiner Aussage, er habe Knieschmerzen, verschiedene Röntgenbilder gemacht. Der «Spezialist» habe diese dann in seiner Gegenwart kurz betrachtet und ihm gesagt, man müsse eine Kniespiegelung (Arthroskopie) machen. Dann habe er den Spezialisten erst wieder im Operationssaal gesehen. Nachher erhielt er anscheinend ein Rezept für ein antirheumatisches Medikament. Man habe ihm von seinem Meniscus ein wenig abschaben und den Knorpel aufrauen müssen. Der Zustand verschlechterte sich aber danach deutlich, und man riet ihm per Telefon zu einer erneuten Arthroskopie, welche er vorsichtigerweise nicht machen ließ. Die klinische Untersuchung zeigte eine starke Schmerzhaftigkeit der Seitenbänder des Knies, bedingt durch eine Rotationsfehlstellung und Schonhaltung, deren Ursache aber das Hüftgelenk war. Nach neuraltherapeutischer Behandlung der Bänder zwischen der Hüfte und der Außenseite des Knies (Faszia lata) und Anfertigung einfacher, puffernder Schuheinlagen wurde der Patient beschwerdefrei. Er macht heute wieder lange Bergwanderungen.

Wie nur eine persönliche klinische Untersuchung Klarheit bringt, gibt es auch Fragen, deren Antwort sehr gut Auskunft über die Hintergründe chronischer Krankheiten geben kann. Im Laufe der vielen Jahre meiner ärztlichen Tätigkeit habe ich einen einfachen Fragenkatalog mit zwanzig Fragen erstellt, gemäß welchem ich meine Patienten befrage. Zu jeder Frage erkläre ich kurz, weshalb ich sie stelle.

Allgemeine Fragen

1) Welches ist Ihre Hauptbeschwerde und warum und wie stört sie Sie?

Die persönliche Wertung der Symptome ist sehr wichtig und sagt über den homöopathischen Konstitutionstypen des Patienten sehr viel aus. Es ist zudem wichtig, dass die Beschwerden definiert werden, aber auch, was daran gebessert werden soll. Sehr häufig erinnern sich Patienten später nicht mehr an ihre anfänglichen Symptome, als ob sie «gestrichen» worden wären. Wie schon erwähnt, berichten die Patienten oft über ihre Diagnosen statt über ihre Beschwerden.

2) Haben Sie Schmerzen, und wo auf der Skala von 1 bis 10 liegen sie?

Auch hier geht es darum, dass der Patient sich klar ist über den «Wert» seiner Krankheit. Der Charakter des Schmerzens sagt auch viel aus über die Stoffwechsellage, den Säure-Base-Haushalt und die homöopathische Konstitution des Menschen.

3) Was erwarten Sie von der Biologischen Medizin und insbesondere von den Ernährungshinweisen?

Ist der Patient aktiv oder passiv eingestellt und ist er sich im Klaren darüber, dass er langfristig selbst seine Heilung unterstützen muss und vom Arzt nur die Richtlinien dazu erhält? Hat er sich schon mit seiner Ernährung auseinandergesetzt?

Fragen zu Nahrungsmittelallergien

4) Wurden Sie gestillt, und wie lange? (Fragen Sie Ihre Mutter)

Eine sehr wichtige Frage. Wer 8–9 Monate gestillt worden ist, Allergikerfamilien 12–18 Monate, hat ein massiv geringeres Risiko, eine Nahrungsmittelallergie zu haben und die daraus resultierenden Krankheiten wie Allergien, Hautleiden, Immunstörungen, Infektanfälligkeiten (siehe Kapitel 13, «Nahrungsmittelallergien»).

5) Waren Sie als Kind anfällig für Infektionen?

Eine Infektanfälligkeit als Kind beweist schon fast eine Nahrungsmittelallergie und muss in diesem Sinn abgeklärt und behandelt werden. Infektanfälligkeiten werden immer häufiger und weisen auf eine Schwäche des T-lymphocytären-Immunsystems hin. Diese wiederum ist Ursache vieler Krankheiten, wie z. B. Neurodermitis oder chronische Müdigkeit, aber auch für Stoffwechselschwächen bis zur Adipositas.

6) Wurden Ihnen die Tonsillen (Gaumenmandeln oder Rachenmandeln) entfernt? Oder hatten Sie eine Blinddarmoperation?

Die Rachen- und Gaumenmandeln, aber auch der Blinddarm sind reine lymphocytäre Organe und versuchen, das Darm-Lymph-System zu unterstützen, sozusagen wie eine «Reservetruppe» der Armee, welche aufgeboten wird, wenn die normale Armee nicht mehr genug Schlagkraft hat. Tonsillenentzündungen und Blinddarmreizungen sind immer ein Alarmzeichen, dass das Immunsystem – meist wegen Nahrungsmittelallergien – nicht normal arbeitet.

7) Hatten Sie als Kind Ekzeme, sonstige Hautprobleme oder Allergien?

Alles Zeichen einer Überreizung des Darm-Immunsystems – oder einer toxischen Überbelastung, z. B. durch Impfungen oder Schwermetallbelastungen (eventuell auch der Mutter).

Fragen zur toxischen Belastung

8) Haben oder hatten Sie Amalgamfüllungen oder wurzelbehandelte Zähne?

Amalgame sind die häufigsten Quellen von Schwermetallbelastungen. Schwermetallbelastungen wiederum sind die häufigsten Ursachen für chronische Regulationsstörungen. Ohne Entgiftung der Schwermetalle bei toxisch belasteten Menschen wird die biologische Therapie nie erfolgreich sein. Ähnliches gilt für wurzelbehandelte Zähne, welche massivste Störherde darstellen können.

9) Hatten Sie schon antibiotische Behandlungen und warum?

Antibiotica verändern die Darmflora, oft sogar sehr nachhaltig. Viele Antibiotica enthalten auch Konservierungsmittel oder schwermetallhaltige Zusatzstoffe, welche im Körper lang dauernde Nebenwirkungen haben können. Antibiotica haben unterschiedlichste Nebenwirkungen, und der Arzt denkt gerade bei unklaren Symptombildern meist gar nicht an persistierende Nebenwirkungen von Antibiotica. Auch ist es interessant zu wissen, weshalb diese Antibiotica gegeben wurden. Antibiotica bilden nämlich auch zellwandfreie Bakterien, welche lang dauernde und oft sehr unspezifische Symptome verursachen können.

10) Welche Impfungen haben Sie schon erhalten?

Impfungen haben einen tiefgreifenden Einfluss auf das Immunsystem und sind nicht harmlos (siehe Kapital 25, «Impfungen»). Sie können Mitursache für chronische Leiden sein, insbesondere Allergien oder neurologische Störungen.

Fragen zur Ernährung

11) Befolgen Sie irgendeine Diät? Hat man Sie schon einmal informiert über gesunde Ernährung?

Es ist erschreckend, wie wenig die Ernährung als Ursache von chronischen Krankheiten erkannt wird und wie selten in der schulmedizinischen Behandlung Patienten betreffend Ernährung beraten werden. Andererseits haben wir unter unseren Patienten ernährungsbewusste Menschen, welche schon viel ausprobiert haben. Deren Diäterfolge erlauben Rückschlüsse auf ihren Stoffwechsel und Nahrungsmittelallergien.

12) Fühlen Sie sich nach den Mahlzeiten oft sehr müde?

Deutet auf Stoffwechselstörungen oder Probleme in der Zuckerverwertung hin. Kann aber auch klassischer Ausdruck einer Nahrungsmittelallergie sein.

13) Haben Sie oft intensive Hungerattacken, so dass Sie einfach etwas essen müssen?

Zeichen einer Stoffwechselstörung, insbesondere der konstitutionellen Hypoglycämie. Diese kann auch Ursache von neurologischen Störungen sein oder von Adipositas. Bei diesen Patienten führen wir auch Haarmineralanalysen und Zuckerbelastungstests durch, da die Hypoglycämie-Neigung meist mit Spurenelementmängeln einhergeht.

14) Ist Ihr Stuhlgang regelmäßig, und wie ist er?

Sehr wichtige Frage, sagt viel aus über die Tätigkeit der Bauchspeicheldrüse, die Intaktheit der Darmflora, aber auch über das vegetative Nervensystem.

15) Gibt es Nahrungsmittel, die Sie nicht ertragen – oder besonders lieben?

Damit unterscheide ich die Nahrungsmittelallergie des Soforttyps (IgE-vermittelt) von der dem Patienten meist nicht bekannten Allergie des Spättyps (IgG-vermittelt) oder eben der Fructoseunverträglichkeit. Mein klinischer Lehrer hat jeweils gesagt: «Der Mensch liebt sein Allergen» – sofern es eine Allergie des Spättyps ist.

16) Wie viel, wann und was trinken Sie täglich?

Wer nicht genug trinkt, bekommt viele typische Probleme. Und wer zuckerhaltige Getränke trinkt, belastet seinen Stoffwechsel, seinen Darm und sekundär auch seine Haut sehr. Wer künstlich gesüßte Getränke trinkt («Light-Getränke»), bekommt oft neurologische Probleme und Säure-Base-Störungen. Die Frage betrifft dann auch alkoholhaltige Getränke.

17) Schlafen Sie gut? Schnarchen Sie?

Schlaf ist ein Ausdruck rhythmischer Vorgänge im Körper und bedarf eines gesunden vegetativen Nervensystems. Schnarchen ist Ausdruck meist deutlicher Störungen des Parasympathicus und von Spurenelementmängeln und kann fast immer behoben werden.

Tiefer gehende Fragen mit psychologischem Hintergrund

18) Wovor haben Sie am ehesten Angst?

Jedes Organ hat nach Chinesischer Medizin, aber auch in der Homöopathie, «seine» Art der Angst. Angst an sich ist sehr hemmend für das Immunsystem. Patienten sind oft sehr dankbar über diese Frage, die sie meist verdrängen.

19) Was halten Sie selbst für die Ursache Ihres Leidens?

Wohl eine merkwürdige Frage! Ich bin aber immer wieder überrascht, wie viel gerade hier die Patienten spüren und erstaunlich reflektierte Antworten geben. Ich wage heute die Aussage: Das Unbewusste des Patienten kennt die Ursache seiner Krankheit. Dies können psychologische Hintergründe sein oder die Lebensführung. Sehr oft kann an die Antworten eine kinesiologische weitere Befragung anschließen, die sehr viel weiter, auch in alte, verdrängte Lebensthemen führt.

20) Menschen, welche ich etwas besser kenne und die schwere Leiden haben, stelle ich die «Zaubererfrage», welche oft tiefe Aussagen über Wertsetzungen, Ängste und Lebensthemen des Patienten geben:

Stellen Sie sich vor, ein Zauberer käme und würde Ihnen einen Wunsch erfüllen. Es darf aber nicht gewünscht werden, einfach gesund zu werden oder selbst magische Kräfte zu erhalten, alles zu ändern. Was würden Sie dann wünschen?

Die eigentliche «Königsfrage». Nicht jeder Patient antwortet – oder er braucht Zeit bis zu einem anderen Mal. Viele aber führen mich und sich, wie von innen gelenkt, auf ihr Hauptproblem. Einmal mehr: der Patient weiß unbewusst, was er hat und was die innere Ursache ist. Der Arzt muss nur lernen, auf den Patienten zu hören.
Wird das Lebensthema angeschnitten, welches die Dekompensation des Körpers mitbedingt hat, dann spricht jeder Mensch intensiv an, unabhängig von seinem Ausbildungsstand. Stellen Sie einem Patienten diese Frage nur, wenn Sie ihm in Liebe und neutraler Zuneigung nahe stehen und sich auch auf die Antwort einlassen können.

Säure-Base-Haushalt und Ernährung – Nahrungsmitteltabelle

Die folgenden Werte sind verschiedenen ähnlichen Tabellen entnommen. Zum Teil sind es Mittelwerte. Die Erfassung der Werte ist schwierig, denn Titrationswerte, welche man durch Auflösen der Speisen erhält, spiegeln nicht die Wirkung im Körper wider, und die Verwertung der Speisen hängt sehr stark mit der Säureausschüttung im Magen und der Base- und Enzymleistung des Pankreas zusammen. Speisen wirken also bei verschiedenen Menschen verschieden! Mit Hilfe der Tabelle lässt sich die Auswirkung der Ernährung auf den Säure-Basen-Haushalt aber abschätzen.

Ziel einer jeden gesunden Ernährung soll eine leichte Baselastigkeit sein. Damit wird die Säureproduktion des Körpers kompensiert. Baselastige Nahrungsmittel sind durchwegs auch mineralstoffhaltiger und meist auch reicher an Spurenelementen.

Der übersäuerte Krebspatient und der Patient mit einer chronischen Krankheit muss sich auf eine stark baselastige Ernährung konzentrieren.

Der Zahlenwert in meq/100 g gibt an, ob das jeweilige Nahrungsmittel einen basischen (B, negatives Vorzeichen), säuernden (S, positives Vorzeichen) oder neutralen (N) Effekt auf den Säure-Basen-Haushalt hat. Die aufgeführten Werte sind, soweit dies überhaupt möglich ist, an der relativen renalen Säureausscheidung (oder Säureüberschuss) gemessen, die beim Genuss des entsprechenden Nahrungsmittels entsteht.

Getränke		meq/100 g
Apfelsaft, ungesüßt	B	–2,2
Bier, dunkel	B	–0,1
Bier, hell	S	0,9
Cola	S	0,4
Espresso, Aufguss	B	–2,3
Früchtetee, Grüntee, Aufguss	B	–0,3
Gemüsesaftmix (Rande/rote Bete, Karotte)	B	–3,6
Grapefruitsaft, ungesüßt	B	–1,0
Kaffee, Aufguss, 5 Minuten	S	0,9
Karottensaft	B	–4,8
Mineralwasser	B	–1,8
Orangensaft, ungesüßt	B	–2,9
Randen-/rote Betesaft	B	–3,9
Rotwein	B	–1,4
	bis S	2,3
Schwarztee	S	2,2
Tafelwasser	B	–0,1
Tomatensaft	B	–1,8
Traubensaft	B	–1,0
Weißwein, trocken	S	2,0
Zitronensaft	B	–2,5

Fette und Öle		meq/100 g
Butter	S	0,6
Margarine	B	–0,5
Olivenöl	N	0,0
Sonnenblumenöl	N	0,0

Nüsse		meq/100 g
Baumnüsse/Walnüsse	S	6,8
Erdnüsse, unbehandelt	S	8,3
Haselnüsse	S	0,6
Macadamia	S	1,5
Mandeln	S	4,3

Fisch und Meeresfrüchte		meq/100 g
Aal, geräuchert	S	11,0
Forelle, gedämpft	S	10,8
Hering, Kabeljau, Dorsch	S	6–8
Krevetten/Garnelen, Krabben, Muscheln, Austern	S	13–18
Lachs	S	9,4
Sardine, in Öl eingelegt	S	13,5
Schellfisch, Zander, Seezunge	S	6,8
Shrimps	S	7,6

Obst		meq/100 g
Ananas	B	–2,7
Apfel	B	–2,2
Aprikose	B	–4,8
Aprikose, getrocknet	B	–22,0
Banane	B	–5,5
Birne	B	–2,9
Erdbeere	B	–2,2
Feige, getrocknet	B	–18,1
Grapefruit	B	–3,5
Kirsche	B	–3,6
Kiwi	B	–4,1
Mango	B	–3,3
Orange	B	–2,7
Pfirsich	B	–2,4
Rosine	B	–21,0
Schwarze Johannisbeere	B	–6,5
Wassermelone	B	–1,9
Weintraubenbeere	B	–3,9
Zitrone	B	–2,6

Getreide und Mehl		meq/100 g
Amaranth (Samen)	S	7,5
Buchweizen (ganzes Korn)	S	3,7
Cornflakes	S	6,0
Dinkel (Vollkorn)	S	8,8
Gerste (ganzes Korn)	S	5,0
Grünkern	S	8,8
Haferflocken	S	10,7
Hirse (ganzes Korn)	S	8,6
Mais (ganzes Korn)	S	1,8
Reis, geschält, gekocht	S	0,7
Reis, ungeschält	S	12,5
Roggenmehl	S	4,4
Roggenvollkornmehl	S	5,9
Weizenmehl	S	6,9
Weizenvollkornmehl	S	8,2

Alle Getreideprodukte sind säurelastig! Am besten schneidet der gekochte Basmati-Reis ab. Vollreis ist nicht zu empfehlen!

Teigwaren		meq/100 g
Spaghetti, Makkaroni, Eiernudeln	S	6,5
Spätzli/Spätzle	S	9,4
Vollkornspaghetti	S	7,3

Brot		meq/100 g
Grahambrot	S	7,2
Pumpernickel	S	4,2
Roggenknäckebrot	S	3,3
Roggenmischbrot	S	4,0
Vollkornbrot	S	5,3
Weißbrot	S	3,7
Weizenbrot	S	1,8
Weizenmischbrot	S	3,8
Zwieback	S	5,9

Teigwaren und Brot sind stark säurelastig. Es sollten keine Mischbrote gegessen werden, welche zudem noch stärker allergen sind als Einzelmehlbrote.

Hülsenfrüchte		meq/100 g
Bohne, grün	B	–3,1
Erbse	B	–1,9
Linse, grün und braun, getrocknet	S	0,4

Fleisch und Wurstwaren		meq/100 g
Bierschinken	S	8,3
Cervela	S	8,9
Corned beef, in Dose	S	13,2
Ente (mit Fett und Haut)	S	4,1
Fleischwurst	S	7,0
Frankfurter, Wienerwürstchen	S	6,7
Frühstücksfleisch, in Dosen	S	10,2
Gans (reines Muskelfleisch)	S	13,0
Hühnerfleisch	S	8,7
Kalbfleisch	S	9,0
Kaninchen (reines Muskelfleisch) (sehr hoher Histamingehalt)	S	19,0
Lammfleisch (mager)	S	7,6
Leber (Kalb)	S	14,2
Leberwurst	S	10,6
Rindfleisch, mager	S	7,8
Salami	S	11,6
Schweinefleisch, mager	S	7,9
Truthahnfleisch	S	9,9

Alles Fleisch ist sehr säurelastig. Das ist ein wichtiger Grund, warum Fleisch nur in geringen Mengen eingenommen werden soll. Der Krebspatient sollte ganz darauf verzichten.

Wenn regelmäßig Fleisch gegessen wird, führt die Säurelastigkeit des Fleisches zu einer katabolen Stoffwechselsituation des Menschen. Diese kann sich anfänglich in Gewichtsabnahme äußern, weshalb die eiweiß- und fleischreiche Ernährung unsinnigerweise oft zur Gewichtsreduktion empfohlen wird. Es handelt sich dabei um eine katabole Kur, die nach einer gewissen Zeit – oft nach ½ bis 2 Jahren – in eine vermehrte Degeneration der Gewebe umschlagen und eine erhöhte Krebsneigung zur Folge haben kann.

Milch, Milchprodukte und Eier		meq/100 g
Butter	S	0,5
Buttermilch	S	0,5
Camembert	S	14,6
Cheddar, reduzierter Fettgehalt	S	26,4
Edamer	S	19,4
Eigelb	S	23,4
Eiweiß	S	1,1
Emmentaler (45% Fett i. Tr.)	S	21,1
Frischkäse	S	0,9
Fruchtjogurt aus Vollmilch	S	1,2
Gouda	S	18,6
Hartkäse, Durchschnitt von 4 Sorten	S	19,2
Hühnerei	S	8,2
Hüttenkäse, Vollfettstufe	S	8,7
Kefir	S	1,1
Kuhmilch 1,5%	S	0,7
Molke	B	–1,6
Naturjogurt aus Vollmilch	S	1,5
Parmesan	S	34,2
Quark	S	11,1
Rahm/Sahne, frisch, sauer	S	1,2
Rahmkäse (50% Fett i. Tr.)	S	13,2
Schmelzkäse, natur	S	28,7
Vollmilch, pasteurisiert und sterilisiert	S	0,7

Kommentar: Milchprodukte wirken im Körper durchwegs sehr säurelastig. Es soll ausgewichen werden auf Sojamilch und Sojaprodukte. Jogurt und Kefir sowie Buttermilch und Molke sind etwas weniger bedenklich, was den Säure-Base-Haushalt betrifft. Sie enthalten aber auch Lactoprotein, worauf sehr viele Menschen allergisch reagieren. Aus dieser Sicht wären aber die reine Butter und der Vollrahm erlaubt, die kaum säurelastig sind und praktisch kein Lactoglobulin enthalten.

Süßes		meq/100 g
Biskuitkuchen	S	3,7
Bitterschokolade	S	0,4
Eis: Fruchteis, gemischt	B	–0,6
Eis: Milcheis, Vanille	S	0,6
Honig	B	–0,3
Konfitüre, je nach Zuckergehalt	B	–0,5
	bis S	2,4
Milchschokolade	S	2,4
Rohrzucker, braun	B	–1,2
Zucker, weiß	N	0,0

(wirkt aber säurelastig im Körper)

Gemüse	meq/100 g	
Aubergine	B	–2,0
Avocado, reif	B	–5,4
Blumenkohl	B	–4,0
Brokkoli	B	–1,2
Brüsseler Endivie/Chicorée	B	–2,0
Eisbergsalat, Kopfsalat	B	–1,6
Essiggurke	B	–1,6
Fenchel	B	–7,9
Grünkohl	B	–7,8
Gurke	B	–0,8
Karotte, junge	B	–4,9
Kartoffel	B	–4,0
Knoblauch	B	–1,7
Kohlrabi	B	–5,5
Nüssli-/Feldsalat	B	–5,0
Pilze	B	–1,4
Radieschen	B	–3,7
Rosenkohl	B	–4,5
Rucola/Rauke	B	–7,5
Sauerkraut	B	–3,0
Sellerie, Knollen-	B	–5,2
Soja (Bohnen)	B	–3,4
Sojamilch	B	–0,8
Spargel	B bis S	–0,4 2,0
Spinat	B	–14,0
Tofu (Sojabohne, gedämpft)	B	–3,8
Tomate	B	–1,1
Zucchino	B	–4,6
Zwiebel	B	–1,5

Gemüse soll den Hauptteil der Nahrung ausmachen, in roher oder gekochter Form. Sojamilch ist die basische und hypoallergene Alternative zur Kuhmilch. Mindestens die Hälfte der Gemüse in roher Form essen: Karotten, Knollensellerie, evtl. Kohlrabi (können blähen), Fenchel, Rande/Rote Bete, Zucchino, Gurke.

Diese rohen Gemüse sollen aber sehr fein geraspelt werden, mit Oliven- oder Sonnenblumenöl angereichert und mit ein wenig Apfelessig angesäuert werden. Dadurch werden sie noch baselastiger und fördern die Verdauungssäfte der Bauchspeicheldrüse. Öl löst die fettlöslichen Vitamine A und D aus den Pflanzen.

Sehr gut ist auch Sauerkraut (Milchsäuregärung) und enorm nützlich für den Aufbau der anaeroben, säurebildenden Dünndarmbakterien.

Eine der wohl besten Speisen in diesem Zusammenhang ist die Avocado: sehr baselastig, enthält essentielle Aminosäuren und vor allem ungesättigte Fettsäuren. Salaten beimischen oder roh essen, wenn weich und gut gereift, aber noch nicht schwarz verfärbt.

Ebenfalls bestens geeignet sind Maroni/Kastanien, geröstet und geschält. Sie sind sehr basisch, enorm mineralstoffhaltig und enthalten pflanzliches Eiweiß. Sie nähren sehr gut aufgrund des Kohlehydratanteils, haben aber einen tiefen glycämischen Index.

Kräuter und Essig	meq/100 g	
Apfelessig	B	–2,3
Petersilie	B	–12,0
Schnittlauch	B	–5,3
Weinessig, Balsamico	B	–1,6

Basesuppe nach Dr. Rau

Baselastige, mineralstoffreiche Suppe

Besonders geeignet:

- zu Beginn einer Base-Diät oder Fastenkur nach Rau
- bei Korrektur von Diätfehlern
- als begleitende Maßnahme bei einer Fastenkur

Das Gemüse liefert einen Baseüberschuss, das rohe Eigelb hochwertige Fettbestandteile, welche der Körper zur Hormon- und Adrenalin-Synthese benötigt. Dies ist bei Erschöpfung und Rekonvaleszenz sehr wichtig.

3–5 dl/300–500 ml Suppe am Morgen hat:

- eine außergewöhnlich anregende Wirkung
- entsäuert
- verbessert den Tag-Nacht-Rhythmus, der bei einer Adrenalin-Erschöpfung oft stark gestört ist

Zubereitung

Knollensellerie
Zucchini
frische grüne Bohnen oder Linsen (enthalten mehr Eiweiß) oder Kartoffeln
1 rohes Eigelb von einem Freilandei

1. Knollensellerie schälen und in 2 cm große Würfel schneiden. Bei den Bohnen den Stielansatz wegschneiden, je nach Größe halbieren oder dritteln. Zucchini beidseitig kappen, in 2 cm dicke Scheiben schneiden.
2. Gemüse und Wasser in einem Topf aufkochen, 15 bis 20 Minuten bei schwacher Hitze kochen. Gemüse entfernen, da es sonst ansäuern oder gären kann. Nach Belieben mit salzarmem vegetarischem Gemüsebrüheextrakt abschmecken (keine Fleischbrühe, kein Salz).
3. Die fade, aber gehaltvolle Gemüsebrühe auf nicht mehr als 30 bis 50 °C (damit die wertvollen Eigelb-Bestandteile nicht zerstört werden) erhitzen, das rohe Eigelb unterrühren.

Wichtig: Suppe am gleichen Tag oder spätestens am darauf folgenden Tag einnehmen. Falls am Morgen genossen: besser kein Kaffee dazu! Wenn die Suppe nicht im Zusammenhang mit einer Fastenkur eingenommen wird, kann man am Abend die Gemüse als Abendmahlzeit in kleiner Menge essen. Die Brühe hat eine erstaunlich belebende Wirkung.

Birchermüesli nach Dr. Rau

Ein Birchermüesli hat seine über längere Zeit sättigende, Blutzucker stabilisierende und basische Wirkung nur bei richtiger Zubereitung. Das Birchermüesli eignet sich als Frühstück und sättigende Zwischenmahlzeit. Ideal für kuhmilchallergische Patienten. Das Müesli ist auch bei Kindern sehr beliebt.
Der große Unterschied zum herkömmlichen, falsch zubereiteten Birchermüesli ist das Weglassen von Zucker und Jogurt/Milch (um Gärungsvorgänge und auch die Bildung schwer löslicher Phytate zu vermeiden). Die Flocken werden am Vorabend oder ein paar Stunden zuvor zum Quellen mit Wasser bedeckt.
Wenn man eine Flockenmischung verwendet, dann soll sie zuckerfrei sein (zucker- und traubenzuckerhaltige Mischungen sind säurelastig und beeinflussen den Blutzucker negativ). Das ganze Korn ist ungeeignet, weil es nicht aufgeschlüsselt werden kann.

Zubereitung
Tagesration für 1 Person

6–8 EL Flockenmischung
1 TL geschrotete Leinsamen
Trockenfrüchte: Aprikosen, Zwetschgen, Feigen, fein geschnitten
frische Früchte, z. B. Apfel, Banane

1. Flockenmischung in eine Schale geben, mit Leitungswasser (nicht Milch) zudecken. Die Wassermenge soll so groß ein, dass sie innert einiger Stunden von den Flocken gerade knapp aufgesaugt werden kann (ca. 3-mal so viel Wasser wie Flocken).
2. Leinsamen (die darin enthaltenen hochwertigen pflanzlichen Öle und fettlöslichen Vitamine A, D, E ergänzen das Müesli bestens) unter die Flocken rühren.
3. Zum Süßen Trockenfrüchte (Träger wertvoller Mineralstoffe. Auch sie saugen sich mit Wasser voll und geben während einiger Stunden ihre wertvollen Inhaltsstoffe an das Müesli ab) unterrühren.

Cashewkerne (Kernels): Wenn man geriebene Cashewkerne mit Wasser zu einer Paste verrührt, erhält man eine sehr feinschmeckende, rahmähnliche Masse. Diese ist außergewöhnlich kalziumhaltig und ersetzt das Kalzium, welches zur Regulation des Säure-Basen-Haushaltes, aber auch wegen der Knochen täglich zugeführt werden sollte und aus der Milch oft nicht resorbiert werden kann. 5, maximal 10 Cashewkerne decken den täglichen Kalziumbedarf.
Das Birchermüesli ist im Kühlschrank 1–2 Tage haltbar, wird aber natürlich am besten frisch gegessen.
Rahm/Sahne: Wer die Milchprodukte nicht meiden muss, kann dem Müesli ein wenig Rahm zugeben.

Entgiftungsdiät nach Dr. Rau

Die Diät ist für Menschen geeignet, welche in die biologische Behandlung einer chronischen Krankheit, einer Schwermetallvergiftung, einer Tumorkrankheit oder v. a. einer Autoimmunkrankheit «einsteigen» wollen und eine intensive Umstimmung des inneren Milieus benötigen. Die Diät entsäuert, reinigt die Lymphe und Zwischenzellsubstanz und führt vor allem zu einer Verbesserung der enzymatischen Vorgänge, d. h. der Stoffwechsel- und Entschlackungsvorgänge. Diese Wirkung ist sogar deutlich stärker als bei einer normalen Fastenkur, aber der Patient bleibt dabei voll aktiv, fühlt sich nach 2–3 Tagen sogar deutlich dynamischer und wacher!
Die Diät sollte **1–3 Wochen** lang gemacht werden. Anschließend kann auf die «Einfache Diätanleitung nach Dr. Rau» übergegangen werden. **Wichtig:** Nichts anderes essen, insbesondere keine Milchprodukte und kein Fleisch!

Diätanleitung
Morgens
1–2 Glas frisch gepresster Grapefruitsaft
1–2 Glas Grüntee ist erlaubt oder besser Blutreinigungstee
kein Kaffee, kein Zucker!
1 Apfel, geschält
evtl. 1/2 Avocado mit Zitrone und Olivenöl extra nativ oder kalt gepresstem Sesamöl
wenig Porridge
keine Weizenprodukte, keine Kuhmilchprodukte!
Mittags
gedämpftes und rohes Gemüse (halb gedämpft/halb roh): Zucchini, Karotten, Brokkoli, grüner Blattsalat, Knollensellerie, Kohlrabi; rohes Gemüse fein raspeln, mit Zitronensaft und Olivenöl «aromatisieren».
1/2–1 Kartoffel als «Rösti», höchstens 2-mal wöchentlich
Sprossen und Keimlinge (Getreidekeimlinge, Alfalfasprossen, Sojasprossen, eventuell Kichererbsenkeimlinge, Leinsamensprossen, Linsensprossen
Grapefruit zum Dessert
kein Salz

Abends – insgesamt wenig!

2 dl/200 ml Karotten- oder Breusssaft

gedämpfter Spinat oder gedämpftes Gemüse

Hafersuppe

2-mal wöchentlich ein weich gekochtes Bio-Freilandei

Rohkost aus Knollensellerie und Karotten, je nach Saison Gurken, fein geraspelt, mit Zitronensaft und Olivenöl extra nativ «aromatisiert».

2 Tassen Galletee

Gut kauen!!

Zwischendurch

morgens 1/2 geschälter Apfel oder wenig Trockenfrüchte oder 2-mal 3 Nüsse, eventuell 1/2 rohe Karotte, 2 dl/200 ml Apfelsaft, Zitronensaft, Basesuppe nach Dr.Rau, Löwenzahntee. **Viel Wasser,** die Trinkmenge pro Tag **(zwischen den Mahlzeiten)** soll 2–3 Liter betragen!

Zusatztherapien

- «Galleflush» (nach Nicolaou und Bowman): Die Therapie kann mit einer extrem wirksamen Gallereinigung kombiniert werden. Während einer Woche täglich 6 x 15 Tropfen Okubasan und 3 x 5 Tropfen Absinthium Ceres einnehmen. Die ersten 3 Tage zwischendurch einmal täglich je 30 ml Olivenöl extra nativ und frisch gepressten Zitronensaft trinken. Am Abend des 3. Tages zusätzlich 15–20 g Epson-Salz (Glaubersalz) in einem Glas mit warmem Wasser auflösen und trinken. Am 4. Tag wieder je 30 ml Olivenöl extra nativ und Zitronensaft trinken. Ab Mittag NICHTS mehr essen, nochmals 20 g Epson-Salz (Glaubersalz) in warmem Wasser aufgelöst trinken. An diesem Tag sehr viel Löwenzahntee (oder «Darmtee») trinken. Danach wird sich starker Durchfall einstellen, mit welchem erstaunlich viele Galle-Schlacken, sogar Gallesteine via Stuhl, ausgeschieden werden (Stuhl kontrollieren). Karottensaft, Olivenöl extra nativ, Apfel- und Zitronensaft haben einerseits eine Gallefluss- stimulierende, anderseits eine Galleschlacken-auflösende Wirkung. Karottensaft und rohe Karotten machen Parasiten den Garaus. Sie sollten auch nach der Kur weiter eingenommen werden.
- Colon-Hydrotherapie: es ist von Vorteil, während der Entschlackungsdiät ein- bis zweimal eine Darmspülung zu machen (vor und nach dem Galleflush).
- Kaffee-Einläufe: Eine sehr einfache, stark leberaktivierende und entgiftende Therapie, die zuhause gemacht werden kann.

Essentielle Fettsäuren in Nahrungsmitteln

Essentielle Fettsäuren in Nüssen			
Durchschnittlicher Gehalt an essentiellen Fettsäuren in Gramm pro 100 Gramm			
Omega-3s (100 g)	**(g)**	**Omega-6s (100 g)**	**(g)**
Baumnüsse/Walnüsse	5,5	Baumnüsse/Walnüsse	28
Haselnüsse	Spuren	Haselnüsse	4
Cashewkerne	Spuren	Cashewkerne	8
Mandeln	Spuren	Mandeln	10
Paranüsse	Spuren	Paranüsse	23

Essentielle Fettsäuren in Samen und Kernen			
Durchschnittlicher Gehalt an essentiellen Fettsäuren in Gramm pro 100 Gramm			
Omega-3s (100 g)	**(g)**	**Omega-6s (100 g)**	**(g)**
Leinsamen	15–25	Leinsamen	6
Kürbiskerne	7–10	Kürbiskerne	20
Sonnenblumenkerne	Spuren	Sonnenblumenkerne	30
Sesamsamen	Spuren	Sesamsamen	25
Pinienkerne	1	Pinienkerne	25

Essentielle Fettsäuren in Öl			
Durchschnittlicher Gehalt an essentiellen Fettsäuren in Gramm pro 100 Gramm			
Omega-3s (100 g)	**(g)**	**Omega-6s (100 g)**	**(g)**
Leinöl	58	Distelöl	74
Leinsamen	15–30	Traubenkernöl	68
Baumnussöl/Walnussöl	11,5	Sonnenblumenöl	63
Rapsöl	7	Baumnussöl/Walnussöl	58
Sojaöl	7	Sojaöl	51
Weizenkeimöl	5	Maiskeimöl	50

Gehalt verschiedener Zuckerarten in Früchten

Lebensmittel (100g)	Glucose (g)	Fructose (g)	Sorbit (g)
Ananas (frisch)	2,26	2,59	0
Apfel (frisch)	2,04	5,74	0,51
Apfelsaft	1,89	5,33	0,48
Apfelsine	2,27	2,58	0
Aprikose	1,73	0,86	0,80
Avocado	0,06	0,02	0
Banane	3,79	3,64	0
Birne	1,67	6,75	2,12
Birnendicksaft	1,55	6,25	2,01
Clementine	1,53	1,69	0
Dattel (frisch)	33,60	31,33	0
Dattel (getrocknet)	34,18	31,87	0
Erdbeere (frisch)	2,16	2,28	0,03
Feige (frisch)	6,99	5,51	0
Feige (getrocknet)	31,53	24,84	0
Grapefruit (frisch)	2,87	2,53	0
Grapefruitsaft	2,33	2,05	0
Guave (frisch)	2,35	2,75	0
Hagebutte	8,70	8,69	0
Kapstachelbeere	4,66	4,66	0
Kiwi (frisch)	4,71	4,41	0
Litschi	5,10	3,40	0
Mandarine	1,70	1,30	0
Mango	0,85	2,60	0
Melone (Honigmelone)	2,02	3,91	0
Mirabelle	5,10	4,30	0
Nektarine	1,79	1,79	0,09
Orangensaft	2,08	2,36	0
Papaya	1,03	0,34	0
Passionsfrucht	5,13	3,96	0
Pfirsich (frisch)	1,04	1,24	0,89
Pfirsich-Konserve (abgetropft)	0,54	0,64	0,46

Lebensmittel (100g)	Glucose (g)	Fructose (g)	Sorbit (g)
Pflaume (frisch)	3,38	2,02	1,42
Pflaume (getrocknet)	18,69	11,18	7,85
Pflaumenmus	17,70	16,24	0
Quitte (frisch)	2,67	4,29	0
Reineclaude (frisch)	5,45	4,04	0
Rhabarber (frisch)	0,41	0,39	0
Sauerkirsche	5,18	4,28	0
Stachelbeere	3,63	4,01	0
Süßkirsche	6,93	6,14	0
Traubensaft (hell)	6,68	6,95	0,19
Traubensaft (rot)	6,68	6,95	0,19
Wassermelone	2,90	2,90	0
Weintraube (hell)	7,33	7,63	0,20
Weintraube (rot)	7,93	7,63	0,20
Zitrone (frisch)	3,58	3,45	0
Zitronensaft	2,53	2,44	0
Zitronensaftkonzentrat	15,01	14,46	0
Zwetschge (frisch)	4,3	2,00	0

Öl-Spülungen für die Entgiftung

Sehr viele fettlösliche Gifte können den Menschen stören und vor allem neurologische Symptome verursachen, so z. B. Konservierungsstoffe, Lösungsmittel, Verdünner und Reste von Antibiotica, aber auch Viren- und Bakterien-Bestandteile, die sich über Jahre in den Geweben einlagern können. Ähnlich können auch Wurzelfüllungsstoffe aus Zähnen wirken. Mit den üblichen Ausleitungsmaßnahmen werden diese Stoffe nicht ausgeschieden. Sie müssen mit Fetten ausgeleitet werden. Zu diesem Zwecke gibt es Ölspülungen, eine uralte, aus Russland stammende Methode zur Entgiftung und Befreiung von neurologischen Symptomen.

Indikationen: Ölspülungen wirken bei neurologischen Symptomen des Kopfes, wie Schwindel, Ohrensausen, Neuralgie, Sensibilitätsstörung, Zahnherden, Augenstörungen, Kopfweh, Migräne, wiederholte Anginen und Heiserkeit, chronischer Nasennebenhöhlenentzündung, Zahnfleischschwund, aber auch bei Nackenschmerzen und zur allgemeinen Entgiftung (auch bei Rauchern wichtig).

Praxis: Den Mund mit kalt gepresstem **Sonnenblumenöl, Sesamöl oder Traubenkernöl** spülen. Dazu 1 EL Öl in den Mund nehmen und 10 bis 15 Minuten spülen; das Öl intensiv im Munde hin und her bewegen. Durch den Speichelfluss wird das Öl sehr dünnflüssig, schaumig-dreckig und hochgradig mit Schlacken belastet. Öl ausspucken und die Zähne mit Alkala N putzen. Die Spülung jeden Tag machen, am besten morgens. Nach wenigen Wochen wird der Kopf schon sehr befreit sein.

Nachtkerzenöl (Omega-6-Fettsäuren)

Die mehrfach ungesättigten Fettsäuren sind für die Nerventätigkeit und diverse Stoffwechselfunktionen essentiell wichtig. So sind beispielsweise die Nervenscheiden, welche das Funktionieren der Nervenzellen und deren Leitungseigenschaften überhaupt erst gewährleisten, aus hoch ungesättigten Fettsäuren aufgebaut. Bei allen neurologischen Krankheiten ist die Zufuhr dieser ungesättigten Fettsäuren eminent wichtig. In der Nahrung sind sie kaum vorhanden, außer in der vegetarischen Vollwertkost.

Die Omega-6-Fettsäuren (Gamma-Linolensäure) sind wichtig für die Behandlung erhöhter Blutfettwerte, von Hypertonie, neurologischen Leiden, immunologischen Krankheiten und chronischen Entzündungen.
Nebenindikationen sind Menstruationsbeschwerden und Kontakekzeme/Hautleiden.

Bei hyperaktiven Kindern und bei Patienten mit chronisch-entzündlichen Krankheiten (z. B. Polyarthritis) sind sehr gute Resultate erzielt worden

Dosierung: EPO-Nachtkerzenöl (Burgerstein): 3 x 2 Kapseln à 500 mg täglich.

Fischöl (Omega-3-Fettsäuren)

Nützt vor allem bei hohen Blutfettwerten, bei Gefäßkrankheiten, bei Infarktgefahr und rheumatischen Krankheiten.

Dosierung: EPA-Fischöl (Burgerstein), 2 x 2 Kapseln täglich

Die Notfallapotheke nach Dr. Rau

Die langjährige Erfahrung der biologisch-medizinischen Ärzte und Ärztinnen haben gezeigt, dass die meisten Notfälle am Abend, in der Nacht und an Wochenenden mit wenigen biologischen und nebenwirkungsarmen Heilmitteln therapiert werden können. Wir empfehlen Singles, Couples und Familien, die «Notfallapotheke» für zuhause und auch für Rewisen zusammenzustellen. Bei ernsten Problemen ersetzt sie natürlich nicht die Konsultation eines Arztes oder eines Heilpraktikers.

Produkt	Anwendung/Dosierung	Beschwerden
Notakehl D5 Tablette oder Notakehl D5 Tropfen (Kinder)	3–6 x täglich 1 Tablette im Mund zergehen lassen Tropfen: mehrmals täglich in Mund, Nase, Ohren	Infektionen und virale Krankheiten jeder Art
Okubasan Tr. (Sanum)	3–6 x täglich 10–15 Tropfen in den Mund, einspeicheln und dann schlucken	jede Art Bauchbeschwerden, Übelkeit, Blähungen, Krämpfe, Darmverstimmung
Rebas D4 Kapseln (Sanum)	1–3 Kapseln täglich schlucken, kann bei Kindern auch geöffnet und in den Mund gegeben werden	Infektionen jeder Art, Fieber, Angina, Nebenhöhlen-Probleme
Apis Belladonna Weleda, Kügelchen, 20 Gramm	15 Kügelchen (1 TL) in ½ Glas Wasser, davon alle 10–30 Minuten einen Schluck trinken	Fieber, Hitze, «Grippe» usw.
Alkala Pulver, Sanum	mehrmals täglich ½ TL in heißem Wasser auflösen	Magenübersäuerung, Schmerzen, Magen-Darm-Verstimmungen
Viburcol Zäpfchen (Heel)	1–4 x täglich 1 Zäpfchen	klassisches Fieberzäpfchen für Kinder, homöopathisch
Otidolo Tropfen (Sanum)	mehrmals täglich einige Tropfen ins Ohr	Ohrenschmerzen, Mittelohrentzündung
Cocculus D6 Globuli	10 Kügelchen, eventuell mehrmals täglich im Abstand von 30 Minuten	Reisekrankheit, Erbrechen, Übelkeit, eventuell zusammen mit Okubasan

Aspegic 500 mg	Erwachsene 2–3 x täglich 1 Beutel, in Tee oder warmem Wasser	Schmerzen, Kopfweh, Fieber (schulmedizinisches Schmerzmittel, Acetylosalicyl-säure, wie Aspirin)
eventuell auch Ponstan-Tabletten 500 mg	1–2 Tabletten täglich mit viel Wasser	starkes Schmerzmittel
Traumeel Salbe (Heel)	mehrmals einreiben	Prellungen, Gelenk- und Muskelschmerzen usw. «Allerweltssalbe»
Cactus comp. Tropfen (Heel) für Erwachsene mit Herzproblemen	mehrmals täglich, bis 8-mal, alle 10–30 Minuten 20 bis 30 Tropfen einnehmen	Herzprobleme, Herzweh, Thoraxdruck (wenn starke Schmerzen oder keine Besserung: unbedingt Arzt rufen)

Aufnahme und Bioverfügbarkeit des Kalziums

Bioverfügbarkeit gesteigert	Präparat
Vitamin D	Vitamin A/D Burgerstein
Vitamin K	Kanavit oder Calzium Plus Burgerstein
Magnesium, Kalium, Zink, SELEN! , Mangan!	
Basemischungen (wirken v. a. durch verminderte Kalzium-Ausschwemmung über die Nieren)	Alkala oder Pro Base Burgerstein
Apfel- und Zitronensäure	Apfelessig
pflanzliche Eiweiße / essentielle Aminosäuren	Diät / Eveliza
Progesteron / Testosteron (steigern auch Osteoblastentätigkeit)	Diosgenin / Phyto-Soya / natürliches Testosteron Deca-Durabolin®
ungesättigte Fettsäuren und Olivenöl	verbessern Ca-Bindung, nährt Darmbakterien
Bioverfügbarkeit vermindert	
Alkohol	
Koffein / Teein	
Nikotin	
alle Säurebildner (hohe PRAL-Werte) Phytinsäuren (Getreide)	Diät (siehe Säure-Basen-Tabellen)
Nahrungsmittelallergien (Getreide / Milch, usw., mit Darmzottenatrophie)	Diät / Allergenkarenz / Rebas® / Okubasan®
Geschwächte Darmflora / Dysbiose	Sanumtherapie / Diät

Aufbau der Darmflora und Darmschleimhaut

1. Woche	2. Woche	3. Woche
Dosis pro Tag **Fortakehl D5 Tabletten** 3 x 1 Tablette, oder **Fortakehl D5 Tropfen** 3 x 10 Tropfen	Dosis pro Tag **Fortakehl D5 Tabletten** 3 x 1 Tablette, oder **Fortakehl D5 Tropfen** 3 x 10 Tropfen	Dosis pro Tag **Fortakehl D5 Tabletten** 3 x 1 Tablette, oder **Fortakehl D5 Tropfen** 3 x 10 Tropfen
	Dosis pro Tag **Pefrakehl D4 Kapseln** 1 Kapsel, oder **Pefrakehl D5 Tropfen** 3 x 10 Tropfen	Dosis pro Tag **Pefrakehl D4 Kapseln** 1 Kapsel, oder **Pefrakehl D5 Tropfen** 3 x 10 Tropfen
		Dosis pro Tag **Sankombi D5 Tropfen** 3 x 10 Tropfen
Dosis pro Woche **Utilin D6 Kapseln** **Recarcin D6 Kapseln** je 1 Kapsel	Dosis pro Woche **Utilin D6 Kapseln** **Recarcin D6 Kapseln** je 1 Kapsel	Dosis pro Woche **Utilin D6 Kapseln** **Recarcin D6 Kapseln** je 1 Kapsel
Dosis pro Tag **Rebas D4 Kapseln** 3 x 1 Kapsel	Dosis pro Tag **Rebas D4 Kapseln** 3 x 1 Kapsel	Dosis pro Tag **Rebas D4 Kapseln** 3 x 1 Kapsel
Dosis pro Tag **Glutamin Burgerstein** 2 x 2 Gramm	Dosis pro Tag **Glutamin Burgerstein** 2 x 2 Gramm	Dosis pro Tag **Glutamin Burgerstein** 2 x 2 Gramm

Notakehl ist dem Fortakehl sehr ähnlich. Bei reinem Darmflora-Aufbau beginnen wir mit Fortakehl. Bei Problematiken mit Bakterienleiden beginnen wir mit Notakehl an Stelle von Fortakehl.

4. Woche	5. Woche	6. Woche
Dosis pro Tag **Pefrakehl D4 Kapseln** 1 Kapsel, oder **Pefrakehl D5 Tropfen** 3 x 10 Tropfen		
Dosis pro Tag **Sankombi D5 Tropfen** 3 x 10 Tropfen	Dosis pro Tag **Sankombi D5 Tropfen** 3 x 10 Tropfen	**über mehrere Monate**
Dosis pro Woche **Utilin D6 Kapseln** **Recarcin D6 Kapseln** je 1 Kapsel	Dosis pro Woche **Utilin D6 Kapseln** **Recarcin D6 Kapseln** je 1 Kapsel	**über mehrere Monate**
nach 2 Monaten Pause wiederholen		
nach 6 Wochen Pause wiederholen		

Einfache Diätanleitung

Zur Entlastung des Stoffwechsels und zur Entsäuerung des Organismus

Durch die Anregung des Stoffwechsels wird der Organismus entgiftet und die Aufbaukräfte der Gewebe, die hormonelle Leistung der Drüsen und vor allem die reinigenden Fähigkeiten der Leber und der Niere deutlich verbessert. Viele der chronischen Krankheiten sind auf Fehlernährung zurückzuführen, vor allem auf eine zu eiweißreiche und zu säurebildende Kost.

Durch die Ernährungsumstellung wird der Körper wieder reaktionsfähiger, was Voraussetzung für jede Heilung ist. Die Diät ist während 4 bis 6 Wochen strikte zu befolgen, danach empfiehlt sich eine ausgewogene Vollwertkost.

- **Nur wenig Fleisch: maximal einmal pro Woche**
  Besser, aber auch nicht häufiger: Huhn, Trute oder Fisch.
- **Absolut kein Schweinefleisch, keine Wurstwaren**
  Fleisch enthält viele gesättigte Fette, ist säurelastig und verdickt die Körperflüssigkeiten. Schweinefleisch ist besonders schwefelhaltig und bindet Toxine im Gewebe.
- **Absolut keine Kuhmilchprodukte: Milch, Jogurt, Quark, Käse**
  Kuhmilcheiweiß dickt die Lymphe ein, wirkt «kühlend», ist schleimbildend und immunbelastend. Wenig Schaf- und Ziegenkäse sind erlaubt.
- **Kein weißer Zucker und keine zuckerhaltigen Speisen**
  Zucker ist sehr säurebildend und stoffwechselbelastend. Wenig Honig, Birnendicksaft, Ahornsirup, Agavensaft oder Rohrohrzucker sind erlaubt.
- **Keine Hühner-Ei-Speisen und eierhaltigen Nahrungsmittel**
  Hühnerei-Eiweiß ist die zweithäufigste Nahrungsmittelallergie! Später sind 3-8-Minuten-Eier erlaubt.
- **Keine Nüsse**
  Nüsse sind Hauptallergene, vor allem Mandeln, Haselnüsse, Erdnüsse, Baumnüsse/Walnüsse.
- **Vorsicht mit Orangen, Mandarinen, Kiwi**
  Zitrusfrüchte sind häufig Allergene, sind säuernd und oft mit Spritzmitteln belastet. Wenig Grapefruitsaft oder ½ Grapefruit zum Frühstück sind erlaubt (die Bitterstoffe regen die Leber an).
- **Abends keine Früchte**
  Am Abend gegessene Früchte führen zu Gärungsprozessen, bilden Alkohol und belasten die Leber.

- **Keine Fruchtsäfte**
  Sind Säurebildner (es handelt sich häufig um Konzentrate, die zusätzlich Zucker enthalten).
- **Kein Alkohol**
  Alkohol belastet die Leber und vermindert deren Entgiftungsfunktion.
- **Keine Fertigprodukte/Fastfood/Weizenprodukte (aus Weißmehl), Backwaren mit viel Fett wie Pizza, Torten, Hamburger, Pommes frites, Aufbackwaren usw.**
  Alle diese Nahrungsmittel enthalten gehärtete Fette und Zusatzstoffe (Konservierungsmittel, Geschmacksverstärker), welche für den Organismus schädlich sind. Zudem sind sie sehr säurelastig und enthalten weder Vitamine noch Mineralstoffe.

- **Große Trinkmenge, am besten mineralstoffarmes Wasser**
  Eine große Wassermenge (1 ½–3 Liter täglich) fördert den Stoffaustausch. Zwischen den Mahlzeiten (nicht zu den Mahlzeiten) trinken.

Einfache Diätempfehlung

Zur Förderung der Aufbaukräfte, zur Entgiftung und Entsäuerung

Das darf und soll regelmäßig gegessen werden

Getreide

Grundsätzlich sind die ursprünglichen Getreidesorten sehr wertvoll: Dinkel, Hirse, Hafer, Gerste. Außer bei nachgewiesener Getreideallergie (Gluten).
Weizen ist zunehmend problematisch und soll deshalb nur wenig gegessen werden (Brot, Teigwaren usw.). Grund ist die moderne Weizenzucht, die auf einen sehr hohen Gluten-Anteil (bis 60 %) abzielt. Allergien entstehen oft auf gentechnologisch veränderten Weizensorten und daraus hergestellten Produkten.

Kartoffeln

Sind empfehlenswert, vor allem abends, als Kartoffelsuppe oder Schalenkartoffeln.
Als Nachtschattengewächs sind sie eher «kühlend» und «erdend».

Gemüse

Sind bezüglich Menge «frei». Sie sollten den Großteil der Ernährung ausmachen.
Auf mehr Rohkost hin arbeiten. Ziel: 50 % als Rohgemüse, als Salat usw., vor allem Knollensellerie, Karotten, Rettich, Avocado usw. Besonders gut: Kastanien, grüne Bohnen, Erbsen, Linsen, Avocado. Grünes Gemüse ist sehr mineralstoff- und kalziumreich: Salate, Brokkoli, Zucchini usw. Tomaten nur wenig, nicht roh! («säuern» und «kühlen»)

Mais

In Form von Kolbenmais, Polenta. Enthält wichtige essentielle Aminosäuren und Mineralien.

Früchte

Sie sollten den Großteil der Nahrung vor Mittag sein. Früchte stets schälen: Äpfel, Birnen. Bananen: sind zwar mineralstoffreich, aber schleimbildend!

Südfrüchte

Grapefruit morgens gut, weil sehr enzymreich. Südfrüchte nur morgens und in geringer Menge. Viele Menschen ertragen Kiwi und Mandarinen schlecht, sie wirken oft allergieverstärkend.

Eier

Nur Bio-Eier: 2 bis 3 Eier pro Woche sind erlaubt. So wenig erhitzt wie möglich: 3 bis 8 Minuten im Wasser gekocht. Keine Spiegeleier und Eier-Backwaren.

Reis

Basmati-Reis ist für Allergiker und Darmpatienten geeignet. Vollreis ist sehr mineralstoff- und vitaminreich, aber säurelastig und entsprechend schwer verdaulich.

Sprossen und Keimlinge

Sehr wichtig! Täglich auf den Speiseplan setzen: Kressesprossen, Sojakeimlinge, Alfalfasprossen, Weizenkeimlinge, Kichererbsensprossen.

Pflanzliche Öle

Kalt gepresste Bio-Öle, täglich 30–50 ml: Leinsamenöl, Sonnenblumenöl, Olivenöl.

Register

R

S

Sch

U

V

Autor

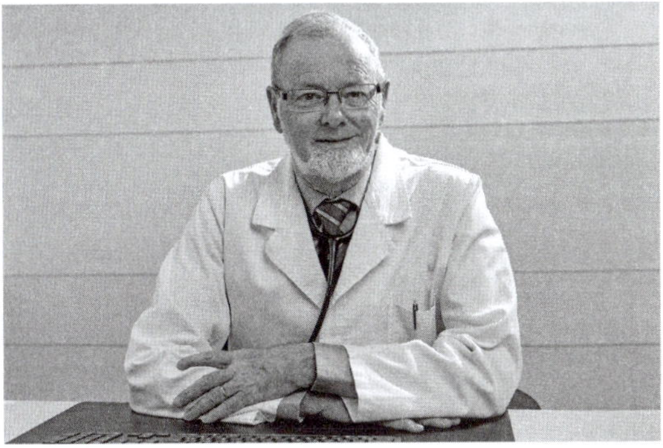

Dr. med. Thomas Rau (1950), Studium der Medizin an der Universität Bern, später amerikanisches Staatsexamen. Arzt für Rheumatologie, Innere Medizin und Allgemeinmediziner. 10 Jahre medizinischer Leiter einer Kurklinik für Rehabilitation. Gleichzeitig Studium der Homöopathie, Neuraltherapie, Ernährungsmedizin, der isopathischen Lehre nach Professor Günther Enderlein und anderer Naturheilmethoden. Seit Jahrzehnten intensive Ausbildungstätigkeit für Naturheilmethoden, Diätetik, Neuraltherapie, Isopathie, Dunkelfeldmikroskopie.

Dr. med. Thomas Rau war von 1992 bis 2020 medizinischer Direktor und Teilhaber der Paracelsus Klinik Lustmühle, der ersten Klinik in Europa, die alle natürlichen Heilmethoden mit der modernen ganzheitlichen Zahnheilkunde und den Entgiftungsmethoden kombiniert.

2021 eröffnete er als Hauptinitiator das BioMed Center Sonnenberg in Schwellbrunn, Schweiz. Hier behandelt er zusammen mit seinem Team Patienten/innen mit unklaren und schweren Krankheitsbildern.

Dr. med. Thomas Rau ist Gründer und Präsident der Schweizer Gesellschaft für Homotoxikologie und der regulativen Therapieverfahren. Mitglied verschiedener internationaler Ärztegesellschaften für Naturmedizin. Gründer des Paracelsus Biological Medicine Network in USA. Seine medizinischen Artikel werden weltweit publiziert.

2020 wurde die BioMedicine International AG für Fortbildungszwecke in der Biologischen Medizin gegründet. Darüber werden Weiterbildungskurse in der Biologischen Medizin durch Dr. med. Thomas Rau angeboten sowie der Aufbau eines starken Netzwerk in der Biologischen Medizin forciert.

Anschrift Autor

Anschrift für Fragen das Buch betreffend:

BioMedicine International AG
Engelgasse 2474
CH-9053 Teufen
Schweiz

Telefon: ++41 71 333 34 20
E-Mail: info@biomed-int.com
Web: www.biomed-int.com

Anschrift für medizinische Anfragen:

BioMed Center Sonnenberg AG
Sonnenberg 16
CH-9103 Schwellbrunn

Telefon: ++41 71 353 36 36
E-Mail: info@biomed-sonnenberg.com
Web: www.biomed-sonnenberg.com

Im Text sind sehr viele Medikamente der Firmen Burgerstein, Ceres, Heel und Sanum erwähnt. Informationen über diese Produkte erhalten Sie über die Vertriebsfirma in der Schweiz:

Firma Ebi-Pharm AG
Lindachstraße 8c
CH-3072 Kirchlindach BE
Schweiz
Telefon ++41 31 828 12 22
Fax ++41 31 829 19 25
E-mail info@ebi-pharm.ch
Internet www.ebi-pharm.ch